中西医结合临床药学监护和实践

主　编　黄　瑾　王振伟

副主编　何志高　卞晓岚　刘　力　张立超　徐　熠

PHARMACEUTICAL CARE AND PRACTICE OF INTEGRATED CHINESE AND WESTERN MEDICINE

上海科学技术文献出版社
Shanghai Scientific and Technological Literature Press

图书在版编目（CIP）数据

中西医结合临床药学监护和实践／黄瑾，王振伟主编．—上海：上海科学技术文献出版社，2023
ISBN 978-7-5439-8884-2

Ⅰ．①中… Ⅱ．①黄…②王… Ⅲ．①临床药学 Ⅳ．①R97

中国国家版本馆 CIP 数据核字（2023）第 117173 号

责任编辑：应丽春
封面设计：袁　力

中西医结合临床药学监护和实践

ZHONGXIYI JIEHE LINCHUANG YAOXUE JIANHU HE SHIJIAN

主编　黄　瑾　王振伟
出版发行：上海科学技术文献出版社
地　　址：上海市长乐路 746 号
邮政编码：200040
经　　销：全国新华书店
印　　刷：商务印书馆上海印刷有限公司
开　　本：720mm×1000mm　1/16
印　　张：25
字　　数：435 000
版　　次：2023 年 8 月第 1 版　2023 年 8 月第 1 次印刷
书　　号：ISBN 978-7-5439-8884-2
定　　价：128.00 元
http://www.sstlp.com

编　者	单　位
卞晓岚	上海交通大学医学院附属瑞金医院
常昕楠	上海中医药大学附属曙光医院
范　伟	上海中医药大学附属第七人民医院
何志高	上海中医药大学附属龙华医院
黄　瑾	上海中医药大学附属岳阳中西医结合医院
刘　娟	上海中医药大学附属第七人民医院
刘　力	上海中医药大学附属曙光医院
马诗瑜	上海交通大学医学院附属瑞金医院
钱　程	复旦大学附属华东医院
曲　虹	上海中医药大学附属宝山中西医结合医院
盛家刚	上海中医药大学附属宝山中西医结合医院
王　嵩	上海市中西医结合医院
王振伟	上海中医药大学附属岳阳中西医结合医院
王之颖	上海中医药大学附属普陀区中心医院
吴铁军	上海中医药大学附属岳阳中西医结合医院
夏　云	上海中医药大学附属宝山中西医结合医院
徐　熠	上海中医药大学附属岳阳中西医结合医院
袁　易	上海中医药大学附属普陀区中心医院
张立超	上海市中医医院
张　明	上海中医药大学附属龙华医院

主审	单位
符德玉	上海中医药大学附属岳阳中西医结合医院
龚亚斌	上海中医药大学附属岳阳中西医结合医院
郭晓冬	上海中医药大学附属岳阳中西医结合医院
何志高	上海中医药大学附属龙华医院
黄　瑾	上海中医药大学附属岳阳中西医结合医院
王振伟	上海中医药大学附属曙光医院
翟东霞	海军军医大学附属长海医院

　　中医药是中华传统文化最为璀璨的瑰宝之一。有些人对中医药不信任,有忧虑,"中医亡于中药"的论点一时间占据了人们的思想。中医药,千百年中国人健康依赖的重要基础面临巨大挑战。药学专业人员已经越来越熟悉西药的临床药学监护,但是能不能将中药的监护责任也承担起来?这是责无旁贷的。国家和各地的卫生健康委员会也多次发文,强调加强合理用药,加快临床药师培养及学科建设等政策,但是与西药临床药师培训规模和人数相比,与西药临床药师目前在临床发挥作用的影响力相比,中医药临床药师的培养和价值体现都存在相当不平衡的现象。药师们非常需要一本能够结合临床实际,解读中药临床使用逻辑思维,药学监护要点的工具书。在上海市中医药三年行动计划项目的支持下,我们组织了上海市岳阳中西医结合医院、龙华医院、曙光医院和瑞金医院四家中医药临床药师培训基地和上海市中医系统多家医疗机构的专家、资深临床药师一起组织编写本书,结合临床实践案例,解读临床诊疗规范。

　　本书的主要内容包括:常见疾病的中西医诊断要点;常见疾病的中西医结合的治疗方案;治疗方案中涉及的主要治疗药物(西药、方剂、中成药);典型案例:通过案例对常见疾病药物监护的要点、重点、治疗方案调整的思路、治疗中的评价与得失做较全面的论述,形成药师监护的案例集。通过对案例进行分析,结合疾病与合并疾病使用的药物治疗的诊断、治疗、药物治疗矛盾与解析等，归纳总结药师监护路径和评价要点，形成针对特定疾病，药师日常开展药学监护的临床监护路径。形成药师查房、问诊、药学监护和用药教育时，可记录、分析患者病情用药资料，提供监护助手。

本书编写过程得到了药学、临床医学专家的大力支持和协助。由于中西医结合治疗发展面临的困难较多，药学监护的要点及分析主要依赖于编者的临床实践和工作总结，限于编者的经验和对诊疗方案的驾驭能力，书中难免存在不足之处，敬请医药学同道和读者在阅读过程中不吝指正，以便对中西结合临床药学监护以及本书的完善和提高给予关心和支持。

2022 年 11 月

第一章

绪　　论

第一节　中药临床药学的发展

　　临床药学是医药结合、探讨药物临床应用规律、实施合理用药的一门药学分支学科。它主要通过药师进入临床,运用药学专业知识,协助医师提出个体化给药方案,并监测患者的整个用药过程,从而提高药物治疗水平,最大限度地发挥药物的临床疗效。20 世纪 70 年代以来,发达国家医院药学实践开始由"以产品为中心的模式"转变为"以保证患者药物治疗的安全、有效、经济、合理为核心"的即"以患者为中心"的模式,此模式在国内被广泛称为药学监护。中药临床药学是指在中医药理论指导下,以患者为对象,研究中药及其制剂与人体相互作用和合理、有效、安全用药及应用规律。

　　传统医药是优秀传统文化的重要载体,在促进文明互鉴、维护人们健康等方面发挥着重要作用。中医药是其中的杰出代表。中医中药是中华民族传统文化的瑰宝,随着医药事业发展,中西医药逐渐融汇形成了中西医并重,中西药合璧的医疗用药模式。中医药改革创新发展的目标就是满足人民群众对丰富多样健康服务的需求,中西医并重是新时代卫生与健康工作方针之一,也是我国医药卫生事业的显著特征和优势。在传染病防治和突发公共卫生事件应对中,中西医并重以及中西医结合、中西药并用发挥了重要作用,也是健康中国的特色之一。如何保证中西药临床用药安全有效,防止和最大限度减少中药不良反应,促进临床合理用药,已成为社会各界关注的焦点。20 世纪 90 年代,部分三级中医院开展了临床药学工作,临床药学工作都以西药临床药学为主,中药临床药学为辅。对于临床药学工作来说,探究中西药结合的用药模式下药学监护特别有意义。美国对服用处方药的成年人进行调查,有 150 万人(占全部用药人数的 18.4%)至少正在服用一种植物药或大剂量维生素(其中 61.5% 的人未告诉医生);国内近年统计,逾 57% 主要使用西药的人同时会服用中成药。然而,中药与西药不合理配伍也日渐增多,特别是中成药、中药注射剂引发的不良反应尤为突出。中药临床药学的发展,正是随着中西药安全合理使用的需求应运而生。近年来,中药临床药学的探索和实践取得了积极的进展,中药药学监护、药学服务已经成为药学专业技术人员发挥专业能力的重要领域。无论从国家政策,还是行业内的发展趋势来看,都迫切需要加强中药药学学科发展助力提高中医药临床疗效,降低不良反应发生率,需要更加重视中西药品的安全使用。

中西医结合诊疗是"十四五"期间医疗机构大力推动的重点内容。2022年3月,国务院办公厅发文《"十四五"中医药发展规划》,注重提高中西医结合诊疗水平,推动中医药与西医药相互补充、协调发展。首次将"提高中西医结合水平"单列一节,通过建机制、建高地、推协作,打造一批中西医协同"旗舰"医院、"旗舰"科室,开展重大疑难疾病、传染病、慢性病等中西医联合攻关,推出一批中西医结合诊疗方案或专家共识,体现了新时期中医药高质量发展要求。2022年10月,上海市政府公布《上海市中西医结合旗舰医院评价指标体系(试行)》,包括上海交通大学医学院附属瑞金医院、上海市第六人民医院、上海市第十人民医院、复旦大学附属肿瘤医院、儿科医院、妇产科医院以及上海市皮肤病医院在内的综合医院和专科医院,率先开展中西医结合旗舰医院建设[1]。在同时发布的中西医结合旗舰医院建设及评估标准中要求:全院门诊中药处方(含中药饮片和颗粒剂、中成药、中药院内制剂)占全部处方比例≥10%,中药饮片处方占比逐年递增;住院能够提供中医药服务(含中药饮片、中成药、针灸、推拿等)的临床科室占全院临床科室的比例≥90%;制订实施"宜中则中、宜西则西"的中西医结合诊疗方案,多学科中西医结合诊疗方案≥5个(专科医院≥3个),相关诊疗方案在重点科室住院患者应用率逐年递增,建设期末应用率不低于50%。这充分意味着在以西医药诊疗为主体的综合性医院和专科医院将进一步拓展中药的使用。探索和实践中西医结合的疗法,这将成为大力发展的方向。无论门诊还是住院病区,为患者安全有效使用中药服务提供专业技术支撑必将对中药临床药师的参与提出更高的要求。

2022年8月,国家中医药管理局就《关于进一步加强中药药事服务促进中药合理使用的通知》征求意见,强调要完善中药药事管理体系,重点完善中药饮片质量监控体系,加强中药采购验收等全过程管理,除了加强中药处方点评、不良反应监测外,需创新中药药学服务模式,参与临床用药,促进中药药学服务工作更加贴近临床、更加人性化。鼓励探索中药药学服务门诊,提供个性化的中药合理用药指导和咨询,配合临床医师在疑难复杂疾病多学科诊疗中,参与制订用药方案,指导精准用药。通过这些具体措施和要求,充分体现了对中药临床药学工作的重视,对药学监护工作提出了具体的要求和指导,必将促进中药临床药学工作的深入开展。

第二节 中药临床药学的规范化培训

合理用药是临床药学的核心。中医治病的基本原则是辨证论治,即个体化给药,这本身就意味着合理用药,所以中药临床药学核心就是中药的合理应用。在中药临床药学的发展过程中,与西医药临床药学是否相同?是否要照抄照搬西医药临床药学模式,始终争论不休。"中药临床药学"的提法是与现代临床药学一脉相承的,更侧重于合理用药,更符合现代临床药学的核心内容[2,3]。从大多数药学专家的观点来看,中西药临床药学的本质是相同的,那就是强调因病施治、因人施治,突出用药的合理性、个体化和精准性,要求在治疗的全周期为患者提供全程化的药学服务。西医西药临床诊疗的思维模式是一元论,最大的特点就是强调个体化给药服务。而中医中药更是强调因人施治、辨证施治,几千年来的中医药都是不分家,著名的中医大家同时也是中药专家,这就集中体现在中医对中药的临方炮制及特殊煎煮等个性化用药全过程的把控,从而在治疗过程中更好的个性化治疗。可见,西医、中医重视个体化给药服务的理念和思想是相同的,殊途同归。对中药临床药学概念和模式的探讨,一方面有利于大家厘清思路,建立临床药学发展的路径,另一方面,通过讨论,循序渐进,为推动建立临床药学监护模式各抒己见。

2005 年,当时的卫生部启动临床药师培训试点工作,一系列相关政策陆续出台,西药临床药学工作开始在全国范围逐步推广。然而,中药临床药学进展缓慢。2013 年 12 月,全国首届中药临床药学学术研讨会召开,标志着国内中药临床药师的发展工作受到全国药学同行的重视。他们积极倡导和呼吁加强中药临床药学人才培养,推动中药临床药学工作。与西药临床药师已在全国范围内如火如荼的开展的情况不同,中药临床药师培训工作在全国开展较晚。2017 年,中华中医药学会全国遴选的首批十家有资质医疗机构开展中药临床药师规范化培训工作,至今已有中药临床药师培训基地 47 家,覆盖全国主要的中药、中西医结合医院,共设包括脑病专业、脾胃病专业、骨伤专业、肝病专业、老年病专业等17 个专业,已为全国各地医疗机构培养中药临床药师近千名。培训采用 1 年制。招生的要求包括:①学员应为中药学、药学、临床全日制本科毕业及以上学历;②学员应从事中药调剂、制剂或物流管理等中药工作 2 年,和从事专职从事临床药学工作 1 年以上;③临床中药学硕士学位以上人员需从事中药相关工作 1 年以上。从招生的要求上看,这个阶段,重点培养具有中药专业技术背景、中药相关工作经历的人员,相对提高了其他药学专业技术背景人员参加培训的门槛。

为满足省市医疗机构自身发展对中药临床药学专业人员的需求,上海市医院协会在综合性医院临床药师培训成功经验的基础上,于 2015 年启动了中药临床药师培训,现有中药临床药师培训基地 4 家,分别是上海中医药大学附属龙华医院、曙光医院、岳阳中西医结合医院和上海交通大学医学院附属瑞金医院。经过多年的发展,为上海市各级医疗机构培养中药临床药师 200 余名,但与西药临床药师规范化培养的规模和水平相比,仍存在一定的不均衡状况。

用发展的眼光来看,无论是单纯的西药临床药学,还是单纯的中药临床药学都已经不能够满足实践过程中中西药并用时药学监护的需求。中西药并用的现象越来越要求临床药师监护要点需拓展,充分涵盖中成药、西药、中药饮片,只有对患者使用的全部药品及药品间的相互作用进行全程化监护,从能够真正发挥临床药学的作用。

第三节　中西医结合药学监护的要点

中药临床药学监护模式与西药的监护要点和措施并不完全相同。在现代药学监护技术方法的运用方面,二者各有特色,兼收并蓄。西药在临床应用中总结出血药浓度监测、药物基因组监测等现代技术方法,帮助药师能够通过观察体内药物浓度,代谢基因的表型,推断药物作用的效果和安全性问题。由于中药产品,如中成药、中药饮片汤剂、中药配方颗粒、中药注射剂的药品特点,中药在临床应用中也同样有自己的监护方法,例如饮片的炮制对药物药性的改变,中药煎煮方法对药物药性的影响,中药毒性饮片等配伍的观点,都是从中药提高疗效,减少不良事件的角度出发,行之有效的技术手段和理论方法。同时,应用现代医药学的方法和手段应用于临床监护中药安全性和疗效的案例也越来越多,如中药-西药相互作用研究、中药成分体内代谢研究、中药导致肝损伤的诊疗路径、药物经济学等,以现代科学的结论指导中药在临床上的安全合理应用。

中药临床药学工作模式也不是完全套用西药临床药学模式,中药临床药学首先是在中医药基础理论指导下开展工作的,并未脱离中医药基本理论,只是在部分具体研究中参考,所以开展中药临床药学不仅不会束缚中医临床灵活辨证用药特点,脱离中医药基本理论,还可促进中医临床用药的安全性、有效性、合理性,规范中药的临床合理使用。

随着中药的广泛使用,其导致肝肾损伤不良反应的报道亦日益增多。中草药制剂是引起药物性肝损伤的主要原因。药学监护是一种负责任的药物治疗方式和过程。药师通过与其他专业人员进行密切合作,共同设计治疗计划,监督患者的用药情况,可尽早发现用药过程中潜在的或实际存在的问题并随时解决。药师有责任为患者提供全程化的药学服务,对合理使用药品从全方位的角度进行监护。

一、注重监护中医的辨证用药

辨证论治是中医药方法论的精髓,正确辨证是合理使用中药的根本保证。与西医不同的是,西药针对的是疾病或者靶点,而中医诊断除了疾病之外,尚需辨别患者当下的证型,这完全是以中医理论为指导的。《中成药临床应用指导原则》要求:依据中医理论,辨认、分析疾病的证候,针对证候确定具体治法,依据治法,选定适宜的中成药。例如:气虚血瘀型脑梗死患者使用醒脑静注射液后易出现腹泻、腹痛等不良反应,故临床应根据相关指南和药品说明书的内容,正确辨证论治,临床药师应根据患者的情况给予个体化用药建议,以免造成中成药使用不合理,增加不良反应的发生。

对于临床药师来说,掌握辨证论治,首先要掌握中医诊断的基本常识,通过望闻问切,搜集患者病症有关的临床表现,应用八纲辨证与脏腑辨证等手段进行病情归纳,从而依据理法方药对合理用药进行分析判断。

中药饮片的炮制与功效也有密切关系。例如,茯苓分生用和制用,其用药侧重点各不相同。茯苓生用功效为渗湿利水、健脾和胃,制用功效为宁心安神。生药多用于水肿、痰饮、热淋、呕吐,用量为 10~15 g,制药朱茯苓多用于失眠、惊悸、健忘,用量为 10~20 g。

二、注重中药的使用剂量

剂量与药物的疗效、安全性密切相关。临床治疗中习惯经验用药、超剂量用药或超疗程用药。如果改变用药剂量或疗程,会给安全用药带来隐患。用量不够、药效不足无法达到治疗目的,而用量过大、药效过猛往往会损害人体健康。

因此,临床药师在药学监护中应根据患者的实际情况,建议给予不同剂量的中药,并根据患者病情变化随时调整剂量。

中药饮片的剂量影响因素相对比较多,例如传统中药饮片调配时采用戥称分匀的方式,帖与帖之间单味饮片的剂量差异是必须控制的因素,一般不得超过±5%(《医院中药饮片管理规范》国中医药发〔2007〕11号)。煎煮过程中,饮片剂量也会受到加水量、煎煮时间、包装量等等因素的影响,已经有了越来越完善的《上海中药行业中药煎药质量管理规范(2022版)》对这一流程加以控制。

药物用量需结合患者临床症状进行个体化制订,超用量情况下中药临床药师需对患者相关指标进行监测。中药有其使用的特点,超药典用量情况较普遍,在使用剂量方面的监护特别困难。我们一般均以《中国药典》或者各地的《中药饮片炮制规范》中标注的饮片剂量作为合理用药剂量的标准,超出或者不足剂量时判断为不合理用药。但实际应用中,中医医生对饮片剂量的选择范围非常大,如何监护需要临床药师认真结合典籍、文献和临床实践加以总结。数据挖掘分析显示茯苓平均用量超过药典最大用量较多,茯苓不同剂量其发挥的功效有所不同,临床用量多在3～150g范围之内。茯苓小剂量健脾渗湿、化痰止泻,用于治疗呼吸系统疾病(如慢性阻塞性肺疾病、慢性支气管炎、慢性咽炎等),消化系统疾病(如厌食症、泄泻等),临床用量多为3～30g;中剂量利水行气、宁心安神,用于治疗神经系统疾病(失眠、抑郁症、癫痫等),妇科疾病(如慢性盆腔炎、输卵管阻塞性不孕等),皮肤病(如顽固性湿疹、胆碱性荨麻疹等),临床用量多为10～90g;大剂量利水消肿、和胃止呕,用于治疗循环系统疾病(如恶性心包积液、高血压病等),内分泌及代谢疾病(如糖尿病肾病、高血脂症、类风湿关节炎等)临床用量多为10～150g[4]。

有学者对半夏的用药剂量进行了研究,结果显示半夏最大使用剂量和最小使用剂量差值可达200g,不同功效下最常用的剂量是90g,常用剂量范围出现最多的为41.7～90g,见表1-1。《备急千金要方》和《千金翼方》两部著作中记载的半夏最常用的功效和药典中记载的功效相符,但《中国药典》中没有记载的却在临床中得到验证的功效如安神等。在药典规定的剂量范围3～9g内半夏的功效并不全面(消痞散结、降逆止呕、降逆、止呕、利小便),而在30～60g、60～90g(含90g)的范围内半夏所具有的功效最全面(燥湿化痰、降逆止呕、消痞散结、降逆、止呕、利咽、调和脾胃、利小便、安神、治急绝症)。建议扩大药典中半夏的使用剂量,将半夏的剂量范围扩大到3～90g[5]。是否存在安全性问题,这还要进一步的研究和探索。

表1-1 半夏在不同功效下的剂量使用情况

功效	频数	剂量分布区间	平均剂量 (g)	常用剂量 (g)	常用剂量范围 (g)
燥湿化痰	34	17.5～111.2	58.4±26.1	90	41.7～90.0
消痞散结	114	7.0～222.0	60.4±33.2	90	41.7～90.0
降逆止呕	46	9.0～270.0	56.3±42.5	45	27.8～90.0
降逆	17	3.5～222.0	63.9±52.2	27.8	27.8～90.0
止呕	15	7.0～222.0	66.8±50.8	45	41.7～90.0
安神	15	27.8～222.0	69.6±49.3	41.7,45.0,90.0	41.7～90.0
调和脾胃	24	13.9～270.0	64.9±51.4	41.7,55.6	41.7～90.0
通大便	4	41.7～111.2	83.2±29.4	90	41.7～111.2
利小便	8	7.0～111.2	61.5±39.1	90	13.5～90.0
利咽	6	9.8～97.3	60.0±37.3	99	27.8～90.0
治急绝症	4	10.5～65.5	32.9±32.2	27.8	10.5～65.5
其他	34	—	—	—	—

表格源自:樊冬鹤,薛春苗,毛柳英,等.半夏在《备急千金要方》和《千金翼方》中的应用探析.临床药物治疗杂志.2017,15(11):37-41

三、关注中药的配伍

历代中医药学家都十分重视中药的配伍,建立了完整的中药配伍理论体系,在药学监护时,药师应学习掌握,并灵活运用。西药监护时,对于配伍的监护也是重要内容之一。但西药成分简单,循证医学证据充足,配伍禁忌等内容相对全面、精准。

中药组方复杂,在配伍方面有基本配伍原则和高级配伍原则两部分组成。基本配伍原则指的是"配伍七情",即单行、相须、相使、相畏、相杀、相恶、相反。相须、相使表示配伍增效,相畏、相杀表示配伍减毒,相恶表示减效,相反表示增毒。"十八反""十九畏"就是中药配伍总结的经典理论,在药物配伍的药学监护中应重点关注。然而,由于许多现代临床使用经验和研究结果,又对"十八反""十九畏"提出了挑战,使得中药配伍的药学监护遇到巨大困难,药师应紧密结合循证证据灵活应用。高级配伍原则指的是"君臣佐使",表述了药物在中药复方组方中的地位及配伍后性效的变化规律。一般君药在组方中用量最大,臣药次之,佐使药用量小,这个特点在传统经典名方中比较突出和典型。如果君药为贵重药材时,如人参、牛黄、麝香等,因作用强,价格昂贵等因素,其用量可能小于其他药物。

现代医药学研究的结果对中药的配伍有了进一步的研究和机制的阐释。例如:含有黄酮成分的中成药,不能与含金属离子的西药联用,因为金属离子可与黄酮生成金属络合物,改变药物原有的性质与作用,不仅失去药物疗效,还大大增加了发生不良反应的风险。此外中药注射剂应单独使用,严禁混合配伍。配伍不当是中药注射剂致过敏性休克的原因之一,常发生于注射 1 h 之内,所以要做好有效预防及用药监护,避免意外发生。所以,中成药与中成药的联合用药、中成药与西药的联合用药应严格遵循《中成药临床应用指导原则》。

在中西药联用时,要注意监护中药与安全指数小的西药的联合使用。通常,安全指数小的药物,需要进行血药浓度监测。品种主要有地高辛、氨茶碱、他克莫司、华法林,监护中药对他们血药浓度和不良反应的影响有重要意义。地高辛是治疗充血性心力衰竭和某些心律失常的常用药物,《中华人民共和国药典临床用药须知》规定其血药浓度治疗窗为 $0.8 \sim 2.0$ ng/ml。当地高辛血药浓度大于 2.0 ng/ml 时,中毒发生率明显增加。研究显示,能升高地高辛血药浓度的中药有含强心苷的中药蟾酥、夹竹桃、麻黄,含钙制剂如石膏、牡蛎等,乌头碱类中药如川乌、草乌,四逆汤;麝香保心丸、心可宁、血栓心脉宁、大活络胶囊等中成药;降低地高辛血药浓度的中药有生脉注射液、黄芪注射液、贯叶连翘。研究提示有因诱导 CYP1A2 而使茶碱清除率增加,血药浓度降低中药/中成药有银杏、甘草、吴茱萸次碱、葛根素、苦参、隐丹参酮、三七总皂苷;因抑制 CYPIA2 使平喘药茶碱血药浓度升高中药有穿心莲、白芷;合用不良反应增加的中药有麻黄;因竞争结合血浆蛋白,明显影响氨茶碱表观分布容积的中药有双黄连。能增强抗凝药华法林抗凝作用的中药有丹参、当归、枸杞、番木瓜、银杏、大蒜素、芒果、黄连、黄柏等,食物有核桃仁、鱼油、大蒜、番木瓜、葡萄柚。降低华法林抗凝作用的中药有人参、大豆、贯叶连翘、宁夏枸杞、绿茶等。

四、关注易导致脏器损伤的中药的监护

随着中草药在全球的广泛应用及药品不良反应监测体系的不断完善,中草药相关因素引起的药物性肝损伤(drug-induced liver injury, DILI)越来越受到关注。在药学监护中,哪些中药具有潜在的肝肾毒性? 肝肾毒性的监护点和预防措施有哪些? 2016 年,中华中医药学会发布团体标准《中草药相关肝损伤临床诊疗指南》,为中草药相关因素引起的药物性肝损伤提供了诊断规范和标准,

着力解决目前 DILI 临床诊断不准确等问题[6]。药师在监护中要对影响中草药相关因素引起的药物性肝损伤发生的复杂多样的因素逐一进行分析和判断,既包括中药饮片方面因素,也有中药应用不合理及机体差异性等因素。

(一)药品本身的因素

①中药、中成药本身对肝脏有损伤作用。通过文献查阅和经验总结,以下中药饮片存在肝肾毒性的风险见表1-2。常用的中成药由于也含有相似的饮片应注意其肝肾毒性风险见表1-3。②中草药品种混用,某些中草药同名异物、伪品混用,如临床误以土三七作为三七使用而造成肝脏损伤炮制不当,不合理炮制可能增加中草药肝损伤的风险,如生首乌或不规范炮制何首乌的肝损伤发生风险高于规范炮制的何首乌;③外源性有害物质污染,中草药在生长、加工、炮制、储藏、运输等环节上受到污染或发生变质,导致中草药农药残留、重金属和微生物毒素等严重超标而引发肝脏损伤。

表1-2 肝肾毒性中药目录

毒性种类	品种
肝肾毒性	斑蝥、雄黄、朱砂、胆矾、铅丹、密陀僧、土荆芥、苍耳子、雷公藤、艾叶、天花粉、乌头、虎杖、柴胡、山豆根、巴豆、鸦胆子、麻黄、大黄、细辛、野百合、栀子、白果、山慈菇、夹竹桃、芫花、决明子、补骨脂
肝毒性	诃子、石榴皮、五倍子、天花粉、黄药子、菊三七、何首乌、首乌藤、川楝子、千里光、地榆、款冬花、番泻叶、石菖蒲、贯众、土茯苓、白屈菜、半夏、石蒜、合欢皮、肉豆蔻、苍术、泽泻、槲寄生、桑寄生、蓖麻子、常山、蒲黄、青黛、延胡索、熊胆粉、蟾酥、自然铜、砒霜
肾毒性	马钱子、甘遂、芫花、川乌、草乌、厚朴、益母草、冬虫夏草、苦楝皮、牵牛子、土贝母、芦荟、使君子、铁脚威灵仙、黑豆、大皂角、泽泻、常山、木通、马兜铃、天仙藤、天麻、胖大海、洋金花、大枫子、蔓乌头、桑陆、槟榔、千年健、番泻叶、肉桂、独活、侧柏叶、全蝎、蜈蚣、红娘子、大戟、罂粟壳、相思子、麝香、海马、水蛭、砒石、水银、硼砂、轻粉、升汞、代赭石

表格源自:王强、张湛、孟庆红,等.含肝肾毒性成分中成药风险防范的药学服务实践.中国药业,2020,29(10):93-97

表1-3 君药、臣药有肝肾毒性的中成药列表

毒性种类	目录分类	药品名称	毒性成分	其他肝肾毒性成分
肝肾毒性	鼻科类-祛风通窍剂	通窍鼻炎颗粒、鼻渊舒口服液、鼻渊通窍颗粒	苍耳子	

续表

毒性种类	目录分类	药品名称	毒性成分	其他肝肾毒性成分
	儿科类-解表剂	感冒止咳颗粒	柴胡	
		小儿豉翘清热颗粒	大黄、栀子	柴胡、半夏
	儿科类-止咳平喘剂	宝咳宁颗粒	天花粉、麻黄、青黛	
	耳科类-解毒利耳剂	耳聋胶囊	栀子	泽泻、木通
	妇科类-调经剂	大黄䗪虫丸	大黄	
		女金片	延胡索、益母草	肉桂
	骨伤科类-补肾壮骨剂	仙灵骨葆胶囊	补骨脂	
	内科类-表里双解剂	防风通圣胶囊	栀子、麻黄	
	内科类-补益剂	十味玉泉片	天花粉	
	内科类-和解剂	丹栀逍遥片、加味逍遥胶囊	栀子、柴胡	
		柴黄清热颗粒、柴银口服液	柴胡	
	内科类-蠲痹通络剂	雷公藤多苷片	雷公藤	
	内科类-开窍剂	安脑丸	栀子、黄芩	雄黄、朱砂
	内科类-理气剂	荆花胃康胶丸	土荆芥	
		红花逍遥颗粒、健胃愈疡片、气滞胃痛颗粒、舒肝丸	柴胡	
	内科类-理血剂	灯盏细辛注射液	细辛	
		九味肝泰胶囊	大黄	蜈蚣
		天丹通络片	石菖蒲、水蛭、天麻	
	内科类-清热剂	艾迪注射液、复方斑蝥胶囊	斑蝥	
		牛黄上清丸、上清片、新雪颗粒	栀子	
		三黄片、一清片	大黄	
		鸦胆子油乳注射液	鸦胆子	
		牛黄解毒片	大黄	雄黄

续表

毒性种类	目录分类	药品名称	毒性成分	其他肝肾毒性成分
	内科类-祛风剂	培元通脑胶囊	何首乌、全蝎、水蛭	肉桂
		养血清脑颗粒	决明子	细辛、延胡索
	内科类-祛湿剂	前列安栓	栀子、大黄、虎杖、石菖蒲	
		强肾片	补骨脂、泽泻	益母草
		菌栀黄颗粒	栀子	
	内科类-祛痰剂	清肺抑火丸	大黄、栀子、黄芩	天花粉、苦参
	内科类-消导剂	六味安消胶囊、枳实导滞丸	大黄	
		木香槟榔丸	大黄、牵牛子、槟榔	
		香砂平胃颗粒	苍术、厚朴	
	内科类-泻下剂	尿毒清颗粒	大黄、何首乌	
	内科类-止咳平喘剂	固本咳喘胶囊	补骨脂	
		祛痰止咳颗粒	芫花、甘遂	
肝毒性	咽喉科类-润燥剂咽剂	清音丸	天花粉	
	咽喉科类-疏风剂咽剂	开喉剑喷雾剂	山豆根	
	儿科类-止咳平喘剂	小儿咳喘灵泡腾片	麻黄	
	妇科类-调经剂	止痛化癥片	延胡索	肉桂
	妇科类-安坤除烦剂	坤宝丸	何首乌	
	骨伤科类-接骨续筋剂	接骨七厘丸	自然铜	大黄、硼砂
	内科类-安神剂	百乐眠胶囊、安神补脑胶囊	何首乌	
	内科类-补益剂	生血宝合剂	何首乌	
	内科类-解表剂	莲花清瘟颗粒、三拗片	麻黄	
	内科类-蠲痹通络剂	二妙丸、四妙丸	苍术	
		同仁牛黄清心丸	黄芩	麝香
	内科类-理气剂	健胃愈疡片、摩罗丹	延胡索	
		平肝舒络丸	桑寄生	肉桂

续表

毒性种类	目录分类	药品名称	毒性成分	其他肝肾毒性成分
		舒肝止痛丸	延胡索、柴胡	
		豨莶通栓胶囊	半夏	天麻、麝香
	内科类-理血剂	地榆槐角丸	地榆	栀子
		麝香保心丸	蟾酥、麝香	
		元胡止痛滴丸	延胡索	
	内科类-祛风剂	眩晕宁片	泽泻	
	内科类-祛湿剂	前列舒通胶囊	土茯苓	
	内科类-祛痰剂	苓桂咳喘宁胶囊	半夏	
	内科类-止咳平喘剂	咳喘顺丸	款冬花	
	外科类-清肠化痔剂	消痔丸	地榆	大黄
	外科类-消核散结剂	小金丸	草乌	麝香
	维药制剂	通滞苏润江胶囊	番泻叶	
	咽喉科类-疏风利咽剂	清咽滴丸	青黛	
	妇科类-调经剂	葆宫止血颗粒	侧柏叶	
	内科类-蠲痹通络剂	痹祺胶囊	马钱子	
		风湿骨痛胶囊、盘龙七片	川乌	
		虎力散胶囊、木瓜丸	草乌	
		同仁大活络丸	全蝎、天麻	大黄、麝香、附子
		尪痹颗粒	独活	
肾毒性		追风透骨胶囊	川乌、天麻	
	内科类-开窍剂	醒脑静注射液	麝香	
	内科类-理气剂	厚朴排气合剂	厚朴	大黄
		疏肝和胃丸、越鞠保和丸、木香顺气丸	槟榔	
	内科类-温里剂	附子理中丸	附子	
	内科类-理血剂	芪参胶囊	水蛭	
	内科类-祛湿剂	八正胶囊、排石颗粒、银花泌炎灵片	木通	

续表

毒性种类	目录分类	药品名称	毒性成分	其他肝肾毒性成分
		前列泰片	益母草	
	内科类-消导剂	开胸顺气丸	厚朴、槟榔	
	内科类-止咳平喘剂	百令胶囊	冬虫夏草	
	咽喉科类-解毒利咽剂	六神丸	麝香	
	咽喉科类-开音爽咽剂	黄氏响声丸	胖大海	

表格源自：王强,张湛,孟庆红,等.含肝肾毒性成分中成药风险防范的药学服务实践.中国药业,2020,29(10):93-97

（二）不合理应用的因素

未能遵循中医理论,根据辨证论治选药组方是使用中药导致安全性问题的普遍现象。用药对证、剂量疗程恰当、配伍得当,毒剧药也可以安全治疗疾病。药不对证、超剂量或超疗程、药物配伍不当等极易增加肝损伤风险。临床医生必须强化诊疗时中医药思维,严格处方行为。

中药临床药师应认真归纳总结相关药品的使用证据,充分运用科学技术手段和措施,提高药学监护的本领,发挥诊治团队用药指导者作用,对患者进行全面监护和指导。例如在问诊时,要加强对使用易导致肝功能损伤的中药和中成药品种的患者中药应用史的详细调查,甄别中药、中西药联合应用情况。在监护过程中,药师应提醒医师及患者定期检查转氨酶、肌酐等肝肾功能指标,发现肝肾损伤后及时提出调整药物治疗方案。在有条件的情况下,将可疑导致肝损伤中草药的生药学溯源鉴定和质量检测、有害物质污染的检测、中草药体内特征代谢物和生物标志物的分析等纳入药源性肝损伤诊断中,将大大增强诊断中药相关肝损伤的客观诊断证据,为临床提供精准药学服务。

五、关注毒性中药饮片的安全性

中药毒性饮片的监护是中药临床药学中最需要重视的监护内容之一。临床常用的毒性中药饮片包括川乌、草乌、半夏、蟾酥等28种。无论是传统中医理论还是现代医学研究对这些饮片的毒性机制和解读方法都做了非常全面的研究,在临床药学监护中有必要充分应用中西医结合的思维方式来开展监护工作。

川乌、草乌、附子均属于乌头类中药材,传统中医理论指导下用于祛风除湿、活血化瘀、温里散寒,治疗跌打损伤、关节炎、神经性疼痛、中风瘫痪、月经不调、痈疽疮毒等疾病。在中成药中广泛使用,如大活络丹、三七伤药片、附子理中丸、四逆汤、桂附理中丸、参附注射液等。

从中医理论来看,使用乌头类中药材要首先注意剂量,避免过量中毒。一般一次用量川乌不超过 9 g,草乌不超过 4.5 g,附子不超过 15 g。其次要了解毒性饮片的毒性成分毒理学机制。乌头碱是乌头类中药材的毒性成分,内服 0.2 mg 即可中毒,内服 6 mg 可致死亡。毒理作用是刺激神经系统,先兴奋后抑制。表现为四肢麻木或全身发麻,头晕眼花,烦躁不安,呕吐,腹泻,腹痛,胸闷心悸,心率减慢,心律不齐,血压下降,严重者出现呼吸抑制,抽出,心源性脑缺血综合征而死亡。药师还应充分掌握毒性饮片的减毒方法,解毒方法。一般以对整合支持治疗为主。使用阿托品或普鲁卡因酰胺对抗心率减慢和心律不齐,静脉输液可以稀释毒素,促进毒物排泄,全身麻木者可予以针刺,烦躁不安者可用苯巴比妥镇静,中药甘草,绿豆,独参汤,生脉散亦有可以解毒和抢救的报道。

六、关注中药注射剂的监护

中药注射剂作为现代中药的新型剂型,具有作用迅速、生物利用度高的特色和优势,在中医药防治危急重症中发挥了重要的作用。随着中药注射剂的临床应用,其临床不良反应和安全性受到广泛关注。2017 年我国《中药注射剂临床安全性集中监测研究设计与实施专家共识》提出建立健全中药临床安全性集中监测体系,说明重视中药不良反应的监测和评价势在必行。国家药品监督管理局发布的《国家药品不良反应监测年度报告(2021 年)》,与 2020 年相比,2021 年中药不良反应/事件报告数量有所上升,新的和严重药品不良反应/事件报告占同期报告总数的 30.4%。从给药途径看,注射给药占 55.3%。《国家药品不良反应监测年度报告(2021 年)》指出,2021 年药品不良反应/事件报告中,涉及怀疑药品 210.4 万例次,其中中药占 13.0%。例次数排名前 5 位的类别分别是理血剂中活血化瘀药(24.5%)、清热剂中清热解毒药(11.7%)、祛湿剂中清热除湿药(7.1%)、祛湿剂中祛风胜湿药(5.2%)、补益剂中益气养阴药(4.9%)。中药注射剂总体[7]报告涉及中药注射剂类别排名前 5 位的是理血剂(56.1%)、补益剂(19.6%)、开窍剂(7.4%)、清热剂(7.0%)、祛痰剂(3.4%)。

(一) 使用中药注射剂时应严格辨证论治

尽管中药注射剂是现代工艺提取的中药有效部位或有效成分,仍应严格按照中医理论辨证论治用药。例如,参芪扶正注射液应辨证用于气虚证者,非气虚证患者用药后可能发生轻度出血,有内热者不建议使用,以免助热动血。同时,要注意不同中药注射剂的使用禁忌和注意事项。例如,康莱特注射液在患者脂肪代谢严重失调时(急性休克、急性胰腺炎、病理性高脂血症和脂性肾病变等患者)禁用;华蟾素注射液有一定的心脏毒性,对于有心脏基础疾病的患者应加强监护,定期监测心电图、心功能及心肌损伤标志物,应避免与剧烈兴奋心脏的药物配伍使用;榄香烯乳状注射液对于高热、胸腹水合并感染的患者不可使用,其有效成分有一定的活血作用,对血小板减少症或有进行性出血倾向者应慎用;鸦胆子油乳注射液有一定的毒性,有产生肝肾损伤的风险,应定期监测并注意用药疗程。

(二) 选择正确的溶媒及溶媒量

非单体化学成分的中药注射液成分仍然十分复杂,提取过程中可能有淀粉、蛋白质等以胶态形式存在于药液中。如溶媒选择不当,配伍后发生氧化、聚合,或由于 pH 改变等,析出不溶性微粒、出现絮状物或沉淀、颜色变化及药效的协同和拮抗作用,影响药效,甚至产生不良反应。药品说明书建议的溶媒为经过试验的可行性溶媒,基于用药安全角度,不应使用其他溶媒。例如华蟾素注射液、通关藤注射液和榄香烯乳状注射液均应选用葡萄糖注射液稀释。而鸦胆子油乳注射液的有效成分为油酸,葡萄糖具有多元醇和醛的性质,能与酸发生酯化反应,影响药物稳定性,增加药品不良反应发生风险,因此鸦胆子油乳不宜用 5%葡萄糖注射液为溶剂。

临床治疗中,医生可能考虑患者心、肾功能等因素,控制补液量,输注中药注射剂时选择溶媒量偏小。此时,极易导致中药注射剂浓度过高,增加药物的刺激性和不稳定性。部分静脉刺激性较大的品种,如榄香烯注射液、华蟾素注射液,建议使用深静脉或中心静脉输注。

静脉药物配置中心在配置前应严格审核溶媒的选择。当前,很多医疗机构已经采用前置审方软件,建立中药注射剂溶媒选择规则,在医生开具处方时,对不合理选用溶媒的处方行为进行拦截或提醒,大大提高了中药注射剂溶媒选择的正确性。临床药师在医生开具处方是,也应加强用药咨询和指导,依据药品说明书审核处方的合理性,对于溶媒选择或溶媒量不适宜者及时与临床医生沟通。

(三) 严禁混合配伍,谨慎联合用药

中药注射剂不可与其他药品混合配伍使用。应谨慎联合用药,确需联合使

用其他药品时,要注意与中药注射剂的间隔时间及药物相互作用问题。一般认为,祛邪类与扶正类中药注射剂可适当联合应用,但不建议二种功效相近的中药注射剂联合应用,如二种祛邪类中药注射剂合用,可能攻伐太过,耗伤正气,也会增加不良反应发生风险。同时,联合用药时,为避免药物序贯使用过程中在输液管内混合发生反应,建议用前后两药均相容的溶剂作为间隔液,冲洗输液管道,建议使用冲管液的用量至少应达到 40～50 ml。

(4)加强输注过程中的药学监护

输注中药注射液前应仔细询问患者药物、食物过敏史情况,对于过敏体质者、老人、儿童、肝肾功能异常、一般状态较差、联合用药较多以及初次使用中药注射剂的患者,应慎重使用,并加强药学监护。

输注时应控制滴速。如果滴注速度过快,会导致机体内局部药物浓度过高,导致刺痛,甚至发生静脉炎。如说明书对滴速有明确规定的,应照说明书使用。如舒血宁注射液一般控制在 15～30 滴/分钟,热毒宁注射液滴速为 30～60 滴/分钟。一般老年及儿童患者输液时滴速应控制在 20～40 滴/分钟。特别是开始给药的 30 分钟内,应减慢滴注速度,发现异常,立即停药。在通过外周静脉给药时,导致注射部位静脉有一定刺激性,如艾迪注射液含有微量斑蝥素,可在静脉滴注前后给予 2%利多卡因 5 ml 加入 0.9%氯化钠注射液 100 ml 静脉滴注或用清热解毒类中药外敷预防局部刺激或静脉炎的发生。

针对中药注射剂的监护点还有很多,总体上应严格掌握用法、用量及疗程,不建议超剂量、超浓度、过快滴注和长期连续用药。药师可根据药品说明书、临床指南、诊疗规范和药物典籍,建立临床常用中药注射剂的药学监护内容,按给药的时间顺序分为给药前、给药时、给药后和患者教育等 4 个监护单元,规范不同时间段的监护项目、具体指标和应对措施。以榄香烯乳状注射液的药学监护内容为例,见表 1 - 4[8]。

表 1-4 榄香烯乳状注射液的药学监护要点

项目	药学监护内容
给药前	(1)禁忌:高热、胸腹水合并感染的患者禁用。(2)用法、用量:静脉滴注,1 次 4～6 支,1 日 1 次,2～3 周为 1 个疗程;恶性胸腹水治疗,一般 2～4 支/m²,抽出胸腹水后,胸腔内或腹腔内注射,1 周 1～2 次或遵医嘱。(3)配制要求:5%葡萄糖注射液

续表

项目	药学监护内容
给药时	(1)注意事项:①对血小板减少症,或有进行性出血倾向者应慎用;②部分患者初次用药后,可有轻微发热,多在38℃以下,于给药之前30 min口服泼尼松或解热镇痛药可预防或减轻发热;③腔内注射时可致少数患者疼痛,使用前应根据患者的具体情况使用局部麻醉药,可减轻或缓解疼痛,使患者能够耐受;④单独应用,禁忌与其他药品混合配伍使用;⑤药液出现浑浊、沉淀、变色和结晶等药物性状改变以及瓶身有漏气、裂纹等现象时,不得使用。(2)急性反应:开始给药的30 min内应密切关注,发现局部皮肤红肿热痛或腹部疼痛等局部刺激反应,或胸闷气急、面色发绀、心悸、呼吸困难和全身大汗淋漓等过敏性反应时,应立即停药
给药后	(1)皮肤及其附件损害:皮肤发红、发绀、瘙痒和注射部位疼痛等;(2)呼吸系统损害:胸闷气急、胸部疼痛、呼吸困难、端坐呼吸、咳喇和双肺湿性啰音;(3)心血管系统损害:心慌、血压下降、口唇青紫、苍白出汗和发热等;(4)消化系统损害:恶心、呕吐、肝功能异常、小便失禁、腹痛和消化道出血等;(5)中枢神经系统损害:头晕、烦躁和意识模糊等;(6)其他:静脉炎、过敏反应、寒战和抽搐等
患者教育	(1)可能出现局部皮肤红肿热痛(可使用清热解毒中药外敷);(2)可能出现皮疹、皮肤潮红和瘙痒(可使用抗过敏药物);(3)可能出现轻微发热(可提前口服解热镇痛药预防);(4)若进行胸腔、腹腔注射,可能出现不同程度的急性胸腹痛,请及时告知医师;(5)有如下症状:胸闷、气短、吸呼困难、颈面部潮红和大汗淋漓等,请及时告知医师;(6)出院后定期复查血常规和肝肾功能相关实验室指标

　　药学监护是临床药师的主要工作内容之一,也是保证临床用药安全的有效手段。在药学查房中实施监护计划,监测患者是否按照医嘱用药,观察并询问患者有无漏服药品,有无自行使用治疗方案外的药物,有无自行调整静脉用药的滴注速度等。同时,注意对中药注射剂不良反应的监测,追问患者有无自觉不良反应症状,监测给药前后的肝肾功能变化。

　　中药临床药学是中医药与现代科学相结合而发展起来的新学科,其核心是中药治疗的安全性、有效性和合理性,是临床药学的一个组成部分。中西药的临床药学监护更需要临床药师充分掌握西药监护要点的基础上,探索中药临床应用的监护要点和用药规律。由于中药的特点决定了西药临床药学的工作方法不能完全照搬到中药临床药学工作中来。因此借鉴西药临床药学工作方法来探讨适合中药临床药学的工作方法和途径,探索中西药监护的模式是所有药学专业技术人员需要始终加以研究的问题。

参考文献

[1] https://www.shanghai.gov.cn/gwk/search/content/ca218ffe09ad46a493266caa78951001

[2] 梅全喜,曾聪彦.中药临床药学的现状与发展思考[J].中国药房,2008,19(36):2801-2804

[3] 梅全喜,曾聪彦,吴惠妃,等.关注中药的安全合理使用.推动中药临床药学工作的开展
[J].中国药房,2015,26(11):1576-1578

[4] 兰雨泽,朱向东,白雅黎,等.茯苓的量效关系及其临床应用探讨[J].吉林中医药,2019
(6):737-740

[5] 樊冬鹤,薛春苗,毛柳英,等.半夏在《备急千金要方》和《千金翼方》中的应用探析[J].临
床药物治疗杂志,2017,15(11):37-41

[6] 中华中医药学会肝胆病分会,中华中医药学会中成药分会.中草药相关肝损伤临床诊疗
指南[J].中国中药杂志,2016,41(7):1165-1172

[7] 国家药品监督管理局.国家药品不良反应监测年度报告(2021年)[EB/OL].(2022-3-30)[2022-
10-10].https://www.nmpa.gov.cn/xxgk/fgwj/gzwj/gzwjyp/20220329161925106.html

[8] 陈雯,王丽霞,李连颖.抗肿瘤中药注射剂的临床合理应用关键要点及思考[J].中国医院
用药评价与分析,2022,22(4):494-497

第二章

急性气管—支气管炎

第一节 疾 病 概 述

一、定义及诊断

(一) 西医[1]

1. 定义:急性气管—支气管炎是由感染、物理、化学刺激或过敏等因素引起的急性气管支气管黏膜炎症。临床表现以咳嗽为主,常持续 1～3 周,起病先有鼻塞、流涕咽痛、声音嘶哑等上呼吸道感染症状和发热、畏寒、头痛、全身酸痛等全身症状。该病多由病毒感染所致,其中成人以流感病毒和腺病毒多见,肺炎支原体肺炎衣原体也是引起本病的常见病原体,常在病毒感染的基础上合并细菌或肺炎支原体、肺炎衣原体感染常见于寒冷季节或气候突变时,也可由急性上呼吸道感染迁延而来。

2. 诊断要点:①急性起病,常有急性上呼吸道感染的症状;②主要症状为咳嗽,常有刺激性干咳,咯少量黏液性痰伴胸骨后不适感;伴有细菌感染时咳嗽剧烈,咳痰量较多,为黏液性或黏液脓性痰,偶尔痰中带血;③全身症状较轻,体温一般不超过 38℃;④两肺呼吸音粗,有时可闻及散在湿啰音,咳嗽咳痰后消失;⑤胸片检查,可见肺纹理增多或正常;⑥排除肺炎、肺结核、支气管肺癌、支气管内膜结核等疾病。

(二) 中医[2]

1. 定义:急性气管—支气管炎多属于中医学咳嗽范畴。咳嗽是因邪犯肺系,肺失宣肃,肺气上逆所致的以咳嗽为主要症状的一种肺系病证。

2. 症候诊断:本病临床常见证候包括实证类(风寒袭肺证、风热犯肺证、燥邪犯肺证、痰热壅肺证、痰湿阻肺证)和正虚邪恋类或体虚感邪类(肺气虚证、气阴两虚证)。2 类 7 个证候,可单独存在也常兼见。

1) 风寒袭肺证：①咳嗽、痰白、痰清稀，或干咳；②鼻塞、流清涕；③恶寒、无汗或并发热；④肢体酸痛；⑤舌苔白，或脉浮或浮紧。

具备①项，加②、③、④、⑤中 2 项。

2) 风热犯肺证：①咳嗽、痰黄或白黏，或痰少、咳痰不爽，或干咳；②鼻塞、流浊涕，或鼻窍干热；③恶风或并发热；④咽干甚则咽痛；⑤口干渴；⑥舌尖红，或舌苔薄黄或薄白干，或脉浮数。

具备①项，加②、③、④、⑤、⑥中 3 项。

3) 燥邪犯肺证：①干咳，或痰少或黏、难以咳出；②唇鼻干燥；③口干甚则口渴；④咽干甚则咽痛；⑤恶风或并发热；⑥舌尖红，或舌苔薄黄或薄白干，或脉浮或浮数。

具备①、②2 项，加③、④、⑤、⑥中 2 项。

4) 痰热壅肺证：①咳嗽；②痰黏、色黄，或咳痰不爽；③发热，或口渴；④大便秘结；⑤舌质红，或舌苔黄或黄腻，或脉数或滑数。

具备①、②2 项，加③、④、⑤中 2 项。

5) 痰湿阻肺证：①咳嗽；②痰多、白黏或泡沫；③口黏腻，或纳呆或食少；④胃脘痞满；⑤舌边齿痕，或舌苔白或白腻，或脉滑或脉濡或弦滑。

具备①、②2 项，加③、④、⑤中 2 项。

6) 肺气虚证：①咳嗽，或咳痰无力；②神疲或乏力或气短，动则加重；③自汗、动则加重；④畏风寒，或易感冒；⑤舌质淡，或脉沉细或沉缓或细弱。

具备①项，加②、③、④、⑤中 2 项。

7) 气阴两虚证：①干咳或咳嗽少痰；②神疲或乏力或气短，动则加重；③畏风寒，或易感冒；④自汗或盗汗；⑤手足心热；⑥口干甚则口渴；⑦舌体胖大甚至边有齿痕或舌体瘦小，或舌质淡或红，或舌苔薄少或花剥，或脉沉细或细弱或细数。

具备①项，加②、③、④中 2 项及⑤、⑥、⑦中 2 项。

二、药物治疗

(一) 西医治疗

急性气管—支气管炎的治疗原则主要以止咳化痰对症治疗为主，若发生支气管痉挛时，可用平喘药物。发热可用解热镇痛药物对症处理。抗生素必要时进行使用，应按照《抗菌药物临床应用指导原则》执行。根据细菌培养及药敏结果及时调整用药。

1. 抗感染治疗。不推荐对无肺炎的急性单纯性气管—支气管炎进行常规抗菌药物治疗。对存在过去一年曾住院治疗、口服皮质类固醇、糖尿病或充血性心力衰竭其中一项且年龄≥80岁的患者，或者存在两项且年龄≥65岁的患者，可酌情使用抗菌药物。

2. 镇咳。可应用右美沙芬、喷托维林或苯丙哌林等镇咳药。痰多者不宜使用可待因等强力镇咳药。对于白天工作需要精神警觉（如驾驶员）的患者，慎用可待因或其他含阿片镇咳药。可待因和右美沙芬使用时间不宜过长。

3. 祛痰。溴己新、氨溴索、乙酰半胱氨酸和标准桃金娘油等均具有化痰作用。

4. 解痉抗过敏。对于支气管痉挛（喘鸣）的患者，可给药解痉平喘和抗过敏治疗，如氨茶碱、沙丁胺醇和马来酸氯苯那敏等。

（二）中医治疗

1. 风寒袭肺证。治法：疏风散寒、宣肺止咳。

推荐方药：三拗汤合止嗽散加减。炙麻黄、苦杏仁、白前、荆芥、防风、紫苏子、陈皮、桔梗、百部、款冬花、炙甘草。或具有同类功效的中成药（包括中药注射剂）。

2. 风热犯肺证。治法：疏风清热、宣肺化痰。

推荐方药：桑菊饮加减。桑叶、菊花、苦杏仁、连翘、牛蒡子、前胡、黄芩、薄荷（后下）、桔梗、芦根、甘草。或具有同类功效的中成药（包括中药注射剂）。

3. 燥邪犯肺证。治法：清肺润燥、疏风清热

推荐方药：桑杏汤加减。桑叶、苦杏仁、北沙参、麦冬、浙贝母、淡豆豉、栀子皮、瓜蒌皮、梨皮。或具有同类功效的中成药（包括中药注射剂）。

4. 痰热壅肺证。治法：清热化痰、肃肺止咳

推荐方药：清金化痰汤加减。桑白皮、黄芩、栀子、全瓜蒌、橘红、知母、浙贝母、苦杏仁、桔梗。或具有同类功效的中成药（包括中药注射剂）。

5. 痰湿阻肺证。治法：燥湿健脾、化痰止咳。

推荐方药：二陈汤合三子养亲汤加减。法半夏、茯苓、陈皮、白术、厚朴、白芥子、莱菔子、紫苏子、炙甘草。或具有同类功效的中成药（包括中药注射剂）。

6. 肺气虚证。治法：补肺益气、宣肺止咳。

推荐方药：补肺汤合玉屏风散加减。党参、黄芪、防风、白术、茯苓、五味子、紫菀、苦杏仁、陈皮、炙甘草。或具有同类功效的中成药（包括中药注射剂）。

7. 气阴两虚证。治法：益气养阴、润肺止咳。

推荐方药:生脉散合沙参麦冬汤加减。太子参、北沙参、麦冬、五味子、玉竹、桑叶、浙贝母、款冬花、炙甘草。或具有同类功效的中成药(包括中药注射剂)。

第二节　常用治疗药物

一、西医治疗方案

表 2-1　急性气管—支气管炎西医治疗方案药物

分类	用药指征	首选药物	备选药物
祛痰药	咳嗽有痰而不易咳出	溴己新;氨溴索;乙酰半胱氨酸;桉柠蒎;羧甲司坦	标准桃金娘油
镇咳药	咳嗽无痰或少痰	右美沙芬;喷托维林;苯丙哌林	可待因
复方制剂	咳嗽、喷嚏、流涕、鼻塞	美敏伪麻溶液	无
平喘药	发生支气管痉挛时	沙丁胺醇气雾剂;吸入用沙丁胺醇溶液	氨茶碱
抗过敏药	支气管痉挛	马来酸氯苯那敏	无
抗菌药物	肺炎链球菌、肺炎支原体等病原菌感染	阿奇霉素;阿莫西林;头孢呋辛	左氧氟沙星

二、中医治疗方案

表 2-2　咳嗽病中医治疗方案

症候	治法	方剂	中成药
风寒袭肺证	疏风散寒、宣肺止咳	三拗汤合止嗽散加减	通宣理肺类、小青龙合剂类、冬菀止咳颗粒
风热犯肺证	疏风清热、宣肺化痰	桑菊饮加减	感咳双清胶囊、急支糖浆、蛇胆川贝口服液
燥邪犯肺证	清肺润燥、疏风清热	桑杏汤加减	杏苏止咳类、桑菊感冒片、蜜炼川贝枇杷膏、养阴清肺类

续表

症候	治法	方剂	中成药
痰热壅肺证	清热化痰、肃肺止咳	清金化痰汤加减	清气化痰丸、热毒宁注射液、痰热清注射液
痰湿阻肺证	燥湿健脾、化痰止咳	二陈汤合三子养亲汤加减	二陈丸、祛痰止咳胶囊
肺气虚证	补肺益气、宣肺止咳	补肺汤合玉屏风散加减	玉屏风颗粒、生脉饮口服液
气阴两虚证	益气养阴、润肺止咳	生脉散合沙参麦冬汤加减	百合固金丸、生脉饮口服液

三、主要治疗药物

(一) 氨溴索

1. 适应证:适用于伴有痰液分泌不良及排痰功能不良的急性、慢性支气管肺疾病者的祛痰治疗。

2. 用法用量:成人:①口服:急性疾病或者慢性疾病的初始治疗,30～60 mg/次、2～3 次/天,餐后服。如需长期服用,14 天后剂量可减半。②静脉滴注:15 mg/次、2～3 次/天;严重病例可以增至每次 30 mg。

3. 注意事项:老年患者可按推荐剂量服用;肝肾功能受损者应咨询医生后才可使用;妊娠期(3 个月后)及哺乳期妇女慎用。氨溴索与某些抗菌药物(如阿莫西林、头孢呋辛、红霉素、多西环素)合用可升高抗菌药物在肺组织的浓度分布。

(二) 右美沙芬

1. 适应证:主要用于治疗各种原因引起的干咳。

2. 用法用量:成人:片剂、糖浆剂、颗粒剂,15～30 mg/次、3～4 次/天;缓释片剂,30 mg/次、2 次/天,不可掰碎服用。

3. 注意事项:妊娠 3 个月内和哺乳期间的妇女禁用;哮喘患者、多痰患者、肝肾功能不全者慎用。不得与单胺氧化酶抑制剂及抗抑郁药并用;不宜与乙醇及其他中枢神经系统抑制药物并用,因可增强对中枢的抑制作用。

(三) 沙丁胺醇

1. 适应证:用于缓解喘息性慢性支气管炎等伴有的支气管痉挛。

2. 用法用量:必要时用,每次 1～2 撤,需要时可每 4 小时重复 1 次,但 24 h

内不宜超过 6~8 次。

3. 注意事项:合用其他肾上腺素受体激动剂、茶碱类药物时,可能增加不良反应。

(四) 氨茶碱

1. 适应证:用于喘息性支气管炎的平喘治疗。

2. 用法用量:成人:①口服:常用量为 0.1~0.2 g/次,0.3~0.6 g/d;极量 0.5 g/次,1.0 g/d。②静脉注射:25~50 mg/次,用 25% 或 50% 葡萄糖注射液稀释至 20~40 ml,注入速度≤10 mg/min。③静脉滴注:0.25~0.50 g/次,0.50~1.00 g/d,以 5% 或 10% 葡萄糖注射液稀释后缓慢滴注。

3. 注意事项:与克林霉素、林可霉素及某些大环内酯类、喹诺酮类抗菌药物合用时,可降低氨茶碱在肝脏的清除率,使血药浓度升高,甚至出现中毒反应,其中以与依诺沙星合用时最为突出,应在给药前后调整用量;与锂盐合用时,可加速肾脏对锂的排出,使后者疗效降低;与普萘洛尔合用时,氨茶碱支气管扩张作用可能受到抑制;与其他茶碱类药物合用时,不良反应增加。

(五) 左氧氟沙星

1. 适应证:用于敏感细菌所致的中、重度呼吸系统感染:包括敏感革兰阴性杆菌所致急性支气管炎、慢性支气管炎急性发作等。

2. 用法用量:①口服:慢性支气管炎急性细菌感染性加重,0.4 g/d 分 2 次服,或 0.5 g/d 顿服,疗程 7 d。②成人一次 0.5 g,一日 1 次。

3. 注意事项:对喹诺酮类药过敏者;18 岁以下儿童及青少年、妊娠期、哺乳期妇女禁用左氧氟沙星全身制剂;特殊疾病状态,有重症肌无力史者避免使用;肾衰竭、有肌腱疾病史或肾脏、心脏或肺移植患者慎用;有 QT 间期延长、未纠正的低钾血症患者避免使用。

(六) 小青龙合剂

1. 适应证:解表化饮,止咳平喘。主治风寒水饮,恶寒发热,无汗,喘咳痰稀。

2. 用法用量:口服。一次 10~20 ml,一日 3 次。

3. 注意事项:儿童、孕妇、哺乳期妇女禁用;肝肾功能不全者禁服。

(七) 急支糖浆

1. 适应证:清热化痰,宣肺止咳。主治外感风热所致的咳嗽,症见发热、恶寒、胸膈满闷、咳嗽咽痛;急性支气管炎、慢性支气管炎急性发作见上述证候者。

2. 用法用量:口服,一次 20~30 ml,一日 3~4 次。

3. 注意事项:服药期间,若患者发热体温超过 38.5℃,或出现喘促气急者,或咳嗽加重,痰量明显增多者应及时就诊。

(八)蜜炼川贝枇杷膏

1. 适应证:具有清热润肺,止咳平喘,理气化痰的功效。用于肺燥之咳嗽,痰多,胸闷,咽喉痛痒,声音沙哑。

2. 用法用量:口服,一次 22 g(约一汤匙),一日 3 次。

3. 注意事项:糖尿病患者忌用。

(九)痰热清注射液

1. 适应证:清热、化痰、解毒。用于风温肺热病痰热阻肺证,症见:发热、咳嗽、咳痰不爽、咽喉肿痛、口渴、舌红、苔黄;肺炎早期、急性支气管炎、慢性支气管炎急性发作以及上呼吸道感染属上述证候者。

2. 用法用量:一次 20 ml,重症患者一次可用 40 ml,加入 5%葡萄糖注射液或 0.9%氯化钠注射液 250~500 ml,静脉滴注,控制滴数每分钟不超过 60 滴,一日 1 次。

3. 注意事项:对本品、醇类过敏或过敏体质者禁用。老年伴有肝肾功能不全者禁用。严重肺心病伴有心衰者禁用。孕妇、24 个月以下婴幼儿禁用。有表寒证者忌用。

(十)玉屏风颗粒

1. 适应证:具有益气、固表、止汗之功效。用于表虚不固,自汗恶风,面色㿠白,或体虚易感风邪者。

2. 用法用量:开水冲服,一次 5 g,一日 3 次。

3. 注意事项:宜饭前服用。服药二周或服药期间症状无明显改善,或症状加重者,应立即停药并去医院就诊。

(十一)生脉饮口服液

1. 适应证:益气复脉,养阴生津。用于气阴两亏,心悸气短,脉微自汗。

2. 用法用量:口服,一次 10 ml,一日 3 次。

3. 注意事项:忌辛辣、生冷、油腻食物。

第三节 中西医结合规范化药学监护要点

在急性气管—支气管炎药物治疗方案确定过程中,药学监护主要的工作包括：适应证和禁忌证的审核、药物的选择以及剂量和给药途径的确定、药物相互作用的监护（西药和中药、西药和中成药、西药和西药、中药和中成药）。通过医生与药师的沟通协调，制订合理的个体化的治疗方案。

一、治疗监护

（一）疗效监护评估

西医疗效监护评估：①观察患者服用解热镇痛药、抗生素后的体温变化；②服用镇咳祛痰药后，咳嗽次数是否减轻、持续时间是否延长。③痰液颜色是否从黄绿逐渐变为白色，黏厚痰是否变成清稀痰；服用解痉平喘药后，黏痰是否容易咳出，憋气是否改善。④实验室血常规检查、胸片等检查结果是否提示改善。

中医疗效监护评估：①闻诊：服用止咳类中成药或汤药后咳嗽（咳嗽次数、咳痰声等）、喘息声是否改善。②望诊：观察患者的神色形态乏力是否有改善；痰色、痰量、痰质地是否有改善；观察患者舌苔、舌色、舌质的变化。③问诊：询问患者的寒热、出汗情况、二便情况、有胃脘痞满的患者用药后是否有改善。

（二）不良反应监护评估

监测患者用药后可能出现不良反应的体征和症状、监测患者心电图、实验室血常规检查、肝肾等生化检测结果，服用抗菌药物、抗病毒药、祛痰镇咳药、解痉平喘药及解热镇痛药、中药后可能出现的过敏（皮疹）反应，以及消化系统（恶心、明吐、腹泻、胃部不适、腹胀、腹泻、便秘等）、血液系统（白细胞、红细胞、血小板减少）、神经系统（头痛、头晕、癫痫、精神错乱、神志不清、嗜睡、焦虑、兴奋、抑郁、睡眠不佳等）、肝肾功能（尿素氮、血肌酐、胆红素、AST 及 ALT 水平升高）等不良反应。

二、预防复发和并发症

急性气管—支气管炎患者多由肺气虚弱，卫外不固，易感外邪。急性期发作期时多为标实，不能过早滋腻补养，否则易于留邪。在慢性迁延期时则应以调补肺虚、脾虚及肾虚为主，以提高患者的抗病能力。因此，饮食宜多食奶类、蛋类、豆制品及甲鱼等，蔬菜应以萝卜、蘑菇、丝瓜、冬瓜等养肺、清热、化痰的食物为主；忌烟、忌白酒及毛笋及一切辛辣刺激和油腻的食物，避免邪从内生。

第四节　典型案例

一、案例1

(一) 病史摘要

1. 主诉:发热伴喘息 2 天,加重 1 天。

2. 现病史:患者男,80 岁,受凉后发热,最高体温达 38.7℃。口服头孢类抗菌药,风寒感冒颗粒 5 g tid po 后,上述症状明显加重。现咳嗽加剧,有清痰,喉间有痰鸣音,喘息明显,发热(最高 38.5℃),恶寒寒战,无汗出,伴喷嚏,流涕,精神烦躁,纳差。

3. 既往史:高血压病史 10 余年,血压最高 200/70 mmHg,平素服用厄贝沙坦控制血压。

4. 社会史、家族史、过敏史:无。

5. 查体:T38.5℃、P60 次/分、R20 次/分、BP181/71 mmHg,神清,精神烦躁,面色㿠白;双肺呼吸音粗,双肺可闻及明显广泛哮鸣音及中湿啰音。

6. 望闻切诊:望诊:患者精神烦躁,身热恶寒,舌苔薄白。闻诊:患者有喘息。切诊:浮脉。

7. 实验室检查及其他辅助检查:血常规:白细胞计数(WBC)4.76×10^9/L,嗜中性粒细胞%(N)58%。胸部正位片提示支气管炎,左下肺炎症。

8. 诊断:西医诊断:急性支气管炎、左下肺肺炎、高血压。中医诊断:咳嗽病(风寒袭肺证)。

(二) 用药方案

1. 抗感染治疗:左氧氟沙星氯化钠注射液注射液 100 ml qd ivgtt

2. 抗炎治疗:布地奈德混悬液 1 mg,吸入用异丙托溴铵溶液 500 μg,注射用糜蛋白酶 4 000 IU,0.9%生理盐水 2 ml bid 雾化吸入。

3. 祛痰:盐酸氨溴索注射液 30 mg + NS20 ml bid iv。

4. 解痉平喘:注射用多索茶碱 0.2 g + 0.9%氯化钠注射液 250 ml qd ivgtt

5. 中药方剂:炙麻黄 9 g、苦杏仁 9 g、白前 9 g、荆芥 12 g、防风 9 g、紫苏子 9 g、陈皮 9 g、桔梗 6 g、百部 9 g、款冬花 9 g、僵蚕 9 g、枳壳 9 g、炒谷麦芽 15 g、焦山楂 15 g、炙甘草 3 g。

（三）监护记录

入院第 2 天：患者喘息好转，仍有咳嗽咳痰及喉间痰鸣音。痰白、痰清稀，舌苔薄白。患者自述服中药后夜间有微微汗出，体温 37.4℃，二便调。用药过程中及用药后无不适。

入院第 4 天：患者喘息明显缓解，咳嗽咳痰及喉间痰鸣音明显好转，仍有喷嚏、流涕，体温正常，纳食一般，二便调。调整方药：加白芍 15 g、白术 15 g。用药过程中及用药后不不适。

入院第 7 天：患者偶有咳嗽，痰少，无喘息，无喷嚏、流涕，纳食好转，精神可。停用左氧氟沙星注射液。

入院第 10 天：患者病情稳定，未诉明显不适，出院。

（四）案例分析

本病多同时累及气管、支气管，故为急性气管支气管炎。西医治疗原则为解热镇痛药缓解不适和降低体温；如出现脓痰或持续高热和病情较重时应使用抗生素。对症状持续或病情异常严重者应作痰涂片和培养。根据优势病原菌及其药物敏感试验选择抗生素。若致病原为肺炎支原体或肺炎衣原体感染者则可给予大环内酯类抗菌药物。本例患者此次因受凉发生急性气管支气管炎，高热伴咳嗽，在家自行服用头孢类抗菌药物，症状没有缓解，反而加重。该患者以身热恶寒、咳嗽、咳痰为主要见证，属中医"外感咳嗽（风寒袭肺证）"范畴，治法为疏风散寒、宣肺止咳。

1. 抗感染治疗

对无肺炎的急性单纯性气管—支气管炎不推荐进行常规抗菌药物治疗，仅在有细菌感染证据时使用。对存在过去一年曾住院治疗、口服皮质类固醇、糖尿病或充血性心力衰竭其中一项且年龄≥80 岁的患者，或者存在两项且年龄≥65岁的患者，可酌情使用抗菌药物。急性气管—支气管炎常见病毒有腺病毒、流感病毒、呼吸道合胞病毒、副流感病毒等；常见细菌感染有流感嗜血杆菌、肺炎链球菌、链球菌、葡萄球菌等，往往可能继发肺炎早期表现。该患者年龄≥65 岁，血常规等指标正常，胸片提示支气管炎、左下肺炎症，咳嗽咳痰加剧，喘息加重，考虑急性支气管炎合并感染。按常见致病菌用药。针对不同细菌选择不同抗菌药物，治疗 3 d 后，病情未见好转者，应根据痰细菌培养和药物敏感试验结果，选择抗生素。严重感染时，可选用环丙沙星、氧氟沙星、阿米卡星、奈替米星或头孢菌素类联合静脉滴注。该患者在院外自行服用头孢后，抗感染效果不佳，入院后使用左氧氟沙星，用药后，患者症状好转。

2. 解痉平喘

对于支气管痉挛（喘鸣）的患者，可给药解痉平喘治疗。该患者使用多索茶碱抗支气管痉挛，多索茶碱是茶碱类解痉平喘药物的衍生物，其解痉、平喘的作用是普通茶碱类药物的 3 倍。

雾化吸入是一种以呼吸道和肺为靶器官的直接给药方法，具有起效快、局部药物浓度高、用药量少、应用方便及全身不良反应少等优点，已作为呼吸系统相关疾病重要的治疗手段。该患者接受了 ICS＋SAMA＋注射用糜蛋白酶三联雾化吸入治疗，布地奈德混悬液 1 mg，吸入用异丙托溴铵溶液 500 μg，注射用糜蛋白酶 4 000 IU，0.9%生理盐水 2 ml bid 雾化吸入。

3. 祛痰

患者使用了祛痰剂氨溴索，多索茶碱与盐酸氨溴索联合可提高治疗的有效率，并减少不良反应。

4. 中药治疗

患者为咳嗽病，属风寒袭肺证，该患者入院前使用风寒感冒颗粒 5 g tid po，2 天，发热症状加重，可能与病毒感染混合细菌感染，头孢类抗菌药物未能有效控制感染有关。入院使用方剂对症治疗风寒袭肺证，为三拗汤合止嗽散加减来疏风散寒、宣肺止咳。三拗汤出自《太平惠民和剂局方》，麻黄、杏仁和甘草三药均违背了常规方法而使用，炙麻黄辛温升散之性较强，能开泄腠理、透发毛窍，以外散侵袭肌表的风寒邪气。在发散风寒药中，其发汗作用最强，为重要的发汗解表药。宜用于风寒外郁，腠理闭密无汗的外感风寒表实证，与杏仁、甘草相配，共同疏风宣肺散寒、止咳平喘。麻黄兼有平喘的功效，对风寒表实而有喘逆咳嗽者，与款冬花、半夏、紫苏子等同用，尤为适宜（如《和剂局方》十神汤，《摄生众妙方》定喘汤，与紫苏等药配伍）。紫苏子辛温，归肺、大肠经，可止咳平喘，为三子养亲汤之主药，有化痰保肺固本之效。止嗽散出自《医学心悟》，以苦辛温润平和之剂，治疗"诸般咳嗽"，被称为"治咳嗽通剂"。患者该二方合用，前方宣肺散寒，后方疏风润肺，共同治疗风寒咳嗽。因患者有咳嗽阵发，气急、喘鸣，加僵蚕、枳壳；患者为纳差，加用了炒谷麦芽、焦山楂。患者用药当天有汗出，2 天后体温改善。第四天，患者纳食一般，加用白术和白芍，增强健脾行气、增液行舟的作用，帮助患者改善胃纳情况。

（五）临床药师评述

1. 感冒咳嗽常见病，使用中药治疗，特别需要重视辨证论治。该患者症见咳嗽、痰清稀、恶寒、无汗并发热，舌苔薄白，脉浮，喘息，精神烦躁，符合咳嗽病，风寒袭肺证的诊断。治疗以疏风散寒、宣肺止咳为原则。初始治疗方案中给与了三拗汤合止嗽散加减治疗，符合该患者辨证论治原则。因患者有咳嗽阵发，气急、喘鸣，加僵蚕、枳壳；为改善患者纳差症状，加用了炒谷麦芽、焦山楂。

2. 治疗中应监护病情变化，及时跟进症状评估，调整中药合理使用。治疗第4天，患者喘息明显缓解，咳嗽咳痰及喉间痰鸣音明显好转，但仍有喷嚏、流涕，调整方药，加白芍、白术。白芍苦、酸，入肝、脾经，以养血敛阴柔肝为主要功效。白术甘、苦，温，入脾胃经，为健脾燥湿要药。该患者高龄，初诊见面色㿠白（面色白而光亮虚浮），提示可能为阳虚水泛。阳虚水泛，其病在肝，其所在脾。脾阳不足，则运化水湿功能失职。加用白术与麻黄配伍，白术可健脾祛湿，又可以实肌表，使"微似汗"则风寒湿邪俱去；麻黄发汗解表，散寒祛湿而解除身体烦疼。二药合用，发汗解表，散寒祛湿。

3. 重视中药潜在的不良反应。麻黄会收缩血管，并可能导致高血压。高血压患者应慎用麻黄。麻黄的失眠和兴奋具有兴奋神经的作用，有些人在服用麻黄后出现失眠和夜间谵妄。苦杏仁主要成分是苦杏仁苷，水解后会产生氢氰酸，药典规定用量是5～10 g。过量会引起氢氰酸中毒，临床表现为头晕、心慌、恶心呕吐等中毒反应，严重可导致呼吸麻痹甚至死亡。

4. 关注中药与西药合并使用时的相互作用。该患者中药方中的甘草、麻黄等易与合并使用的西药产生相互作用，需关注。甘草含甘草酸，有类似皮质激素样作用，与氨茶碱联用可镇咳祛痰、平喘，并增强利尿效应，但对心脏有兴奋作用，可使心悸、心律失常、激动不安等副作用增强。麻黄与氨茶碱均可松弛支气管平滑肌，两药作用环节不同。麻黄碱能激活细胞膜上腺苷酸环化酶催化 ATP 形成 cAMP。氨茶碱则通过抑制细胞内破坏 cAMP 的磷酸二酯酶活性，从而提供细胞内 cAMP 浓度。有资料表明，联合麻黄碱后，氨茶碱血药浓度降低，药时曲线下面积减少[3]。

5. 对于急性单纯性气管—支气管炎应重视合理使用抗菌药物。一般不推荐对无肺炎的急性单纯性气管—支气管炎进行常规抗菌药物治疗，仅在有细菌感染证据时使用。对存在过去一年曾住院治疗、口服皮质类固醇、糖尿病或充血性心力衰竭其中一项且年龄≥80 岁的患者，或者存在两项且年龄≥65 岁的患者，可酌情使用抗菌药物。

6. 雾化吸入应注意选用给药途径适宜的药品。除布地奈德、沙丁胺醇、异丙托溴铵、乙酰半胱氨酸外，其余药物国内目前无专用雾化吸入制剂。各种药物在同一雾化器中配伍使用，应考虑其间的相容性和稳定性。由于目前无充分安全性证据,且剂量、疗程及疗效均无统一规范,不推荐注射用 α 糜蛋白酶雾化吸入。而吸入用 N-乙酰半胱氨酸溶液作为吸入用黏液溶解剂,在临床可与 ICS、SAMA 或 SMBA 联合用于吸入治疗慢性支气管炎急性发作期。用法用量为:雾化吸入,每次 300 mg(3 ml),每天雾化吸入 1 或 2 次,持续 5～10 d[4]。

二、案例 2

(一) 病史摘要

1. 主诉:咳嗽伴发热 5 天。

2. 现病史:患者男,48 岁,5 天前因受凉后出现咳嗽咳痰,伴有喘息,体温最高 39.7℃,自行服用退热药、头孢类抗菌药(具体不详)后效果不佳,全身出现皮疹后停药,喘息加重,活动受限。

3. 既往史:高血压病史 10 余年,血压最高达 190/100 mmHg,服用苯磺酸氨氯地平片、吲达帕胺缓释片控制血压。

4. 社会史、家族史、过敏史:无。

5. 查体:T:38℃,P:91 次/分,R:22 次/分,BP:135/76 mmHg,,神志清,精神差,浅表淋巴结未触及肿大,口唇略发紫,咽红,双扁桃体无肿大,两肺呼吸音粗,双肺散在哮鸣音,双下肺可闻及湿性啰音,腹软,肝脾肋下未及。

6. 望闻切诊:望诊:精神欠佳,身热,汗出恶风,舌质红,苔薄黄。闻诊:未闻及异常语气、异常气息。切诊:浮数脉。

7. 实验室检查及其他辅助检查:

血常规:CRP 45.4 mg/L,WBC 14.9×10⁹/L。

8. 诊断:西医诊断:急性支气管炎,高血压病 3 级(极高危险组)。中医诊断:外感咳嗽(风热犯肺证)。

(二) 用药方案

1. 抗感染治疗:左氧氟沙星氯化钠注射液注射液 100 ml qd ivgtt

2. 抗炎治疗:布地奈德混悬液 1 mg,吸入用异丙托溴铵溶液 500 μg,注射用糜蛋白酶 4 000 IU,0.9% 生理盐水 2 ml bid 雾化吸入

3. 祛痰:盐酸氨溴索注射液 30 mg＋NS20 ml bid iv

4. 中药:清开灵口服液 20 ml tid po

(三) 监护记录

入院第 2 天:患者体温 38℃,乏力,精神倦怠,伴头痛,咳嗽咳痰,咳出黄脓痰,胸闷气促,夜寐不安。

入院第 3 天：患者体温 38.1℃，咳嗽加重，痰量增多，出现腹泻症状。调整用药：停用清开灵口服液，加用中药方剂：黄芪 30 g，防风 15 g，白术 15 g，桑叶 9 g，菊花 9 g，桔梗 12 g，苦杏仁 6 g，连翘 15 g，牛蒡子 12 g，黄芩 15 g，薄荷 12 g，芦根 30 g，甘草 12 g。

入院第 4 天：体温正常，头痛减轻，胸闷缓解。用药过程中及用药后不不适。

入院第 5 天：咳嗽减轻，痰量减少，自诉有喉咙痛伴有咽痒。调整用药：去黄芩，加射干 9 g，板蓝根 9 g，麦冬 9 g。

入院第 7 天：咳嗽咳痰好转，乏力好转，咳少许白痰。实验室检查 WBC、N 正常。患者病情稳定，未诉明显不适，于第二天出院。

（四）案例分析

急性支气管炎主要是病毒或细菌等病原体感染所致的支气管黏膜炎症，本病是常见病、多发病，一年四季各年龄段均可发病。病毒和细菌可以直接感染气管—支气管，或先侵犯上呼吸道继而引起本病。病毒有腺病毒、流感病毒、呼吸道合胞病毒、副流感病毒；细菌有流感嗜血杆菌、肺炎链球菌、链球菌、葡萄球菌等。近年由支原体和衣原体引起者逐渐增多。往往继发于上呼吸道感染之后，也常为肺炎的早期表现。本病多同时累及气管、支气管，患者应休息直至体温正常。发热期间鼓励患者喝水。解热镇痛药缓解不适和降低体温，成人患者给予阿司匹林或对乙酰氨基酚；如出现脓痰或持续高热和病情较重时应使用抗生素。

1. 抗感染治疗

急性支气管炎主要是病毒或细菌等病原体感染所致的支气管黏膜炎症，病毒有腺病毒、流感病毒、呼吸道合胞病毒、副流感病毒；细菌有流感嗜血杆菌、肺炎链球菌、链球菌、葡萄球菌等。患者在院外自行服用了头孢类抗菌药，出现了皮疹，考虑为头孢类药物过敏，停药后好转，入院后体温仍在 38℃ ～39℃，给予左氧氟沙星抗感染治疗，用药 7 天后，患者感染指标正常，症状好转。

2. 解痉平喘

对于急性支气管炎患者者，可给于解痉平喘治疗主要有吸入性的糖皮质激素以及 β 受体激动剂等，吸入性糖皮质激素常用的是布地奈德混悬液等，β 受体激动剂包括特布他林等。该患者接受了 ICS＋SAMA＋注射用糜蛋白酶三联雾化吸入治疗，布地奈德混悬液 1 mg，吸入用异丙托溴铵溶液 500 μg，注射用糜蛋白酶 4 000 IU，0.9%生理盐水 2 ml bid 雾化吸入。用药后喘息有所减轻。

3. 祛痰

患者使用了祛痰剂氨溴索。氨溴索为溴己新在体内的活性代谢产物，为黏液溶解药,作用较溴己新强,通常使用其盐酸盐。氨溴索可直接作用于支气管腺体,促使黏液分泌细胞的溶酶体释出,使痰中的黏多糖纤维分化裂解;还可抑制黏液腺和杯状细胞中酸性糖蛋白的合成,使之分泌黏滞性较低的小分子糖蛋白,而使痰液的黏稠度降低,易于咳出。

4. 中药治疗

清开灵的历史久远,处方源自我国古代温病名方"安宫牛黄丸"。清开灵是在安宫牛黄丸的基础上研制成的改良制剂,主要成分是胆酸、猪去氧胆酸、栀子、水牛角、板蓝根、黄芩苷、金银花。可用于外感风热所致的发热,烦躁不安,咽喉肿痛;及上呼吸道感染,病毒性感冒,急性扁桃体炎,急性咽炎见上述证候者。该患者发热较重,汗出恶风,舌质红,苔薄黄,为风热犯肺证,清开灵药性寒凉,多用于清热解毒,故可用于该患者。患者用药三天后,体温仍有 38℃,且出现了腹泻症状,可能为清开灵中的寒凉药物容易损伤脾阳,出现的腹泻。停用了清开灵,给予方药。本例患者因受凉感冒发热,风热犯肺,风温初起,证见身热、咳嗽、口干,宜用桑菊饮疏风清热,宣肺止咳。患者发热汗出恶风属于虚人外感证,故选用玉屏风散功能益气,固表、止汗。本例风温初期治疗延误,症见大热烦渴,咳嗽加重,咯黄稠痰,口燥咽干,舌红苔黄,热毒之邪由表入里,肺热内盛,加用黄芩泻火解毒。该患者精神倦怠、夜眠不宁,加黄芪、白术等扶正祛邪。用药后头痛、胸闷缓解。入院第五天喉咙痛伴咽痒,去黄芩,加射干、板蓝根和麦冬。射干既清热降火而消肿解毒,又散瘀祛痰而消结除癥。善治热结痰瘀之咽喉肿痛、痰饮咳喘。板蓝根清热解毒、凉血利咽。麦冬能够养阴润肺,用于肺燥干咳,阴虚劳嗽,喉痹咽痛。用药两天后,咽痛咽痒好转。

(五)临床药师评述

1. 急性支气管炎以身热恶风、咳嗽、咳痰为主要见证,属中医"外感咳嗽"范畴

本病例体质虚弱,气虚易感,咳嗽频繁,呼吸气粗,咽喉干燥,咳痰不爽,痰黏稠色黄,口渴欲饮,头痛,身热恶风,舌质红厚黄苔,脉浮数。四诊合参为"气虚外感,风热犯肺证"。治法以益气固表,疏风清热,宣肺化痰。以桑菊饮合玉屏风加减化裁。在中医辨证论治理论和理法方药原则指导下,应用表里同治,标本兼治,扶正祛邪,选方用药,综合治疗,使患者病情缓解获得痊愈。

2. 治疗中应监护病情变化,及时跟进症状评估,调整药物合理使用

本例患者用药过程中,出现了腹泻症状,考虑为服用清开灵口服液后产生的不良反应。国家药监局在 2021 年发布的国家药品监督管理局公告 2021 年第

64号《国家药监局关于修订清开灵口服制剂说明书的公告》中对清开灵口服制剂包括颗粒、片剂(片、泡腾片、分散片)、胶囊剂(胶囊、软胶囊)、口服液和滴丸剂型说明书不良反应、禁忌和注意事项项进行统一修订。其中不良反应项下增加了"本品可见以下不良反应：恶心、呕吐、口干、腹泻、腹痛、腹胀、皮疹、瘙痒、头晕、头痛、胸闷、乏力、潮红、过敏或过敏样反应等。"清开灵中的水牛角、板蓝根、栀子等都是苦寒药，对于脾胃虚寒的患者很容易引起腹泻，因此我们在平时的用药监护中除了对原发疾病用药的监护，还需注意关注患者其他脏腑功能，做好用药疗效监护，预防不良反应的发生。

3. 重视中药潜在的不良反应

苦杏仁主要成分是苦杏仁苷，水解后会产生氢氰酸，药典规定用量是5～10 g。过量会引起氢氰酸中毒，临床表现为头晕、心慌、恶心呕吐等中毒反应，严重可导致呼吸麻痹甚至死亡。如有大便溏泄，可选用炒苦杏仁。黄芩不宜与洋地黄类强心苷同用，容易发生强心苷中毒；不宜与普纳洛尔通用，可能升高血压，该患者有高血压病史，在降压药的选择上需谨慎选择β受体阻滞剂。

4. 用药教育

维生素C可将黄芩所含苷类分解成为苷元和糖，从而影响疗效，患者在服用含黄芩或黄芩苷类成分的中药时，需避免服用含维生素C的药品或食品。服用黄芩等苦寒药物，或者桔梗、桑叶、连翘等寒凉药物，应避免吃辛辣、刺激性的食物，例如辣椒、胡椒、咖喱、酒类等，否则会减弱清热凉血类中药的疗效。

(徐熠　黄瑾　王振伟)

参考文献

[1] 中华医学会,中华医学会临床药学分会,中华医学会杂志社,中华医学会全科医学分会,中华医学会《中华全科医师杂志》编辑委员会,基层医疗卫生机构合理用药指南编写专家组.急性气管—支气管炎基层合理用药指南[J].中华全科医师杂志,2020,19(10):882-890.

[2] 李建生,余学庆,谢洋.急性气管—支气管炎中医诊疗指南[J].中国循证医学杂志,2021,21(12):1365-1372.

[3] 曹俊岭,李国辉.中成药与西药临床合理联用[M].北京:北京科学技术出版社.2016.01.

[4] 杜光,赵杰,卜书红,等.雾化吸入疗法合理用药专家共识(2019年版)[J].医药导报,2019,38(02):135-146.

第三章

肺　　炎

第一节　疾　病　概　述

一、定义及诊断

(一) 西医[1]

1. 定义

成人社区获得性肺炎(community acquired pneumonia,CAP)指在医院外罹患的肺实质(含肺泡壁,即广义上的肺间质)炎症,包括具有明确潜伏期的病原体感染在入院后于潜伏期内发病的肺炎。临床表现多呈急性病程,可因病原体、宿主免疫状态和并发症、年龄等不同而有差异。咳嗽是最常见症状,可伴有或不伴有咳痰。铁锈色痰常提示肺炎链球菌感染,砖红色痰常提示肺炎克雷伯菌感染,金黄色脓痰常提示金黄色葡萄球菌感染,黄绿色脓痰常提示铜绿假单胞菌感染。肺炎支原体、肺炎衣原体、嗜肺军团菌等非典型致病原感染常表现为干咳、少痰。部分患者有胸痛、少量咯血。胸闷、气短和呼吸困难多提示病变范围较广、病情较重、合并大量胸腔积液或心功能不全等。发热是最常见的全身症状,常为稽留热或弛张热,可伴有寒战或畏寒。部分危重患者表现为低体温。其他伴随非特异症状包括头痛、乏力、食欲缺乏、腹泻、呕吐、全身不适、肌肉酸痛等。高龄 CAP 患者往往无发热和咳嗽,表现为精神不振、神志改变、食欲下降、活动能力减退等,需引起警惕。发热患者常呈急性面容,重症患者合并呼吸衰竭时可有呼吸窘迫、发绀,合并感染性休克时可有低血压、四肢末梢湿冷。病变范围局限或无明显实变时可无肺部阳性体征,有明显实变时病变部位可出现语颤增强。叩诊浊音提示实变和/或胸腔积液。听诊可闻及支气管样呼吸音和干湿啰音,合并中等量以上胸腔积液时可出现叩诊浊音或实音、语颤减弱、呼吸音减弱或消失等体征。老年人心动过速比较常见,军团菌肺炎可出现相对缓脉。

2. 诊断要点

1)社区发病;2)肺炎相关临床表现;①新近出现的咳嗽、咳痰或原有呼吸道疾病症状加重,伴或不伴脓痰、胸痛、呼吸困难及咯血;②发热;③肺实变体征和/或闻及湿性啰音;④外周血白细胞计数$>10\times10^{9}/L$或影、叶或段实变影、磨玻璃影或间质性改变,伴或不伴胸腔积液;3)胸部影像学检查显示新出现的斑片状浸润影、叶或段实变影、磨玻璃影或间质性改变,伴或不伴胸腔积液。符合第1、3条及第2条中任何1项,并除外肺结核、肺部肿瘤、非感染性肺间质性疾病、肺水肿、肺不张、肺栓塞、肺嗜酸粒细胞浸润症及肺血管炎等,可建立临床诊断。

(二) 中医[2]

1. CAP多属于中医学的"风温肺热""咳嗽"等病证范畴

CAP发病主要由于外邪侵袭、肺卫受邪,或正气虚弱、抗邪无力两个方面。感受风热之邪,经口鼻侵袭肺脏,或风寒之邪入里化热,炼津为痰,痰热壅肺。

2. 症候诊断

CAP临床常见证候包括实证类(风热犯肺证、外寒内热证、痰热壅肺证、痰浊阻肺证)、正虚邪恋类(肺脾气虚证、气阴两虚证)、危重变证类(热陷心包证、邪陷正脱证)3类8个证型。临床须注意的是重症肺炎常见痰热壅肺证、痰湿阻肺证、热陷心包证、邪陷正脱证,这4种常见证型可单独存在更常兼见,如热陷心包兼痰热壅肺证、热陷心包兼邪陷正脱证、痰湿阻肺兼邪陷正脱证等。重症肺炎的痰热壅肺证、痰湿阻肺证较肺炎轻中度患者相同证候严重而复杂,常涉及虚(肺脾气虚、气阴两虚)、瘀、毒、腑实等,其中痰热壅肺证涉及虚多为气阴两虚、痰湿阻肺证涉及虚多为肺脾气虚。老年患者实证中多兼见肺脾气虚证、气阴两虚证,疾病的中后期多以正虚为主而常兼见邪恋未尽,如肺脾气虚兼痰浊阻肺、气阴两虚兼痰热壅肺等。

1) 风热袭肺证:①发热、恶风;②鼻塞、鼻窍干热,或流浊涕;③干咳,或痰少、白黏或黄、难以咯出;④口干甚至口渴,或咽干甚至咽痛;⑤舌尖红、舌苔薄白干或薄黄,或脉浮或浮数。具备①、②中的1项,加③、④、⑤中的2项。

2) 外寒内热证:①发热,恶寒,无汗,或肢体酸痛;②咳嗽;③痰白干黏或黄,咳痰不爽;④口渴或咽干甚至咽痛;⑤舌质红、舌苔黄或黄腻,脉数或浮数。具备①、②2项,加③、④、⑤中的2项。

3) 痰热壅肺证:①咳嗽甚则胸痛;②痰黄或白干黏;③发热,口渴;④大便干结或腹胀;⑤舌质红,舌苔黄或黄腻,脉数或滑数。具备①、②2项,加③、④、⑤中的2项。

4）痰浊阻肺证：①咳嗽或气短；②痰多、白黏或呈泡沫；③胃脘胀满或腹胀；④纳呆或食少；⑤舌苔白腻，脉滑或弦滑。具备①、②2项，加③、④、⑤中的2项。

5）肺脾气虚证：①咳嗽；②气短，或乏力，动则加重；③自汗；④纳呆或食少；⑤胃脘胀满或腹胀；⑥舌质淡，苔薄白，舌体胖大或有齿痕，脉沉细、沉缓、细弱。具备①、②、③中的2项，加④、⑤、⑥中的2项。

6）气阴两虚证：①气短或乏力，动则加重；②干咳或少痰或咳痰不爽；③口干甚至口渴；④盗汗或自汗；⑤手足心热；⑥舌体瘦小、舌质淡或红，舌苔薄少或花剥，脉沉细或细数。具备①、②2项，加③、④、⑤、⑥中的2项。

7）热陷心包证：①咳嗽或喘息、气促；②心烦不寐、烦躁甚或神志恍惚、昏蒙、谵妄、昏愦不语；③高热、身热夜甚；④舌红甚至红绛，脉滑数或细数。具备①、②2项，加③、④中的1项。

8）邪陷正脱证：①呼吸短促或气短息弱；②神志恍惚、烦躁、嗜睡、昏迷；③面色苍白或潮红；④大汗淋漓；⑤四肢厥冷；⑥舌质淡或绛、少津，脉微细欲绝或疾促。具备①、②中的1项，加③、④、⑤、⑥中的2项。除了①、②、④表现相同外，偏于阴竭者可见面色潮红、舌绛少津、脉细数或疾促；偏于阳脱者可见面色苍白、四肢厥冷、舌质淡、脉微细欲绝。

二、药物治疗

（一）西医治疗

CAP的治疗原则主要以抗感染治疗为主，除了针对病原体的抗感染治疗外，对于部分患者氧疗、雾化、化痰、补液、营养支持以及物理治疗等辅助治疗对CAP患者也是必要的。患者的体温、呼吸频率、脉搏、血压和精神状态情况需定时监测。抗生素使用时，应按照《抗菌药物临床应用指导原则》执行。根据细菌培养及药敏结果及时调整用药。

1. 抗感染治疗

基层医疗机构CAP治疗需根据病情严重度、治疗场所、年龄、基础疾病、近期抗感染药物使用情况、病原流行病学分布和抗菌药物耐药率等决定初始抗感染药物的使用，见表1。剂量需根据患者年龄、脏器功能情况调整。对于轻症可在门诊治疗的CAP患者，年轻而无基础疾病患者推荐使用青霉素类、大环内酯类、一代或二代头孢菌素或呼吸喹诺酮类药物。建议口服阿莫西林或阿莫西林/克拉维酸治疗。青年无基础疾病患者或考虑支原体、衣原体感染患者可口服多西环素或米诺环素。门诊患者治疗后症状改善不明显或加重，患者、家属或照顾人员需向医生报告。对于需要住院的 CAP 患者,推荐单用 β-内酰胺类或联合多西环素、米诺环素、大环内酯类或单用呼吸喹诺酮类。对怀疑流感病毒感染的 CAP 患者,可应用神经氨酸酶抑制剂奥司他韦抗病毒治疗。抗感染治疗一般可于热退 2～3 d 且主要呼吸道症状明显改善后停药。通常轻、中度 CAP 患者疗程 5～7 d,伴有肺外并发症患者可适当延长抗感染疗程。

2. 氧疗与呼吸支持

对于存在低氧血症的患者需维持血氧饱和度在 90% 以上。但对于有高碳酸血症的患者,在转运上级医疗机构前,血氧饱和度宜维持在 88%～92%。推荐鼻导管或面罩氧疗。经鼻导管加温湿化的高流量吸氧和无创通气的实施需要有经验的医师施行。

3. 对症治疗

痰量过多或有脓痰时,患者可能会发生咳痰不畅,可予祛痰药物、雾化、体位引流、翻身拍背等物理疗法促进痰液排出。体温过高时可采用物理降温或使用解热退热药物,但需注意过度使用退热药物可能造成患者大量出汗,产生水、电解质紊乱,增加消化道出血的风险,故临床应用时需谨慎。糖皮质激素类药物不应用于退热。短期中小剂量糖皮质激素能降低合并感染性休克 CAP 患者的病死率。推荐琥珀酸氢化可的松 200 mg/d。对有误吸风险患者,吞咽康复训练、口腔护理、改变进食的途径(如鼻胃管)减少误吸。老年住院 CAP 患者应评估深静脉血栓风险,必要时应用低分子肝素预防。

(二) 中医治疗

1) 风热袭肺证

治法:疏风清热,清肺化痰。

推荐方药:银翘散加减。金银花、连翘、炒苦杏仁、前胡、桑白皮、黄芩、芦根、牛蒡子、薄荷(后下)、桔梗、甘草。加减:头痛目赤者,加菊花、桑叶;喘促者,加麻黄、生石膏(先煎);无汗者,加荆芥、防风;咽喉肿痛者,加山豆根、马勃;口渴者,加天花粉、玄参;胸痛明显者,加延胡索、瓜蒌。或具有同类功效的中成药(包括中药注射剂)。

中成药:疏风解毒胶囊、连花清瘟胶囊(颗粒)。

2) 外寒内热证

治法:疏风散寒,清肺化痰。

推荐方药:麻杏石甘汤合清金化痰汤加减:炙麻黄、荆芥、防风、生石膏(先煎)、炒苦杏仁、知母、瓜蒌、栀子、桑白皮、黄芩、桔梗、陈皮、炙甘草。加减:恶寒无汗、肢体酸痛者,减荆芥、防风,加羌活、独活;往来寒热不解、口苦者,加北柴胡。

中成药:偏内热者,可参见痰热壅肺证有关内容。偏表风寒者,可选通宣理肺丸。

3)痰热壅肺证

治法:清热解毒,宣肺化痰。

推荐方药:贝母瓜蒌散合清金降火汤加减:瓜蒌、浙贝母、生石膏(先煎)、炒苦杏仁、知母、白头翁、连翘、鱼腥草、黄芩、炙甘草。加减:咳嗽带血者,加白茅根、侧柏叶;咳痰腥味者,加金荞麦根、薏苡仁、冬瓜仁;痰鸣喘息而不得平卧者,加葶苈子(包煎)、射干;胸痛明显者,加延胡索、赤芍、郁金;热盛心烦者,加金银花、栀子、黄连;热盛伤津者,加麦冬、生地黄、玄参;兼有气阴两虚者,加太子参、麦冬、沙参;大便秘结者,加酒大黄、枳实、桑白皮;兼血瘀证,见口唇发绀,舌有瘀斑、瘀点者,加地龙、赤芍。此证亦可采用泻白散加减。

中成药:痰热清注射液、清肺消炎丸、热毒宁注射液。

4)痰浊阻肺证

治法:燥湿化痰,宣降肺气。

推荐方药:半夏厚朴汤合三子养亲汤加减:法半夏、厚朴、陈皮、炒苦杏仁、茯苓、枳实、白芥子、紫苏子、莱菔子、生姜。加减:痰从寒化,畏寒、痰白稀者,加干姜、细辛;痰多咳喘,胸闷不得卧者,加麻黄、薤白、葶苈子(包煎);脘腹胀闷,加木香、焦槟榔、豆蔻;便溏者,减紫苏子、莱菔子,加白术、泽泻、葛根;兼血瘀证,见口唇发绀,舌有瘀斑、瘀点者,加川芎、赤芍。此证亦可选用二陈汤加味。

中成药:苏子降气丸。

5)肺脾气虚证

治法:补肺健脾,益气固卫。

推荐方药:参苓白术散加减:党参、茯苓、白术、莲子、白扁豆、山药、炒苦杏仁、陈皮、枳壳、豆蔻、炙甘草。加减:咳嗽明显者,加款冬花、紫菀;纳差不食者,加神曲、炒麦芽;脘腹胀闷,减黄芪,加木香、莱菔子;虚汗甚者,加浮小麦、煅牡蛎;寒热起伏,营卫不和者,加桂枝、白芍、生姜、大枣。

中成药:玉屏风颗粒、六君子丸。

6)气阴两虚证

治法:益气养阴,润肺化痰。

推荐方药:生脉散合沙参麦冬汤加减:太子参、沙参、麦冬、五味子、川贝母、百合、山药、玉竹、桑叶、天花粉、地骨皮、炙甘草。加减:咳甚者,加百部、炙枇杷叶、炒苦杏仁；低热不退者，可加北柴胡、白薇，亦可选用青蒿鳖甲汤加减；盗汗明显者，加煅牡蛎、糯稻根须；呃逆者，加竹茹、炙枇杷叶；纳差食少者，加炒麦芽、炒谷芽；腹胀者，加佛手、香橼皮；气阴两虚，余热未清者，症见身热多汗、心烦、口干渴，舌红少苔，脉虚数者，可用竹叶石膏汤合麦门冬汤加减。

中成药：生脉饮口服液、养阴清肺丸。

7) 热陷心包证

治法：清心凉营，豁痰开窍。

推荐方药：清营汤合犀角地黄汤：水牛角（先煎）、生地黄、玄参、麦冬、赤芍、金银花、连翘、黄连、栀子、天竺黄、丹参、石菖蒲。加减：谵语、烦燥不安者，加服安宫牛黄丸；抽搐者，加用钩藤、全蝎、地龙、羚羊角粉（冲服）；口唇发绀，舌有瘀斑、瘀点者，加牡丹皮、紫草；腑气不通者，加生大黄（后下）、芒硝（冲服），或选用宣白承气汤加减。对于热陷心包以痰热偏甚者，可选清金化痰汤加减。

中成药：醒脑静注射液、血必净注射液。

8) 邪陷正脱证

治法：益气救阴，回阳固脱。

推荐方药：阴竭者以生脉散加味：生晒参（单煎）、麦冬、五味子、山萸肉、煅龙骨、煅牡蛎。阳脱者以四逆加人参汤加味：红参（单煎）、炮附子（先煎）、干姜、煅龙骨、煅牡蛎、炙甘草。

中成药：偏于阴竭者，可选用参脉注射液；偏于阳脱者，可选用参附注射液。

第二节　常用治疗药物

一、西医治疗方案

表3-1　基层医疗机构常用社区获得性肺炎抗感染药物

类别	药物	推荐剂量
青霉素类	青霉素 G	160 万 U～240 万 U 静脉滴注，1 次/4～6 h
	阿莫西林	0.5 g 口服，1 次/8 h
	氨苄西林	4～8 g 静脉滴注，分 2～4 次
	苯唑西林	1～2 g 静脉滴注，1 次/4 h

续表

类别	药物	推荐剂量
	氯唑西林	2～4 g 静脉滴注,分 2～4 次
	替卡西林	3 g 静脉滴注,1 次/4～6 h
	哌拉西林	2～4 g 静脉滴注,1 次/4～6 h
头孢类	头孢地尼	0.1 g 口服,3 次/天
	头孢唑林	0.5 g～1 g 静脉滴注,1 次/6～8 h
	头孢呋辛	0.75～1.5 g 静脉滴注,1 次/8 h;0.5 g 口服,2 次/天
	头孢克肟	0.1～0.2 g 口服,2 次/天
	头孢泊肟酯	0.2 g 口服,2 次/天
	头孢托仑匹酯	0.2 g 口服,2 次/天
	头孢噻肟	1～2 g 静脉滴注,1 次/6～8 h
	头孢曲松	1～2 g 静脉滴注,1 次/24 h
	头孢哌酮	1～2 g 静脉滴注,1 次/8 h
头霉素类	头孢米诺	1 g 静脉滴注,一次/8 h
	拉氧头孢	1～2 g 静脉滴注,一次/8 h
	头孢美唑	1～2 g 静脉滴注,一次/8～12 h
	头孢替坦	1～2 g 静脉滴注,一次/12 h
	头孢西丁	1～2 g 静脉滴注,一次/6～8 h
青霉素类/酶抑制剂复合物	阿莫西林/克拉维酸	1.2 g 静脉滴注,1 次/8～12 h;625～1000 mg 口服,1 次/8 h
	氨苄西林/舒巴坦	1.5～3 g 静脉滴注,1 次/6 h
	替卡西林/克拉维酸	3.2 g 静脉滴注,1 次/6～8 h
大环内酯类	克拉霉素	0.2 g 口服,1 次/12 h
	红霉素	0.5 g 静脉滴注/口服,1 次/6 h
	阿奇霉素	0.5 g 静脉滴注/口服,1 次/天
喹诺酮类	左氧氟沙星	0.5 g 静脉滴注/口服,1 次/天
	莫西沙星	0.4 g 静脉滴注/口服,1 次/6 h
四环类	多西环素	首剂 200 mg 口服,后 100 mg 口服,2 次/天
	米诺环素	100 mg 口服,2 次/天
神经氨酶抑制剂	奥司他韦	75 mg 口服,2 次/天

表3-2 社区获得性肺炎常见西医对症治疗方案药物

分类	用药指征	首选药物	备选药物
祛痰药	咳嗽有痰而不易咳出	溴己新、氨溴索、乙酰半胱氨酸、柠檬派、羧甲司坦	标准桃金娘油
平喘药	发生支气管痉挛时	沙丁胺醇气雾剂、吸入用沙丁胺醇溶液	氨茶碱
抗过敏药	支气管痉挛	马来酸氯苯那敏	无

二、中医治疗方案

表3-3 肺炎中医诊疗方案

症候	治法	方剂	中成药
风热袭肺证	疏风清热,清肺化痰	银翘散加减	疏风解毒胶囊、连花清瘟胶囊(颗粒)
外寒内热证	疏风散寒,清肺化热	麻杏石甘汤合清金化痰汤加减	疏风解毒胶囊、连花清瘟胶囊(颗粒)、通宣理肺丸
痰热壅肺证	清热解毒,宣肺化痰	贝母瓜蒌散合清金降火汤加减	痰热清注射液、清肺消炎丸、热毒宁注射液
痰浊阻肺证	燥湿化痰,宣降肺气	半夏厚朴汤合三子养亲汤加减	苏子降气丸
肺脾气虚证	补肺健脾,益气固卫	参苓白术散加减	玉屏风颗粒、六君子丸
气阴两虚证	益气养阴,润肺化痰	生脉散合沙参麦冬汤加减	生脉饮口服液、养阴清肺丸
热陷心包证	清心凉营,豁痰开窍	清营汤合犀角地黄汤加减	醒脑静注射液、血必净注射液
邪陷正脱证	益气救阴,回阳固脱	阴竭者以生脉散加味;阳脱者以四逆加人参汤加味	偏于阴竭者,可选用参脉注射液;偏于阳脱者,可选用参附注射液

三、主要治疗药物

(一) 青霉素 G

1. 适应证:用于敏感细菌所致的呼吸系统感染:包括肺炎链球菌所致肺炎、白喉等。

2. 用法用量:成人:肌内注射,一日 80 万～200 万 U,3～4 次/日;静脉滴注:一日 200 万～1000 万 U,2～4 次/日。肾功能减退者:轻、中度肾功能损害者使用常规剂量不需减量,严重肾功能损害者应延长给药间隔或调整剂量。

3. 注意事项:6 岁以下婴幼儿、产妇及 60 岁以上老人使用易出现不良反应,在确需使用本品时慎用,或遵医嘱酌情减量使用,哺乳期妇女用药时宜暂停哺乳;有青霉素类药物过敏史或青霉素皮肤试验阳性患者禁用,皮试阳性且必须使用者脱敏后应用,应随时做好过敏反应的急救准备;有哮喘、湿疹、枯草热、荨麻疹等过敏性疾病患者慎用本品;大剂量使用本品应定期检测电解质。

(二)头孢地尼

1. 适应证:对头孢地尼敏感的葡萄球菌属、链球菌属、肺炎球菌、克雷伯菌属、流感嗜血杆菌等菌株所引起的下咽喉炎、扁桃体炎、急性支气管炎、肺炎等呼吸道感染。

2. 用法用量:口服,成人服用的常规剂量为一次 0.1 g,3 次/日。儿童服用的常规剂量为每日 9～18 mg/kg,分 3 次口服。可依年龄、症状进行适量增减,或遵医嘱。

3. 注意事项:对本品有休克史者禁用。对青霉素类抗生素有过敏史者、本人或亲属中有易发生支气管哮喘、皮疹、荨麻疹等过敏症状体质者、患有严重基础疾病、不能很好进食或非经口摄取营养者、高龄者、恶液质等患者慎用;严重的肾功能障碍者应根据肾功能障碍的严重程度酌减剂量以及延长给药间隔时间,对于进行血液透析的患者,建议剂量一日 1 次,一次 100 mg。避免与铁制剂合用。如果合用不能避免,应在服用本品 3 小时以后再使用铁制剂。与添加铁的产品(如奶粉或肠营养剂)合用时,可能出现红色粪便/红色尿。

(三)头孢呋辛钠注射液/头孢呋辛酯片

1. 适应证:头孢呋辛钠注射液适用于治疗敏感菌所致的支气管炎、感染性支气管扩张、肺炎、支气管肺炎、脓毒性胸膜炎、脓胸、肺脓肿等。头孢呋辛酯片适用于治疗敏感菌所致鼻窦炎、副鼻窦炎、扁桃体炎和咽炎等上呼吸道感染及急慢性支气管炎、肺炎等下呼吸道感染。

2. 用法用量:①(头孢呋辛钠注射液)成人:静脉注射 0.75 g,3 次/日。对于严重感染,应将剂量增至 1.5 g,3 次/日静脉注射;②(头孢呋辛酯片)成人:对轻中度下呼吸道感染或一般感染,口服一次 0.25 g,2 次/日。严重下呼吸道感染,口服一次 0.25 g,2 次/日。

3. 注意事项:对头孢类抗生素过敏者禁用;对青霉素类有过敏反应者慎用;

哺乳期妇女应慎用或暂停哺乳。头孢呋辛酯片用药期间或停药后若发生严重腹泻，需警惕是否出现伪膜性肠炎；片剂不宜压碎后使用，应整片吞服，故不适合年幼儿童服用。

（四）头孢米诺

1. **适应证**：适用于治疗敏感菌引起的扁桃体炎、扁桃体周围脓肿、支气管炎、细支气管炎、支气管扩张症（感染时）、慢性呼吸道疾患继发感染、肺炎、肺化脓症等呼吸系统感染。

2. **用法用量**：成人每次 1 g，2 次/日，可随年龄及症状适宜增减。对于败血症、难治性或重症感染时，1 日可增至 6 g，分 3～4 次给药。

3. **注意事项**：对头孢米诺或头孢烯类抗生素有过敏反应者禁用。对 β 内酰胺类抗生素有过敏史者慎用；本人或双亲、兄弟有支气管哮喘、皮疹、荨麻疹等过敏体质者、严重肾功能损害患者慎用；肾功能不全者可调整剂量使用；经口摄食不足或非经口维持营养患者，全身状态不良患者慎用。本品可引起休克，使用前应仔细询问且进行皮试。做好休克急救准备，给药后注意观察。用药期间及用药后至少 1 周避免饮酒。

（五）拉氧头孢

1. **适应证**：适用于治疗敏感菌引起的肺炎、支气管炎、支气管扩张症、肺脓化症、脓胸等呼吸系统感染症。

2. **用法用量**：静滴、静注或肌注，成人 1～2 g/d，分 2 次。难治或严重感染时，成人增加至 4 g/d，分 2～4 次给药。

3. **注意事项**：对本品及头孢菌素类有过敏反应者禁用；对青霉素过敏的患者慎用；本人或家族有过敏体质者、肾功能损害者、老年患者慎用；经口摄食不足或非经口维持营养患者以及全身状态不良患者，可能会出现维生素 K 缺乏、需慎用；静脉注射应选择合适部位，缓慢注射，以减轻对血管壁刺激及减少静脉炎的发生；给药期间及给药后至少 1 周避免饮酒。

（六）阿奇霉素

1. **适应证**：流感嗜血杆菌、卡他莫拉菌或肺炎链球菌引起的慢性支气管炎细菌感染急性发作。肺炎衣原体、流感嗜血杆菌、肺炎支原体或肺炎链球菌引起的社区获得性肺炎。流感嗜血杆菌、卡他莫拉菌或肺炎链球菌引起的急性中耳炎。流感嗜血杆菌、卡他莫拉菌或肺炎链球菌引起的急性细菌性鼻窦炎。

2. **用法用量**：口服、静脉输注：成人每次 0.5 g，一日一次。

3. **注意事项**：阿奇霉素对较严重肾功能不全患者中的使用尚无资料，给这些患者使用阿奇霉素时应慎重。因为肝胆系统是阿奇霉素排泄的主要途径,肝功能不全者慎用,严重肝病患者不应使用。用药期间定期随访肝功能。用药期间如果发生过敏反应(如血神经性水肿、皮肤反应、Stevens-Johnson 综合征及毒性表皮坏死等),应马上停药,并采取适当措施。治疗期间,若患者出现腹泻症状,应考虑假膜性肠炎发生,如果诊断确立,应采取相应治疗措施,包括维持水、电解质平衡、补充蛋白质等。

（七）莫西沙星

1. 适应证:敏感菌所致急性细菌性鼻窦炎、慢性支气管炎急性发作、社区获得性肺炎。

2. 用法用量:口服、静脉输注:成人每次 0.4 g,每 24 小时一次。

3. 注意事项:已知对莫西沙星、其他喹诺酮类药物或任何辅料过敏者禁用。妊娠和哺乳期妇女、18 岁以下患者禁用。本品有 QT 间期延长的作用,避免和其他能延长 QT 间期的药物同用,心律失常患者避免使用。使用本品具有光毒性,使用时避免过度暴露于光源下。

（八）左氧氟沙星

1. 适应证:用于敏感细菌所致的中、重度呼吸系统感染:包括敏感革兰阴性杆菌所致急性支气管炎、慢性支气管炎急性发作等。

2. 用法用量:①口服:慢性支气管炎急性细菌感染性加重,0.4 g/d 分 2 次服,或 0.5 g/d 顿服,疗程 7 d。②静脉滴注:成人一次 0.5 g(1 瓶),一日 1 次。

3. 注意事项:对喹诺酮类药过敏者;18 岁以下儿童及青少年、妊娠期、哺乳期妇女禁用左氧氟沙星全身制剂;特殊疾病状态,有重症肌无力史者避免使用;肾衰竭、有肌腱疾病史或肾脏、心脏或肺移植患者慎用;有 QT 间期延长、未纠正的低钾血症患者避免使用。

（九）氨溴索

1. 适应证:适用于伴有痰液分泌不良及排痰功能不良的急性、慢性支气管肺疾病者的祛痰治疗。

2. 用法用量:成人:①口服:急性疾病或者慢性疾病的初始治疗,30～60 mg/次、2～3 次/天,餐后服。如需长期服用,14 天后剂量可减半。②静脉滴注:15 mg/次、2～3 次/天;严重病例可以增至每次 30 mg。

3. 注意事项:老年患者可按推荐剂量服用;肝肾功能受损者应咨询医生后才可使用;妊娠期(3 个月后)及哺乳期妇女慎用。氨溴索与某些抗菌药物(如阿莫西林、头孢呋辛、红霉素、多西环素)合用可升高抗菌药物在肺组织的浓度分布。

（十）沙丁胺醇

1. 适应证：用于缓解喘息性慢性支气管炎等伴有的支气管痉挛。

2. 用法用量：必要时用，每次 1～2 揿，需要时可每 4 小时重复 1 次，但 24 h 内不宜超过 6～8 次。

3. 注意事项：合用其他肾上腺素受体激动剂、茶碱类药物时，可能增加不良反应。

（十一）氨茶碱

1. 适应证：用于喘息性支气管炎的平喘治疗

2. 用法用量：成人：①口服：常用量为 0.1～0.2 g/次，0.3～0.6 g/d；极量 0.5 g/次，1.0 g/d。②静脉注射：25～50 mg/次，用 25% 或 50% 葡萄糖注射液稀释至 20～40 ml，注入速度≤10 mg/min。④静脉滴注：0.25～0.50 g/次，0.50～1.00 g/d，以 5% 或 10% 葡萄糖注射液稀释后缓慢滴注。

3. 注意事项：与克林霉素、林可霉素及某些大环内酯类、喹诺酮类抗菌药物合用时，可降低氨茶碱在肝脏的清除率，使血药浓度升高，甚至出现中毒反应，其中以与依诺沙星合用时最为突出，应在给药前后调整用量；与锂盐合用时，可加速肾脏对锂的排出，使后者疗效降低；与普萘洛尔合用时，氨茶碱支气管扩张作用可能受到抑制；与其他茶碱类药物合用时，不良反应增加。

（十二）疏风解毒胶囊

1. 适应证：疏风清热，解毒利咽。用于急性上呼吸道感染属风热证，症见发热、恶风、咽痛、头痛、鼻塞、流浊涕、咳嗽等。

2. 用法用量：口服。一次 4 粒，一日 3 次。

3. 注意事项：建议餐后服用。用药后出现腹泻、便溏、尿黄等是药物治疗作用的表现，停药后症状可自行缓解。

（十三）痰热清注射液

1. 适应证：清热、化痰、解毒。用于风温肺热病痰热阻肺证，症见：发热、咳嗽、咳痰不爽、咽喉肿痛、口渴、舌红、苔黄；肺炎早期、急性支气管炎、慢性支气管炎急性发作以及上呼吸道感染属上述证候者。

2. 用法用量：一次 20 ml，重症患者一次可用 40 ml，加入 5% 葡萄糖注射液或 0.9% 氯化钠注射液 250～500 ml，静脉滴注，控制滴数每分钟不超过 60 滴，一日 1 次。

3. 注意事项：对本品、醇类过敏或过敏体质者禁用。老年伴有肝肾功能不全者禁用。严重肺心病伴有心衰者禁用。孕妇、24 个月以下婴幼儿禁用。有表寒证者忌用。

（十四）清肺消炎丸

1. 适应证：用于痰热阻肺、咳嗽气喘、胸胁胀痛、吐痰黄稠；上呼吸道感染、急性支气管炎、慢性支气管炎急性发作及肺部感染见上诉症候者。

2. 用法用量：口服。周岁以内小儿一次 10 丸。一岁至三岁一次 20 丸。三岁至六岁一次 30 丸。六岁至十二岁一次 40 丸。十二岁以上以及成人一次 60 丸，一日 3 次。

3. 注意事项：不宜在服药期间同时服用滋补性中药。服药 3 天症状无缓解或症状加重需及时就医。对本品过敏者禁用。

（十五）生脉饮口服液

1. 适应证：益气复脉，养阴生津。用于气阴两亏，心悸气短，脉微自汗。

2. 用法用量：口服，一次 10 ml，一日 3 次。

3. 注意事项：忌辛辣、生冷、油腻食物。

（十六）玉屏风颗粒

1. 适应证：具有益气、固表、止汗之功效。用于表虚不固，自汗恶风，面色㿠白，或体虚易感风邪者。

2. 用法用量：开水冲服，一次 5 g，一日 3 次。

3. 注意事项：宜饭前服用。服药二周或服药期间症状无明显改善，或症状加重者，应立即停药并去医院就诊。

（十七）蜜炼川贝枇杷膏

1. 适应证：具有清热润肺，止咳平喘，理气化痰的功效。用于肺燥之咳嗽，痰多，胸闷，咽喉痛痒，声音沙哑。

2. 用法用量：口服，一次 22 g（约一汤匙），一日 3 次。

3. 注意事项：糖尿病患者忌用。

第三节　中西医结合规范化药学监护要点

一、治疗监护

（一）疗效监护评估

1. 西医疗效评估

（1）初始治疗评估内容：根据患者对初始治疗的反应可分为治疗有效或治

疗失败,并进行相应处理。应在初始治疗后 48～72 h 对病情进行评估,包括以下方面:呼吸道及全身症状、体征;一般情况、意识、体温、呼吸频率、心率和血压等生命体征;血常规、血生化、血气分析、CRP 等指标。症状或体征持续存在或恶化时,应复查 X 线胸片或胸部 CT。

(2)初始治疗有效的处理:①经初始治疗后症状明显改善者可继续原有抗感染药物治疗;②对达到临床稳定且能接受口服药物治疗的患者,改用同类或抗菌谱相近、对致病菌敏感的口服制剂进行序贯治疗。

(3)初始治疗失败的定义:初始治疗后患者症状无改善,需要更换抗感染药物,或初始治疗一度改善又恶化,病情进展,认为初始治疗失败:①进展性肺炎:在入院后病情进展为急性呼吸衰竭需要机械通气支持或脓毒性休克需要血管活性药物治疗;②对治疗无反应:初始治疗 48～72 h,患者不能达到临床稳定标准;③出现局部或全身并发症,如肺炎旁积液、脓胸、肺脓肿、脓毒血症及转移性脓肿。

(4)初始治疗失败的处理:①再次确认 CAP 的诊断,注意排除或确定有无非感染性疾病;②调整抗感染药物;③病情危重患者在评估转运风险后及时紧急转诊上级医疗机构。

2. 中医疗效评估

1)闻诊:服用清热止咳平喘类中成药或汤药后咳嗽(咳嗽次数、咳痰声等)、喘息声是否改善。

2)望诊:观察患者神色形态乏力是否有改善;痰色、痰量、痰质地是否有改善;观察患者舌苔、舌色、舌质的变化。

3)问诊:询问患者的寒热、出汗情况、二便情况。

4)触诊:患者的脉象是否平缓有力。服温是否正常。

(二) 不良反应监护评估

监测患者用药后可能出现不良反应的体征和症状、实验室血常规检查、肝肾等生化检测结果,氨茶碱浓度过高、与喹诺酮类药物联用等情况易存在心脏毒副作用,如患者有胸闷不适,应给予心电图监测评估,服用抗菌药物、抗病毒药、祛痰镇咳药、解痉平喘药及解热镇痛药、中药后可能出现的过敏(皮疹)反应,以及消化系统(恶心、明吐、腹泻、胃部不适、腹胀、腹泻、便秘等)、血液系统(白细胞、红细胞、血小板减少)、神经系统(头痛、头晕、癫痫、精神错乱、神志不清、嗜睡、焦虑、兴奋、抑郁、睡眠不佳等)、肝肾功能(尿素氮、血肌酐、胆红素、AST 及 ALT 水平升高)等不良反应。

二、预防复发和并发症

（一）对于抗感染治疗反应迟缓、高龄、有基础疾病的患者治疗后可复查胸部影像学。对于高龄 CAP 患者，需注意心肺并发症及其他并存基础疾病的治疗和管理。对于症状和影像持续改善不明显，需及时转诊上级医院。

（二）生活习惯：戒烟、避免酗酒、保证充足营养、保持口腔健康。保持良好卫生习惯，有咳嗽、喷嚏等呼吸道症状时戴口罩或用纸巾、肘部衣物遮挡口鼻有助于减少呼吸道感染病原体播散。

（三）疫苗接种：预防接种肺炎链球菌疫苗（包括肺炎链球菌多糖疫苗和肺炎链球菌结合疫苗）可减少特定人群罹患肺炎的风险。流感疫苗可预防流感发生或减轻流感相关症状，对流感病毒肺炎和流感继发细菌性肺炎有一定的预防作用。

（四）CAP 患者急性期发作期时多为标实，不能过早滋腻补养，否则易于留邪。在慢性迁延期时则应以调补肺虚、脾虚及肾虚为主，以提高患者的抗病能力。因此，饮食宜多食奶类、蛋类、豆制品及甲鱼等，蔬菜应以萝卜、蘑菇、丝瓜、冬瓜等养肺、清热、化痰的食物为主；忌烟、忌白酒及毛笋及一切辛辣刺激和油腻的食物，避免邪从内生。

第四节　典型案例

一、案例1

（一）病史摘要

1. **主诉**：咳嗽咳痰1月余，加重3周，伴发热2天。

2. **现病史**：患者男，69岁，自述于一月余前感冒后出现咳嗽咳痰，痰色黄质黏量不多，不易咳出，无恶寒发热，患者未予重视，未就诊治疗。后症情未见改善，遂查胸部 CT 示：右肺下叶少量炎症，建议抗炎后复查；两肺少许炎症后遗灶。查血常规示 WBC（白细胞计数）14.0×10^9/L，N%（中性粒细胞百分比）76.5%，CRP（C反应蛋白）10.19。后予头孢拉定、左氧氟沙星、阿奇霉素抗感染，治疗九天后症情未见明显好转。2天前发热，腋温 38.7℃，现患者为求进一步诊治收入我科。

3. 既往史：1988 年曾患"病毒性心肌炎"，治疗后痊愈。

4. 社会史、家族史、过敏史：无。

5. 查体：T 38.7℃、P 120 次/分、R 30 次/分、BP130/80 mmHg，身高：170 cm、体重：70 kg；咽双肺呼吸音粗，双肺可闻及明显湿啰音。

6. 望闻切诊：咳痰时有，痰色黄质黏量不多，不易咳出，口干欲饮，胸闷心慌，胃纳一般，夜寐差，二便调，舌红苔薄黄，脉浮数。

7. 实验室检查及其他辅助检查：WBC $14.0 \times 10^9/L$，N% 76.5%，CRP 10.19。遂查胸部 CT 示：右肺下叶少量炎症，建议抗炎后复查；两肺少许炎症后遗灶。

8. 诊断：西医诊断：社区获得性肺炎，非重症。中医诊断：风温肺热病、风热袭肺证。

（二）用药方案

1. 抗感染治疗：莫西沙星注射液 0.4 g qd ivgtt(d1～d8)；0.9%氯化钠注射液 100 ml + 注射用拉氧头孢 1 g bid ivgtt(d1～d3)；0.9%氯化钠注射液 100 ml + 哌拉西林他唑巴坦 4.5 g Q8 h ivgtt(d4～d8)。

2. 平喘治疗：0.9%氯化钠注射液 100 ml + 注射用多索茶碱 0.2 g bid ivgtt (d1～d8)。

3. 祛痰：厄多司坦胶囊 0.3 g bid po(d1～d8)。

4. 中药方剂(d1～d8)：桑叶 12 g、菊花 12 g、杏仁 9 g、连翘 15 g、薄荷 6 g、桔梗 9 g、甘草 9 g、芦根 15 g。每日 1 剂，水煎 400 ml，分早晚两次餐后温服。

（三）监护记录

入院第 3 天：患者仍有咳嗽咳痰。舌红苔薄黄。患者自述服中药后夜间有微微汗出，体温 38.0℃，二便调。复查血常规：WBC $11.0 \times 10^9/L$，N% 70.5%，CRP 10.02。用药过程中及用药后无不适。考虑患者抗菌药物治疗 3 天，效果不佳，病情未见明显好转，故停用拉氧头孢，改用哌拉西林他唑巴坦联合莫西沙星注射液抗感染治疗。

入院第 6 天：患者喘息明显缓解，咳嗽咳痰及双肺呼吸音明显好转，体温正常，纳食一般，二便调。

入院第 9 天：患者偶有咳嗽，痰少，无喘息，纳食好转，精神可。复查血常规：WBC $6.5 \times 10^9/L$，N% 55%，CRP 4.0。患者病情稳定，未诉明显不适，出院。

（四）案例分析

CAP 是指在医院外患的感染性肺实质炎症，包括具有明确潜伏期的病原体感染在入院后于潜伏期内发病的肺炎。我国流行病学调查结果显示：肺炎支原体和肺炎链球菌是主要致病原，其次流感嗜血杆菌、肺炎衣原体、肺炎克雷伯菌及金黄色葡萄球菌；铜绿假单胞菌、鲍曼不动杆菌少见。西医治疗原则为抗感染治疗与对症治疗（如解热镇痛药缓解不适和降低体温）；如有基础疾病或持续高热和病情较重时应联合使用抗生素。对症状持续或病情异常严重者应作痰涂片和培养。根据优势病原菌及其药物敏感试验选择抗生素。若致病原为肺炎支原体或肺炎衣原体感染者则可给予大环内酯类抗菌药物。本例患者此次高热伴咳嗽，在院外抗感染治疗症状没有缓解，反而加重。该患者入院时以咳痰时有，痰色黄质黏量不多，不易咳出，口干欲饮，偶有胸闷心慌，胃纳一般，夜寐差，二便调，舌红苔薄黄，脉浮数为主要见证，属中医"风温肺热（风热袭肺证）"范畴，治法为疏风清热，清肺化痰。

1. 抗感染治疗

老年人或有基础疾病患者常见病原体为肺炎链球菌、流感嗜血杆菌、需氧革兰阴性杆菌、金黄色葡萄球菌、卡他莫拉菌。初始经验治疗的抗菌药物选择为二代头孢（头孢呋辛、头孢丙烯、头孢克洛等）单用或联用大环内酯类；阿莫西林/克拉维酸、氨苄西林/舒巴坦单用或联合大环内酯类；呼吸喹诺酮类（抗菌药物临床应用指导原则（2015 年版））。该患者年龄≥65 岁，WBC（白细胞计数）14.0×10^9/L，N%（中性粒细胞百分比）76.5%，CRP（C 反应蛋白）10.19。遂查胸部CT 示：右肺下叶少量炎症，两肺少许炎症后遗灶。考虑社区获得性肺炎，非重症。需按常见致病菌用药。治疗 3 天后，病情未见好转者，应根据痰细菌培养和药物敏感试验结果，选择抗生素。该患者在院外头孢拉定、左氧氟沙星、阿奇霉素抗感染效果不佳，入院后先后使用莫西沙星、拉氧头孢、哌拉西林他唑巴坦抗感染治疗，用药后，患者症状好转。根据指南，如无基础疾病的老年患者病情可控，可单用呼吸喹诺酮类药物如莫西沙星抗感染治疗，氧头孢烯类如拉氧头孢如需联用，一般和大环内酯类联合抗感染治疗。

2. 解痉平喘

对于胸闷心慌的患者，可给药解痉平喘治疗。多索茶碱是茶碱类解痉平喘药物的衍生物，其解痉、平喘的作用是普通茶碱类药物的 3 倍。

3. 祛痰

患者使用了祛痰剂厄多司坦胶囊，属黏液溶解剂。其作用肌机理能主要是通过含游离巯基的代谢产物使支气管分泌物的黏蛋白的二巯键断裂，改变其组成成分和流变学性质（降低痰液黏度），从而有利于痰液排出。另外，本品还具有增强黏膜纤毛运转功能等作用。

4. 中药治疗

患者入院明确西医诊断为 CAP，且有高热，咳痰时有，痰色黄质黏量不多，不易咳出，口干欲饮，偶有胸闷心慌，胃纳一般，夜寐差，二便调，舌红苔薄黄，脉浮数。故辨为风温肺热病，风热袭肺证。患者风热初起，虽指南推荐使用辛凉平剂银翘散，但综合患者入院症情与其他使用药物考虑，医生给予入院使用方剂为桑菊饮（辛凉轻剂）对症治疗，治则疏风清热，宣肺止咳。桑叶 12 g、菊花 12 g、杏仁 9 g、连翘 15 g、薄荷 6 g、桔梗 9 g、甘草 9 g、芦根 15 g，每日 1 剂，水煎 400 ml，分早晚两次餐后温服。方中桑叶、菊花甘凉轻清，疏散上焦风热，且桑叶善走肺络、清泻肺热为主药。辅以薄荷助桑、菊疏散上焦之风热；杏仁、桔梗以宣肺止咳；连翘苦寒清热解毒，芦根甘寒清热生津止渴，共为佐药；甘草调和诸药，且有疏风清热、宣肺止咳作用，为使药。患者用药当天有汗出，3 天后体温改善。第 6 天血常规与体温基本恢复正常。

（五）临床药师评述

1. 发热咳嗽常见病，使用中药治疗，特别需要重视辨证论治。该患者症见咳痰时有，痰色黄质黏量不多，不易咳出，口干欲饮，偶有胸闷心慌，胃纳一般，夜寐差，二便调，舌红苔薄黄，脉浮数。符合风温肺热病，风热袭肺证的诊断。治疗以疏风清热，宣肺止咳为原则。初始治疗方案中给与桑菊饮治疗，符合该患者辨证论治原则。

2. 治疗中应监护病情变化，及时跟进症状评估，调整中药合理使用。治疗第 3 天患者体温有所下降，第 6 天，患者病情基本缓解，体温正常，血常规正常，故用药不用改变。

3. 重视中药潜在的不良反应。甘草有类似糖皮质激素的作用，会导致水钠潴留、排钾、升高血糖，因此如长期服用甘草需注意患者是否出现此类症状。

4. 关注中药与西药合并使用时的相互作用。该患者中药方中的甘草易与合并使用的西药产生相互作用，需关注。甘草含甘草酸，有类似皮质激素样作用，与多索茶碱联用可镇咳祛痰、平喘，并增强利尿效应，但对心脏有兴奋作用，可使心悸、心律失常、激动不安等副作用增强[3]。

5. 对于 CAP 应重视合理使用抗菌药物。一般无基础疾病的老年患者非严重感染时，不推荐氧头孢烯类联用呼吸喹诺酮类药物，可单用呼吸喹诺酮类药物如莫西沙星抗感染治疗，或氧头孢烯类如拉氧头孢联用大环内酯类抗感染治疗。

二、案例 2

(一) 病史摘要

1. 主诉:低热伴咳痰一周。

2. 现病史:患者男,62 岁,患者一周前感冒后出现低热,腋温 36.5℃～37.8℃波动,伴咳痰,痰色黄质黏量不多,咳嗽不明显,偶有心慌、乏力、气急喘促。血常规:WBC(白细胞计数):6.88×10⁹/L,N(中性粒细胞百分比):76.2%,CRP(C 反应蛋白):48.55。胸部 CT:右肺下叶炎症。刻下:患者咳痰时有,痰色黄质黏量不多,不易咳出,口干欲饮,偶有心慌乏力,胃纳一般,夜寐差,二便调,舌红脉浮数。

3. 既往史:2011 年在中山医院行心房颤动射频消融术。

4. 社会史、家族史、过敏史:无。

5. 查体:T 37.8℃、P 100 次/分、R 23 次/分、BP120/80 mmHg;专科检查:双肺呼吸音粗,未闻及干湿啰音,未及胸膜摩擦音。

6. 望闻切诊:咳痰时有,痰色黄质黏量不多,不易咳出,口干欲饮,偶有心慌乏力,胃纳一般,夜寐差,二便调,舌红苔薄黄,脉浮数。

7. 实验室检查及其他辅助检查:血常规:WBC(白细胞计数)6.88×10⁹/L,N%(中性粒细胞百分比)76.2%,CRP(C 反应蛋白):48.55。肝功能:ALT 25 U/L,AST 18 U/L。

8. 诊断:西医诊断:社区获得性肺炎,非重症。中医诊断:风温肺热(风热袭肺证)。

(二) 用药方案

1. 抗感染治疗:莫西沙星注射液 0.4 g qd ivgtt(d1～d11);0.9%氯化钠注射液 100 ml + 注射用头孢米诺钠 1 g bid ivgtt(d1～d6);0.9%氯化钠注射液 100 ml + 美罗培南 1 g Q12H ivgtt(d7～d11)。

2. 平喘治疗:0.9%氯化钠注射液 100 ml + 射用多索茶碱 0.2 g bid ivgtt(d1～d11);复方甲氧那明胶囊 2 粒 tid po(d1～d11)。

3. 祛痰:厄多司坦胶囊 0.3 g bid po(d1～d11)。

4. 保肝降酶:0.9%氯化钠注射液 100 ml + 谷胱甘肽针 1.2 g qd ivgtt(d7～d11)。

5. 中药方剂(d7～d11):石膏 30 g、知母 15 g、黄芩 12 g、瓜蒌皮 15 g、浙贝母 15 g、芦根 30 g、天花粉 15 g、南沙参 15 g、北沙参 15 g、虎杖 15 g、桑叶 15 g、桑白皮

15 g、前胡 15 g、甘草 9 g。每日 1 剂,水煎 400 ml,分早晚两次餐后温服。

(三)监护记录

入院第 3 天:患者 T 37.5℃,依然咳痰时有,痰色黄质黏量不多,不易咳出,口干欲饮,偶有心慌乏力,胃纳一般,夜寐差,二便调,舌红脉浮数。用药过程中及用药后无不适。

入院第 6 天:患者 T 37.6℃,咳嗽乏力,痰色黄质黏量不多,不易咳出,口干欲饮,偶有心慌乏力,胃纳一般,夜寐差,二便调,舌红脉浮数。用药过程中及用药后不不适。

入院第 7 天:患者 T 37.6℃,咳嗽气喘乏力,痰色黄质黏量不多,不易咳出,口干欲饮,偶有心慌乏力,胃纳一般,夜寐差,二便调,舌红脉细数。肝功能回报:ALT 135 U/L, AST 81 U/L,血常规:WBC 7.57×10^9/L, N 84.8%, CRP:44.17。停用头孢米诺钠,改用美罗培南抗感染治疗,加用谷胱甘肽针保肝降酶治疗,患者久治不愈,四诊合参已属肺热咳喘(痰热壅肺证),治则应清热解毒,宣肺化痰,患者肺中有伏火郁热,痰粘咳不出,故未与贝母瓜蒌散合清金降火汤加减,而给予中药泻白散加减疏风清热,宣肺止咳治疗。

入院第 9 天:患者 T 37.3℃,咳嗽咳痰明显好转,痰黄易咳出,胃纳可二便调。肝功能回报:ALT 85 U/L, AST 53 U/L。血常规:WBC 4.84×10^9/L, N 69.2%, CRP:18.61。用药过程中及用药后无不适。

入院第 11 天:患者症情明显好转,出院。

(四)案例分析

CAP 是指在医院外患的感染性肺实质炎症,包括具有明确潜伏期的病原体感染在入院后于潜伏期内发病的肺炎。我国流行病学调查结果显示:肺炎支原体和肺炎链球菌是主要致病原,其次流感嗜血杆菌、肺炎衣原体、肺炎克雷伯菌及金黄色葡萄球菌;铜绿假单胞菌、鲍曼不动杆菌少见。西医治疗原则为抗感染治疗与对症治疗(如解热镇痛药缓解不适和降低体温);如有基础疾病或持续高热和病情较重时应联合使用抗生素。对症状持续或病情异常严重者应作痰涂片和培养。根据优势病原菌及其药物敏感试验选择抗生素。若致病原为肺炎支原体或肺炎衣原体感染者则可给予大环内酯类抗菌药物。该患者入院时咳痰时有,痰色黄质黏量不多,不易咳出,口干欲饮,偶有心慌乏力,胃纳一般,夜寐差,二便调,舌红脉浮数为主要见证,属中医"风温肺热(风热袭肺证)"范畴,治法为疏风清热,清肺化痰。后患者病情未有好转,咳嗽气喘乏力,痰色黄质黏量不多,不易咳出,口干欲饮,偶有心慌乏力,胃纳一般,夜寐差,二便调,舌红脉细数。四诊合参已属肺热咳喘(痰热壅肺证),治则应清热解毒,宣肺化痰。

1. 抗感染治疗

老年人或有基础疾病患者常见病原体为肺炎链球菌、流感嗜血杆菌、需氧革兰阴性杆菌、金黄色葡萄球菌、卡他莫拉菌。初始经验治疗的抗菌药物选择为二代头孢(头孢呋辛、头孢丙烯、头孢克洛等)单用或联用大环内酯类;阿莫西林/克拉维酸、氨苄西林/舒巴坦单用或联合大环内酯类;呼吸喹诺酮类(抗菌药物临床应用指导原则(2015 年版))。该患者年龄 62 岁,WBC $6.88 \times 10^9/L$,N 76.2%,CRP:48.55。遂查胸部 CT 示:右肺下叶炎症。考虑社区获得性肺炎,非重症。需按常见致病菌用药。针对不同细菌选择不同抗菌药物,治疗 3 天后,病情未见好转者,应根据痰细菌培养和药物敏感试验结果,选择抗生素。该患者在院外未经正规抗感染治疗,入院后先使用莫西沙星、头孢米诺钠抗感染治疗,效果不佳,后停用头孢米诺,改用美罗培南抗感染治疗,用药后,患者症状好转。根据指南,如无基础疾病的老年患者,可单用呼吸喹诺酮类药物如莫西沙星抗感染治疗,头霉素类如头孢米诺钠如需联用,一般和大环内酯类联合抗感染治疗。美罗培南为超过广谱类抗菌药物,患者诊断为社区获得性肺炎,非重症,在已用美罗培南抗感染治疗的情况下,不建议联用莫西沙星。

2. 解痉平喘

对于胸闷心慌的患者,可给药解痉平喘治疗。多索茶碱是茶碱类解痉平喘药物的衍生物,其解痉、平喘的作用是普通茶碱类药物的 3 倍。

3. 祛痰

患者使用了祛痰剂厄多司坦胶囊,属黏液溶解剂。其作用肌理可能主要是通过含游离巯基的代谢产物使支气管分泌物的黏蛋白的二巯键断裂,改变其组成成分和流变学性质(降低痰液黏度),从而有利于痰液排出。另外,本品还具有增强黏膜纤毛运转功能等作用。

4. 中药治疗

患者入院明确西医诊断为 CAP,且咳痰时有,痰色黄质黏量不多,不易咳出,口干欲饮,偶有心慌乏力,胃纳一般,夜寐差,二便调,舌红脉浮数。故辨为风温肺热病,风热袭肺证。患者入院后初始治疗未给予中药煎服,后经抗感染治疗病情未有好转,且有血常规白细胞计数与中性粒细胞百分比继续上升的情况,中医证型已有改变,四诊合参为肺热咳喘(痰热壅肺证),治则应清热解毒,宣肺化痰。患者肺中有伏火郁热,痰黏咳不出,故未与贝母瓜蒌散合清金降火汤加减,使用方剂为泻白散加减对症治疗,治则清泻肺热,平喘止咳。石膏 30 g,知母

15 g、黄芩 12 g、瓜蒌皮 15 g、浙贝母 15 g、芦根 30 g、天花粉 15 g、南沙参 15 g、北沙参 15 g、虎杖 15 g、桑叶 15 g、桑白皮 15 g、前胡 15 g、甘草 9 g。方中石膏、知母、黄芩清泻肺热，瓜蒌皮、浙贝母清热化痰，芦根、天花粉、南北沙参清热生津，虎杖清热利湿，桑白皮泻肺平喘，桑叶疏散风热，清肺润燥，前胡降气化痰，甘草调和药性，共奏疏风清热，宣肺止咳功效。患者用药当天有汗出，3 天后症血常规基本恢复正常。

5. 保肝降酶治疗

患者入院时肝功能正常，治疗第 7 天出现肝功能异常，应停用怀疑药物（头孢米诺钠可能），给予保肝降酶治疗。

（五）临床药师评述

1. 发热咳嗽等常见病，使用中药治疗，特别需要重视辨证论治。该患者入院抗感染治疗 7 天血常规未见好转，且依旧症见咳痰时有，痰色黄质黏量不多，不易咳出，口干欲饮，胸闷心慌，胃纳一般，夜寐差，二便调，舌红脉浮数。符合风温肺热病，风热犯肺证的诊断。考虑患者有胸闷症状且病情未好转，治疗肺热咳喘以清泻肺热，平喘止咳为原则。初始治疗方案中给予泻白散治疗，符合该患者辨证论治原则。

2. 治疗中应监护病情变化，及时跟进症状评估，调整中药合理使用。中药治疗第 3 天患者血象明显下降，第 5 天患者病情基本缓解，血常规正常，故用药不用改变。

3. 重视中药潜在的不良反应。甘草有类似糖皮质激素的作用，会导致水钠潴留、排钾、升高血糖，因此入长期服用甘草需注意患者是否出现此类症状。

4. 关注中药与西药合并使用时的相互作用。该患者中药方中的石膏易与合并使用的西药产生相互作用，需关注。石膏主成分为硫酸钙，喹诺酮类抗菌药物可螯合二价和三价阳离子，不能与含钙离子的药物同服，否则钙离子与喹诺酮类抗菌药物联用可形成喹诺酮—钙络合物，使吸收减少，血药浓度下降，并增加对胃肠道刺激，故不宜联用，如确需联用时，可将二者服药时间间隔 2～3 小时[3]。

5. 对于 CAP 应重视合理使用抗菌药物。一般有基础疾病的老年患者非严重感染时，不推荐头霉素类联用呼吸喹诺酮类药物，可单用呼吸喹诺酮类药物如莫西沙星抗感染治疗，或头霉素类如头孢米诺钠联用大环内酯类抗感染治疗。如单用莫西沙星抗感染治疗患者病情仍未改善且有加重迹象，可以考虑换药，如升级使用碳青霉烯类药物如美罗培南。

6. 患者入院时肝功能 ALT 25 U/L，AST 18 U/L，治疗第 7 天 ALT 135 U/L，AST 81 U/L，停用头孢米诺钠后，改用美罗培南抗感染治疗，谷胱甘肽保肝降酶治疗，治疗第 11 天 ALT 85 U/L，AST 53 U/L。考虑患者虽停用头孢米诺后肝功能开始恢复正常，但因使用了保肝降酶类药物谷胱甘肽，故药物不良反应关联性评价不能确定导致患者药物性肝损的药物是否为头孢米诺钠，也有可能是其他药物。患者为 62 岁男性，无基础疾病，诊断 CAP 后联用莫西沙星与头孢米诺钠抗感染效果不佳，更改抗感染治疗方案为莫西沙星联用美罗培南，从疗效与药物安全性角度，应考虑单用美罗培南抗感染治疗。

(张明　何志高　王振伟)

参考文献

［1］成人社区获得性肺炎基层诊疗指南(实践版·2018)［J］.中华全科医师杂志,2019,18(2):127-133.

［2］社区获得性肺炎中医诊疗指南(2018 修订版)［J］.中医杂志,2019,60(4):350-359.

［3］曹俊岭,李国辉.中成药与西药临床合理联用［M］.北京:北京科学技术出版社.2016.

第四章

支气管哮喘

第一节　疾病概述

一、定义及诊断

（一）西医[1]

1. 定义

支气管哮喘（哮喘）是由多种细胞以及细胞组分参与的慢性气道炎症性疾病，临庆表现为反复发作的喘息、气急，伴或不伴胸闷或咳嗽等症状，同时伴有气道高反应性和可变的气流受限，随着病程延长可导致气道结构改变，即气道重塑。哮喘是一种异质性疾病，具有不同的临床表型。

2. 诊断要点

1) 典型哮喘的临床症状和体征：①反复发作性喘息、气促，伴或不伴胸闷或咳嗽，夜间及晨间多发；②发作时双肺可闻及散在或弥漫性哮鸣音，呼气相延长；③经治疗可缓解或自行缓解；④可变气流受限的客观检查：支气管舒张试验或支气管激发试验阳性，呼气流量峰值＞10%或者 PEF 周变异率＞20%；⑤除外其他疾病所引起的喘息、气促、胸闷及咳嗽。

2) 不典型哮喘：无喘息症状、也无哮鸣音的不典型哮喘，患者仅表现为反复咳嗽、胸闷或其他呼吸道症状。

① 咳嗽变异性哮喘（cough variant asthma，CVA）：咳嗽作为唯一或主要症状，无喘息、气促等典型哮喘的症状和体征，同时具备可变气流受限客观检查中的任何一条，除外其他疾病所引起的咳嗽，按哮喘治疗有效。

② 胸闷变异性哮喘（chest tightness variant asthma，CTVA）：胸闷作为唯一或主要症状，无喘息、气促等典型哮喘的症状和体征，同时具备可变气流受限客观检查中的任一条，除外其他疾病所引起的胸闷。

③ 隐匿性哮喘:指无反复发作喘息、气促、胸闷或咳嗽的表现,但长期存在气道反应性增高。

3) 分期:哮喘可分为急性发作期、慢性持续期和临床控制期。

4) 分级:①慢性持续期哮喘按病情严重程度分为间歇状态、轻度持续、中度持续和重度持续 4 级;②急性发作时按病情严重程度分为轻度、中度、重度和危重。

(二) 中医[2-3]

1. 定义

支气管哮喘(哮喘)多属于中医学"哮病"或"哮证"范畴,是因宿痰伏肺,遇感引触,痰阻气道,肺失肃降,痰气搏击,气道挛急而出现的发作性痰鸣气喘疾患。

2. 症候诊断

分为基础证和临床常见证。基础证 10 种(外寒证、痰饮证、痰浊证、痰热证、肺气虚证、脾气虚证、肾气虚证、肺阳虚证、肾阳虚证、血瘀证)。临床常见证包括实证类(外寒内饮证、痰浊阻肺证、风痰阻肺证、痰热壅肺证)、虚证类(肺气虚证、肺脾气虚证、肺肾气虚证、肺肾阳虚证、阳气暴脱证)、兼证类(血瘀证),3 类10 证。

(1) 外寒内饮证:①喘促或咳嗽或胸闷、气短;②恶寒、无汗,或肢体酸楚甚至酸痛;③痰白清稀或兼泡沫;④喉中痰鸣;⑤舌苔白滑,或脉紧或浮紧或滑。

具备①、②2 项,加③、④、⑤中 2 项。

(2) 痰浊阻肺证:①喘促或咳嗽或胸闷、气短;②喉中痰鸣;③痰多、白黏或清稀;④胃脘痞满;⑤纳呆或食少;⑥肢体困倦;⑦舌苔白腻,或脉滑或弦滑。

具备①、②、③中 2 项,加④、⑤、⑥、⑦中 2 项。

(3) 风痰阻肺证:①喘促或咳嗽或胸闷、气短;②遇异味则喘或喉中痰鸣;③鼻痒或喷嚏、流清涕或咽痒;④痰白黏或咳痰不爽;⑤脉滑或弦滑。

具备①、②、③中 2 项,加④、⑤中 1 项。

(4) 痰热壅肺证:①喘促、气急或咳嗽或胸闷、气短;②痰黄或黏稠;③发热或口渴喜冷饮;④大便秘结;⑤舌质红,或舌苔黄或黄腻,或脉数或滑数。

具备①、②2 项,加③、④、⑤中 2 项。

(5) 肺气虚证:①咳嗽或喘息、气短或胸闷,动则加重;②神疲,或乏力;③自汗,易感冒;④舌质淡,或脉沉细或细弱。

具备①,加②、③、④中 2 项。

(6) 肺脾气虚证:①咳嗽或喘息、气短或胸闷,动则加重;②神疲或乏力,动则加重;③自汗,易感冒;④纳呆或食少;⑤胃脘痞满或腹胀或便溏;⑥舌体胖大或齿痕,或脉沉细或沉缓或细弱。

具备①、②、③中2项,加④、⑤、⑥中2项。

(7)肺肾气虚证:①喘息或胸闷或气短,动则加重;②神疲、乏力,或自汗,动则加重;③易感冒;④腰膝酸软;⑤耳鸣,头昏;⑥夜尿频多,或咳而遗尿;⑦舌质淡,或脉沉细或细弱。

具备①、②、③中2项,加④、⑤、⑥、⑦中2项。

(8)肺肾阳虚证:①喘息或胸闷或气短,动则加重;②畏风寒,或肢体欠温;③神疲或乏力,动则加重;④易感冒;⑤腰膝酸软;⑥耳鸣,头昏;⑦夜尿频多,或咳而遗尿;⑧舌质淡,或舌苔白或白滑,或脉沉或沉缓。

具备①、②中2项,加③、④、⑤、⑥、⑦、⑧中3项。

(9)阳气暴脱证:①喘促、气急或伴张口抬肩、不得平卧;②神志异常(恍惚、烦躁、嗜睡、昏迷);③面色苍白、大汗淋漓,或四肢厥冷;④脉微细欲绝或脉疾促。

具备①,加②、③、④中2项。

(10)兼证类(血瘀证):①面色紫暗;②唇甲青紫;③舌质紫暗或有瘀斑或瘀点;④舌下静脉迂曲、粗乱。

具备①、②、③、④中1项。

二、药物治疗

(一)西医治疗

1. 哮喘慢性持续期的治疗

(1)脱离过敏原。

(2)药物治疗

① 控制药物:需要每天使用并长时间维持的药物,这些药物主要通过抗炎作用使哮喘维持临床控制,其中包括吸入性糖皮质激素(inhale corticosteroids,ICS)、全身性激素、白三烯调节剂、长效 β2 受体激动剂(long-acting inhale bete2-agonist,LABA)、缓释茶碱、甲磺司特、色甘酸钠等。

② 缓解药物:又称急救药物,有症状时按需使用,通过迅速解除支气管痉挛从而缓解哮喘症状,包括速效吸入和短效口服 β2 受体激动剂、吸入性抗胆碱能药物、短效茶碱和全身性激素等。

③ 重度哮喘的附加治疗药物:生物靶向药物,如抗 IgE 单克隆抗体、抗 IL-5 单克隆抗体、抗 IL-5 受体单克隆抗体和抗 IL-4 受体单克隆抗体等。

2. 哮喘急性发作期的处理

（1）轻中度哮喘发作的自我处理

① 短效 β2 受体激动剂（short-acting inhale bete2-agonist，SABA）是缓解哮喘症状最有效的药物，可以根据病情轻重每次使用 2～4 喷，一般间隔 3 h 重复使用，直到症状缓解。在使用 SABA 时应该同时增加控制药物（如 ICS）的剂量，增加的 ICS 剂量至少是基础使用剂量的两倍，最高剂量可用到 2 000 μg/d 二丙酸倍氯米松或等效剂量的其他 ICS 治疗。

② 也可以直接使用布地奈德-福莫特罗（160/4.5 μg 规格）1～2 吸，不要超过 8 吸/天。

③ 若初始治疗和增加控制治疗 2～3 天后患者症状未完全缓解，或者症状迅速加重，PEF 或 FEV1 占预计值% ＜60%；或者患者既往有突发严重哮喘急性发作史，建议给予泼尼松 0.5～1.0 mg/kg 或等效剂量的其他口服激素治疗5～7 天。

（2）轻中度急性发作期的医院处理

① 反复使用吸入性 SABA 是治疗急性发作最有效的方法。在第 1 小时可每 20 分钟吸入 4～10 喷，随后根据治疗反应，轻度急性发作可调整为每 3～4 小时吸入 2～4 喷，中度急性发作每 1～2 小时重复吸入 6～10 喷。

② 对初始吸入 SABA 反应良好，呼吸困难显著缓解，PEF 占预计值% ＞60%～80%，且疗效维持 3～4 h，通常不需要使用其他药物。

③ 也可以采用雾化吸入 SABA 和 SAMA 雾化溶液，每 4～6 小时 1 次。对SABA 初始治疗反应不佳或在控制药物治疗基础上发生急性发作的患者，推荐使用泼尼松 0.5～1.0 mg/kg 或等效剂量的其他全身激素口服 5～7 d。症状减轻后迅速减量或完全停药。

（3）中重度急性发作的处理

① 首选吸入 SABA 治疗，对中重度哮喘急性发作或经 SABA 治疗效果不佳的患者可采用 SABA 联合 SAMA 雾化溶液吸入治疗。还可以联合静脉滴注茶碱类药物治疗。一般氨茶碱每日剂量不超过 0.8 g，静脉滴注过程中要密切观察对心血管、胃肠道的不良反应。不推荐静脉推注氨茶碱。

② 中重哮喘急性发作应尽早使用全身激素。推荐用法：泼尼松 0.5～1.0 mg/kg 或等效的其他激素。

③ 大多数哮喘急性发作并非由细菌感染引起，应严格控制抗菌药物使用指征，除非有明确的细菌感染的证据，如发热、脓性痰及肺炎的影像学依据等。

（4）急性重度和危重哮喘的处理

经过上述药物治疗，若临床症状和肺功能无改善甚至继续恶化，应及时给予机械通气治疗。

3. 咳嗽变异性哮喘

CVA 的治疗原则与哮喘治疗相同，大多数患者 ICS 或 ICS＋LABA 治疗有效，治疗时间在 8 周以上。很少需要口服激素治疗，对于气道炎症严重的 CVA 或 ICS 治疗效果不佳时，可以考虑升级治疗，加用白三烯受体拮抗剂治疗，或短期使用中低剂量口服激素治疗。

4. 胸闷变异性哮喘：ICS 或 ICS＋LABA 治疗有效。

（二）中医治疗[4-5]

1. 急性发作期

（1）寒哮证（外寒内饮证）

病机：寒痰伏肺，遇感触发，痰升气阻，肺失宣畅。

治法：宣肺散寒，化痰平喘。

推荐方药：射干麻黄汤（《金匮要略》）加减。射干、炙麻黄、生姜、细辛、紫菀、款冬花、紫苏子。或具有同类功效的中成药（包括中药注射剂）。

温化寒痰类中成药（2021 版国家医保目录）：通宣理肺丸（口服液）、小青龙颗粒（合剂）、二陈丸、橘红痰咳颗粒、镇咳宁胶囊、寒喘祖帕颗粒。

（2）热哮证（痰热壅肺证）

病机：痰热蕴肺，壅阻气道，肺失清肃。

治法：清热宣肺，化痰定喘。

推荐方药：麻杏石甘汤（《伤寒论》）加减。炙麻黄、苦杏仁、黄芩、生石膏、桑白皮、款冬花、法半夏、白果、甘草。或具有同类功效的中成药（包括中药注射剂）。

清热化痰平喘类中成药：肺力咳胶囊（合剂）、清咳平喘颗粒、蛇胆川贝枇杷膏、麻杏宣肺颗粒、丹龙口服液、咳喘宁口服液。

（3）风哮证（风痰阻肺证）

病机：宿痰伏肺，风邪引触，气道挛急。

治法：疏风宣肺，解痉止哮。

推荐方药：黄龙舒喘汤（验方）加减。炙麻黄、地龙、蝉蜕、紫苏子、石菖蒲、白芍、白果、甘草、防风。或具有同类功效的中成药（包括中药注射剂）。

（4）喘脱危证（阳气暴脱证）

病机:痰浊闭阻,阳气欲脱。

治法:化痰开窍,回阳固脱。

推荐方药:回阳急救汤加减。人参、炮附片、甘草、山萸肉、石菖蒲、白果、葶苈子、煅龙骨、煅牡蛎、蛤蚧。或具有同类功效的中成药(包括中药注射剂)。

平喘类中成药:喘可治注射液。

2. 慢性持续期

(1)痰哮证(痰浊阻肺证)

病机:肺脾两虚,痰浊壅肺,肺气郁闭,宣肃失职。

治法:健脾化痰,降气平喘。

推荐方药:麻杏二三汤(验方)加减。炙麻黄、苦杏仁、橘红、法半夏、茯苓、炒紫苏子、莱菔子、白芥子、诃子、甘草。或具有同类功效的中成药(包括中药注射剂)。

平喘类中成药:丹龙口服液。

(2)虚哮证(肺气虚证)

病机:哮病久发,肺肾两虚,摄纳失常。

治法:补肺纳肾,降气平喘。

推荐方药:平喘固本汤(验方)加减。黄芪、胡桃肉、五味子、紫苏子、法半夏、款冬花、陈皮、地龙。或具有同类功效的中成药(包括中药注射剂)。

平喘类中成药:固本咳喘片(胶囊、颗粒)。

3. 缓解期

(1)肺脾气虚证

病机:哮病日久,肺脾两虚,气不化津,痰饮蕴肺,肺气上逆。

治法:健脾益肺,培土生金。

推荐方药:六君子汤加减。党参、白术、山药、薏苡仁、茯苓、法半夏、橘皮、五味子、甘草。或具有同类功效的中成药(包括中药注射剂)。

平喘类中成药:玉屏风颗粒。

(2)肺肾两虚证(肺肾气虚证和肺肾阳虚证)

病机:哮病久发,精气亏乏,摄纳失常。

治法:补肺益肾。

推荐方药:补肺散(《永类钤方》)合金水六君煎(《景岳全书》)加减。桑白皮、熟地黄、人参、紫菀、五味子、当归、法半夏、陈皮、茯苓、炙甘草。或具有同类功效的中成药(包括中药注射剂)。

平喘类中成药：槐杞黄颗粒、蛤蚧定喘丸、固本咳喘胶囊、固肾定喘丸。

第二节   常用治疗药物

一、西医治疗方案

表4-1   支气管哮喘长期（阶梯式）治疗方案

药物	1级	2级	3级	4级	5级
推荐选择控制药物	按需 ICS[①]-福莫特罗	低剂量 ICS 或按需 ICS+福莫特罗	低剂量 ICS+LABA[②]	中剂量 ICS+LABA	参考临床表型加抗 IgE 单克隆抗体，或加抗 IL-5、或加抗 IL-5R、或加抗 IL-4R 单克隆抗体
其他选择控制药物	按需使用 SABA[③] 时即联合低剂量 ICS	白三烯受体拮抗剂（LTRA）低剂量茶碱	中剂量 ICS 或低剂量 ICS 加 LTRA 或加茶碱	高剂量 ICS 加 LAMA[④] 或加 LTRA 或加茶碱	高剂量 ICS+LABA 加其他治疗，如加 LAMA，或加茶碱或加低剂量口服激素（注意不良反应）
首选缓解药物	按需使用低剂量 ICS+福莫特罗，处方维持和缓解治疗的患者按需使用低剂量 ICS+福莫特罗				
其他可缓解药物	按需使用 SABA				

①ICS：吸入性糖皮质激素；②LABA：长效 β-受体激动剂；③SABA：短效 β-受体激动剂；④LAMA：长效抗胆碱能药物。

表4-2   哮喘急性发作治疗方案

分类		处置药物选择
轻中度急性发作	居家处理	首选 SBAB，同时加用 ICS，症状未缓解可使用口服激素
	医院处理	反复使用吸入性 SABA，控制不加的加用全身激素
中重度急性发作	医院处理	首选吸入 SBAB，效果不佳可采用 SABA+SAMA，还可以联合静滴茶碱类药物。此外，应尽早使用全身激素，口服泼尼松龙或静脉给药甲泼尼龙。
急性重度和危重		上述治疗无效后，给予机械通气治疗

表 4-3　成人和青少年(12 岁及以上)临床上常用的 ICS 每日低、中、高剂量

药物	低剂量(μg)	中剂量(μg)	高剂量(μg)
二丙酸倍氯米松(pMDI,标准颗粒,HFA)	200～500	>500～1 000	>1 000～2 000
二丙酸倍氯米松(pMDI,超细颗粒,HFA)	100～200	>200～400	>400
布地奈德(DPI)	200～400	>400～800	>800～1 600
环索奈德(pMDI,超细颗粒,HFA)	80～160	>160～320	>320～1 280
丙酸氟替卡松(DPI)	100～250	>250～500	>500～1 000
丙酸氟替卡松(pMDI,标准颗粒,HFA)	100～250	>250～500	>500～1 000
糠酸莫米松(DPI)	200		400
糠酸莫米松(pMDI,标准颗粒,HFA)	200～400		>400
糠酸气替卡松(DPI)	100		200

表 4-4　哮喘治疗常见药物

药物分类		代表药物
β受体激动剂	长效	沙美特罗、福莫特罗、班布特罗、茚达特罗
	短效	沙丁胺醇、特布他林、克仑特罗、丙卡特罗、妥洛特罗、非诺特罗
抗胆碱能药	长效	噻托溴铵、格隆溴铵
	短效	异丙托溴铵
茶碱类		茶碱、氨茶碱、二羟丙茶碱、多索茶碱
白三烯受体拮抗剂		孟鲁司特
ICS+LABA		布地奈德福莫特罗、沙美特罗替卡松
ICS+LABA+LAMA		醋酸茚达特罗/格隆溴铵/糠酸莫米松、布地格福
单抗		注射用奥马珠单抗

二、中医治疗方案

表 4-5　支气管哮喘中医治疗方案

分期	症候	治法	方剂	中成药
急性发作期	寒哮证	宣肺散寒,化痰平喘	射干麻黄汤加减	小青龙颗粒(合剂)、寒喘祖帕颗粒、平喘益气颗粒

分期	症候	治法	方剂	中成药
	热哮证	清热宣肺,化痰定喘	麻杏石甘汤加减	肺力咳胶囊(合剂)、丹龙口服液、麻杏宣肺颗粒、小儿肺热咳喘颗粒(口服液)
	风哮证	疏风宣肺,解痉止哮	黄龙舒喘汤加减	镇咳宁糖浆
	喘脱危证	化痰开窍,回阳固脱	回阳急救汤加减	喘可治注射液
慢性持续期	痰哮证	健脾化痰,降气平喘	麻杏二三汤加减	平喘益气颗粒、丹龙口服液
	虚哮证	补肺纳肾,降气平喘	平喘固本汤加减	固本咳喘片(胶囊、颗粒)
缓解期	肺脾气虚证	健脾益肺,培土生金	六君子汤加减	玉屏风颗粒
	肺肾两虚证	补肺益肾	补肺散合金水六君煎加减	蛤蚧定喘丸、固本咳喘胶囊、固肾定喘丸

三、主要治疗药物

(一)硫酸沙丁胺醇气雾剂

1. 适应证:用于缓解喘息性慢性支气管炎等伴有的支气管痉挛。

2. 用法用量:必要时用,每次1～2揿,需要时可每4小时重复1次,但24 h内不宜超过6～8次。

3. 注意事项:合用其他肾上腺素受体激动剂、茶碱类药物时,可能增加不良反应。

(二)沙美特罗替卡松粉吸入剂

1. 成分:沙美特罗和丙酸氟替卡松。

2. 适应证:本品以联合用药形式(支气管扩张剂和吸入皮质激素),用于可逆性气道阻塞性气道疾病的规律治疗,包括成人和儿童哮喘。这可包括:

(1)接受有效维持剂量的长效β-激动剂和吸入型皮质激素治疗的患者。

(2)目前使用吸入型皮质激素治疗但仍有症状的患者。

(3)接受支气管扩张剂规律治疗但仍然需要吸入型皮质激素的患者。

3. 用法用量:①吸入;②成人和12岁以上的患者,每次1吸,每日2次;③4岁以上儿童,每次1吸,每日2次。

4. 注意事项:①对乳糖和牛奶过敏的患者禁用;②不适用于缓解哮喘急性发作;③活动性和非活动性肺结核及呼吸道真菌、病毒及其他感染患者,心血管疾病的患者,糖尿病史的患者,甲状腺机能亢进的患者慎用;④运动员慎用;⑤需要定期进行眼科检查;⑥联合应用丙酸氟替卡松和利托那韦有明显的药物相互作用,导致皮质醇全身性反应,包括库欣氏综合征和肾上腺功能抑制,因此不推荐同时使用丙酸氟替卡松和利托那韦;⑦合并使用全身给药的酮康唑会增加沙美特罗的暴露量,这可能导致心电图 QTc 间期延长;⑧使用后漱口以减少声嘶和念珠菌的发病率。

(三) 孟鲁司特钠

1. 适应证:本品适用于 15 岁及 15 岁以上成人哮喘的预防和长期治疗,包括预防白天和夜间的哮喘症状,治疗对阿司匹林敏感的哮喘患者以及预防运动诱发的支气管收缩。本品适用于减轻过敏性鼻炎引起的症状(15 岁及 15 岁以上成人的季节性过敏性鼻炎和常年性过敏性鼻炎)。

2. 用法用量:每日一次,每次一片(10 mg),睡前服用。

3. 注意事项:不应用于治疗急性哮喘发作,哺乳期妇女应慎用。

(四) 吸入用布地奈德混悬液

1. 适应证:治疗支气管哮喘。可代替或减少口服类固醇治疗。建议在其他方式给予类固醇治疗不适合时应用吸入用布地奈德混悬液。

2. 用法用量:①如果发生哮喘恶化,布地奈德每天用药次数和(或)总量需要增加;②吸入用布地奈德混悬液应经合适的雾化器给药。根据不同的雾化器,病人实际吸入的剂量为标示量的 40～60%;③雾化时间和输出药量取决于流速、雾化器容积和药液容量。对大多数雾化器,适当的药液容量为 2～4 ml;④吸入用布地奈德混悬液在贮存中会发生一些沉积。如果在振荡后,不能形成完全稳定的悬浮,则应丢弃。

(1) 起始剂量、严重哮喘期或减少口服糖皮质激素时的剂量:①成人:一次 1～2 mg,一天二次;②儿童:一次 0.5～1 mg,一天二次。

(2) 维持剂量,应是使病人保持无症状的最低剂量。建议剂量:①成人:一次 0.5～1 mg,一天二次;②儿童:一次 0.25～0.5 mg,一天二次。

3. 注意事项:①缓解急性哮喘发作时不应单独使用,如需联用吸入支气管扩张剂的,应先使用支气管扩张剂,间隔数数分钟后再使用本品;②运动员慎用;③可能出现类固醇类作用,如肾上腺功能亢进、骨密度降低;④可能会出现口腔和咽部的局部白色念珠菌,因此在使用后进行深部漱口;⑤口服酮康唑(一种强效 CYP3A4 抑制剂)后,会导致口服布地奈德平均血浆药物浓度增加;⑥与其他已知的 CYP3A4 抑制剂(如伊曲康唑、克拉霉素、红霉素等)联合用药时,可能使布地奈德的代谢受到抑制,并且增加布地奈德的全身暴露量;⑦西咪替丁能够导致布地奈德清除率的轻微下降,并且相应增加其口服生物利用度。

(五) 布地奈德福莫特罗吸入粉雾剂

1. 成分:布地奈德($80\,\mu g$/吸)和富马酸福莫特罗($4.5\,\mu g$/吸)。

2. 适应证:①适用于需要联合应用吸入皮质激素和长效 β_2-受体激动剂的哮喘患者的常规治疗:吸入皮质激素和"按需"使用短效 β_2-受体激动剂不能很好地控制症状的患者;或应用吸入皮质激素和长效 β_2-受体激动剂,症状已得到良好控制的患者;②慢性阻塞性肺疾病(慢阻肺;COPD)支气管扩张剂后 $FEV_1 <$ 70%预计正常值的慢阻肺患者(包括慢性支气管炎及肺气肿))和尽管规范使用支气管扩张剂治疗仍有急性加重史的。

3. 用法用量:

(1) 维持治疗:作为常规维持治疗,另配快速起效的支气管扩张剂作为缓解药。建议患者任何时候均随身携带另配的快速支气管扩张剂。①成年人(18 岁和 18 岁以上):1~2 吸/次,一日 2 次。有些病人可能需要使用量达到 4 吸/次,一日 2 次;②青少年(12~17 岁):1~2 吸/次,一日 2 次。当一日 2 次剂量可有效控制症状时,应逐渐减少剂量至最低有效剂量,甚至一日一次给予本品。

(2) 维持、缓解治疗:日常维持治疗和按需缓解治疗。除了按日常维持剂量使用外,还可以在症状加重时按需使用,可随身携带,用于缓解治疗。成人(18 岁和 18 岁以上):维持剂量为每天 2 吸,可以早晚各吸入 1 吸,也可以在早上或晚上一次吸入 2 吸。对于某些患者,维持剂量可为每天 2 次,每次 2 吸。有症状出现的情况下,额外吸入 1 吸,如果在使用几分钟后,症状仍然没有得到缓解,需再另加一吸。任何一次加重情况下,用于缓解治疗都不能超过 6 吸。每日总剂量通常不需要超过 8 吸,但可暂时使用到 12 吸。

4. 注意事项:①不用于哮喘的初始治疗;②对乳糖和牛奶过敏者禁用;③不建议儿童和青少年使用信必可维持、缓解疗法;④运动员慎用;⑤停用时逐渐减少剂量,不能突然停止使用;⑥可能会出现肾上腺功能抑制、儿童和青少年生长迟缓、骨密度下降、白内障和青光眼等不良反应;⑦吸入药物后进行漱口。

(六) 小青龙合剂

1. 成分:麻黄、桂枝、白芍、干姜、细辛、炙甘草、法半夏、五味子。

2. 适应证:解表化饮,止咳平喘。主治风寒水饮,恶寒发热,无汗,喘咳痰稀。

3. 用法用量:口服。一次 10～20 毫升,一日 3 次。

4. 注意事项:儿童、孕妇、哺乳期妇女禁用;肝肾功能不全者禁服。

(七) 肺力咳胶囊

1. 成分:黄芩、前胡、百部、红花龙胆、梧桐根、白花蛇舌草、红管药。

2. 适应证:止咳平喘,清热解毒,降气祛痰。用于咳喘痰多,以及慢性支气管炎见上述症状者。

3. 用法用量:口服。一次 3～4 粒,一日 3 次。

4. 注意事项:孕妇慎用。

(八) 喘可治注射液

1. 成分:淫羊藿,巴戟天。

2. 适应证:温阳补肾,平喘止咳,有抗过敏、增强体液免疫与细胞免疫的功能。主治哮证属肾虚挟痰证。症见喘促日久,反复发作,面色苍白,腰酸肢软,畏寒,汗多;发时喘促气短,动则加重,喉有痰鸣,咳嗽,痰白清稀不畅。以及支气管炎哮喘急性发作期间见上述症候者。

3. 用法用量:肌肉注射。①成人:一次 4 毫升,一日 2 次;②儿童:7 岁以上,一次 2 毫升,一日 2 次;③7 岁以下,一次 1 毫升,一日 2 次。

4. 注意事项:孕妇慎用,阴虚火旺者慎用。

(九) 丹龙口服液

1. 成分:丹参、地龙、灸麻黄、浙贝母、黄芩、姜半夏、白芍、防风、甘草。

2. 适应证:清热平喘,豁痰散瘀。用于中医热哮证,症见喘息、咳嗽、咳痰黏白或黄稠,时恶风、口渴喜饮、尿黄,舌质红、苔黄腻、脉滑数。

3. 用法用量:口服。一次 10 ml,一日 3 次。疗程 7 天。

4. 注意事项:①运动员慎用;②肝、肾功能不全者慎用;③哮喘急性发作期,不推荐使用。

(十) 固本咳喘胶囊

1. 成分:党参、白术、茯苓、麦冬、五味子(醋制)、灸甘草、补骨脂(盐水炒)。

2. 适应证:益气固表、健脾补肾。用于脾虚痰盛、肾气不固所致的咳嗽、痰多、喘息气促、动则喘剧,慢性支气管炎、肺气肿、支气管哮喘见上述症候者。

3. 用法用量:口服。一次 3 粒,一日 3 次。

4. 注意事项:①感冒发热病人不宜服用;②慢性支气管炎发作期不宜服用。

（十一）止喘灵口服液

1. 成分：麻黄、苦杏仁（燀）、连翘、洋金花。

2. 适应证：用于哮喘、咳嗽、胸闷痰多；支气管哮喘、喘息性支气管炎见上述症候者。

3. 用法用量：口服。一次 10 ml，一日 3 次，7 天为一疗程。

4. 注意事项：①青光眼患者禁用；②少数患者用药后出现口干、皮肤潮红、心率增快。

第三节　中西医结合规范化药学监护要点

在支气管哮喘药物治疗方案的确定过程中，药学监护应贯穿于患者药物治疗的全过程，主要的工作包括：适应证和禁忌证的审核、药物的选择以及剂量和给药途径的确定、药物相互作用的监护（西药和中药、西药和中成药、西药和西药、中药和中成药）、治疗方案疗效监护、药学不良反应和患者依从性的监护。通过医生与药师的沟通协调，制订合理的个体化治疗方案，并通过对患者的用药教育提高患者的依从性。

一、治疗监护

（一）慢性持续期哮喘的疗效监护评估

西医疗效监护评估：患者吸入 ICS-LABA 后喘息、胸闷或咳嗽等症状，肺部哮鸣音，使用缓解药物的次数及肺功能情况等。

中医疗效监护评估：①闻诊：服用药物后患者喘息、气急、胸闷、咳嗽或喉中哮鸣音等症状是否改善；②望诊：观察患者的神色形态乏力是否有改善；痰色、痰量、痰质地是否有改善；观察患者舌苔、舌色、舌质的变化；③问诊：询问患者的寒热、出汗情况、饮食、二便、睡眠等情况。

（二）急性发作期哮喘的疗效监护评估

西医疗效监护评估：喘息、胸闷或咳嗽等症状，心跳、呼吸等体征，肺部哮鸣音，肺功能及动脉血气等。

中医疗效监护评估：①闻诊：服用药物后患者喘息、气急、胸闷、咳嗽或喉中哮鸣音等症状是否改善；②望诊：观察患者的神色形态乏力是否有改善；痰色、痰量、痰质地是否有改善；观察患者舌苔、舌色、舌质的变化；③问诊：询问患者的寒热、出汗情况、饮食、二便、睡眠等情况。

（三）不良反应监护评估

吸入性药物的全身不良反应较少，主要表现为局部不良反应，如口腔和咽部的局部白色念珠菌；若患者合并有基础疾病（如前列腺肥大、青光眼或心律失常等），吸入给药也可能引起全身不良反应，使用时应慎重。长期口服激素可以引起骨质疏松症、高血压、糖尿病、下丘脑—垂体—肾上腺轴抑制、肥胖症、白内障、青光眼、皮肤变薄、肌无力等。对于伴有结核病、糖尿病、真菌感染、骨质疏松、青光眼、严重抑郁或消化性溃疡。β_2 受体激动剂不良反应包括骨骼肌震颤、低血钾、心律紊乱等。茶碱的不良反应有恶心呕吐、心律失常、血压下降及多尿等。

二、哮喘控制和并发症

哮喘的完全控制大概需要 3～4 个月，通常起始治疗后每 2～4 周需复诊，以后每 1～3 个月随访 1 次，定期指导患者正确掌握药物吸入技术有助于哮喘控制。同时需要避免接触刺激性气体及易致过敏的灰尘、花粉、食物、药物和其他可疑异物。注意气候影响，做好防寒保暖，防止外邪诱发。戒烟酒，饮食清淡而富营养，忌生冷、肥甘、辛辣、海膻发物等，以免伤脾生痰。

第四节　典型案例

一、案例 1

（一）病史摘要

1. **主诉**：反复阵发性咳嗽伴胸闷气促 3 年余，再发 1 周。

2. **现病史**：患者女，55 岁。3 年前确诊为支气管哮喘，平素规律吸入布地奈德福莫特罗（160 μg），口服孟鲁司特、复方甲氧那明控制病情。一周前受凉出现咳嗽咳痰，咳少量黄痰，咳甚气促，夜间咳嗽咳痰明显，咳甚时伴胸闷气促，上楼梯即感气促不适，休息后好转。怕冷，大便时有不成形，胃纳一般。

3. **既往史**：过敏性鼻炎 20 余年，鼻息肉病史 7 年余。

4. **个人史、家族史、过敏史**：曾查过敏源为尘螨，其余无殊。

5. **查体**：T37℃、P92 次/分、R20 次/分、Bp140/100 mmHg，神清，气平。两肺叩清音、两肺呼吸音粗，双肺未闻及明显干湿罗音。

6. 望闻问切：望诊：患者精神可、体态偏胖、舌质淡黯，苔少。闻诊：未及异常气味。切诊：脉滑数。

7. 实验室检查及其他辅助检查：WBC $7.4 \times 10^9/L$，N 42.1%，CRP 1.3 mg/L，嗜酸性粒细胞 25.7%。

8. 诊断：西医诊断：支气管哮喘急性发作（轻度）、过敏性鼻炎伴哮喘、鼻息肉。中医诊断：哮病肺脾气虚证。

（二）用药方案

1. 止咳化痰：盐酸氨溴索注射液 90 mg qd ivgtt、桉柠蒎肠溶胶囊 0.3 g tid po、复方甲氧那明胶囊 2 粒 tid po。

2. 解痉平喘：布地奈德福莫特罗粉吸入剂 1 吸 bid、硫酸特布他林注射液（0.25 mg×6 支/盒）1 支 bid 雾化吸入。

3. 抗炎：孟鲁司特钠片 10 mg qn po。

4. 中药方剂：密炙麻黄 9 g、苦杏仁 9 g、密炙紫苏子 12 g、石膏 30 g、党参 15 g、制半夏 9 g、燀川贝母 3 g、桑白皮 9 g、炒瓜蒌皮 15 g、冬瓜子 12 g、芦根 30 g、橘络 9 g、白茯苓 12 g、山药 15 g、薏苡仁 15 g、太子参 15 g、炙甘草 12 g。

（三）监护记录

入院第 2 天：时有咳嗽咳痰，少量黄黏痰，咳甚气促，怕冷，大便时有不成形，胃纳一般，睡眠佳。体温正常。用药过程及用药后无不适。

入院第 5 天：患者咳声重浊，痰多，色黄，气促较前好转。当前治以清热宣肺，化痰定喘，处方汤药服用。用药过程及用药后无不适。

入院第 8 天：咳嗽咳痰较前好转，无明显黏痰，气促好转，仍有怕冷，大便时有不成形，胃纳改善，睡眠佳。

入院第 11 天：患者病情稳定，无明显不适，出院。

（四）案例分析

支气管哮喘是慢性气道炎症性疾病，通过规范治疗可以达到哮喘控制。本案例中的患者 3 年前确诊为支气管哮喘，平时规律服用布地奈德福莫特罗和孟鲁司特钠，哮喘控制可。本例患者因受凉导致哮喘急性发作，根据西医治疗原则首选吸入性 SABA，并可反复使用。由于大多数的哮喘急性发作并非细菌引起，除非有明确细菌感染的证据，否则不建议使用抗菌药物。在患者急性发作缓解后，要对患者进行重新评估并调整治疗方案。该患者本次发病在夏季，以咳痰，黄粘痰为主要见证，急性发作期属于中医"热哮证"范畴，治法为宣肺散寒，化痰平喘。患者哮病日久，大便时有不成形，缓解期属于中医"肺脾气虚证"范畴，治法为健脾益肺,培土生金。

1. 解痉平喘

(1) 支气管哮喘急性发作的患者需要反复使用 SABA,可以迅速缓解支气管痉挛,通常在数分钟内起效,疗效可维持数小时。需要注意的是 SABA 一般按需使用,不长期、单一、过量使用。因此根据该患者哮喘急性发作程度给予硫酸特布他林注射液(0.25 mg×6 支/盒)1 支 bid 雾化吸入,舒张支气管治疗。

(2) ICS+LABA 具有协同抗炎和平喘的作用,该患者使用布地奈德福莫特罗吸入剂由吸入皮质激素布地奈德和长效 β_2-受体激动剂福莫特罗组成,福莫特罗起效时间为 1～3 分钟,维持时间为 12 小时,可用于长期治疗和缓解治疗。

2. 抗炎

白三烯调节剂可减轻哮喘症状、改善肺功能、减少哮喘的恶化。孟鲁司特钠片,可用于哮喘的长期治疗。

3. 止咳化痰

患者先后使用了盐酸氨溴索注射液,桉柠蒎肠溶胶囊进行化痰治疗。复方甲氧那明胶囊止咳平喘治疗。

4. 中药治疗

哮喘前期以实证为主分为寒哮、热哮,后期多因虚致喘,肺、脾、肾三脏虚弱。该患者为支气管哮喘急性发作期属热哮,治疗以清热化痰、平喘为主,后期兼以健脾纳气平喘。入院方剂以麻杏石甘汤合定喘汤及千金苇茎汤加减。麻杏石甘汤出自《伤寒论·辨太阳病脉证并治》,定喘汤出自《摄生众妙方》,两个方剂都具有宣降肺气,清热化痰之功效。主治风寒外束,痰热内蕴证,哮喘咳嗽,痰稠色黄,胸闷气喘。方中的麻黄具有宣肺散邪,平复气喘的功效,且不会损伤肺气;桑白皮、川贝母、瓜蒌皮具有清泄肺热,平复气喘之效;半夏、苏子、杏仁、炙甘草等具有较好的祛痰止咳效果,顺畅气道,从而达到清热化痰的功效。千金苇茎汤出自孙思邈《备急千金要方》主治清肺化痰,逐瘀排脓。以千金苇茎汤合定喘汤中冬瓜子,芦根、桑白皮能够清除肺热;制半夏和燀苦杏仁降气化痰;该患者痰多难咯加用炒瓜蒌皮,诸药合用能够起到宣降肺气、清热化痰等功效。该患者脾胃虚弱,食少便溏,气短咳嗽,肢倦乏力。宜加用补脾胃,益肺气的饮片,白茯苓和山药燥湿健脾;薏苡仁利水渗湿,健脾止泻;太子参益气健脾,生津润肺,用于改善患者脾虚便溏之症。

(五) 临床药师评述

1. 支气管哮喘急性发作在中医证候中分为寒哮、热哮和风哮,需要辨证给药。该患者受凉后哮喘急性发作,咳嗽、咳黄痰、气促、怕冷,脉滑数,符合热哮证。治疗以清热宣肺,化痰定喘为原则。初始治疗方案中以麻杏石甘汤合定喘汤及千金苇茎汤加减治疗痰热内蕴,哮喘咳嗽,考虑患者大便时有不成形,因哮病日久导致脾胃虚弱,加用白茯苓和山药燥湿健脾,薏苡仁利水渗湿,健脾止泻;太子参益气健脾,生津润肺,改善患者肺脾气虚证。本次中药治疗疗程为 7 日,待患者哮喘症状稳定后应再调整用药。

2. 治疗中应监护患者病情变化,调整药物治疗。初始治疗给予硫酸特布他林注射液雾化吸入,观察患者气促的症状是否得到改善,如果症状不能迅速缓解,要尽早联合吸入性激素药物进行治疗。该患者在雾化吸入硫酸特布他林注射液后,当气促得到缓解后可选择停用,可继续使用布地奈德福莫特罗吸入剂维持疗效。

3. 重视布地奈德福莫特罗吸入剂引起的不良反应。使用后可能会出现肾上腺功能抑制、骨质疏松、白内障和青光眼等不良反应。使用后要漱口以减少声嘶和念珠菌的发病率。

4. 支气管哮喘患者的用药管理是极其重要的,就目前而言哮喘尚不能根治,但可以通过有效的管理使其得到理想的控制。因此在患者住院期间要对其进行用药指导,包括如何正确使用吸入制剂、吸入制剂的储存、常见的不良反应及相应的处理办法。患者出院后要进行随访及用药评估,根据病情调整药物。

二、案例 2

(一) 病史摘要

1. 主诉:反复活动后胸闷气促半余年。

2. 现病史:患者男,72 岁。入院前半年反复出现活动后胸闷气促,休息后或使用喷雾剂可缓解,无夜间阵发性咳嗽,夜间能平卧睡眠。于外院查肺功能提示:极重度混合性肺通气功能障碍、肺弥散功能中度减退。

3. 既往史:支气管哮喘病史 40 余年,未常规服药;高血压 10 余年,平素长期服用替米沙坦、倍他乐克控制血压,血压控制可;冠心病 PCI 术后 2 年余,平素服用硫酸氢氯吡格雷片、瑞舒伐他汀控制;白内障病史。

4. 社会史、家族史、过敏史:无。

5. 查体:T37℃、P88 次/分、R20 次/分、Bp132/80 mmHg。神清,气平。双肺叩诊清音。双肺呼吸音粗,未闻及明显干湿罗音,语音传导正常,无胸膜摩擦音、哮鸣音。

6. 望闻问切:望诊:神清,双目少神,精神可。舌淡,苔白。闻诊:未及异常气味。切诊:脉弦滑。

7. 实验室检查及其他辅助检查:肺功能提示:极重度混合性肺通气功能障碍、肺弥散功能中度减退。

8. 诊断:西医诊断:支气管哮喘、慢性阻塞性肺病、冠心病 PCI 术后、高血压病、下肢动脉闭塞症、白内障。中医诊断:哮病。

(二) 用药方案

1. 解痉平喘:

(1) 硫酸特布他林注射液(0.25 mg×6 支/盒)1 支 bid 雾化吸入。

(2) 吸入用布地奈德混悬液(1 mg×5 支/盒)1 支 bid 雾化吸入。

(3) 多索茶碱葡萄糖注射液 100 ml qd ivgtt。

(4) 布地奈德福莫特罗粉吸入剂(160 μg×1 支/盒)1 支雾化吸入 st。

(5) 硫酸沙丁胺醇气雾剂(200 喷×1 瓶/瓶)3 瓶雾化吸入 st。

2. 抗炎:孟鲁司特钠片 10 mg qn po。

3. 化痰:桉柠蒎肠溶软胶囊 1 粒 tid po。

4. 抗血小板聚集:硫酸氢氯吡格雷片 75 mg qd po。

5. 降脂药:瑞舒伐他汀钙片 10 mg qn po。

6. 控制血压:替米沙坦 1 片 qd po。

7. 控制心率:琥珀酸美托洛尔缓释片(47.5 mg×7 片/盒)1 片口服 qd。

8. 中药治疗:当归 9 g、熟地 15 g、茯苓 15 g、生黄芪 30 g、白术 9 g、防风 12 g、党参 15 g、陈皮 9 g、制半夏 9 g、桑白皮 9 g、款冬 12 g、苏子 9 g、紫苑 12 g、川贝 3 g、麦冬 12 g、杏仁 9 g。

(三) 监护记录

入院第 2 天,患者活动后胸闷气促,胃纳可,维持原治疗不变。用药过程中及用药后无不适。

入院第 4 天:患者肺功能:重度混合性肺通气功能障碍、肺弥散功能中度减退,残气量重度增加,支气管舒张试验(+);加用硫酸特布他林注射液＋吸入用布地奈德混悬液。用药过程中及用药后无不适。

入院第 6 天:患者咳嗽咳痰明显减少,气喘略有好转。患者反复咳喘 40 年,中医症候属"虚哮证"治发以益肺平喘、补肾纳气给予方药。

入院第 7 天:患者胸闷气促好转,一般情况可,出院。

（四）案例分析

支气管哮喘是慢性气道炎症性疾病，通过规范治疗可以达到哮喘控制。本案例中的患者支气管哮喘 40 余年，平时未规律服药，出现胸闷气促时自行使用喷雾剂缓解症状。本次急性发作后入院治疗，经解痉平喘治疗后症状得到控制，需要对患者的病情进行评估给予长期治疗方案。该患者肺失清肃、气喘，久病伤肾，肾不纳气，故见气喘阵作，动辄尤甚，中医症候属"虚哮证"治疗以益肺平喘、补肾纳气。

1. 解痉平喘

（1）对于中重度哮喘急性发作患者，支气管舒张剂首选吸入 SABA 进行治疗，可以联合静脉滴注茶碱类药物。该患者雾化吸入硫酸特布他林注射液联合静脉用多索茶碱葡萄糖注射液，起到解痉、平喘的作用。硫酸沙丁胺醇气雾剂备用。

（2）ICS＋LABA 具有协同的抗炎和平喘作用，该患者使用布地奈德福莫特罗吸入剂由吸入皮质激素布地奈德和长效 β_2-受体激动剂福莫特罗组成，福莫特罗起效时间为 1～3 分钟，维持时间为 12 小时，可用于长期治疗和缓解治疗。

2. 抗炎

（1）中重度哮喘急性发作需要尽早使用激素，可首选雾化吸入激素，如症状控制不佳，尽快改为全身激素。该患者使用吸入用布地奈德，通过雾化吸入即可达到全肺，发挥局部抗炎作用，有效缓解喘憋、缩短喘鸣音及咳嗽持续时间。

（2）长期稳定期治疗，白三烯调节剂可减轻哮喘症状、改善肺功能、减少哮喘的恶化。孟鲁司特钠片，可用于哮喘的长期治疗。

3. 基础疾病治疗

该患者有高血压、冠心病 PCI 术后病史，硫酸氢氯吡格雷片抗血小板聚集，瑞舒伐他汀钙片降脂，替米沙坦控制血压，琥珀酸美托洛尔缓释片控制心率。

4. 患者在入院时未使用方剂，在症状缓解后，考虑其哮病久发，久病伤肾，肾不纳气，肺肾两虚，使肺、脾、肾皆损，用药以扶正为主兼以祛邪，拟定方以金水六君煎加减配伍止咳平喘类药物。金水六君煎出自《景岳全书》，用于治疗肺肾阴虚，湿痰内盛证。方中熟地黄补益先天之本，当归补血活血，以助肺主气、肾纳气之功，能扶正固本、补益气血。黄芪、白术、防风、党参配伍使用可补益肺气、固表健脾；陈皮、茯苓、半夏以燥湿化痰，理气宽中。桑白皮、紫苏子、款冬花、紫菀、川贝母、麦冬从肺论治以止喘咳；杏仁、制半夏、紫苏子、款冬花具有止咳化痰，以增强平喘之功；桑白皮既泻肺火又泻肺中水气以达平喘之功；此外，半夏与陈皮合用以增强理气燥湿化痰之效。整个方剂以补肺健脾温肾、化痰平喘为主。

(五) 临床药师评述

1. 治疗中应监护病情变化,及时跟进症状评估,避免不良反应的发生。该患者有冠心病 PCI 术后病史,应用 β_2 受体激动剂后可能会出现心慌、胸闷等不良反应。在治疗方案中给予硫酸沙丁胺醇气雾剂备用,关注可能引起的不良反应,更建议患者出院后使用抗胆碱能药物(异丙托溴铵)作为缓解药物备用。

2. 关注患者后续药物选择。该患者有高血压、冠心病等基础疾病,阿司匹林是 PCI 术后常用的抗血小板类药物,但哮喘患者在服用阿司匹林数分钟或数小时后可诱发哮喘急性发作,可能的作用机制与抑制呼吸道环氧化酶(COX)有关[6],COX 受抑制后,一方面阻断了花生四烯酸生成前列腺素(PG)这一代谢途径,使具有气管收缩作用的前列腺素 F_{2a} 生成增多,而具有气道扩张作用的前列腺素 E_2(PGE_2)及前列腺素 I_2(PGI_2)等生成减少,导致气道痉挛;另一方面,花生四烯酸的另一代谢途径中的脂氧化酶活性增强,导致白三烯生成增多,白三烯是强烈的支气管收缩剂,收缩支气管平滑肌的强度相当于组胺作用强度的 1000 倍以上,故引起严重的哮喘发作。因此,哮喘患者应尽量避免使用阿司匹林。

3. 支气管哮喘患者的用药管理是极其重要的,就目前而言哮喘尚不能根治,但可以通过有效的管理使其得到理想的控制。该患者一直未规范进行哮喘治疗,因此在患者住院期间要对其进行用药指导,包括如何正确使用吸入制剂、吸入制剂的储存、常见的不良反应及相应的处理办法。患者出院后要进行随访及用药评估,根据病情调整药物。

(王之颖 袁易 黄瑾 王振伟)

参考文献

[1] 中华医学会呼吸病学分会哮喘学组.支气管哮喘防治指南(2020 年版)[J].中华结核和呼吸杂志,2020,43(12):1023-1048

[2] 中华中医药学会肺系病专业委员会,中国民族医药学会肺病分会.支气管哮喘中医证候诊断标准(2016 版)[J].中医杂志,2016,57(22):1978-1980

[3] 中华中医药学会肺系病分会.支气管哮喘中医诊疗专家共识(2012)[J].中医杂志,2013,54(7):627-629

[4] 《中成药治疗优势病种临床应用指南》标准化项目组.中成药治疗成人支气管哮喘临床应用指南(2021 年)[J].中国中西医结合杂志,2022,42(3):276-286

[5] 中国中西医结合学会儿科专业委员会呼吸学组.中西医结合防治儿童哮喘专家共识[J].中国中西医结合儿科学,2020,12(3):185-191

[6] 程绪梅,母前途,王俊.阿司匹林哮喘致呼吸心跳停止 2 例分析[J].临床肺科杂志,2019,24(1):181-182

第五章

慢性稳定性劳力型心绞痛

第一节 疾病概述

一、定义及诊断

(一) 西医[1]

1. 定义

慢性稳定性劳力型心绞痛是在冠状动脉固定性严重狭窄基础上，由于心肌负荷的增加引起的心肌急剧的、短暂的缺血缺氧临床综合征，通常为一过性的胸部不适，其特点为短暂的胸骨后压榨性疼痛或憋闷感(心绞痛)，可由运动、情绪波动或其他应激诱发。

2. 诊断要点

(1) 心绞痛部位通常位于胸骨体之后，可波及心前区，界限不很清楚，常放射至左肩、左臂内侧达无名指和小指，或至颈、咽或下颌部。

(2) 胸痛常为压迫、发闷、紧缩或胸口沉重感，可伴有呼吸困难，也可伴有非特异性症状如乏力、头晕、恶心等。

(3) 通常持续数分钟至 10 余分钟，大多数情况下 3～5 分钟。

(4) 疼痛多发生于劳累或情绪激动的当时，而不是劳累之后，含服硝酸酯类药物可缓解。

(5) 对于疑诊患者，应行静息心电图检查。

(6) 冠状动脉 CT 血管成像(CTA)有较高的阴性预测价值。

(二) 中医[2]

1. 定义

慢性稳定性劳力型心绞痛多属于中医学"胸痹""心痛"范畴。

2. 症候诊断

本病主要证候要素包括血瘀、气虚、阴虚、痰浊、气滞、阳虚、寒凝等,主要证候要素组合包括气虚血瘀、气滞血瘀、气阴两虚、痰瘀互结等。

(1) 心血瘀阻证:①固定性胸痛(4分);②舌质紫暗或舌体有瘀斑瘀点(4分);③舌下静脉紫暗(3分);④面色紫暗(3分);⑤身体有瘀点或瘀斑(3分);⑥肢体麻木(2分);⑦口唇紫暗或暗红(2分);⑧脉涩(2分)。

得分相加≥8分即可诊断。

(2) 气滞血瘀证:气滞:①胸闷胀痛(多由情绪诱发)(3分)②急躁易怒(3分);③胁胀或胁痛(3分);④脘痞(3分);⑤嗳气(2分);⑥口苦(2分);⑦舌暗红(2分);⑧脉弦(2分)。血瘀:①固定性胸痛(4分);②舌质紫暗或舌体有瘀斑瘀点(4分);③舌下静脉紫暗(3分);④面色紫暗(3分);⑤身体有瘀点或瘀斑(3分);⑥肢体麻木(2分);⑦口唇紫暗或暗红(2分);⑧脉涩(2分)。

单一证候要素得分相加≥8分,同时满足气滞、血瘀证候要素即可诊断。

(3) 痰浊闭阻证:①胸闷痛(3分);②痰多体胖(3分);③舌胖苔厚腻(3分);④大便黏腻(2分);⑤肢体沉重(2分);⑥头昏多寐(2分);⑦口黏不爽(2分);⑧脉滑(2分)。

证候要素总得分≥8分即可诊断。

(4) 寒凝心脉证:①胸痛遇寒而发(4分);②肢冷拘挛(3分);③腰骶寒冷(3分);④腹部冷痛(3分);⑤舌青暗或紫(3分);⑥面色苍白(2分);⑦面色青(2分);⑧脉沉或迟(2分)。

证候要素总得分≥8分即可诊断。

(5) 气虚血瘀证:气虚:①胸闷或胸痛劳则诱发(4分);②神疲(3分);③乏力(3分);④气短(3分);⑤自汗(3分);⑥脉弱(2分);⑦舌淡胖或有齿痕(2分);⑧心悸(1分)。血瘀:①固定性胸痛(4分);②舌质紫暗或舌体有瘀斑瘀点(4分);③舌下静脉紫暗(3分);④面色紫暗(3分);⑤身体有瘀点或瘀斑(3分);⑥肢体麻木(2分);⑦口唇紫暗或暗红(2分);⑧脉涩(2分)。

单一证候要素得分相加≥8分,同时满足气虚、血瘀证候要素即可诊断。

(6) 气阴两虚证:气虚:①胸闷或胸痛劳则诱发(4分);②神疲(3分);③乏力(3分);④气短(3分);⑤自汗(3分);⑥脉弱(2分);⑦舌淡胖或有齿痕(2分);⑧心悸(1分)。阴虚:①胸隐痛(3分);②五心烦热(3分);③舌红苔少(3分);④盗汗(3分);⑤目干(2分);⑥失眠(2分);⑦脉细(2分);⑧口干不欲饮(2分)。

单一证候要素得分相加≥8分,同时满足气虚、阴虚证候要素诊断即可诊断。

(7) 心肾阴虚证:①胸隐痛(3分);②五心烦热(3分);③舌红苔少(3分);④盗汗(3分);⑤目干(2分);⑥失眠(2分);⑦脉细(2分);⑧口干不欲饮(2分)。

证候要素总得分≥8分即可诊断。

(8) 心肾阳虚证:①胸憋闷或闷痛(4分);②畏寒肢冷(3分);③动则喘憋(3分);④大便溏稀(2分);⑤夜尿频多(2分);⑥脘腹腰冷(2分);⑦舌淡胖润(2分);⑧脉沉(2分)。

证候要素总得分≥8分即可诊断。

二、药物治疗

(一) 西医治疗

药物治疗有两个目的,即缓解症状及预防心血管事件。

1. 缓解症状、改善缺血

β受体阻滞剂:只要无禁忌证,β受体阻滞剂应作为初始治疗药物。目前更倾向于选择性β1受体阻滞剂,如琥珀酸美托洛尔、比索洛尔。应用β受体阻滞剂治疗期间心率宜控制在55~60次/分钟。

硝酸酯类药物:舌下含服或喷雾用硝酸甘油仅作为心绞痛急性发作时缓解症状用药,也可在运动前数分钟预防使用。长效硝酸酯类用于降低心绞痛发作频率和程度,适用于慢性长期治疗。每天用药时应注意给予足够的无药间期(8~10小时),以减少耐药性的发生。

钙通道阻滞剂(CCB):若β受体阻滞剂禁忌或不能耐受时,可选钙通道阻滞剂中的氨氯地平、硝苯地平或非洛地平,必要时可选用地尔硫䓬。注意心力衰竭患者应避免使用CCB,以免使心功能恶化。

曲美他嗪:可作为二线用药,与β受体阻滞剂等抗心肌缺血药物联用。

尼可地尔:可用于治疗微血管性心绞痛,当使用β受体阻滞剂禁忌、效果不佳或出现不良反应时,可使用尼可地尔缓解症状。

伊伐布雷定:β受体阻滞剂不能耐受或效果不佳,窦性心律且心率>60次/分钟的患者可选用。

2. 改善预后,预防心血管事件

抗血小板药物:无急性冠状动脉综合征(ACS)及经皮冠状动脉介入治疗

(PCI)病史者,推荐阿司匹林长期服用。接受 PCI 治疗后,建议双联抗血小板药物治疗(DAPT,即阿司匹林基础上合用 P2Y$_{12}$ 受体拮抗剂)6 个月。PCI 或 ACS 后病情稳定者,根据临床危险因素或风险评分评价缺血和出血风险,考虑延长或缩短 DAPT 疗程。

调脂药物:如无禁忌证,依据血脂基线水平首选起始剂量中等强度的他汀类调脂药物,目标值低密度脂蛋白(LDL-C)＜1.8 mmol/L。若 LDL-C 水平不达标,可与其他调脂药物(如依折麦布)联合应用。

β受体阻滞剂:对心肌梗死后患者,β受体阻滞剂能显著降低 30％死亡和再发梗死风险。

血管紧张素转化酶抑制剂(ACEI)或血管紧张素 Ⅱ 受体拮抗剂(ARB):只要无禁忌证,尤其是合并高血压、左心室射血分数(LVEF)≤40％、糖尿病或慢性肾病的高危患者,均可考虑使用 ACEI 或 ARB。

(二) 中医治疗

1. 心血瘀阻证

治法:活血化瘀,通络止痛。

推荐方药:冠心 2 号方加减。川芎 10 g、赤芍 10 g、红花 10 g、降香 10 g、丹参 30 g。或具有同类功效的中成药(包括中药注射剂)。

中成药:血塞通软胶囊(滴丸)、血栓通胶囊、冠心舒通胶囊、地奥心血康软胶囊、丹红注射液、灯盏细辛注射液、注射用血塞通、注射用血栓通。

2. 气滞血瘀证

治法:行气活血,通络止痛。

推荐方药:血府逐瘀汤加减。桃仁 12 g、红花 9 g、当归 9 g、生地黄 9 g、牛膝 9 g、川芎 5 g、桔梗 5 g、赤芍 6 g、枳壳 6 g、甘草 3 g、北柴胡 3 g。或具有同类功效的中成药(包括中药注射剂)。

中成药:血府逐瘀胶囊、银丹心脑通软胶囊、心可舒片、麝香保心丸、养心达瓦依米西克蜜膏。

3. 痰浊闭阻证

治法:通阳泄浊,豁痰开结。

推荐方药:瓜蒌薤白半夏汤加减。瓜蒌 15 g、薤白 15 g、法半夏 9 g、白酒 30～60 ml。或具有同类功效的中成药(包括中药注射剂)。

中成药:丹蒌片。

4. 寒凝心脉证

治法:温经散寒,活血通痹。

推荐方药:宽胸丸。荜茇 3 g、高良姜 6 g、细辛 3 g、檀香 6 g、延胡索 10 g、冰片 0.3 g。或具有同类功效的中成药(包括中药注射剂)。

中成药:冠心苏合丸。

5. 气虚血瘀证

治法:益气活血,补虚止痛。

推荐方药:八珍汤加减。党参 20 g、白术 10 g、茯苓 20 g、甘草 10 g、当归 10 g、生地黄 15～20 g、赤芍 15 g、川芎 10 g、桃仁 10 g、红花 10 g、丹参 30 g。或具有同类功效的中成药(包括中药注射剂)。

中成药:通心络胶囊、脑心通胶囊、麝香通心滴丸、血栓心脉宁片、愈心痛胶囊、参桂胶囊、养心氏片、通心舒胶囊。

6. 气阴两虚证

治法:益气养阴,活血通络。

推荐方药:生脉散加减。党参 20 g、麦冬 10 g、五味子 2～6 g、黄芪 20 g、麸炒白术 10 g、茯苓 15 g、甘草 6～10 g。或具有同类功效的中成药(包括中药注射剂)。

中成药:灯盏生脉胶囊、兼见心悸怔忡可选用参松养心胶囊、通脉养心丸、养心生脉颗粒、生脉注射液。

7. 心肾阴虚证

治法:滋阴清热,养心安神。

推荐方药:左归饮加减。熟地黄 9～15 g、山药 15 g、枸杞子 10 g、炙甘草 10 g、茯苓 10 g、山萸肉 6～12 g。或具有同类功效的中成药(包括中药注射剂)。

中成药:心元胶囊、天王补心丹。

8. 心肾阳虚证

治法:补益阳气,温振心阳。

推荐方药:参附汤合右归饮加减。生晒参 10 g、黑顺片 3～9 g、肉桂 1～5 g、熟地黄 9～15 g、山萸肉 3 g、山药 6 g、枸杞子 6 g、杜仲 6 g。或具有同类功效的中成药(包括中药注射剂)。

中成药:参附注射液。

第二节　常用治疗药物

一、西医治疗方案

表5-1　慢性稳定性劳力型心绞痛西医治疗方案药物

分类	用药指征	首选药物	备选药物
β受体阻滞剂	无禁忌证	美托洛尔、比索洛尔	阿罗洛尔、卡维地洛
硝酸酯类药物	有心绞痛症状	硝酸甘油、单硝酸异山梨酯	无
CCB	β受体阻滞剂禁忌或不能耐受	氨氯地平、硝苯地平、非洛地平	地尔硫䓬
抗血小板药物	无禁忌证	阿司匹林、氯吡格雷	替格瑞洛
调脂药物	无禁忌证	阿托伐他汀、瑞舒伐他汀	辛伐他汀、普伐他汀
肾素-血管紧张素系统抑制剂	无禁忌证	ACEI、ARB	无

二、中医治疗方案

表5-2　胸痹心痛病中医治疗方案

症候	治法	方剂	中成药
心血瘀阻证	活血化瘀,通络止痛	冠心2号方加减	三七总皂苷制剂类、冠心舒通胶囊、地奥心血康软胶囊、丹红注射液
气滞血瘀证	行气活血,通络止痛	血府逐瘀汤加减	血府逐瘀胶囊、银丹心脑通软胶囊、心可舒片、麝香保心丸
痰浊闭阻证	通阳泄浊,豁痰开结	瓜蒌薤白半夏汤加减	丹蒌片
寒凝心脉证	温经散寒,活血通痹	宽胸丸	冠心苏合丸
气虚血瘀证	益气活血,补虚止痛	八珍汤加减	通心络胶囊、脑心通胶囊、麝香通心滴丸、愈心痛胶囊

续表

症候	治法	方剂	中成药
气阴两虚证	益气养阴,活血通络	生脉散加减	灯盏生脉胶囊、通脉养心丸、生脉注射液
心肾阴虚证	滋阴清热,养心安神	左归饮加减	心元胶囊
心肾阳虚证	补益阳气,温振心阳	参附汤合右归饮加减	参附注射液

三、主要治疗药物

(一) 阿司匹林

1. 适应证:降低稳定性和不稳定性心绞痛患者的发病风险,降低急性心肌梗死疑似患者的发病风险,预防心肌梗死复发等。

2. 用法用量:口服,肠溶片应饭前用适量水送服。100～300 mg/d。降低急性心肌梗死疑似患者的发病风险:建议第一次 300 mg,嚼碎后服用;以后每天100～200 mg。

3. 注意事项:有水杨酸盐或含水杨酸物质、非甾体类抗炎药过敏史或上述药物导致哮喘史,急性胃肠道溃疡,严重肝肾功能衰竭,妊娠最后三个月应禁用。胃十二指肠溃疡史,药食过敏史,与抗凝药合用时应谨慎。

(二) 琥珀酸美托洛尔

1. 适应证:心绞痛。高血压。伴有左心室收缩功能异常的症状稳定的慢性心力衰竭。

2. 用法用量:口服,一次 47.5～190 mg,每日 1 次。可掰开服用,但不能咀嚼或压碎,用至少半杯液体送服。剂量应个体化,以避免心动过缓。

3. 注意事项:心源性休克,病态窦房结综合征(没有永久起搏器保护),有症状的心动过缓或低血压,Ⅱ 或 Ⅲ 房室传导阻滞,不稳定的、失代偿性心力衰竭患者,心率<45 次/分、P-R 间期>0.24 秒或收缩压<100 mmHg 的怀疑急性心梗的患者等禁用。

(三) 阿托伐他汀

1. 适应证:冠心病或冠心病等危症合并高胆固醇血症或混合型血脂异常的患者。

2. 用法用量:起始剂量为 10 mg 每日 1 次,最大剂量为 80 mg 每日 1 次。剂量调整时间间隔应为 4 周或更长。

3. 注意事项:活动性肝病、妊娠、哺乳期妇女禁用。

(四)单硝酸异山梨酯缓释片

1. 适应证:冠心病的长期治疗、预防血管痉挛型和混合型心绞痛,也适用于心肌梗死后的治疗及慢性心衰的长期治疗。

2. 用法用量:口服,40～80 mg,每日清晨服用。可掰开服用,用半杯水吞服,但不能咀嚼或碾碎。

3. 注意事项:青光眼、休克、明显低血压(收缩压＜90 mmHg)、肥厚梗阻性心脏病、急性心肌梗死、重度贫血、颅内压增高、严重脑动脉硬化者以及合用利奥西呱、磷酸二酯酶 5(PDE5)抑制剂等禁用。不用于心绞痛急性发作。治疗初期可能头痛,持续用药后症状消失。

(五)缬沙坦

1. 适应证:治疗轻、中度原发性高血压。

2. 用法用量:80～160 mg,每日 1 次。

3. 注意事项:妊娠禁用。非必要不应与血管紧张素转化酶抑制剂联用。糖尿病患者不应与阿利吉仑合用。

(六)麝香保心丸

1. 适应证:芳香温通,益气强心。用于气滞血瘀所致的胸痹,症见心前区疼痛、固定不移;心肌缺血所致的心绞痛、心肌梗死见上述证候者。

2. 用法用量:口服。1～2 丸,一日 3 次;或症状发作时服用。

3. 注意事项:建议饭后服用。脾胃虚弱者、哺乳期妇女、过敏体质者、运动员慎用。不宜与藜芦、五灵脂、赤石脂同用。

(七)通心络胶囊

1. 适应证:益气活血,通络止痛。用于冠心病心绞痛属心气虚乏、血瘀络阻证,症见胸部憋闷,刺痛、绞痛,固定不移,心悸自汗,气短乏力,舌质紫暗或有瘀斑,脉细涩或结代。亦用于气虚血瘀络阻型中风病,症见半身不遂或偏身麻木,口舌歪斜,言语不利。

2. 用法用量:口服。一次 2～4 粒,一日 3 次。

3. 注意事项:服药后胃部不适者宜改为饭后服用。出血性疾患,孕妇及妇女经期及阴虚火旺型中风禁用。

(八)灯盏生脉胶囊

1. 适应证:益气养阴,活血健脑。用于气阴两虚,瘀阻脑络引起的胸痹心痛、中风后遗症,症见痴呆,健忘,手足麻木症;冠心病心绞痛,缺血性心脑血管疾病,高脂血症见上述证候者。

2. 用法用量:口服。一次 2 粒,一日 3 次,饭后 30 分钟服用。两个月为一疗程,疗程可连续。巩固疗效或预防复发,一次 1 粒,一日 3 次。

3. 注意事项:脑出血急性期禁用。对本品过敏者慎用。服用时如果出现肠胃道反应,可在饭后 30 分钟内服用。本品为胶囊剂,不可将胶囊壳去除后服用内容物。

(九) 丹蒌片

1. 适应证:宽胸通阳,化痰散结,活血化瘀。用于痰瘀互结所致的胸痹心痛,症见胸闷胸痛,憋气,舌质紫暗,苔白腻;冠心病心绞痛见上述证候者。

2. 用法用量:口服。一次 5 片,一日 3 次,饭后服用。

3. 注意事项:孕妇禁用。产妇及便溏泄泻者慎用。部分患者服药后可出现大便偏稀,少数患者服药期间可出现口干。

(十) 血府逐瘀胶囊

1. 适应证:活血祛瘀,行气止痛。用于气滞血瘀所致的胸痹、头痛日久、痛如针刺而有定处、内热烦闷、心悸失眠、急躁易怒。

2. 用法用量:口服。一次 6 粒,一日 2 次;一个月为一个疗程。

3. 注意事项:孕妇、对本品及所含成分过敏者禁用。脾胃虚弱者、过敏体质者慎用。忌食辛冷食物。建议饭后服用。不宜与藜芦、海藻、京大戟、红大戟、甘遂、芫花同用。

(十一) 血塞通片

1. 适应证:活血祛瘀,通脉活络,抑制血小板聚集和增加脑血流量。用于脑络瘀阻,中风偏瘫,心脉瘀阻,胸痹心痛;脑血管病后遗症,冠心病心绞痛属上述证候者。

2. 用法用量:口服,一次 50～100 mg,一日 3 次。

3. 注意事项:人参、三七过敏者禁用;胃出血、脑溢血急性期禁用。孕妇、月经期妇女、过敏体质者慎用。

第三节　中西医结合规范化药学监护要点

在慢性稳定性劳力型心绞痛药物治疗方案确定过程中,药学监护主要的工作包括:适应证和禁忌证的审核、药物的选择以及剂量和给药途径的确定、药物相互作用的监护(西药和中药饮片、西药和中成药、西药和西药、中药饮片和中成药)。通过医生与药师的沟通协调,制订合理的个体化的治疗方案。

一、治疗监护

(一) 疗效监护评估

1. 西医疗效监护评估

1) 观察患者服用缓解症状、改善缺血的药物后心绞痛症状是否改善,发作次数是否减少。

2) 服用改善预后的药物后是否有发生不稳定性心绞痛、心肌梗死、心力衰竭等心血管事件。

2. 中医疗效监护评估

1) 望诊:观察患者的神色形态乏力是否有改善;观察患者舌苔、舌色、舌质的变化。

2) 问诊:询问患者的心绞痛症状是否改善,发作次数是否减少。

(二) 不良反应监护评估

监测患者用药后可能出现不良反应的体征和症状、实验室血常规、肝肾功能等生化检测结果,服用抗血小板聚集药、调脂药、β受体阻滞剂、硝酸酯类药、ACEI 或 ARB、中药等药物后可能出现的过敏(皮疹)反应,横纹肌溶解症(肌酶升高、肌酸、肌痛、肌无力以及排褐色尿等)以及心血管系统(心率过快或过慢、低血压等)、消化系统(恶心、呕吐、胃部不适、黑便等)、血液系统(牙龈出血、皮肤瘀斑等凝血功能障碍)、神经系统(头痛等)、肝肾功能(尿素氮、血肌酐、胆红素、丙氨酸氨基转移酶及天门冬氨酸氨基转移酶水平升高)等不良反应。

二、预防复发和并发症

慢性稳定性劳力型心绞痛的二级预防主要包括药物治疗和生活方式干预。药物治疗指的是上文中改善预后的抗血小板聚集药预防血栓形成,ACEI/ARB类药抑制心室重构,他汀类调脂药降血脂稳定斑块。生活方式方面应坚持体育锻炼、控制饮食和体重,建议低脂饮食,限盐,节制饮酒,戒烟,做好血脂、血压、血糖管理。

中医认为胸痹心痛病多是慢性病变,往往反复发作,发作时多以标实为主或虚实夹杂,缓解期多以本虚为主。本虚宜补,扶正固本常以益气养阴、温阳补气、养血滋阴、补益肝肾等为法[3]。

第四节 典型案例

一、案例1

（一）病史摘要

1. **主诉**：胸闷胸痛间作 30 余年，加重 3 天。

2. **现病史**：患者男，76 岁。1985 年无明显诱因下出现心前区疼痛，1995 年明确诊断为冠心病（相关纸质报告不能供述），后于 1998 年置入第一枚支架，2004 年继续置入支架（共 3 枚），2012 年因腹主动脉血管瘤夹层置入支架（共 4 枚）。后患者多次因胸闷胸痛加重住院治疗，好转后出院，现口服"氯吡格雷、阿托伐他汀、单硝酸异山梨酯、曲美他嗪"等控制病情。患者 3 月来无明显诱因下出现胸闷胸痛，疼痛位于左前区，呈阵发性隐痛，持续 5～8 分钟，无放射性疼痛，无冷汗，无黑矇，常于夜间发作，不能平卧休息。于 2017 年 10 月 17 日入院，入院时有胸闷胸痛，呈阵发性隐痛，活动后气促，伴双下肢水肿，无心慌不适，无恶心呕吐，无黑矇，纳寐可，二便调。

3. **既往史**：2000 年起，无明显诱因下出现肌酐升高，最高至 500 $\mu mol/L$，2017 年 4 月 20 日因肌酐升高住院治疗，症情未见明显缓解，否认肾病史；有高血压病史 1 年余，最高至 150/90 mmHg，平素口服"氨氯地平片 5 mg qd"降压，自诉血压控制尚可。否认慢支、糖尿病等其他慢性疾病史。

4. **社会史、家族史、过敏史**：无。

5. **查体**：T36.3℃、P82 次/分、R18 次/分、BP125/65 mmHg，神志清晰，精神尚可，正常面容；双肺呼吸音清，未闻及干湿啰音。双下肢轻度凹陷性水肿。

6. **望闻切诊**：望诊：舌淡胖，苔薄白。闻诊：未闻及异常语气、异常气息。切诊：脉沉细。

7. **实验室检查及其他辅助检查**：B 型钠尿肽：581.0 pg/ml；肌酐：461.70 $\mu mol/L$；尿素氮：30.70 mmol/L；超敏肌钙蛋白：0.030 ng/ml；低密度脂蛋白胆固醇：1.83 mmol/L。

8. **诊断**：西医诊断：1、冠状动脉粥样硬化性心脏病（PCI 术后慢性心功能不全心功能Ⅱ级（NYHA 分级））；2、慢性肾功能衰竭（CKD5 期）；3、高血压病（1

级高危）。中医诊断：胸痹（心肾阳虚证）。

（二）用药方案

1. 抗血小板聚集：氯吡格雷片 50 mg qd po。

2. 调脂稳定斑块：阿托伐他汀片 20 mg qn po。

3. 控制心率：美托洛尔缓释片 11.875 mg qd po。

4. 营养心肌：曲美他嗪片 20 mg tid po。

5. 益气温阳：5%GS250 ml＋参附注射液 80 ml ivgtt qd。

6. 活血化瘀：NS250 ml＋注射用血栓通 0.3 g ivgtt qd。

7. 中药方剂：全瓜蒌 15 g，薤白 12 g，制半夏 12 g，桂枝 12 g，泽泻 45 g，赤芍 18 g，炒白术 15 g，猪苓 30 g，熟附片 15 g，干姜 9 g，水蛭 3 g，当归 15 g，补骨脂 18 g，党参 15 g，细辛 3 g，炙甘草 6 g。

（三）监护记录

入院第 2 天：患者自述昨夜左前区胸闷胸痛，持续 5～8 分钟可自行缓解，伴双下肢轻度凹陷性水肿，无心慌，无呼吸困难。予加用单硝酸异山梨酯缓释片 40 mg po qn。用药过程中及用药后无不适。

入院第 6 天：患者诉夜间胸闷胸痛间作，坐位休息后 5 分钟可自行缓解，伴胃部不适，无呼吸困难，无汗出淋漓，夜寐欠安，纳可，二便调。双下肢无水肿。停用单硝酸异山梨酯缓释片，改为单硝酸异山梨酯缓释胶囊 50 mg qn。调整方药：全瓜蒌 15 g，薤白 12 g，制半夏 12 g，桂枝 12 g，泽泻 45 g，赤芍 18 g，炒白术 15 g，猪苓 30 g，熟附片 15 g，干姜 9 g，水蛭 3 g，当归 15 g，补骨脂 18 g，党参 15 g，细辛 3 g，炙甘草 6 g。用药过程中及用药后不不适。

入院第 10 天：患者病情稳定，未诉明显不适，出院。

（四）案例分析

冠状动脉内斑块形成是冠心病发病的主要原因。西医治疗原则为缓解症状，改善生活质量；改善预后，预防心肌梗死和猝死。本例患者多年来共植入 8 枚支架，数年间血管反复堵塞，患冠心病多年，常年服用氯吡格雷、阿托伐他汀、美托洛尔，入院时时有胸闷胸痛，呈阵发性隐痛，活动后气促，伴双下肢水肿。舌淡胖，苔薄白，脉沉细，属中医"胸痹（心肾阳虚证）"范畴，治法为温阳益气，利水泄浊，活血化瘀。

1. 减轻心肌耗氧

β受体阻滞剂可以降低交感神经张力、减慢心率、降低体循环血压和减弱心肌收缩力，减少心绞痛发作和提高运动耐量。只要无禁忌证，β受体阻滞剂应作为稳定性心绞痛的初始治疗药物。用药后要求静息心率降至 55～60 次/分，目前更倾向于选择性 β1 受体阻滞剂，如琥珀酸美托洛尔、比索洛尔。患者使用美托洛尔缓释片 11.875 mg qd po。

2. 硝酸酯类药物

硝酸酯类药物能扩张外周血管，减少静脉回流，降低心脏前后负荷和心肌需氧，较大剂量能扩张冠脉，改善心肌灌注，从而改善心绞痛症状。当起始使用 β 受体阻滞剂效果不佳时，可使用长效硝酸酯类药物。硝酸酯类药会反射性增加交感神经张力使心率加快，与 β 受体阻滞剂合用，不仅能增强抗心肌缺血作用，还能抵消药物的不良反应。长效硝酸酯类用于降低心绞痛发作频率和程度，适用于慢性长期治疗。该患者胸闷胸痛常发生于夜间，因此每晚使用单硝酸异山梨酯缓释片 40 mg po，后加量至单硝酸异山梨酯缓释胶囊 50 mg qn。

3. 抗血小板聚集

抗血小板药物在预防缺血性事件中起着重要作用，冠心病患者需终身服用抗血小板药物。对于 PCI 术后一年以上且病情稳定的患者，单用一种抗血小板药物即可。国内常用的口服抗血小板药物包括阿司匹林和 $P2Y_{12}$ 受体抑制剂（氯吡格雷和替格瑞洛）。该患者使用氯吡格雷 50 mg qd。

4. 调脂稳定斑块

大量证据表明缺血风险的下降和 LDL-C 的降幅有关。他汀类药物能有效降低总胆固醇（TC）和 LDL-C，稳定斑块和抗炎，降低心血管事件。如无禁忌证，应依据血脂基线水平首选起始剂量中等强度的他汀类调脂药物。LDL-C 的目标值应<1.8 mmol/L，LDL-C 达标后，长期维持治疗，有利于冠心病二级预防。该患者使用降脂中等强度的阿托伐他汀片 20 mg qn po。

5. 其他

曲美他嗪能改善心肌对缺血的耐受性及左心功能，缓解心绞痛，主要用于心绞痛发作的预防性治疗。该患者使用曲美他嗪片 20 mg tid po。

6. 中药治疗

根据患者症状体征，除胸痹外还合并心衰，以心肾阳虚为主兼有痰饮、血瘀，入院使用方剂为真武汤、瓜蒌薤白半夏汤合五苓散。真武汤出自《伤寒论》，温阳利水，是治疗心衰病阳虚水泛的代表方剂；瓜蒌薤白半夏汤出自《金匮要略》，行气解郁，通阳散结，祛痰宽胸，是治疗痰盛瘀阻胸痹证的代表方剂。五苓散出自《伤寒论》，利水渗湿，温阳化气，用于治疗膀胱气化不利之蓄水证。瓜蒌、薤白通阳散结，半夏燥湿化痰，桂枝温经通脉，泽泻、猪苓利水渗湿，赤芍凉血活血，白术补气健脾,水蛭破血逐瘀,当归补血活血,干姜温中散寒,附子补火助阳,补骨脂补肾助阳,党参补中益气,细辛散寒止痛,炙甘草补益心气、调和诸药。经治后患者双下肢无水肿,因此调整方药去掉利水渗湿的泽泻、猪苓;胸闷胸痛未明显缓解,伴胃部不适,考虑寒凝气滞加用延胡索活血行气止痛,吴茱萸散寒止痛、降逆止呕,紫苏叶9 g散寒行气和胃,去赤芍。

参附注射液成分为红参、附片(黑顺片),具有回阳救逆,益气固脱的功效,可用于阳虚(气虚)所致的惊悸、怔忡、喘咳、胃疼、泄泻、痹症等。指南推荐参附注射液用于胸痹心肾阳虚证。注射用血栓通成分为三七总皂苷,具有活血祛瘀,通脉活络的功效,用于瘀血阻络,中风偏瘫,胸痹心痛及视网膜中央静脉阻塞症。指南推荐注射用血栓通用于胸痹心血瘀阻证。患者主证为心肾阳虚,但兼有血瘀,可以使用上述注射剂。

(五)临床药师评述

(1) 阿司匹林是抗血小板治疗的基石,指南推荐如无禁忌证,应长期服用阿司匹林。但是阿司匹林可能会进一步增加肾脏受损和急性肾衰竭的风险。该患者76岁,有高血压和慢性肾功能衰竭史(CKD5期),出血风险增加,同时伴有胃部不适,因此给予氯吡格雷50 mg qd po,应注意观察是否有牙龈出血、皮肤瘀斑瘀点和黑便等出血症状。

(2) 阿托伐他汀和美托洛尔主要通过肝脏代谢,<5%的药物经肾脏清除,肾功能不全患者不需调整剂量。患者目前LDL-C为1.83 mmol/L,阿托伐他汀可以维持现有剂量,应注意监测肝功能和肌酶,以及有无肌酸肌痛肌无力等症状。对于合并慢性心力衰竭的稳定性心绞痛患者,美托洛尔与ACEI、利尿剂联合应用,能显著降低死亡风险、改善生活质量。患者入院时血压125/65 mmHg,舒张压偏低,因此给予小剂量美托洛尔,应注意监测血压和心率。

(3) ACEI或ARB类药物能抑制心室重构,降低稳定性心绞痛和左室射血分数降低的慢性心力衰竭(HFrEF)患者心血管事件风险,改善预后。指南推荐如无禁忌证,合并高血压或HFrEF或慢性肾病的患者长期使用ACEI或ARB应尽早并长期服用。该患者慢性肾功能衰竭(CKD5期),肌酐461.70 μmol/L,未行透析治疗,禁用ACEI或ARB,因此未予ACEI或ARB。如后期行透析治疗,临床药师建议给予ACEI或ARB。

(4) 曲美他嗪禁用于严重肾功能损害(肌酐清除率<30 ml/min)患者,该患者CKD5期,计算肌酐清除率为10.21 ml/min,临床药师建议停用曲美他嗪。

(5) 关注中成药和中药饮片联合使用的合理性。患者诊断为胸痹(心肾阳虚证)伴心衰,入院时双下肢水肿,活动后气促,使用参附注射液是合理的,但是考虑心衰患者应限制液体摄入,临床药师建议参附注射液的给药途径改为静脉推注。指南推荐胸痹心肾阳虚证,若伴喘促、心悸、浮肿,兼水饮凌心射肺者,可用真武汤。附子是真武汤的君药,若无附子临床疗效将受影响。该患者处方中熟附片15 g属常用剂量,熟附片是乌头的炮制品,毒性大的双酯型生物碱已水解成毒性较小的单酯型乌头原碱,且对肾脏没有损害作用,较为安全。因此临床药师认为该患者联合使用参附注射液和中药饮片是合理的,但需注意口舌及四肢麻木、胸闷心悸、头晕头痛等附子不良反应的监护,给予患者中药饮片正确煎煮方法的指导,且病情缓解后应及时停药。

(6) 泽泻最长于行水,利水作用较强,具有利尿、抗肾纤维化等药理作用。《中国药典》(2020 年版)中泽泻常用量为 6~10 g,临床汤剂常用剂量范围 15~30 g[4],未见明显毒副作用。但同时也有文献报道动物实验(小鼠每日给予62.5 g/kg、37.5 g/kg 生药量 10 周)中发现长期大剂量使用可导致慢性肾毒性[5]。现代对泽泻毒性研究结果尚不统一。临床药师建议对于该 CKD5 期的患者,泽泻从常用剂量开始使用,中病即止,同时密切监测肾功能。

二、案例 2

(一) 病史摘要

1. 主诉:PCI 术后 7 月,反复心慌胸闷 10 天。

2. 现病史:患者,男,67 岁。7 个月前因"冠状动脉粥样硬化性心脏病不稳定性心绞痛"行 PCI 术,植入前降支支架,术后复造影无明显狭窄,TIMI 血流 Ⅲ级。予拜阿司匹林、氯吡格雷抗血小板,阿托伐他汀调脂稳定斑块,缬沙坦氨氯地平控制血压等治疗。10 天前,患者受凉后时有心慌胸闷,心电图示:心房颤动,休息后自行好转,复查心电图示:正常心电图。患者无胸痛,无恶心呕吐,无黑矇晕厥。入院时时有心慌胸闷,无胸痛,无恶心呕吐,无黑矇晕厥,纳可,夜寐欠酣,二便调。

3. 既往史:既往有高血压病 3 级病史 10 余年,先予以氯沙坦钾氢氯噻嗪 1片(50 mg/12.5 mg)qd po 降压,后改用缬沙坦氨氯地平片 1 片(80 mg/5 mg)qd po 控制血压,目前血压控制在 126/100 mmHg。既往有"心律失常阵发性房颤"病史 2 年余,长期服用胺碘酮片 100 mg qd po 控制心室率。否认慢支、糖尿病等其他慢性疾病史。

4. 社会史、家族史、过敏史:青霉素和头孢类抗菌药物过敏。

5. 查体：T36.5℃、P79次/分、R18次/分、BP126/98 mmHg，神清，精神可，正常面容；双肺呼吸音清，未闻及干湿啰音。双下肢无水肿。

6. 望闻切诊：望诊：舌暗红，苔薄白。闻诊：未闻及异常语气、异常气息。切诊：脉细弦。

7. 实验室检查及其他辅助检查：

数字减影血管造影（DSA）造影：右冠中段40～50%狭窄，后降支中段80～90%狭窄。左主干正常，前降支粗大，近端偏心狭窄80%，中段可见肌桥，远端40～50%狭窄，D1管腔90～95%狭窄。回旋支中段50%狭窄，远段80～90%狭窄。结论：冠脉3支严重病变，PCI to LAD成功；

心电图：正常心电图；

8. 诊断：西医诊断：①冠状动脉粥样硬化性心脏病（PCI术后）；②心律失常（阵发性房颤 $CHA_2DS_2\text{-}VAS_c$ 评分3分 HAS-BLED评分3分）；③高血压病（3级极高危）。中医诊断：胸痹（气虚血瘀证）。

（二）用药方案

1. 抗血小板聚集：阿司匹林肠溶片100 mg po qd；氯吡格雷片75 mg qd po。

2. 调脂稳定斑块：阿托伐他汀片10 mg qd po。

3. 控制心率：胺碘酮片100 mg qd po。

4. 降压：缬沙坦氨氯地平片（80 mg/5 mg）1片 qd po。

5. 益气温阳：5%GS250 ml＋参附注射液80 ml ivgtt qd。

6. 活血化瘀：5%GS250 ml＋丹红注射液40 ml ivgtt qd。

（三）监护记录

入院第2天：患者时有心慌胸闷，无胸痛，无恶心呕吐，无黑矇晕厥，纳可，夜寐欠酣，二便调。血压138/90 mmHg，心率85次/分，律齐。心超：主动脉瓣钙化；左室舒张功能减退；左室收缩功能正常 EF：71%。用药过程中及用药后无不适。

加用中药方剂：柴胡12 g，升麻15 g，人参6 g，黄芪30 g，白术15 g，茯苓20 g，山药20 g，生山楂30 g，煅龙骨30 g，煅牡蛎30 g，延胡索21 g，川楝子12 g，丹参20 g，郁金15 g，川芎10 g，当归15 g，三棱12 g，莪术12 g，淮小麦30 g，炙甘草9 g，薄荷（后下）9 g。

入院第4天：患者心慌胸闷好转，无胸痛，无恶心呕吐，无黑矇晕厥，纳可，夜寐欠酣，二便调。血压130/82 mmHg，心率87次/分，律齐。用药过程中及用药后不适。

加用5%GS250 ml＋瓜蒌皮注射液12 ml ivgtt qd；冠心宁片1.52 g tid po

入院第 6 天：患者病情稳定，未诉明显不适，出院。

（四）案例分析

本例患者 9 个月前因不稳定性心绞痛行 PCI 术，于左前降支植入支架一枚，目前服用阿司匹林、氯吡格雷抗血小板，阿托伐他汀调脂稳定斑块，缬沙坦氨氯地平控制血压，入院时有心慌胸闷，无胸痛，无恶心呕吐，无黑矇晕厥，纳寐可，二便调。舌暗红，苔薄白，脉细弦，属中医"胸痹（气虚血瘀证）"范畴，治法为益气活血，补虚止痛。

1. 抗血小板聚集

抗血小板药物在预防缺血性事件中起着重要作用，冠心病患者需终身服用抗血小板药物。阿司匹林是抗血小板治疗的基石，如无禁忌证，应以 75～100 mg/d 的剂量长期服用阿司匹林。不稳定性心绞痛患者 PCI 术后除非有极高出血风险等禁忌证，应给予双联抗血小板药物治疗（DAPT），即在阿司匹林基础上联合应用 1 种 $P2Y_{12}$ 受体抑制剂（氯吡格雷 75 mg/d 和替格瑞洛 90 mg 2 次/天）至少 12 个月[6]。该患者 PCI 术后 9 个月，目前使用阿司匹林 100 mg qd po 和氯吡格雷 75 mg qd po。

2. 调脂稳定斑块

LDL-C 的目标值应<1.8 mmol/L，达标后长期维持治疗，有利于冠心病二级预防。该患者使用降脂中等强度的阿托伐他汀片 10 mg qd po。

3. 降压、改善缺血、抑制心室重构

ACEI 或 ARB 类药物能抑制心室重构，降低无心力衰竭的稳定性心绞痛患者或高危冠心病患者主要终点事件风险，改善预后。如无禁忌证，尤其是合并高血压的患者应长期服用 ACEI 或 ARB。CCB、ACEI 和 ARB 同时也具有很好的降血压作用，是常用的降压药，并且 CCB 可以和 ACEI 或 ARB 联用。CCB 类药物还能改善冠状动脉血流和减少心肌耗氧发挥缓解心绞痛作用，指南推荐冠心病患者使用氨氯地平、硝苯地平或非洛地平。该患者使用缬沙坦氨氯地平复合制剂 1 片 qd po。

4. 控制心室率

阵发性房颤患者恢复窦律后房颤复发风险仍然很大，使用抗心律失常药可减少房颤复发频率、缩短房颤持续时间。对阵发性房颤，胺碘酮维持窦律的疗效较好，对伴有冠心病的患者是首选药物。该患者使用胺碘酮片 100 mg qd po。

5. 中药治疗

根据患者症状体征，除胸痹外还合并心悸，以气虚血瘀为主兼有肝郁，使用方剂为补中益气汤加减。补中益气汤出自《脾胃论》,补中益气,升阳举陷,用于治疗脾虚气陷证。黄芪益气固表,配伍人参、白术、甘草,补气健脾;茯苓健脾渗湿,山药健脾助运;柴胡、升麻升阳举陷;川楝子、延胡索、郁金疏肝理气止痛;丹参、川芎、当归补血活血行气;山楂健胃消食、活血化瘀;三棱、莪术破血逐瘀;龙骨、牡蛎重镇安神定悸;淮小麦养心安神,薄荷散郁热;甘草调和诸药。

参附注射液用于阳虚(气虚)所致的惊悸、怔忡、喘咳、胃疼、泄泻、痹症等。丹红注射液由丹参、红花组成,具有活血化瘀、通脉舒络的功效,用于瘀血闭阻所致的胸痹及中风。瓜蒌皮注射液成分为瓜蒌皮提取液,具有行气除满,开胸除痹的功效,用于痰浊阻络之冠心病,稳定型心绞痛。冠心宁片成分为丹参、川芎,具有活血化瘀、通脉养心功效,用于冠心病稳定型劳累性心绞痛中医辨证属心血瘀阻证。

(五) 临床药师评述

(1) 患者有阵发性房颤,CHA_2DS_2-VASc 积分 3 分,血栓事件的发生风险较高,应启动抗凝治疗。虽然患者 HAS-BLED 评分 3 分提示出血风险增高,但出血风险增高者发生血栓栓塞事件的风险往往也高,因此患者具备抗凝治疗的适应证仍应进行抗凝治疗,而不应将 HAS-BLED 评分增高视为抗凝治疗的禁忌症。抗血小板药物预防房颤患者血栓栓塞事件的有效性远不如抗凝药物,不推荐单一抗血小板治疗用于房颤患者血栓栓塞的预防。PCI 术后合并房颤如卒中风险高,应采用抗血小板和抗凝的联合方案,双联方案[口服抗凝药(NOAC) + $P2Y_{12}$ 受体抑制剂(优选氯吡格雷)]应持续 6~12 个月,12 个月后单用抗凝[7]。充分平衡血栓和出血风险,临床药师建议该患者尽快启动抗凝治疗,采用 NOAC + 氯吡格雷的抗栓方案。抗栓治疗过程中应注意观察是否有牙龈出血、皮肤瘀斑瘀点和黑便。

(2) ACEI 或 ARB 可减少房颤发生或降低房颤负荷。ARB + CCB 是高血压指南推荐的优化联合方案,ARB 可抑制二氢吡啶类 CCB 引起的 RASS 系统激活和下肢水肿等不良反应,两者联合降压效果增强、不良反应减少。服药过程中注意监测血压、血钾及肾功能。

(3) β 受体阻滞剂既能缓解症状也能改善预后,只要无禁忌证,应作为稳定性心绞痛的初始治疗药物。该患者无 β 受体阻滞剂禁忌证,心率在 80 次/分左右,临床药师建议可以从小剂量开始加用 β 受体阻滞剂,如美托洛尔缓释片11. 875 mg。与胺碘酮联用应注意监测血压、心率和心电图。

（4）注意关注药物相互作用。他汀类药物对于预防冠心病尤其是血运重建后的新发房颤具有积极作用。胺碘酮可增加经 CYP3A4 代谢的阿托伐他汀的血药浓度，从而增加他汀类药物的肌肉疾病风险。患者 LDL-C 并不高，用 10 mg 阿托伐他汀即可达到 1.80 mmol/L 的目标值，临床药师建议可以换用与胺碘酮无相互作用的中等强度的普伐他汀 40 mg，降低药物不良反应发生风险。应注意胺碘酮和氯吡格雷可能存在潜在的相互作用影响氯吡格雷的抗血小板效果。此外，需对患者着重进行胺碘酮的用药教育，提醒长期服用胺碘酮应定期监测甲状腺功能、肺功能、肝功能、电解质，与他汀类合用应注意监测肌酶，服药期间避免服用西柚汁和日光暴晒。

（5）患者辨证为气虚血瘀证，冠心宁片中的丹参和川芎与中药汤剂重复，临床药师建议服用中药汤剂期间停用冠心宁片，后续若需要口服中成药建议选用指南推荐的通心络胶囊。瓜蒌皮注射液主要用于痰浊阻络之冠心病。患者苔薄白，痰浊不明显，并且已使用参附注射液和丹红注射液两种中药注射剂，临床药师建议暂缓使用瓜蒌皮注射液。同时临床药师也应给予患者中药饮片正确煎煮方法的指导。

（常昕楠　刘力　黄瑾　符德玉）

参考文献

［1］中华医学会心血管病学分会介入心脏病学组，中华医学会心血管病学分会动脉粥样硬化与冠心病学组，中国医师协会心血管内科医师分会血栓防治专业委员会，等.稳定性冠心病诊断与治疗指南［J］.中华心血管病杂志，2018，46（9）：680-694.

［2］中华中医药学会心血管病分会.冠心病稳定型心绞痛中医诊疗指南［J］.中医杂志，2019，60（21）：1880-1890.

［3］余小萍，方祝元.中医内科学［M］.第3版.上海：上海科学技术出版社，2018：113-116.

［4］杨泽，韦宇，卫若楠，等.泽泻的临床应用及其用量探究［J］.吉林中医药，2021，41（6）：805-808.

［5］乐智勇，宋成武，姜淋洁，等.泽泻水提物对不同性别小鼠肾脏的慢性毒性研究［J］.湖北中医杂志，2012，34（07）：22-23.

［6］中华医学会心血管病学分会，中华心血管病杂志编辑委员会.非ST段抬高型急性冠状动脉综合征诊断和治疗指南（2016）［J］.中华心血管病杂志，2017，45（05）：359-376.

［7］中华医学会心电生理和起搏分会，中国医师协会心律学专业委员会，中国房颤中心联盟心房颤动防治专家工作委员会.心房颤动：目前的认识和治疗建议（2021）［J］.中华心律失常学杂志，2022，26（01）：15-88.

第六章

慢性心力衰竭

第一节　疾病概述

一、定义及诊断

(一) 西医[1]

1. 定义：心衰是多种原因导致心脏结构和/或功能的异常改变，使心室收缩和/或舒张功能发生障碍，从而引起的一组复杂临床综合征，主要表现为呼吸困难、疲乏和液体潴留(肺瘀血、体循环瘀血及外周水肿)等。根据心衰发生的时间、速度，分为慢性心衰和急性心衰。根据左心室射血分数(LVEF)，分为射血分数降低的心衰(HFrEF)、射血分数保留的心衰(HFpEF)和射血分数中间值的心衰(HFmrEF)。

2. 诊断要点：心衰的诊断和评估依赖于病史、体格检查、实验室检查、心脏影像学检查和功能检查。①根据病史、体格检查、心电图、胸片判断有无心衰的可能性(包括冠心病、高血压、端坐呼吸等病史；肺部啰音、双下肢水肿、心脏杂音、颈静脉充盈等体征；心电图一般有异常；胸片提示肺瘀血/水肿和心脏增大)；②通过利钠肽检测和超声心动图明确是否存在心衰(包括 BNP≥35 ng/L、NT-proBNP≥125 ng/L，LVEF 降低，心脏结构和/或功能异常)；③评估病情的严重程度及预后，以及是否存在并发症。

(二) 中医

1. 定义：慢性心力衰竭属于中医学"心衰病"范畴[2]。

2. 症候诊断[3]：心衰的基本中医证候特征为本虚标实、虚实夹杂。本虚以气虚为主，常兼有阴虚、阳虚；标实以血瘀为主，常兼痰、饮等，每因外感、劳累等加重。中医证型可概括为气虚血瘀、气阴两虚血瘀、阳气亏虚血瘀 3 种基本证型，均可兼见痰饮证。

（1）气虚血瘀证：主症：气短/喘息、乏力、心悸。次症：①倦怠懒言，活动易劳累；②自汗；③语声低微；④面色/口唇紫暗。舌脉：舌质紫暗（或有瘀斑、瘀点或舌下脉络迂曲青紫），舌体不胖不瘦，苔白，脉沉、细或虚无力。

（2）气阴两虚血瘀证：主症：气短/喘息、乏力、心悸。次症：①口渴/咽干；②自汗/盗汗；③手足心热；④面色/口唇紫暗。舌脉：舌质暗红或紫暗（或有瘀斑、瘀点或舌下脉络迂曲青紫），舌体瘦，少苔，或无苔，或剥苔，或有裂纹，脉细数无力或结代。

（3）阳气亏虚血瘀证：主症：气短/喘息、乏力、心悸。次症：①怕冷和/（或）喜温；②胃脘/腹/腰/肢体冷感；③冷汗；④面色/口唇紫暗。舌脉：舌质紫暗（或有瘀斑、瘀点或舌下脉络迂曲青紫），舌体胖大，或有齿痕，脉细、沉、迟无力。

具备主症 2 项，次症 2 项，结合舌脉，即可诊断。

（4）兼证：痰饮证：咳嗽/咳痰、胸满/腹胀、面浮/肢肿、小便不利。舌脉：舌苔润滑，或腻，或有滑脉。

具有兼证 1 项，结合舌脉，即可诊断。

二、药物治疗

（一）西医治疗

慢性 HFrEF 的治疗目标是改善临床症状和生活质量，预防或逆转心脏重构，降低心衰的病死率和再住院率。

1. 利尿剂：利尿剂消除水钠潴留，有效缓解心衰患者的呼吸困难及水肿，改善运动耐量。恰当使用利尿剂是心衰药物取得成功的关键和基础。有液体潴留的心衰患者均应使用利尿剂。首选襻利尿剂，最常用呋塞米，其剂量与效应呈线性关系。托拉塞米、布美他尼口服生物利用度更高。噻嗪类利尿剂仅适用于有轻度液体潴留、伴有高血压且肾功能正常的心衰患者。托伐普坦用于常规利尿剂治疗效果不佳、有低钠血症或有肾功能损害倾向患者。

2. 肾素—血管紧张素系统抑制剂：推荐在 HFrEF 患者中应用血管紧张素转化酶抑制剂（ACEI）或血管紧张素Ⅱ受体拮抗剂（ARB）或血管紧张素受体脑啡肽酶抑制剂（ARNI）抑制肾素-血管紧张素系统，联合应用β受体阻滞剂及在特定患者中应用醛固酮受体拮抗剂，以降低心衰的发病率和死亡率。除非有禁忌证或不能耐受，所有 HFrEF 患者均应尽早使用，从小剂量开始，逐渐递增，每隔 2 周剂量倍增 1 次，直至达到最大耐受剂量或目标剂量，根据血压、血钾及肾功能调整到最佳剂量后长期维持，避免突然停药。

3. β受体阻滞剂：HFrEF患者长期应用β受体阻滞剂（琥珀酸美托洛尔、比索洛尔及卡维地洛），能改善症状和生活质量，降低死亡、住院、猝死风险。病情相对稳定的 HFrEF 患者均应使用β受体阻滞剂，除非有禁忌证或不能耐受。应尽早使用，起始剂量须小，每隔 2～4 周可剂量加倍，直至达到目标剂量或最大耐受剂量，即静息心率降至 60 次/min 左右的剂量，并长期使用，避免突然停药。NYHA 心功能Ⅳ级患者应在血流动力学稳定后使用；有液体潴留或最近曾有液体潴留的患者，必须同时使用利尿剂。

4. 醛固酮受体拮抗剂：在使用 ACEI/ARB、β受体阻滞剂的基础上加用醛固酮受体拮抗剂，可使 NYHA 心功能Ⅱ～Ⅳ级的 HFrEF 患者获益，降低全因死亡、心血管死亡、猝死和心衰住院风险。螺内酯初始剂量 10～20 mg qd，至少观察 2 周后再加量，目标剂量 20～40 mg qd。通常应与襻利尿剂合用，避免同时补钾及食用高钾食物，除非有低钾血症。使用醛固酮受体拮抗剂治疗后应定期监测血钾和肾功能。

5. 伊伐布雷定：伊伐布雷定可降低心血管死亡和心衰恶化住院的相对风险，显著改善左心室功能和生活质量。NYHA 心功能Ⅱ～Ⅳ级、LVEF≤35%的窦性心律患者，如已使用 ACEI/ARB/ARNI、β受体阻滞剂、醛固酮受体拮抗剂，且β受体阻滞剂已达到目标剂量或最大耐受剂量，心率仍≥70 次/min，或心率≥70 次/min，对β受体阻滞剂禁忌或不能耐受者可加用伊伐布雷定。起始剂量 2.5 mg bid，治疗 2 周后，根据静息心率调整剂量，每次剂量增加 2.5 mg，使患者的静息心率控制在 60 次/min 左右，最大剂量 7.5 mg bid。老年、伴有室内传导障碍的患者起始剂量要小。

6. 洋地黄类药物：使用地高辛可改善心衰患者的症状和运动耐量。应用利尿剂、ACEI/ARB/ARNI、β受体阻滞剂和醛固酮受体拮抗剂，仍持续有症状的 HFrEF 患者可使用地高辛。地高辛 0.125～0.25 mg/d，老年、肾功能受损者、低体重患者可 0.125 mg qd 或 qod，应监测地高辛血药浓度，建议维持在 0.5～0.9 μg/L。

慢性 HFpEF 和 HFmrEF 的治疗主要针对症状、心血管基础疾病和合并症、心血管疾病危险因素，采取相应的治疗，以改善症状及预后。

7. 利尿剂：有液体潴留的 HFpEF 和 HFmrEF 患者应使用利尿剂。

8. 基础疾病及合并症的治疗

（1）高血压：是最重要和最常见的 HFpEF 的病因，有效控制血压可降低因心衰住院、心血管事件及死亡率。首选 ACEI/ARB、β受体阻滞剂，存在容量负荷过重的患者首选利尿剂,将血压控制在 130/80 mmHg 以下。

（2）冠心病、房颤：合并冠心病或房颤的 HFpEF 患者应按冠心病、房颤相关指南进行治疗。

（3）其他：积极治疗糖尿病和控制血糖,肥胖者要减轻体重。

9. 醛固酮受体拮抗剂：螺内酯可降低 HFpEF 患者因心衰住院风险。

（二）中医治疗

1. 气虚血瘀或兼痰饮

治法：益气活血,或兼以化痰利水。

推荐方药：保元汤合血府逐瘀汤加减。

中成药：芪参益气滴丸、麝香保心丸、脑心通片（胶囊）、通心络片（胶囊）、丹红注射液。

2. 气阴两虚血瘀或兼痰饮

治法：益气养阴活血,或兼以化痰利水。

推荐方药：生脉散合血府逐瘀汤加减。或具有同类功效的中成药（包括中药注射剂）。

中成药：补益强心片、生脉胶囊、生脉注射液、参麦注射液、丹红注射液。

3. 阳气亏虚血瘀或兼痰饮

治法：益气温阳活血,或兼以化痰利水。

推荐方药：真武汤合血府逐瘀汤加减。或具有同类功效的中成药（包括中药注射剂）。

中成药：芪苈强心胶囊、参附强心丸、心宝丸、参附注射液、丹红注射液。

第二节　常用治疗药物

一、西医治疗方案

表 6-1　慢性心力衰竭西医治疗方案药物

分类	用药指征	首选药物	备选药物
利尿剂	液体潴留	呋塞米、托拉塞米、布美他尼	氢氯噻嗪、托伐普坦

续表

分类	用药指征	首选药物	备选药物
肾素-血管紧张素系统抑制剂	无禁忌证	ACEI、ARB、沙库巴曲缬沙坦	无
β受体阻滞剂	病情相对稳定,无禁忌证	美托洛尔、比索洛尔、卡维地洛	无
醛固酮受体拮抗剂	LVEF≤35%、使用 ACEI/ARB/ARNI 和β受体阻滞剂治疗后仍有症状的 HFrEF 患者;急性心肌梗死后且 LVEF≤40%,有心衰症状或合并糖尿病者	螺内酯	依普利酮

二、中医治疗方案

表 6-2　心衰病中医治疗方案

症候	治法	方剂	中成药
气虚血瘀或兼痰饮	益气活血,或兼以化痰利水	保元汤合血府逐瘀汤加减	芪参益气滴丸、麝香保心丸、脑心通片(胶囊)、通心络片(胶囊)、丹红注射液
气阴两虚血瘀或兼痰饮	益气养阴活血,或兼以化痰利水	生脉散合血府逐瘀汤加减	补益强心片、生脉胶囊、生脉注射液、参麦注射液、丹红注射液
阳气亏虚血瘀或兼痰饮	益气温阳活血,或兼以化痰利水	真武汤合血府逐瘀汤加减	芪苈强心胶囊、参附强心丸、心宝丸、参附注射液、丹红注射液

三、主要治疗药物

(一)呋塞米

1. 适应证:水肿性疾病包括充血性心力衰竭、肝硬化、肾脏疾病,高血压,高钾血症及高钙血症,稀释性低钠血症。

2. 用法用量:成人:静脉注射,起始剂量 20～40 mg,必要时每 2 小时追加剂量,直至出现满意疗效;口服,起始剂量 20～40 mg,每日 1 次,必要时 6～8 小时后追加剂量 20～40 mg,直至出现满意疗效。每日最大剂量一般应控制在

100 mg 以内。

3. **注意事项**：禁用于无尿症和有本药过敏史的患者。妊娠和哺乳期妇女应慎用。治疗期间应监测电解质、肾功能、血压。应从小剂量开始。磺胺类药物过敏者，对本药可能也过敏。本药可增加血糖浓度，从而干扰尿糖检测。

（二）琥珀酸美托洛尔

1. **适应证**：伴有左心室收缩功能异常的症状稳定的慢性心力衰竭，心绞痛，高血压。

2. **用法用量**：口服，起始剂量 11.875~23.75 mg，每天 1 次，每 2~4 周剂量加倍，逐渐达到最大耐受剂量或目标剂量，并长期使用。可掰开服用，但不能咀嚼或压碎，用至少半杯液体送服。剂量应个体化，以避免心动过缓。静息心率降至 60 次/min 左右的剂量为 β 受体阻滞剂应用的目标剂量或最大耐受剂量。

3. **注意事项**：心源性休克，病态窦房结综合征（没有永久起搏器保护），有症状的心动过缓或低血压，Ⅱ 或 Ⅲ 度房室传导阻滞，不稳定的、失代偿性心力衰竭患者，心率<45 次/分，P-Q 间期>0.24 秒或收缩压<100 mmHg 的怀疑急性心梗的患者等禁用。

（三）贝那普利

1. **适应证**：充血性心力衰竭，高血压。

2. **用法用量**：口服，起始剂量为每次 2.5 mg，每天 1 次，每 2~4 周剂量加倍，逐渐滴定至每天 10~20 mg 的最大耐受剂量或目标剂量。

3. **注意事项**：妊娠禁用。血管神经性水肿病史者终生禁用。可能引起干咳。如果肌酐升高>30%，应减量；若升高>50%，应停用。血钾>5.5 mmol/L，应停用。

（四）沙库巴曲缬沙坦

1. **适应证**：用于射血分数降低的慢性心力衰竭（NYHA Ⅱ~Ⅳ 级，LVEF≤40%）成人患者，降低心血管死亡和心力衰竭住院的风险。原发性高血压。

2. **用法用量**：口服，起始剂量为每次 50~100 mg，每天 2 次，每 2~4 周剂量加倍，逐渐滴定至每次 200 mg 每天 2 次的目标剂量。由 ACEI 转为 ARNI 前血压需稳定，并距离 ACEI 末次给药后 36 小时。

3. **注意事项**：禁止与 ACEI 合用。血管神经性水肿病史；双侧肾动脉严重狭窄；妊娠妇女、哺乳期妇女；重度肝损害（Child-Pugh 分级 C 级），胆汁性肝硬化和胆汁淤积；已知对 ARB 或 ARNI 过敏者禁用。血肌酐>221 μmol/L（2.5 mg/dl）或 eGFR<30 ml/(min · 1.73 m^2)；血钾>5.4 mmol/L；症状性低血压(收缩压<95 mmHg)者慎用。

(五)螺内酯

1. 适应证:水肿性疾病,高血压,低钾血症的预防。

2. 用法用量:口服,初始剂量10～20 mg,每日1次,至少观察2周后再加量,目标剂量20～40 mg,每日1次。

3. 注意事项:肌酐>221 μmoL/L(2.5 mg/dl)或eGFR<30 ml/(min·1.73 m^2),血钾>5.0 mmol/L,妊娠妇女禁用。通常醛固酮受体拮抗剂应与襻利尿剂合用,避免同时补钾及食用高钾食物,除非有低钾血症。治疗后3天和1周应监测血钾和肾功能,前3个月每月监测1次,以后每3个月1次。

(六)麝香保心丸

1. 适应证:芳香温通,益气强心。用于气滞血瘀所致的胸痹,症见心前区疼痛、固定不移;心肌缺血所致的心绞痛、心肌梗死见上述证候者。

2. 用法用量:口服。1～2丸,一日3次;或症状发作时服用。

3. 注意事项:建议饭后服用。脾胃虚弱者、哺乳期妇女、过敏体质者、运动员慎用。不宜与藜芦、五灵脂、赤石脂同用。

(七)通心络胶囊

1. 适应证:益气活血,通络止痛。用于冠心病心绞痛属心气虚乏、血瘀络阻证,症见胸部憋闷,刺痛,绞痛,固定不移,心悸自汗,气短乏力,舌质紫暗或有瘀斑,脉细涩或结代。亦用于气虚血瘀络阻型中风病,症见半身不遂或偏身麻木,口舌歪斜,言语不利。

2. 用法用量:口服。一次2～4粒,一日3次。

3. 注意事项:服药后胃部不适者宜改为饭后服用。出血性疾患,孕妇及妇女经期及阴虚火旺型中风禁用。

(八)芪苈强心胶囊

1. 适应证:益气温阳,活血通络,利水消肿。用于冠心病、高血压病所致轻、中度充血性心力衰竭证属阳气虚乏,络瘀水停证,症见心慌气短,动则加剧,夜间不能平卧,下肢浮肿,倦怠乏力,小便短少,口唇青紫,畏寒肢冷,咳吐稀白痰。

2. 用法用量:口服。一次4粒,一日3次。

3. 注意事项:对本品及本品成分过敏者忌服。临床应用时,如果正在服用其他治疗心衰的药物,不宜突然停用。

(九)血府逐瘀胶囊

1. 适应证:活血祛瘀,行气止痛。用于气滞血瘀所致的胸痹、头痛日久、痛如针刺而有定处、内热烦闷、心悸失眠、急躁易怒。

2. 用法用量：口服。一次 6 粒，一日 2 次；一个月为一个疗程。

3. 注意事项：孕妇、对本品及所含成分过敏者禁用。脾胃虚弱者、过敏体质者慎用。忌食辛冷食物。建议饭后服用。不宜与藜芦、海藻、京大戟、红大戟、甘遂、芫花同用。

（十）丹红注射液

1. 适应证：活血化瘀，通脉舒络。用于瘀血闭阻所致的胸痹及中风；冠心病、心绞痛、心肌梗塞，瘀血型肺心病，缺血性脑病、脑血栓。

2. 用法用量：肌内注射，一次 2～4 ml，一日 1～2 次。静脉注射，一次 4 ml，加入 50% 葡萄糖注射液 20 ml 稀释后缓慢注射，一日 1～2 次。静脉滴注，一次 20～40 ml，加入 5% 葡萄糖注射液 100～500 ml 稀释后缓慢滴注，一日 1～2 次；伴有糖尿病等特殊情况时，改用 0.9% 氯化钠注射液稀释后使用；或遵医嘱。

3. 注意事项：对本品过敏者或严重不良反应病史者，有出血倾向者，孕妇及哺乳期妇女禁用。

第三节　中西医结合规范化药学监护要点

在慢性心力衰竭药物治疗方案确定过程中，药学监护主要的工作包括：适应证和禁忌证的审核、药物的选择以及剂量和给药途径的确定、药物相互作用的监护（西药和中药饮片、西药和中成药、西药和西药、中药饮片和中成药）。通过医生与药师的沟通协调，制订合理的个体化的治疗方案。

一、治疗监护

（一）疗效监护评估

1. 西医疗效监护评估：①观察患者服用药物后心衰症状和体征（呼吸困难、乏力、肺瘀血、体循环瘀血）是否改善，急性发作和再住院次数是否减少；②服用利尿剂后出入量、水肿、体重变化，体重每天减轻 0.5～1.0 kg 为宜；③心功能是否改善，BNP 是否降低，LVEF 是否升高。

2. 中医疗效监护评估：①望诊：观察患者的神色、形态、乏力、水肿是否有改善；观察患者舌苔、舌色、舌质的变化；②问诊：询问患者的心衰症状、二便情况是否改善。

（二）不良反应监护评估

监测患者用药后可能出现不良反应的体征和症状、实验室血常规、肝肾功能等生化检测结果，服用利尿剂、肾素—血管紧张素系统抑制剂、β受体阻滞剂、醛固酮受体拮抗剂、中药等药物后可能出现的过敏反应（皮疹、血管神经性水肿）、心血管系统（心率过快或过慢、低血压等）、呼吸系统（干咳、呼吸困难）、肝肾功能（尿素氮、血肌酐、胆红素、AST 及 ALT 水平升高）、电解质紊乱等不良反应。

二、预防复发和并发症

通过控制心衰危险因素、治疗无症状的左心室收缩功能异常等有助于延缓或预防心衰的发生。做好血压、血脂、血糖管理，控制体重，生活方式上戒烟，限酒。对心肌梗死后无症状性左心室收缩功能障碍（包括 LVEF 降低和/或局部室壁活动异常）的患者，推荐使用 ACEI/ARB 和 β受体阻滞剂以预防和延缓心衰发生；在急性心肌梗死后尽早使用 ACEI/ARB、β受体阻滞剂和醛固酮受体拮抗剂，特别是存在左心室收缩功能障碍的患者，可降低心衰住院率和死亡率。中医认为心衰病为本虚标实证，本虚以气虚为主，常兼阳虚、阴虚；标实以血瘀为主，常兼水饮、痰浊。在西医常规治疗的基础上合理加用中药，不仅有助于改善慢性心衰患者临床症状、增强活动耐力、提高生活质量，甚至可能改善患者的长期预后[4]。

第四节 典 型 案 例

一、案例1

（一）病史摘要

1. 主诉：反复胸闷心慌 5 年，加重伴气促 1 月余。

2. 现病史：患者女，85 岁。患者 5 年前无明显诱因下出现胸闷心慌不适，无头晕头痛，无畏寒发热，无恶心呕吐，无腹痛腹胀，无乏力纳差，无尿量明显减少等，查 EKG 示：房颤（具体报告未见），未复律成功，予利伐沙班片 10 mg qd po 抗凝，美托洛尔缓释片 47.5 mg qd po 控制心室率，症状控制尚可，偶有胸闷心慌不适，休息后可缓解。2 年前患者因情绪激动，出现胸闷心慌症状加重，伴动则气促，双下肢浮肿；头晕头胀、纳差乏力，无夜间端坐呼吸，无咳嗽咳痰，无畏寒发热;查 BNP672 pg/ml,同型半胱氨酸 26 μmol/L。胸部 CT 平扫:心影增大,两侧胸腔及心包少量积液;冠脉多发钙化灶。EKG 示:快速型心房颤动(127 bpm)。予强心、利尿、扩血管减轻心脏负荷等对症治疗。近期患者自觉胸闷心慌,动则气促,纳差乏力,稍有恶心,无呕吐,无夜间端坐呼吸,无咳嗽咳痰,无畏寒发热,无头晕头痛,寐欠安,小便量偏少。近 4 月大便习惯改变,每日排便 5～6 次,时成形质软偏细,时质溏稀,量中,体重减轻 10 kg。

3. 既往史:有高血压病史 30 余年,最高血压 180/110 mmHg,目前服用奥美沙坦 20 mg qd po 控制血压,血压控制在 130～150/80～90 mmHg。有慢性肾功能不全病史 2 年,目前口服肾衰宁颗粒 5 g tid po。否认冠心病、糖尿病等慢性疾病史。

4. 社会史、家族史、过敏史:父亲、妹妹、弟弟均有高血压病史。

5. 查体:T36.5℃、P83 次/分、R18 次/分、BP110/83 mmHg,神志清晰,呼吸稍促,步入病房。双肺呼吸音粗,两肺可及少量散在湿啰音,未闻及干啰音。心界无扩大,心率 83 次/分,房颤律,各瓣膜听诊区未及病理性杂音。肝颈静脉返流征(+)。双下肢无水肿。体重 42 kg。

6. 望闻切诊:望诊:舌暗红,苔薄白。闻诊:未闻及异常语气、异常气息。切诊:脉沉细。

7. 实验室检查及其他辅助检查:BNP:545.2 ng/L,NT-proBNP:5 383.5 ng/L,肌酐:102 μmol/L。心超:双房大,主动脉瓣钙化伴轻度返流;二尖瓣钙化伴中度返流;三尖瓣中度返流;心包积液;左室收缩功能正常,LVEF53%。胸部 CT 平扫:①两肺散在炎症,双侧少量胸腔积液;②心脏增大,心包积液;冠脉多发钙化灶。EKG 示:快速型心房颤动(127 bpm)。头颅 CT 示:双侧基底节区及半卵圆区多发腔隙性脑梗死、缺血灶,老年脑改变。

8. 诊断:西医诊断:①高血压 3 级(极高危 高血压性心脏病 心律失常 房颤 慢性心力衰竭 心功能Ⅱ～Ⅲ级(NYHA));②慢性肾功能不全(CKD3 期)。中医诊断:心衰病(阳气虚衰血瘀证)。

(二) 用药方案

1. 利水消肿、减轻心脏负荷:托拉塞米片 5 mg qd po。

2. 控制心率:美托洛尔缓释片 23.75 mg qd po。

3. 抗凝:利伐沙班 10 mg qd po。

4. 抑制心室重构:螺内酯片 20 mg qod po。

5. 益气温阳:5%葡萄糖注射液 250 ml + 参附注射液 80 ml ivgtt qd。

6. 中药方剂:桂枝 9 g,熟附片 12 g,红花 6 g,鸡血藤 15 g,肉苁蓉 15 g,补骨脂 15 g,牛膝 15 g,日一剂,足浴。

(三)监护记录

入院第 3 天:患者胸闷心慌仍有,动则气促,纳差乏力,稍有恶心,无呕吐,无夜间端坐呼吸,寐欠安,小便量增多,大便次数仍多。心率:69 次/分,房颤律;血压:128/77 mmHg。加用口服中药方剂:黄芪 15 g,太子参 15 g,桂枝 6 g,白芍 10 g,甘草 6 g,枳壳 6 g,山楂炭 9 g,六神曲 9 g,制香附 15 g,川芎 10 g,陈皮 12 g,生白术 15 g,桃仁 9 g,丹参 15 g,降香 6 g,豆蔻 3 g,薏苡仁 10 g,瓦楞子 15 g。用药过程中及用药后无不适。

入院第 5 天:患者心慌、气促有所改善,纳差乏力,稍有恶心,无呕吐,无夜间端坐呼吸,寐欠安。心率:69 次/分,房颤律;血压:124/72 mmHg。托拉塞米片改为 5 mg qod po。用药过程中及用药后无不适。

入院第 6 天:患者心慌、气促有所改善,纳差乏力,稍有恶心,无呕吐,无夜间端坐呼吸,寐欠安。心率:68 次/分,房颤律;血压:130/72 mmHg。加用沙库巴曲缬沙坦 25 mg bid po。用药过程中及用药后无不适。

入院第 10 天:患者心慌、气促改善,恶心好转,出院。

(四)案例分析

心衰是各种心脏疾病的严重表现或晚期阶段,因此心衰患者常合并多种疾病。根据心衰发生发展过程,从心衰的高危因素进展为结构性心脏病,出现心衰症状,直至难治性终末期心衰,分为 4 个阶段。本例患者有高血压、房颤伴运动耐量下降(动则气促、疲乏)和液体潴留(两肺可及少量散在湿啰音,心包积液,肝颈静脉返流征(+)),心功能 Ⅱ~Ⅲ 级,属于心衰阶段 C 期(临床心衰阶段)。LVEF 53%,属于 HFpEF。药物治疗策略主要是针对症状、心血管基础疾病和合并症、心血管疾病危险因素,采取综合性治疗手段。治疗的主要目的是减轻症状和改善患者生活状态。舌暗红,苔薄白,脉沉细,属中医"心衰病阳气虚衰血瘀证"范畴,治法为益气温阳,活血化瘀。

1. 利水消肿、减轻心脏负荷

液体潴留是引起 HFpEF 患者心衰症状和体征的重要因素,利尿剂能够控制液体潴留、纠正充血、缓解肺瘀血,从而改善 HFpEF 患者症状和心功能。有液体潴留和水肿的 HFpEF 患者应使用利尿剂[1]。存在容量负荷过重合并高血压的患者降压药首选利尿剂。患者入院时使用托拉塞米片 5 mg qd po,经治后心慌、气促有所改善,减量至 5 mg qod po。

2. 降压、减慢心率、抑制心室重构

高血压是心衰最重要和最常见的病因,有效控制血压可降低因心衰住院、心血管事件及死亡率,血压控制在 130/80 mmHg 以下为宜。心衰患者降压药物优选 ACEI/ARB、β 受体阻滞剂[1]。房颤引起的心室率异常是产生症状的重要原因,因此控制心室率是房颤管理的重要环节,β 受体阻滞剂目前仍是房颤心室率控制的一线用药[5]。β 受体阻滞剂可以降低交感神经张力、减慢心率、降低体循环血压和减弱心肌收缩力,心衰患者推荐应用琥珀酸美托洛尔、比索洛尔及卡维地洛。患者使用美托洛尔缓释片 23.75 mg qd po,用于控制心率和降压。

醛固酮受体拮抗剂具有防止心肌纤维化与心室重构作用,指南推荐对 LVEF≥45%,BNP 升高或 1 年内因心衰住院的 HFpEF 患者,可考虑使用醛固酮受体拮抗剂以降低住院风险[1]。患者使用螺内酯片 20 mg qod po。

已经有多项研究证实房颤患者使用 ACEI 或 ARB 可减少房颤发生或降低房颤负荷[5]。ARNI 具有 ARB 和脑啡肽酶抑制剂的作用。脑啡肽酶是一种中性内肽酶,降解几种内源性血管活性肽,包括利钠肽、缓激肽及肾上腺髓质素。脑啡肽酶抑制剂可升高这些内源性血管活性肽的水平,对抗神经内分泌过度激活导致的血管收缩、钠潴留及心脏重构。ARNI 的代表药物是沙库巴曲缬沙坦。患者入院后未使用 ACEI 或 ARB,第 6 天加用沙库巴曲缬沙坦 25 mg bid po。

3. 房颤抗凝

房颤患者脑卒中风险显著增加,需要使用 CHA_2DS_2-VASc 评分、HAS-BLED 评分评估血栓栓塞和出血风险。患者 CHA_2DS_2-VASc 评分 5 分,HAS-BLED 评分 2 分,血栓事件的发生风险高,出血风险低,应启动抗凝治疗。新型口服抗凝药(NOAC)具有良好的有效性和安全性,使用过程中无需常规监测凝血功能。常用的 NOAC 包括直接凝血酶抑制剂达比加群酯及直接 Xa 因子抑制剂利伐沙班、阿哌沙班与艾多沙班。患者使用利伐沙班片 10 mg qd po。

4. 中药治疗

患者辨证为阳气虚衰血瘀证,本次入院除心衰病外,胃肠道不适尤其突出。入院后分别使用了外用和内服方剂。外用塌渍方温阳活血补肾,体现了中医采用外治法治疗心衰的特色。桂枝温经通脉,红花、牛膝、鸡血藤活血祛瘀,肉苁蓉、补骨脂温补肾阳,熟附子补火助阳。内服方药为黄芪建中汤、越鞠丸合丹参饮加减,黄芪建中汤出自《金匮要略》,温中补气,和里缓急,是治疗虚寒胃痛的代表方剂;越鞠丸出自《丹溪心法》,行气解郁,主治气郁为主的六郁证;丹参饮出自《时方歌括》,活血祛瘀,行气止痛,用于治疗心痛,胃脘诸痛。黄芪补气升阳,太子参补气生津,桂枝温经通脉,白芍养血柔肝,枳壳破气消积,山楂炭、六神曲健脾消食,香附疏肝理气,川芎活血行气,陈皮理气健脾,白术健脾燥湿,丹参、桃仁活血祛瘀,降香理气化瘀,白豆蔻化湿行气,薏苡仁利水渗湿,瓦楞子制酸止痛,甘草调和诸药。

参附注射液成分为红参、附片(黑顺片),具有回阳救逆,益气固脱的功效,可用于阳虚(气虚)所致的惊悸、怔忡、喘咳、胃疼、泄泻、痹症等。在西医常规治疗基础上加用参附注射液,可能有益于改善心衰患者的心功能,提高临床总有效率,适用于慢性心衰(NYHA 心功能分级Ⅱ~Ⅳ级)患者[4]。指南推荐气虚血瘀证兼见阳气亏虚血瘀证的慢性 HFpEF 住院患者可使用参附注射液[6]。

(五)临床药师评述

(1)患者肾功能不全,首选襻利尿剂,托拉塞米相较于呋塞米口服制剂生物利用度更高。下肢无水肿,液体潴留情况较轻,因此托拉塞米片用量较小。托拉塞米为排钾利尿剂,而螺内酯有保钾作用,为避免高血钾,相应的螺内酯用量也较小。托拉塞米与螺内酯合用能够减少低血钾的发生风险,但用药期间仍应注意监测血钾和肾功能。

(2)对于 NYHA 心功能Ⅱ~Ⅲ级、有症状的 HFrEF 患者,若能够耐受 ACEI/ARB,推荐以 ARNI 替代 ACEI/ARB,以进一步减少心衰的发病率及死亡率。虽然临床研究未能证实 ACEI/ARB、β 受体阻滞剂能改善 HFpEF 患者的预后和降低病死率,但 ACEI/ARB/ARNI 具有降压、抑制心室重构作用,β 受体阻滞剂具有降压、减慢心室率作用,对合并高血压、房颤的本案例患者来说是适用的。国外已经批准沙库巴曲缬沙坦用于 HFpEF 的适应证。因此患者入院第 6 天时加用了小剂量 25 mg 的沙库巴曲缬沙坦。患者 CKD3 期属于中度肾功能损害,沙库巴曲缬沙坦推荐起始剂量为 50 mg bid po。患者入院后血压维持在 130/80 mmHg 左右,心率维持在 70 次/分左右。临床药师建议如患者能耐受,β 受体阻滞剂剂量可 2~4 周倍增一次,直至达到静息心率降至 60 次/min 左右的剂量,沙库巴曲缬沙坦 2~4 周倍增一次。应用 β 受体阻滞剂应密切观察心率、血压、体重、呼吸困难、瘀血的症状及体征,应用沙库巴曲缬沙坦应监测血压、肾功能和血钾。

(3)房颤合并心衰血栓栓塞风险显著增加,也是引起心脏性死亡和全因死亡的重要危险因素。该患者 CHA_2DS_2-VASc 评分 5 分,血栓事件的发生风险高,应进行抗凝治疗。NOAC 适用于非瓣膜病房颤患者,由于具有良好的有效性和安全性,服药期间无需频繁监测凝血功能,相比于华法林,患者服用 NOAC

的依从性更好[5]。利伐沙班常用剂量为每次 20 mg，每日 1 次，中度肾功能损害者建议每次 15 mg，每日 1 次的剂量。对于亚洲非瓣膜病房颤患者，亚洲的临床医生基于安全性考虑，更常用小剂量（10 或 15 mg qd）利伐沙班，一些系统评价和 Meta 分析显示有效性较好，且未明显增加不良反应发生率[7-8]。该患者 85 岁，体重 42 kg，CKD3 期，用利伐沙班 10 mg 是合理的。

（4）患者纳差，恶心，近 4 月大便习惯改变，每日排便 5～6 次，时成形质软偏细，时质溏稀，量中，体重减轻 10 kg。患者久病消瘦，胃纳不佳，脉沉细无力，用黄芪建中汤治虚劳里急，越鞠丸治肝郁脾滞，山楂炭、六神曲治食积泄泻。虽然患者兼有血瘀证，但是由于目前排便次数过多时有质溏稀，临床药师建议暂缓使用有润肠通便作用的桃仁，生白术换成炒白术。考虑心衰患者应限制液体摄入，临床药师建议参附注射液的给药途径改为静脉推注。

（5）关注中西药相互作用。许多中药的作用机制尚不明确，中西药联合应用可能会出现药效增强、减弱及不良反应的增加，因此中西医结合治疗慢性心衰时需要充分考虑药物间的相互作用。文献报道丹参、桃仁、川芎会增强华法林的抗凝作用，桂枝、黄芪能增强利尿剂作用[9]。虽然目前还没有中药与 NOAC 之间相互作用的报道，但是临床药师应做好药学监护，关注联合用药期间患者的凝血功能和是否有出血现象。

二、案例 2

（一）病史摘要

1. 主诉：反复胸闷气促近 2 年，加重 1 周。

2. 现病史：患者女，82 岁。2 年前无明显诱因下出现胸闷、阵发性呼吸困难，夜间多发，需端坐位呼吸，伴有双下肢水肿，中上腹偶有隐痛或刺痛，持续时间较短，位置不固定，休息后可缓解，左肩背部时有疼痛，基本不与中上腹疼痛同时发生，伴有咳嗽、咳痰，痰少色白质粘，无恶心、呕吐，无乏力、纳差，无尿量明显减少等。心电图示：1. 心房颤动，2. ST-T 改变。NT-proBNP：1 976.0 pg/ml，胸片示：心影增大。予美托洛尔缓释片 11.875 mg qd po，呋塞米片 20 mg qd po，螺内酯片 20 mg qd po，地高辛片 0.125 mg qd po，服药后稍有缓解，后加用沙库巴曲缬沙坦早 100 mg 晚 50 mg 抗心室重构。1 周前患者症状加重，胸闷、气促，活动后多发，伴有双下肢轻度水肿。今凌晨急诊就诊，入院时胸闷气促，双下肢水肿，无头晕，无恶心呕吐，纳差，寐可，二便调。

3. 既往史：既往有高血压病史 50 年余，最高血压 200/100 mmHg，平时服用左旋氨氯地平片 2.5 mg qd,血压控制在 130～140/70～80 mmHg 之间;房颤病史近 1 年,现服用利伐沙班片 10 mg qd。3 年前曾有腔梗病史,无后遗症。20 岁时曾患肺结核,使用抗痨药物后痊愈。否认糖尿病等其他慢性疾病史。

4. 社会史、家族史、过敏史:父亲因脑出血去世,母亲有高血压病史。

5. 查体:T36.6℃、P60 次/分、R19 次/分、BP122/74 mmHg。神清,呼吸稍促,步入病房;右肺呼吸音低,左下肺可闻及湿啰音;心界扩大,心率 60 次/分,律不齐,二尖瓣听诊区可闻及收缩期杂音,并向腋下传导。肝颈静脉返流征(+),双下肢水肿。

6. 望闻切诊:望诊:舌暗红,苔白腻。闻诊:未闻及异常语气、异常气息。切诊:脉沉细。

7. 实验室检查及其他辅助检查:

生化:肌酸激酶 141 U/L,肌酸激酶同工酶 16.06 U/L;BNP:840.5 pg/ml,NT-proBNP:1 845.0 pg/ml;钾:3.05 mmol/L;血气分析:氧分压 52.40 mmHg,氧分压(校正)49.90 mmHg,二氧化碳总量 22.90 mmol/L,氧饱和度 87.90%;尿微量白蛋白:272.70 mg/L,肾小球滤过率(改良 MDRD):87 ml/(min·1.73 m²),肾小球滤过率(CKD-EPI CYSC):69 ml/(min·1.73 m²)。

心电图:心房颤动,ST-T 异常。

心超:二尖瓣轻中度反流;主动脉瓣中度反流;三尖瓣中度反流;估测肺动脉收缩压 48～60 mmHg;心包少量积液;左室舒张功能减退;左室收缩功能减退。

胸部 CT:心脏增大,心包积液。主动脉、冠状动脉硬化。LVEF48%。

Holter:1. 房颤心律,平均心率 58 bpm,最慢心率 41 bpm,最快心率 108 bpm;2. 未见大于 2.0 秒的停搏;3. 多源室性早搏 449 次;4.CH13 T 波倒置。

8. 诊断:西医诊断:高血压 3 级(极高危 高血压性心脏病 心律失常 房颤 慢性心衰 心功能Ⅲ～Ⅳ级(NYHA))。中医诊断:心衰病(阳气虚衰血瘀证)。

(二)用药方案

1. 利水消肿、减轻心脏负荷:托拉塞米片 5 mg bid po。

2. 抑制心室重构:沙库巴曲缬沙坦片早 100 mg、晚 50 mg po;螺内酯片 20 mg qd po。

3. 抗凝:利伐沙班片 10 mg qd po。

4. 控制血压:左旋氨氯地平片 2.5 mg qd po。

5. 益气温阳:参附注射液 60 ml iv qd。

（三）监护记录

入院第 2 天：患者胸闷气促仍有，纳差，双下肢水肿。加用 0.9%氯化钠注射液 50 ml＋注射用重组人脑利钠肽 0.5 g 5 ml/h 维持。

入院第 3 天：患者胸闷气促仍有，纳差，双下肢水肿。钾：3.05 mmol/L。加用氯化钾缓释片 1 g bid po，氯化钾注射液 3 g st 分顿口服；中药方剂：黄芪 15 g，车前子 30 g，南葶苈子 30 g，生白术 15 g，茯苓 15 g，茯神 30 g，猪苓 15 g，枳实 6 g，枳壳 6 g，赤芍 12 g，党参 15 g，莪术 9 g，桔梗 6 g，瓦楞子 15 g，芦根 15 g，紫花地丁 15 g。

入院第 5 天：胸闷气促较前好转，纳差，双下肢水肿减轻。钾：2.86 mmol/L；调整氯化钾缓释片剂量，加量至 1 g tid po，予氯化钾注射液 3 g st 分顿口服；

入院第 8 天：胸闷气促较前好转，纳差，双下肢水肿减轻。钾：3.78 mmol/L。停用氯化钾缓释片。

入院第 10 天：患者病情稳定，未诉明显不适，出院。

（四）案例分析

心衰是各种心脏疾病的严重表现或晚期阶段，因此心衰患者常合并多种疾病。根据患者基础心血管疾病、临床表现和检查，本次入院是慢性心衰急性加重，临床分型为"湿暖"（液体潴留、瘀血），以呼吸困难为主要表现，药物治疗目标主要是减轻心脏前后负荷，改善心脏收缩和舒张功能，积极治疗诱因和病因，避免急性心衰复发，改善生活质量，改善远期预后。舌暗红，苔白腻，脉沉细，属中医"心衰病　阳气虚衰血瘀证兼痰饮"范畴，治法为益气温阳活血，兼以利水。

1. 利水消肿、减轻心脏负荷

有液体潴留证据的急性心衰患者均应使用利尿剂。首选襻利尿剂，如呋塞米、托拉塞米、布美他尼，应及早应用[1]。患者使用托拉塞米片 5 mg bid po。

2. 扩张血管

收缩压＞90 mmHg 的患者可使用血管扩张药，尤其适用于伴有高血压的急性心衰患者。重组人利钠肽通过扩张静脉和动脉（包括冠状动脉），降低前、后负荷；同时具有一定的促进钠排泄、利尿及抑制肾素-血管紧张素-醛固酮系统和交感神经系统的作用。该药对于急性心衰患者安全，可明显改善患者血流动力学和呼吸困难的相关症状[1]。该患者使用注射用重组人脑利钠肽 0.5 g 5 ml/h 维持。

3. 降压、抑制心室重构

心衰患者降压药物优选 ACEI/ARB/ARNI、β 受体阻滞剂，仍不达标可联合利尿剂和/或醛固酮受体拮抗剂，若血压还不达标，可联合氨氯地平或者非洛地平[1],两者不会降低心功能或增加病死率[9]。该患者使用左旋氨氯地平片2.5 mg qd po。

已经有多项研究证实房颤患者使用 ACEI 或 ARB 可减少房颤发生或降低房颤负荷[5]。ARNI 具有 ARB 和脑啡肽酶抑制剂的作用。ARNI 的代表药物是沙库巴曲缬沙坦,该药亦可用于治疗原发性高血压。患者使用沙库巴曲缬沙坦早 100 mg、晚 50 mg po。

醛固酮受体拮抗剂具有防止心肌纤维化与心室重构作用,指南推荐HFrEF、HFpEF 患者,可考虑使用醛固酮受体拮抗剂以降低住院风险[1]。患者使用螺内酯片 20 mg qd po。

4. 房颤抗凝

患者 CHA_2DS_2-VASc 评分 5 分,HAS-BLED 评分 2 分,血栓事件的发生风险高,出血风险低,应启动抗凝治疗。患者使用利伐沙班片 10 mg qd po。

5. 调整电解质紊乱

低钾血症易诱发严重心律失常。血钾 3.0～3.5 mmol/L 可给予口服补钾治疗,而对于血钾<3.0 mmol/L 应采取口服和静脉结合补钾,必要时经深静脉补钾[1]。患者血钾 3.05 mmol/L 时使用氯化钾缓释片 1 g bid po,氯化钾注射液3 g st 分顿口服,后氯化钾缓释片加量至 1 g tid po,继续予氯化钾注射液 3 g st 分顿口服。

6. 中药治疗

在西药常规治疗基础上,合理加用中药治疗不仅有助于改善慢性心衰患者的临床症状,增强活动耐量,提高生活质量,甚至可改善部分患者的长期预后。患者辨证为阳气虚衰血瘀兼痰饮证,予葶苈大枣泻肺汤、四君子汤合枳术丸加减。葶苈大枣泻肺汤出自《金匮要略》,泻肺行水,下气平喘,主治痰水壅实之咳喘胸满;四君子汤出自《太平惠民和剂局方》,益气健脾,用于脾胃气虚证;枳术丸出自《脾胃论》,健脾消痞,主治脾虚气滞,饮食停积。黄芪补气升阳,车前子利尿通淋,南葶苈子泻肺平喘,白术健脾燥湿,茯苓、猪苓利水渗湿,茯神健脾安神,枳实破气消积,枳壳行气化痰,赤芍清热凉血,党参补气健脾,莪术破血行气,桔梗开宣肺气,瓦楞子制酸止痛,芦根清热生津,紫花地丁清热解毒。

参附注射液成分为红参、附片(黑顺片),具有回阳救逆,益气固脱的功效,可用于阳虚(气虚)所致的惊悸、怔忡、喘咳、胃疼、泄泻、痹症等。指南推荐阳气亏虚血瘀证心衰急性加重期可选用参附注射液[4]。

(五) 临床药师评述

本例患者有高血压、房颤伴运动耐量下降(胸闷气促)和液体潴留(左下肺可闻及湿啰音,双下肢水肿,肝颈静脉返流征(+)),心功能Ⅲ~Ⅳ级,属于心衰阶段C期(临床心衰阶段)。

(1) 托拉塞米相较于呋塞米口服制剂生物利用度更高。该患者左下肺可闻及湿啰音,双下肢水肿,肝颈静脉返流征(+),存在液体潴留,程度尚可。患者之前使用托拉塞米 10 mg qd 时血压较低,故分两次 5 mg bid po。托拉塞米为排钾利尿剂,而螺内酯有保钾作用,两者合用能够减少低血钾的发生风险。用药期间应监测患者症状、尿量、肾功能和电解质,心衰急性期保持每天出入量负平衡约500 ml,症状缓解后逐渐过渡到出入量大体平衡。同时限制钠摄入<2 g/d。

(2) 该患者 LVEF48%,属于 HFmrEF。目前关于 HFmrEF 的临床特点、病理生理、治疗与预后的临床证据还非常有限。有证据表明 ACEI/ARB、β 受体阻滞剂、醛固酮受体拮抗剂可能改善 HFmrEF 患者的预后[1],且 ACEI/ARB/ARNI 具有降压、抑制心室重构作用,对合并高血压的本患者来说是适用的。但该患者平均心率 58 bpm,最慢心率 41 bpm,β 受体阻滞剂不耐受,因此未使用。患者在使用沙库巴曲缬沙坦、托拉塞米、螺内酯的基础上使用左旋氨氯地平片2.5 mg qd po 降压。目前沙库巴曲缬沙坦用量是早 100 mg、晚 50 mg,未达到200 mg bid 的目标剂量,临床药师建议可以停用左旋氨氯地平,在患者能耐受的情况下,将沙库巴曲缬沙坦逐渐加至 200 mg bid 的目标剂量。应用沙库巴曲缬沙坦应监测血压、肾功能和血钾。

(3) 该患者 CHA_2DS_2-VASc 评分 5 分,血栓事件的发生风险高,应进行抗凝治疗。同案例1,该患者 82 岁,轻度肾功能减退,用利伐沙班 10 mg 是合理的。

(4)《中国心力衰竭患者离子管理专家共识》推荐心衰患者的血钾维持在4.0~5.0 mmol/L 之间,即使处于正常低值血钾 3.5~4.0 mmol/L 也应适当补钾,建议补钾至>4.0 mmol/L。口服氯化钾常用剂量为 60~80 mmol/d(4.5~6.0 g/d),分次服用。通常一次口服氯化钾 40~60 mmol(3.0~4.5 g),可使血钾上升 1.0~1.5 mmol/L[10]。患者入院第 3 天因血钾 3.05 mmol/L 给予氯化钾缓释片 1 g bid po,临时给予氯化钾注射液 3 g 分顿口服;第 5 天复查电解质,血钾 2.86 mmol/L,因患者需要限制液体摄入量,不适合外周静脉补钾,患者拒绝深静脉补钾,综合考虑未予静脉补钾,将氯化钾缓释片加量至 1 g tid po,隔天临时给予氯化钾注射液 3 g 分顿口服;第 8 天血钾升至 3.78 mmol/L,停止补钾;出院前未复测电解质。临床药师建议复测血钾达到 4.0 mmol/L 后再停止补钾。

同时补钾期间需告知患者：氯化钾缓释片应整片吞服，不可嚼碎；氯化钾注射液胃肠道刺激反应较大，可与橙汁同服；建议保证每日食物摄入且多食富含钾的食物如香蕉等。补钾时应注意监测血钾，避免高钾血症。

（5）因患者心衰急性加重，要限制液体摄入，因此参附注射液采用静脉推注的给药途径，不需要溶媒稀释，60 ml 通常在 3 小时内缓慢推注完毕。

（常昕楠 刘力 黄瑾 符德玉）

参考文献

［1］中华医学会心血管病学分会心力衰竭学组，中国医师协会心力衰竭专业委员会，中华心血管病杂志编辑委员会.中国心力衰竭诊断和治疗指南 2018［J］.中华心血管病杂志，2018，46（10）：760-789.

［2］余小萍，方祝元.中医内科学(第 3 版)［M］.上海：上海科学技术出版社，2018：120-124.

［3］冠心病中医临床研究联盟，中国中西医结合学会心血管疾病专业委员会，中华中医药学会心病分会.慢性心力衰竭中医诊疗专家共识［J］.中医杂志，2014，55（14）：1258-1260.

［4］中国中西医结合学会心血管疾病专业委员会，中国医师协会中西医结合医师分会心血管病学专家委员会.慢性心力衰竭中西医结合诊疗专家共识［J］.中国中西医结合杂志，2016，36（2）：133-141.

［5］中华医学会心电生理和起搏分会，中国医师协会心律学专业委员会，中国房颤中心联盟心房颤动防治专家工作委员会.心房颤动：目前的认识和治疗建议（2021）［J］.中华心律失常学杂志，2022，26（01）：15-88.

［6］《中成药治疗优势病种临床应用指南》标准化项目组.中成药治疗心力衰竭临床应用指南（2021 年）［J］.中国中西医结合杂志，2022，42（3）：261-275.

［7］李江娅，张欣月，梁丽菊，等.小剂量利伐沙班应用于亚洲非瓣膜性房颤患者有效性和安全性的 Meta 分析［J］.中国药师，2022，25（7）：1183-1188.

［8］Qian J，Yan YD，Yang SY，et al.Benefits and harms of low-dose rivaroxaban in asian patients with atrial fibrillation：a systematic review and meta-analysis of real-world studies［J］.Frontiers in pharmacology. 2021，12：642907.

［9］国家卫生计生委合理用药专家委员会，中国药师协会.心力衰竭合理用药指南(第 2 版)［J］.中国医学前沿杂志(电子版)，2019，11（7）：1-78.

［10］中国医师协会心力衰竭专业委员会，国家心血管病专家委员会心力衰竭专业委员会，中华心力衰竭和心肌病杂志编辑委员会.中国心力衰竭患者离子管理专家共识［J］.中华心力衰竭和心肌病杂志，2020，4（1）：16-31.

第七章

急性胰腺炎

第一节 疾病概述

一、定义及诊断

(一) 西医

1. 定义：急性胰腺炎(acute pancreatitis，AP)是指因胰酶异常激活对胰腺自身及周围器官产生消化作用而引起的、以胰腺局部炎性反应为主要特征，甚至可导致器官功能障碍的急腹症。按病因可分胆源性、酒精性、高脂血症性、创伤性、药物性和妊娠胰腺炎等。临床常用修订版 Atlanta 分级（revised Atlantaclassification，RAC)对急性胰腺炎严重程度进行分级，包括：①轻症急性胰腺炎(mild acute pancreatitis，MAP)，占急性胰腺炎的 80%～85%，不伴有器官功能障碍及局部或全身并发症，通常在 1～2 周内恢复，病死率极低；②中重症急性胰腺炎(moderately severe acute pancre-atitis，MSAP)，伴有一过性(≤48 h)器官功能障碍和(或)局部并发症，早期病死率低，如坏死组织合并感染，则病死率增高。3)重症急性胰腺炎(severe acute pancreatitis，SAP)，占急性胰腺炎的 5%～10%，伴有持续性(>48 h)器官功能障碍，病死率高。

急性胰腺炎的临床表现主要有：①腹痛的发作：突然发作腹痛，30 min 内疼痛达高峰；发病常与饱餐、酗酒有关；②腹痛的性质：钝痛或锐痛，持久而剧烈；③腹痛的位置：以上腹为多，其次为左上腹，可向背部、胸部、左侧腹部放射；④腹痛的程度：通常难以耐受，持续 24 h 以上不缓解，部分患者呈蜷曲体位或前倾位可有所缓解；⑤伴随症状：可伴恶心、呕吐、腹胀、黄疸、发热、神志改变。并发全身炎症反应综合征(systemic inflammatory response syndrome，SIRS)、脓毒症、器官功能衰竭、腹腔内高压或腹腔间隔室综合征(abdominal compartment syndrome，ACS)、胰性脑病。

2. 诊断要点：包括以下 3 项：①上腹部持续性疼痛；②血清淀粉酶和（或）脂肪酶浓度至少高于正常上限值 3 倍；③腹部影像学检查结果显示符合急性胰腺炎影像学改变。上述 3 项标准中符合 2 项即可诊断为急性胰腺炎。

（二）中医

1. 定义：根据急性胰腺炎的临床症状，中医可将其归为"腹痛"，还可将其归属于"胃心痛""脾心痛""胰瘅"的范畴。《灵枢·厥病篇》中记载："厥心痛，痛如以锥针刺其心，心痛甚者，脾心痛也。"与急性胰腺炎临床表现比较相符。

2. 症候诊断：急性胰腺炎可分急性期和恢复期，其中急性期分为 5 个证型，恢复期分为 2 个证型。

（1）急性期

① 肝郁气滞证。主症：脘腹胀痛、腹胀得矢气则舒。次症：善太息、恶心或呕吐、嗳气、大便不畅。舌脉：舌淡红，苔薄白或薄黄，脉弦紧或弦数。

② 肝胆湿热证。主症：脘腹胀痛、大便黏滞不通。次症：胸闷不舒、发热、烦渴引饮、小便短黄、身目发黄。舌脉：舌质红，苔黄腻或薄黄，脉弦数。

③ 腑实热结证。主症：腹满硬痛拒按、大便干结不通。次症：日晡潮热、胸脘痞塞、呕吐、口臭、小便短赤。舌脉：舌质红，苔黄厚腻或燥，脉洪大或滑数。

④ 瘀毒互结证。主症：腹部刺痛拒按且痛处不移、大便燥结不通。次症：躁扰不宁、皮肤青紫有瘀斑、发热、小便短涩。舌脉：舌质红或有瘀斑，脉弦数或涩。

⑤ 内闭外脱证。主症：意识模糊不清、大便不通。次症：肢冷抽搐、呼吸喘促、大汗出、小便量少甚或无尿。舌脉：舌质干绛，苔灰黑而燥，脉微欲绝。

（2）恢复期

① 脾气虚证。主症：腹胀纳差、少气懒言、神疲乏力。次症：恶心呕吐、呕吐清水、大便稀溏、面色萎黄或㿠白。舌脉：舌淡红，苔薄白；脉沉弱，右关弱而无力，或双寸沉弱无力，尺脉不弱者。

② 气阴两伤证。主症：少气懒言、潮热盗汗。次症：短气自汗、口干舌燥、五心烦热、食欲不振。舌脉：舌淡或舌红少苔，左脉细，或双寸脉细或细数。

③ 中焦虚寒证。主症：腹部拘急疼痛、喜温喜按。次症：心悸虚烦、虚怯少气、面色无华、乏力纳差。舌脉：舌淡或舌红少苔，左脉细，或寸脉微弱而涩，尺脉紧弦；或石脉沉弱，左脉细弦而紧。

④ 寒热错杂痞满证。主症：心下痞满不痛、呕吐下利。次症：口干口苦、纳差、少气懒言、呃气频频。舌脉：舌淡，舌苔黄白相间或黄厚腻、干，右关轻取浮滑，沉取无力。

⑤ 瘀血阻滞证。主症:腹部包块、影像学发现腹腔积液、假性囊肿、包裹性坏死。次症:口干不欲饮、局部刺痛、局部压痛、皮下瘀斑。舌脉:舌淡暗、紫暗,苔薄白或黄白,脉沉弦或涩。

(3) 证候诊断:主症 2 项,次症 1～2 项,参考舌脉,即可诊断。

二、药物治疗

(一) 西医治疗

急性胰腺炎的治疗包括早期液体复苏、镇痛镇静管理、抗感染、营养支持、脏器功能支持、ACS 的管理、局部并发症的处理等。

1. 早期液体复苏

早期液体复苏是预防血容量不足或器官灌注不足的核心措施。早期液体治疗可改善组织灌注,须在诊断急性胰腺炎后即刻进行。对于 SAP,可采用目标导向的治疗模式,应反复评估血流动力学状态以指导液体滴注。液体治疗首选乳酸林格液、生理盐水等晶体液。开始时,推荐以(5～10)ml/(kg·h)的速度进行液体治疗,过程中应警惕液体负荷过重导致的组织水肿及器官功能障碍。

2. 镇痛

疼痛是急性胰腺炎的主要症状,缓解疼痛是临床重要的治疗目标。明显疼痛的急性胰腺炎病人应在入院 24 h 内接受镇痛治疗。阿片类药物和非甾体抗炎药均可用于急性胰腺炎的镇痛治疗,研究表明对于非气管插管病人,盐酸二氢吗啡酮的镇痛效果优于吗啡和芬太尼。对于需要长期大剂量阿片类药物治疗的 SAP 和 CAP 病人,可考虑使用硬膜外镇痛。

3. 营养支持

肠内营养对于不同严重程度的急性胰腺炎病人是安全、可耐受的,可降低感染性并发症、多器官功能障碍发生率和病死率。针对急性胰腺炎病人饮食成分的研究有限,已证实低脂、软食是安全的,氨基酸型相较于短肽型或整蛋白型营养制剂无显著临床获益。

4. 控制血脂

针对高脂血症性急性胰腺炎的早期治疗应包括禁食水≥24 h 后的饮食调节,使用降血脂药物及其他辅助降脂手段(小剂量低分子肝素、胰岛素、血脂吸附和(或)血浆置换)控制血脂。

5. ACS 早期处理

SAP 患者如合并 ACS,应及时采用有效的措施降低腹内压,包括增加腹壁顺应性,如使用镇痛药、镇静药、肌松药等;清除胃肠内容物,如采用胃肠减压、灌肠、使用促胃肠动力药等方式。

6. 抗感染

研究结果表明预防性使用抗菌药物不能降低胰周或胰腺感染的发生率,反而可能增加多重耐药菌及真菌感染风险。因此,对于无感染证据的急性胰腺炎,不推荐预防性使用抗菌药物。对于可疑或确诊的胰腺(胰周)或胰外感染(如胆道系统、肺部、泌尿系统、导管相关感染等)的病人,可经验性使用抗菌药物,并尽快进行体液培养,根据细菌培养和药物敏感试验结果调整抗菌药物。对于感染性坏死的患者,应该使用已知可穿透坏死胰腺的抗生素,抗菌谱应包括需氧和厌氧革兰阴性和革兰阳性菌。可选用抗菌药有第三代头孢菌素、哌拉西林他唑巴坦、氟喹诺酮类、甲硝唑等,如发现耐药肺炎克雷伯菌,可选用碳青霉素烯类抗菌药。

7. 急性胰腺炎的其他药物治疗

急性胰腺炎的后期治疗主要针对其各种局部并发症。有关蛋白酶抑制剂及胰酶抑制剂,如生长抑素及其类似物在急性胰腺炎中的治疗价值尚缺乏高质量的临床证据。故生长抑素不常规用于 AP 的治疗,使用指征包括胰腺假性囊肿、胰腺包裹性坏死(WON);胰瘘;合并消化道出血。乌司他丁、加贝酯等可能有助于降低并发症发生率,可以根据病情使用。

(二)中医治疗

1. 急性期

(1)肝郁气滞证

治法:疏肝理气。

方药:柴胡疏肝散(《景岳全书》)合清胰汤加减,药用醋柴胡、枳壳、泽泻、川芎、陈皮、法半夏、厚朴、郁金、丹参、白芍、大黄、生甘草等。

(2)肝胆湿热证

治法:清利肝胆湿热。

方药:茵陈蒿汤(《伤寒论》)合龙胆泻肝汤(《医方集解》)或清胰汤加减。药用茵陈、龙胆草、大黄(后下)、栀子、柴胡、枳实、木香(后下)、黄连、延胡索、黄芩、车前子、通草、生地黄、当归。并发黄疸时可从阴黄、阳黄辨证论治。

(3)腑实热结证

治法:通里攻下、理气活血。

方药:清胰汤合大陷胸汤(《伤寒论》)加减。药用柴胡、黄芩、枳实、厚朴、丹皮、元胡、川楝、生大黄、芒硝（冲服）、甘遂末等。

（4）瘀毒互结证

治法：清热泻火，祛瘀通腑。

方药：泻心汤（《伤寒论》）或大黄牡丹皮汤（《金匮要略》）合膈下逐瘀汤（《医林改错》）加减。药用大黄、黄连、黄芩、当归、川芎、桃仁、红花、赤芍、延胡索、生地黄、丹参、厚朴、炒五灵脂、牡丹皮、芒硝（研末冲服）。毒热重者酌情加用黄连解毒汤、犀角地黄汤、清胰解毒汤、安宫牛黄丸。AP 病程中常常因炎症反应或继发感染而发热，后期残余感染或积液等导致正虚邪恋证而发热，需要顾护阳气而不得专事清热解毒。

（5）内闭外脱证

治法：通腑逐瘀，回阳救逆。

方药：小承气汤（《伤寒论》）合四逆汤（《伤寒论》）加减。药用生大黄（后下）、厚朴、枳实、熟附子、干姜、甘草、葛根、赤芍、红花、生晒参（另煎）。并发神志改变等胰性脑病时，进行相应辨证论治。

2. 恢复期

（1）脾气虚证

治法：益气健脾。

方药：《内外伤辨惑论》补中益气汤加减。药用黄芪、炙甘草、人参、当归、橘皮、升麻、柴胡、白术、丹参等。中焦阳虚明显可加理中汤。脾虚湿盛者可与参苓白术散（《太平惠民和剂局方》）加减。

（2）气阴两伤证

治法：益气养阴。

方药：生脉散（《内外伤辨惑论》）与益胃汤（《温病条辨》）加减，药用人参、麦冬、五味子、生地、玄参、玉竹、北沙参等。

（3）中焦虚寒、肝脾不和证

治法：温中补虚，和里缓急。

方药：小建中汤（《伤寒论》）加减。药用饴糖、桂枝、芍药、生姜、大枣、炙甘草、丹参等。

（4）寒热错杂痞满证

治法：寒热平调，消痞散结。

方药：半夏泻心汤（《伤寒论》）加减。药用半夏、黄连、黄芩、干姜、甘草、大枣、人参、丹参等。

（5）瘀血阻滞证

治法：活血化瘀，行气止痛。

方药：血府逐瘀汤（《医林改错》）加减。药用桃仁、红花、当归、生地黄、牛膝、川芎、桔梗、赤芍、枳壳、甘草、柴胡。若瘀血阻滞于左侧腹，可与桂枝茯苓丸（《金匮要略》）加减；瘀血阻滞于小腹，可与桃核承气汤（《伤寒论》）加减；瘀血阻滞于右侧腹，可与奔豚汤《金匮要略》加减。瘀血水湿阻滞于脐周者，可与当归芍药散《金匮要略》加减。

3. 中成药治疗

（1）香砂六君子丸：木香、砂仁、陈皮、制半夏、党参、白术、茯苓、炙甘草。具有益气健脾，理气和胃之功，用于脾虚气滞的治疗。6～9 g/次，2 次/天。

（2）理中丸：人参、白术、干姜、甘草。具有温中散寒，健脾和胃之功。用于脾胃虚寒，呕吐泄泻，胸满腹痛，及消化不良见上述证候者。8 丸/次，3 次/天。

（3）桂枝茯苓丸：桂枝，茯苓，牡丹皮，赤芍，桃仁。具有活血、化瘀、消癥之功。用于血瘀证，瘀血积液集聚阻滞于左侧者。1 丸/次，1～2 次/天。

（4）血府逐瘀口服液（片）：桃仁、红花、当归、川芎、地黄、赤芍、牛膝、柴胡、枳壳、桔梗、甘草。具有活血化瘀，行气止痛之功。用于瘀血内阻证。一次 2 支或 6 片，2 次/天。

（5）康复新液：美洲大蠊干燥虫体提取物。具有通利血脉，养阴生肌之功。外用或内服用于瘀血阻滞证，术后伤口愈合、溃疡出血等情况。10 ml/次，3 次/天。

（6）复方谷氨酰胺胶囊：L-谷氨酰胺、白术、茯苓、甘草。具有健脾益气之功，用于 AP 后肠道功能紊乱、促进肠道功能的恢复、改善食欲。2～3 粒/次，3 次/天。

第二节　常用治疗药物

一、西医治疗方案

表 7-1　急性胰腺炎西医治疗方案药物

分类	用药目的	首选药物	备选药物
等渗晶体液	早期液体复苏	0.9%氯化钠注射液	乳酸钠林格注射液

续表

分类	用药目的	首选药物	备选药物
麻醉药/解热镇痛药	镇痛	盐酸氢吗啡酮、吗啡、芬太尼、哌替啶	非甾体类抗炎药
抗菌药	抗感染	第三代头孢菌素类、哌拉西林他唑巴坦、环丙沙星、莫西沙星、左氧氟沙星、甲硝唑、碳青霉烯类	无
胰酶抑制剂	抑制胰酶分泌	生长抑素、奥曲肽、乌司他丁、加贝酯剂	无
质子泵抑制剂/H$_2$受体阻断剂	抑制胃酸分泌（间接抑制胰酶）	奥美拉唑、兰索拉唑、泮托拉唑、雷贝拉唑、雷尼替丁、法莫替丁	无
营养制剂	营养支持	整蛋白型肠内营养剂、短肽型肠内营养剂、氨基酸型肠内营养剂	无

二、中医治疗方案

表7-2 腹痛中医治疗方案

症候	治法	方剂	中成药
肝郁气滞证	疏肝理气	柴胡疏肝散合清胰汤加减	柴胡舒肝丸、香砂六君子丸
肝胆湿热证	清利肝胆湿热	茵陈蒿汤合龙胆泻肝汤或清胰汤加减	茵栀黄颗粒、龙胆泻肝丸
腑实热结证	通里攻下、理气活血	清胰汤合大陷胸汤加减	清胰利胆颗粒
瘀毒互结证	清热泻火、祛瘀通腑	泻心汤或大黄牡丹皮汤合膈下逐瘀汤加减	无
内闭外脱证	通腑逐瘀、回阳救逆	小承气汤合四逆汤加减	无
脾气虚证	益气健脾	补中益气汤合参苓白术散或理中汤加减	补中益气颗粒、理中丸
气阴两伤证	益气养阴	生脉散合益胃汤加减	生脉饮口服液
中焦虚寒、肝脾不和证	温中补虚、和里缓急	小建中汤加减	小建中合剂
寒热错杂痞满证	寒热平调、消痞散结	半夏泻心汤加减	半夏和胃颗粒
瘀血阻滞证	活血化瘀、行气止痛	血府逐瘀汤加减	血府逐瘀口服液、桂枝茯苓丸、康复新液

三、主要治疗药物

(一) 0.9%氯化钠注射液

1. 适应证：各种原因所致的失水，包括低渗性、等渗性和高渗性失水；高渗性非酮症糖尿病昏迷，应用等渗或低渗氯化钠可纠正失水和高渗状态。

2. 用法用量：等渗性失水者：①按体重计算：补液量(L) = [体重下降(kg)×142]/154；②按红细胞压积计算：补液量(L) = [实际红细胞压积-正常红细胞压积×体重(kg)×0.2]/正常红细胞压积。正常红细胞压积男性为48%，女性为42%。

3. 注意事项：输液过多、过快，可致水钠潴留，引起水肿、血压升高、心率加快、胸闷、呼吸困难，甚至急性左心衰竭。

(二) 注射用生长抑素

1. 适应证：抑制胰酶分泌，用于急性胰腺炎和胰腺术后并发症的预防和治疗

2. 用法用量：慢速冲击注射(3~5 min)0.25 mg或以每小时0.25 mg的速度连续滴注给药。

3. 注意事项：少数病例用药后出现恶心、眩晕、面部潮红。当注射速度超过每分钟0.05 mg时，病人会发生恶心和呕吐现象。

(三) 醋酸奥曲肽注射液

1. 适应证：抑制胰酶分泌，用于急性胰腺炎和胰腺术后并发症的预防和治疗。

2. 用法用量：皮下注射每日3次，每次0.1 mg。

3. 注意事项：治疗期间常见不良反应包括腹泻、腹痛、恶心、胀气、头痛、胆石症、高血糖症和便秘。长期用药应监测肝功能和甲状腺功能。

(四) 乌司他丁注射液

1. 适应证：用于急性胰腺炎、慢性复发性胰腺炎，急性循环衰竭的抢救辅助用药。

2. 用法用量：急性胰腺炎、慢性复发性胰腺炎的急性恶化期，初期每次10万单位溶于500 ml 5%葡萄糖注射液或0.9%氯化钠注射液中静脉滴注，每次静滴1~2小时，每日1~3次，以后随症状消退而减量。

3. 注意事项：有药物过敏史、对食品过敏者或过敏体质患者慎用。本品应避免与加贝酯混合使用。

（五）注射用甲磺酸加贝酯

1. 适应证：用于急性轻型（水肿型）胰腺炎的治疗，也可用于急性出血坏死型胰腺炎的辅助治疗。

2. 用法用量：静脉滴注，每次 100 mg，治疗开始 3 天每日用量 300 mg，症状减轻后改为 100 mg/d，疗程 6～10 天。本品滴注速度不宜过快，应控制在 1 mg/(kg·h)以内，不宜超过 2.5 mg/(kg·h)。

3. 注意事项：用药期间应注意观察有无过敏，一旦发现应及时停药或抢救。多次使用应更换注射部位。

（六）香砂六君子丸

1. 适应证：解益气健脾，和胃。用于脾虚气滞，消化不良，嗳气食少，脘腹胀满，大便溏泄。

2. 用法用量：口服，一次 12 丸，一日 3 次。

3. 注意事项：孕妇禁用。

（七）理中丸

1. 适应证：温中散寒，健胃。用于脾胃虚寒，呕吐泄泻，胸满腹痛及消化不良见上述证候者。

2. 用法用量：口服。一次 8 丸，一日 3 次。

3. 注意事项：孕妇禁用。

（八）桂枝茯苓丸

1. 适应证：活血，化瘀，消癥。用于妇人宿有癥块，或血瘀经闭，行经腹痛，产后恶露不尽。

2. 用法用量：口服。一次 4 g，一日 1～2 次。

3. 注意事项：孕妇慎用。

（九）血府逐瘀口服液

1. 适应证：活血祛瘀，行气止痛。用于气滞血瘀所致的胸痹、头痛日久、痛如针刺而有定处、内热烦闷、心悸失眠、急躁善怒。

2. 用法用量：空腹服。一次 20 ml，一日 3 次。

3. 注意事项：孕妇禁用。个别患者服药后出现胃脘不适、面部烘热潮红。

（十）康复新液

1. 适应证：通利血脉，养阴生肌。内服：用于瘀血阻滞，胃痛出血，胃、十二指肠溃疡。

2. 用法用量：口服，一次 10 ml，一日 3 次，或遵医嘱。

3. 注意事项：尚不明确。

(十一) 生脉饮口服液

1. 适应证：益气，养阴生津。用于气阴两亏，心悸气短，自汗。

2. 用法用量：口服。一次 10 ml(1 支)，一日 3 次。

3. 注意事项：用药期间忌不易消化食物。感冒病人不宜服用。

(十二) 龙胆泻肝丸

1. 适应证：益气复脉，养阴生津。用于气阴两亏，心悸气短，脉微自汗。

2. 用法用量：口服，一次 10 ml，一日 3 次。

3. 注意事项：忌辛辣、生冷、油腻食物。

第三节　中西医结合规范化药学监护要点

急性胰腺炎治疗的药学监护主要的工作包括治疗用药监护、药物相互作用监护、不良反应监护和并发症的预防。

一、治疗监护

(一) 疗效监护评估

西医疗效监护评估包括：①患者腹痛症状是否缓解；②抑制胰腺分泌治疗后患者血淀粉酶、脂肪酶指标是否恢复正常；③抗感染治疗后患者体温、WBC、CRP 等感染指标是否好转；④肠内营养支持后患者营养状况是否改善；⑤胰腺影像学形态是否恢复。

中医疗效监护评估：①闻诊：服用益气健脾类药物后嗳气是否消失；②望诊：观察患者的脘腹胀满是否有改善；观察患者舌苔、舌色、舌质的变化；③问诊：询问患者的寒热、二便情况、腹痛症状、呕吐泄泻等症状用药后是否有改善。

(二) 不良反应监护评估

监测患者解热镇痛、抗感染、抑酸抑酶、肠内营养支持后可能出现的不良反应相关的症状、体征和实验室检查指标。由于临床治疗急性胰腺炎的中药复方多含通腑泄热、清热解毒的寒凉峻下之品，故用药期间应注意患者是否出现头昏、胃寒腹痛、恶心呕吐等脾胃虚寒的表现。

二、预防复发和并发症

急性胰腺炎多由饮酒、饮食失节、紧张焦虑等情志因素引发。西医治疗强调严格禁食、胃肠减压、营养支持，中医治疗急性期以清热利湿、利胆通腑泄热为主、恢复期以疏肝健脾、养阴和胃为主。早期不可一味使用苦寒、活血化瘀药物，以免伤及胃阴。饮食方面应戒烟戒酒，不可暴饮暴食，保持心情愉悦，不可过度劳累。

第四节　典型案例

一、案例1

（一）病史摘要

1. **主诉**：上腹不适伴腹痛1天。

2. **现病史**：患者，男36岁，入院前1日晚饮黄酒500 ml，啤酒1 500 ml后，次日凌晨4点左右出现发热和上腹疼痛，伴有呕吐胃内容物1次，解稀便1次，无胸闷气急，体温38.4℃。自行服用止痛药症状无缓解。急诊血常规提示白细胞计数15.31×10^9/L、中性粒细胞百分比79.8%、C反应蛋白53.33 mg/L、降钙素原0.721 ng/ml，血淀粉酶177 U/L。上腹部CT平扫提示胰腺饱满伴胰头增大，周围脂肪间隙模糊，考虑急性胰腺炎可能。

3. **既往史**：患者于10个月前因饮酒后出现持续性上腹部疼痛14小时入院治疗，诊断为急性胰腺炎，经治疗好转后出院。既往无高血压、糖尿病、胆结石等病史，否认手术外伤史。

4. **社会史、家族史、过敏史**：无。

5. **查体**：T 38.2℃、P 64次/分、R 18次/分、BP 118/80 mmHg，神清，精神欠振，查体合作，自动体位；皮肤黏膜无黄染。全腹平软，上腹压痛明显，无肌卫及反跳痛，未及包块，Murphy征阴性，肝脾肋下未及，肝肾区无叩痛，移动性浊音阴性，肠鸣音正常。

6. **望闻问切**：望诊：舌红，苔黄。切诊：脉滑数。

7. **实验室辅助检查**：血常规：白细胞计数15.31×10^9/L、中性粒细胞百分比79.8%、C反应蛋白3.33 mg/L；血脂：甘油三酯1.75 mmol/L，总胆固醇

6.01 mmol/L、低密度脂蛋白 3.94 mmol/L、高密度脂蛋白 2.88 mmol/L；肝肾功能：血淀粉酶 177 U/L、血脂肪酶 758 U/L。上腹部 CT 平扫：胰腺饱满伴胰头增大，周围脂肪间隙模糊，考虑急性胰腺炎可能。

8. 诊断：西医诊断：急性胰腺炎。中医诊断：腹痛（脾胃实热证）。

（二）用药方案

1. 液体复苏：乳酸钠林格注射液 500 ml，qd，ivgtt。

2. 抑酸护胃：泮托拉唑钠 60 mg qd ivgtt。

3. 抑制胰腺分泌：注射用生长抑素 3 mg，q12 h，ivgtt。

4. 抗感染：注射用头孢他啶 2 g，q8 h，ivgtt。

5. 中药：①芒硝外敷；②柴芍承气汤加减：柴胡 10 g、麸炒白芍 15 g、麸炒枳实 10 g、姜厚朴 10 g、大黄（后下）5 g、蒲公英 15 g、栀子 20 g、酒黄芩 10 g、川芎 10 g、醋延胡索 10 g、炒川楝子 10 g、茯苓 10 g、甘草 5 g。

（三）监护记录

入院第 2 天：患者诉腹痛稍缓解，体温 37.9℃，查血脂：甘油三酯 1.82 mmol/L，总胆固醇 6.01 mmol/L、低密度脂蛋白 3.94 mmol/L、高密度脂蛋白 2.88 mmol/L，空腹血糖为 6.28 mmol/L，CA 19-9、D-二聚体、肾功能指标正常。二便尚调。用药过程中及用药后无不适。

入院第 6 天：患者诉腹痛缓解，体温 36.7℃，复查肝肾功能：血淀粉酶 73.17 U/L、血脂肪酶 462 U/L；血常规：白细胞计数 6.43×10⁹/L、中性粒细胞百分比 53.9%、C 反应蛋白 7.65 mg/L，降钙素原 0.263 ng/ml；血淀粉酶基本正常，遂更改为低脂流质饮食，患者血培养结果回报阴性，停用抗菌药，泮托拉唑静滴改为口服。

入院第 10 天：患者无腹痛腹胀，无胸闷气喘，无恶心呕吐，无发热，纳可，二便调。查 CT（全腹部增强 + 胸部平扫）显示：AP 治疗后复查，较前吸收好转。复查血常规：白细胞计数 6.61×10⁹/L、中性粒细胞百分比 62.6%、C 反应蛋白 4.41 mg/L；血脂：甘油三酯 1.76 mmol/L，总胆固醇 5.91 mmol/L，低密度脂蛋白 4.21 mmol/L，高密度脂蛋白 2.76 mmol/L；肝肾功能：血淀粉酶 65.28 U/L、血脂肪酶 262 U/L。

患者病情好转，准予出院、门诊随访。

（四）案例分析

本例患者为饮酒后诱发轻症急性胰腺炎。西医治疗原则为液体复苏、抑酸抑酶、解痉止痛、营养支持。如有感染表现则应行抗感染治疗，必要时送检病原微生物培养,根据培养和药敏试验结果针对性选用抗菌药物。该患者以身热、腹痛为主症,属中医"腹痛(腑实热结证)"范畴,治法为通里攻下、理气活血。

1. 液体复苏

急性胰腺炎发病的前12~24 h进行早期积极的静脉补液是最有益的,对于改善组织氧合和微循环灌注具有关键性作用,不仅有助于保护胰腺的灌注,而且可以改善肾脏和心脏等脏器微循环,早期液体复苏伴有较低的胰腺坏死率、较小的多器官功能障碍综合征发生率和病死率。液体复苏的速度遵循"个体化、精准化、限制性"原则必须根据患者的年龄、体质量和先前存在的肾脏和/或心脏状况调整液体量。在液体的选择方面,等渗晶体液(0.9%氯化钠注射液、乳酸林格氏液)是首选的液体。由于器官功能衰竭风险增加,不建议使用羟乙基淀粉等人工胶体溶液。该患者因饮酒诱发急性胰腺炎,入院后第一时间予以乳酸钠林格氏液改善组织灌注,及时缓解病情。

2. 抑制胃酸和胰酶分泌

胰酶激活是胰腺炎发生机制的一个方面,故长期来应用生长抑素及其类似物治疗胰腺炎。H2受体拮抗剂和质子泵抑制剂可预防应激性溃疡的发生,短期内应用可有效预防胰酶激活对胃部造成的损伤。该患者入院后使用泮托拉唑和注射用生长抑素抑制胃酸分泌和胰酶激活,在院期间未出现胰酶激活导致的相关并发症。

3. 抗感染

急性胰腺炎如合并感染可引发感染性胰腺坏死(infectedpancreatic necrosis,IPN)以及脓毒症、SIRS等严重的全身性并发症,危及患者生命。如患者出现发热、腹痛、全身状况恶化等感染症状时应考虑IPN可能。虽然有关SAP预防性应用抗生素的合理性与有效性仍存在争议,但对于可疑或确诊的胰腺(胰周)或胰外感染(如胆道系统、肺部、泌尿系统、导管相关感染等)的病人,可经验性使用抗菌药物,且应尽快行血培养+药敏试验,根据血培养或其他病原学证据针对性用药。已证实或高度怀疑为感染性胰腺坏死时,可使用能透过血胰屏障的广谱抗生素。在单纯抗生素治疗过程中,若病人病情继续演进、出现感染性表现时,则建议转向创伤递升式分阶段治疗。本患者入院后体温38.2℃,查血常规提示白细胞计数、嗜中性粒细胞%、C反应蛋白、降钙素原等感染相关指标偏高,疑似存在感染,故使用可渗透胰腺组织的头孢他啶经验性抗感染治疗,并立即送检血培养,用药后患者感染指标逐渐好转,入院第5天血培养结果回报阴性,入院第6天相关指标转阴,故停用抗菌药。

4. 中药治疗

本例患者素有饮酒史,且 2020 年和此次发病前均有饮酒,当属于酒精性复发性 AP。酒为温热之品,易助生湿热,蕴结中焦,导致脾胃升降失调,腑气通降不利,气机阻滞,不通则痛,从而发生腹痛。患者入院时表现为腹痛拒按,大便不通,小便短赤,加之舌红,苔黄,脉滑数,皆为一派实热之象。故辨证为脾胃实热,治宜通腑泻热,行气止痛为法。中药方选为柴芍承气汤加减。方中柴胡可疏肝理气兼以退热;黄芩、蒲公英、栀子清热燥湿,泻火解毒;白芍缓急止痛,延胡索、川楝子、川芎气血双用加强理气止痛功效;大黄、枳实、厚朴宗小承气汤之意清热泻火,理气通腑,消除胀满燥实,以期釜底抽薪之目的;茯苓、甘草健脾和中,调和诸药,共凑通腑泻热,理气止痛之功效。同时,予中药芒硝外敷。芒硝外敷有助于泻热通便、消肿止痛之功效,现代研究表明芒硝可以吸附炎性物质和水分,改善胰腺渗出,吸收腹腔积液,使得肠壁水肿和腹腔炎症得到改善。入院第六天,患者病情缓解,临床药师根据患者症状和舌苔脉象,实热已解大半,但湿邪显现。湿邪留恋则导致病情迁延,邪去不尽。故建议调整中药处方,减少通腑泻热药物之剂量,酌加健脾、化湿之药。急性胰腺炎发病期间表现出的局部微循环障碍与中医中的“血瘀”相符,丹参苦,微寒。具有凉血消痈,祛瘀止痛之功,现代研究也表明,丹参可以抑制内皮素-1、P-选择素,促进血管内皮生长因子 mRNA 表达及其蛋白合成,从而改善微循环障碍、减低血液黏度,减轻组织损伤。故药师建议加用丹参增强活血化瘀之用。

（五）临床药师评述

（1）急性胰腺炎早期治疗的首要目标是维持内环境稳定、改善胃肠动力、抑制炎症损伤以维护重要器官功能,减少器官衰竭的发生以降低早期病死率;后期则以恢复器官功能、减少感染和局部并发症为主要目标。中医认为腑气不通是急性胰腺炎的基本病机,通里攻下应贯穿本病治疗的始终。根据“急则治标,缓则治本”的原则,急性期针对肝郁气滞、肝胆湿热、腑实热结、瘀毒互结及内闭外脱的病机特点,分别予疏肝解郁、清热化湿、通腑泻热、祛瘀通腑、回阳救逆的基本治疗原则,缓解期针对肝郁脾虚、气阴两虚的病机特点,分别予疏肝健脾、益气养阴的治疗原则,在上述治疗原则的指导下,可将内治法和外治法相结合多途径治疗。本例患者属轻症急性胰腺炎,西医治疗以维持机体内环境稳定、抑制炎症损伤、预防局部并发症为主;中医治疗在辨证的基础上采用前期通腑泻热、后期疏肝行气、活血化瘀的方法标本兼治。

（2）治疗中应根据患者病情变化及时调整用药方案。患者入院第 6 天病情缓解,根据症状和舌苔脉象可知其实热已解大半,但湿邪显现。湿邪留恋则导致病情迁延,邪去不尽。故药师建议医生调整处方,减少清泻实热药物之剂量,增加健脾祛湿、活血化瘀药物,最终医生调整处方,去除川楝子、增加丹参以活血化瘀、生熟薏苡仁以利水除湿。

(3)抗感染治疗应严格遵循抗菌药物临床应用指导原则,不具备明确用药指征时尽可能不用药。相关临床研究结果表明预防性使用抗菌药物不能降低胰周或胰腺感染的发生率,反而可能增加多重耐药菌及真菌感染风险。因此,对于无感染证据的急性胰腺炎,不推荐预防性使用抗菌药物。如确有感染,应尽快多次送检血培养,根据微生物培养证据针对性选用或调整抗菌药,切忌盲目升阶梯使用高级别广谱抗菌药。本例患者入院时体温 38.2℃,白细胞计数、嗜中性粒细胞%、C 反应蛋白、降钙素原等感染指标偏高,医师认为不排除合并感染,故送检血培养并经验性使用头孢他啶抗感染治疗。后续感染相关指标转阴,且送检培养结果阴性,故停药。

二、案例 2

(一)病史摘要

1. **主诉**:右上腹痛 2 天。

2. **现病史**:患者男,45 岁,20 天前曾因腹痛入院治疗,予以护胃、降脂、抗感染、营养支持等治疗好转后出院,此次入院前 2 天右上腹痛加重,体温 38.5℃,伴冷汗,无头痛,无恶心呕吐。急诊血常规提示白细胞计数 18.1×10^9/L、中性粒细胞百分比 89.8%、C 反应蛋白 310.21 mg/L、降钙素原 1.231 ng/ml;血淀粉酶 668 U/L、尿淀粉酶 3 515 U/L、脂肪酶 5 414 U/L;肝肾功能:正常。外院上腹部 MRI 增强提示:急性间质水肿性胰腺炎。

3. **既往史**:2022 年 1 月 30 日无明显诱因出现右上腹痛,外院就诊查上腹部 MRI 增强提示:急性间质水肿性胰腺炎。脂肪肝。上腹部(胆道)MRI 平扫:MRCP 未见确切异常。予抑酸、抑酶、降脂等对症治疗后好转出院。2022 年 2 月 22 日,患者复发上腹痛,外院诊断为"急性胰腺炎",予抑酸、抑酶、降脂等对症治疗后好转出院。既往患有高血脂,目前服用非诺贝特、他汀降脂,否认病毒性肝炎及结核等传染病史及密切接触史,否认手术外伤史。

4. **社会史、家族史、过敏史**:无。

5. **查体**:T 38.7℃、P 72 次/分、R 14 次/分、BP 125/70 mmHg,身高 162 cm,体重 95 kg。神清,精神萎靡,面色红润,巩膜及皮肤未见黄染,步态正常,检查合作。右上腹痛,无恶心呕吐,胃纳差,有矢气,无解大便,小便可,夜寐安。腹部外形平坦对称,无局部隆起,无腹壁静脉曲张,无胃肠型,无胃肠蠕动波。触诊腹壁柔软,右上腹部有压痛,全腹部无反跳痛,无肌卫。

6. 望闻问切:望诊:舌淡红,苔薄白,色白。闻诊:无异常语气、异常气息。切诊:脉细。

7. 实验室辅助检查:血常规:白细胞计数 18.1×10^9/L、中性粒细胞百分比 89.8%、C 反应蛋白 310.21 mg/L、降钙素原 1.231 ng/ml;血脂:甘油三酯 4.82 mmol/L,总胆固醇 8.68 mmol/L,低密度脂蛋白 4.42 mmol/L,高密度脂蛋白 1.72 mmol/L;凝血:D-二聚体 7.57 mg/L;电解质:Na 134 mmol/L;肝肾功能:血淀粉酶 668 U/L、脂肪酶 5 414 U/L。外院上腹部 MRI 增强提示:急性间质水肿性胰腺炎,脂肪肝。上腹部(胆道)MRI 平扫:MRCP 未见确切异常。

8. 诊断:西医诊断:急性胰腺炎。中医诊断:腹痛(肝胆湿热证)。

(二) 用药方案

1. 抑酸护胃:注射用奥美拉唑钠 40 mg q8 h, iv。

2. 抑制胰腺分泌:醋酸奥曲肽注射液 0.1 mg, tid, ivgtt;注射用甲磺酸加贝酯 300 mg, qd, ivgtt。

3. 抗感染:左氧氟沙星氯化钠注射液 0.5 g, qd, ivgtt;左奥硝唑氯化钠注射液 500 mg, q12 h, ivgtt。

4. 解痉止痛:注射用盐酸罂粟碱 90 mg, qd, ivgtt。

5. 降血脂:非诺贝特胶囊 0.2 g, qn, po;阿托伐他汀钙片 20 mg, qn, po

6. 营养支持:注射用复方维生素(3) 432.71 mg, qd, ivgtt;复方氨基酸注射液(18-AA-V-SF)16.12 g, qd, ivgtt。

7. 中药:大柴胡汤加减:柴胡 24 g,黄芩 12 g,半夏 12 g,大黄 12 g,鸡内金 12 g,枳实 15 g、炒川楝子 10 g、芍药 10 g、延胡索 20 g、厚朴 20 g、炒麦芽 30 g、炒莱菔子 30 g、白术 30 g、生姜 15 g、大枣 15 g、陈皮 15 g。

(三) 监护记录

入院第 3 天:患者仍有阵发性腹痛,但较前好转。辅助检查示:血甘油三酯 4.68 mmol/L,总胆固醇 8.46 mmol/L,低密度脂蛋白 4.53 mmol/L,高密度脂蛋白 1.94 mmol/L;肝肾功能:血淀粉酶 269 U/L、脂肪酶 2 328 U/L。上腹部 MRI 提示:①急性胰腺炎,腹水,请结合临床、复查;②脂肪肝;③双侧胸腔少量积液。内分泌会诊意见:①予以阿托伐他汀 20 mg,每晚一次,口服,密切监测患者血脂、肝功能等;②积极治疗原发病,低脂饮食;③加芒硝 10 g 通便兼利水消肿。血培养检出大肠埃希菌,药敏结果提示二代、三代头孢、哌拉西林他唑巴坦、左氧氟沙星敏感。

入院第 6 天:患者一般情况可,腹痛明显缓解,有轻度便秘,停禁食,改为低盐、低脂、半流质饮食。辅助检查示:尿淀粉酶 254 U/L,血淀粉酶 74 U/L,脂肪酶 160 U/L;血常规:C 反应蛋白 52.00 mg/L,白细胞总数 7.8×10^9/L,中性粒细胞 58.5%;血脂:甘油三酯 3.23 mmol/L;凝血功能:D-二聚体 3.56 mg/L;电解质:钾 2.58 mmol/L。患者血钾偏低,予以氯化钾注射液 7.5 ml, qd, ivgtt 静脉补钾;患者凝血指标偏高,予低分子肝素钙注射液 4 000 IU, q12 h, ih 预防栓塞。患者感染指标好转,复查血培养结果为阴性,临床药师建议停用左氧氟沙星和左奥硝唑,医师采纳。

入院第 9 天:患者腹痛不明显,无腹胀、发热等不适主诉,腹部外形平坦对称,无局部隆起,触诊腹壁柔软,全腹部无压痛,全腹部无反跳痛。患者病情好转,经评估后准予出院,门诊随访。

（四）案例分析

本例患者为高脂血症性急性胰腺炎复发。西医治疗原则为抑酸抑酶、解痉止痛、营养支持。患者入院时有感染表现,故行抗感染治疗,该患者以脘腹胀满疼痛、发热、便秘为主症,属中医"腹痛(肝胆湿热证)"范畴,治法为清热利湿、通利肝胆。

1. 抑制胃酸和胰酶分泌

胰酶激活是胰腺炎发生机制的一个方面,故长期来应用生长抑素及其类似物治疗胰腺炎。H_2 受体拮抗剂和质子泵抑制剂可预防应激性溃疡的发生,短期内应用可有效预防胰酶激活对胃部造成的损伤。该患者入院后使用奥美拉唑和奥曲肽抑制胃酸分泌和胰酶激活,在院期间未出现胰酶激活导致的相关并发症。

2. 解痉止痛

疼痛是急性胰腺炎的主要症状,缓解疼痛是临床重要的治疗目标。明显疼痛的急性胰腺炎病人应在入院 24 h 内接受镇痛治疗,常用药为阿片类镇痛药和非甾体抗炎药,本例患者使用盐酸罂粟碱解痉止痛,用药后患者疼痛情况明显好转。

3. 抗感染

虽然国内外指南不推荐静脉使用抗菌药物预防高脂血症性急性胰腺炎可能伴发的感染,但本例患者入院时白细胞计数、C 反应蛋白等感染相关指标明显升高,入院后血培养检出大肠埃希菌,故行抗感染治疗,入院 6 天后白细胞计数等感染相关指标降低至正常范围,血培养转阴,故停用抗菌药。

4. 降血脂

与其他原因引起的急性胰腺炎相比,高脂血症性急性胰腺炎的临床表现更严重。除急性胰腺炎的常规治疗外,针对高脂血症性急性胰腺炎的早期治疗应包括禁食水≥24 h后的饮食调节,使用降血脂药物及其他辅助降脂手段(小剂量低分子肝素、胰岛素、血脂吸附和(或)血浆置换)控制血脂。本例患者既往患有高脂血症和脂肪肝,入院后血甘油三酯较高,故予非诺贝特+阿托伐他汀降血脂,患者凝血功能指标偏高,加用低分子肝素钙预防栓塞

5. 中药治疗

急性胰腺炎的发病机制为脾胃损伤、热盛燥结、阳明合病,且由于气血瘀毒、腑气不通,而引发腹痛等症状,因此治疗时应当以通行气血、清泄热结为主。本例患者选用大柴胡汤加减为主方。方中柴胡联合枳实能够有效促进胃部排空,促进小肠蠕动,其中柴胡的抗菌作用强,可抑制炎性物质的释放,一定程度上延缓了病情的发展,且该药物可以促进免疫功能的恢复,使得机体可以完成自我修复。黄芩的抗炎、解热、镇静作用较强;半夏作用于人体后可以起到镇吐作用,且利于胆汁分泌,增加皮质酮,提高肝脏内络氨酸转氨酶的活性,故而提高了机体的解毒功能。大黄有着较强的缓解肠麻痹、增加胃肠蠕动作用,可利于体内毒素的排出,继而缓解毒血症症状。芍药能够养血合营、敛阴平肝,且与枳实、柴胡等使用可以松弛内脏平滑肌,缓解患者腹痛症状。鸡内金、延胡索能够增加胃动力,炒川楝子可清肝火、缓解腹痛,厚朴的抗菌效用明显,且能够促进消化液的分泌,利于胃肠动力的恢复。炒麦芽可促进胃部消化,增加胃蛋白酶分泌,炒莱菔子用于脘腹胀痛患者中效果较好。入院第三天,患者上腹部 MRI 提示有腹水。考虑到芒硝能够清热解毒、活血化瘀、且利于腹水的吸收,可协助缓解腹内炎症,促进炎症因子的消散,且起效迅速,能较快缓解腹水症状,故药师建议医师加芒硝以利水消肿,医师采纳。

(五) 临床药师评述

(1) 近年来,全球高脂血症性急性胰腺炎(hyperlipidemic acutepancreatitis, HLAP)的发病率逐年上升。国外研究表明,HLAP 约占 AP 总数的 25.6%,位居胰腺炎发病原因第三,仅次于胆源性胰腺炎和酒精性胰腺炎,而国内 HLAP 在 2010—2015 年发病率超酒精性胰腺炎,位居第二。由于早期手术可能增加 HLAP 患者多脏器功能障碍发生风险并导致死亡,因此在 HLAP 急性反应期应以非手术治疗为主。鉴于病因、发病机制及临床特征的特殊性,因此病因治疗及

常规治疗为其核心治疗,且常规治疗中的部分治疗措施如营养支持、疼痛管理、血糖管理等也存在特殊性,需引起重视。本例患者有高脂血症既往史,入院后血甘油三酯指标偏高,属高脂血症性急性胰腺炎。故除急性胰腺炎常规治疗之外,快速降低血甘油三酯是整个治疗过程中的重要环节。

(2)相关临床研究表明大柴胡汤与生长抑素及其类似物联合治疗急性胰腺炎具有协同作用。可起到消除机体炎症介质、改善胃肠功能,避免肠道毒素、细菌的移位等作用。有研究表明大柴胡汤能松弛胆道括约肌,增加胆汁排出量,促进胰腺血流,故有助于减轻胆源性胰腺炎的症状。另外大柴胡汤提高胃壁黏液蛋白量,对胃黏膜损伤具有明显的保护作用;能抑制组胺和五肽胃泌素所引起的胃酸分泌过多,还能降低三酰甘油、胆固醇、低密度脂蛋白的含量,抑制脂肪的吸收。与抑酸药、降血脂药联合使用具有协同作用。本例患者大柴胡汤加减方中诸药联合配伍起到了疏肝利胆、调养脾胃的效用,有便秘症状可加芒硝,通腑泄热作用明显。

(吴铁军 黄瑾 何志高)

参考文献

[1]中华医学会外科学分会胰腺外科学组.中国急性胰腺炎诊治指南(2021)[J].中国实用外科杂志,2021,14(7):739-746.

[2]中国中西医结合学会消化系统疾病专业委员会.急性胰腺炎中西医结合诊疗共识意见(2017年)[J].中国中西医结合消化杂志,2017,25(12):901-909.

[3]中华医学会急诊分会.急性胰腺炎急诊诊断及治疗专家共识[J].临床肝胆病杂志,2021,37(5):1034-1041.

[4]中华中医药学会脾胃病分会.急性胰腺炎中医诊疗专家共识意见(2017)[J].中华中医药杂志,2017,32(9):4085-4088.

[5]周雪珂,刘春燕,刘鸿雁.中西医结合治疗重症急性胰腺炎的研究进展[J].四川中医,2021,39(5):217-219.

[6]孙武,刘宝清,张少辉,等.大柴胡汤联合西医常规治疗慢性胆囊炎临床疗效和安全性的META分析[J].中国中西医结合消化杂志,2018,26(6):478-486.

第八章

再生障碍性贫血

第一节 疾病概述

一、定义及诊断

(一) 西医[1]

1. 定义：再生障碍性贫血(aplastic anemia，AA，简称再障)是一种骨髓造血功能衰竭(bone marrow failure，BMF)综合征。主要表现为骨髓有核细胞增生低下、全血细胞减少及由其导致的贫血、出血和感染。

2. 诊断要点：①血常规检查：全血细胞(包括网织红细胞)减少，淋巴细胞比例增高。至少符合以下三项中两项：HGB<100 g/L；PLT<50×10⁹/L；中性粒细胞绝对值(ANC)<1.5×10⁹/L；②骨髓穿刺：多部位(不同平面)骨髓增生减低或重度减低；小粒空虚，非造血细胞(淋巴细胞、网状细胞、浆细胞、肥大细胞等)比例增高；巨核细胞明显减少或缺如；红系、粒系细胞均明显减少；③骨髓活检(髂骨)：全切片增生减低，造血组织减少，脂肪组织和(或)非造血细胞增多，网硬蛋白不增加，无异常细胞；④必须除外先天性和其他获得性、继发性 BMF。

(二) 中医[2]

1. 定义：急性再障归属于中医学"急劳""热劳""血证"等范畴，称为"急髓劳"；慢性再障归属于中医学"虚劳""血虚"或"血证"范畴，称为"慢髓劳"。"髓"代表病位，"劳"代表病情与病性。

2. 症候诊断：本病分为急髓劳和慢髓劳。急髓劳证候包括劳髓枯温热型和急劳髓枯虚寒型；慢髓劳证候包括肾阴虚证、肾阳虚证、肾阴阳两虚证、血瘀证。

(1) 急髓劳

① 急劳髓枯温热型：起病急骤，持续高热，口渴，汗出热不退，口腔溃烂，舌

出血疱,齿鼻衄血,口内血腥臭味难闻,皮下大片瘀血紫癜,尿血,便血。妇女可见月经淋漓不断,重则血崩不止,心悸气短,面色苍白,舌质淡而乏津,苔黄或黑腻,脉滑大数疾。

② 急劳髓枯虚寒型:起病急骤,畏寒肢冷,精神不振,怠惰嗜卧,大便稀溏,小便清长,口腔溃烂,舌出血疱,齿鼻衄血,皮下多见瘀血紫癜,尿血,便血;女性可见月经淋漓不断,重则血崩不止,心悸气短,面色苍白;男性可见阳痿遗精早泄。舌淡苔白体胖,或有齿痕。脉象沉微无力。

（2）慢髓劳

① 肾阴虚证:乏力,心悸,气短,活动后加重,面白唇淡,甲床苍白,可见发热,轻者低热,轻度出血,重者中度发热,手足心热,盗汗,口渴,出血明显,皮下口鼻均可出血,甚至眼底及内脏出血,腰酸腿软,大便干结,尿黄,脉细数,舌质淡,或有舌边尖红,苔薄白或无苔。

② 肾阳虚证:畏寒喜暖,手足冷凉,倦怠乏力,精神萎靡不振,心悸气短,活动后加重,面白唇淡,甲床苍白,腰细酸软,夜尿多,性欲减退,多无出血,或见大便稀溏,面浮肢肿,苔白质淡,脉细无力。

③ 肾阴阳两虚证:眩晕耳鸣,形寒肢冷,五心烦热,畏寒畏热并见,腰膝酸软,甚则驼背弯腰,倦怠乏力,心悸气短,活动后加重,面白唇淡,甲床苍白,肌肉瘦削,视物模糊,脱发,男子遗精早泄,女子经少难孕,脉沉弱尺脉尤甚。

④ 血瘀证:痛有定处、刺痛,面色晦暗,眩晕健忘,或精神神志异常,肢体麻木或见偏瘫,皮下散见瘀斑瘀点,女性可见月经色暗或痛经或闭经,舌色紫暗或有瘀斑瘀点或舌下络脉曲张,脉细涩或结代。本证多见于慢髓劳病长期输血依赖患者,病程绵长,属兼夹证候。

二、药物治疗

（一）西医治疗

AA 一旦确诊,应明确疾病严重程度,尽早治疗。重型 AA 的标准疗法是对年龄＞35 岁或年龄虽≤35 岁但无 HLA 相合同胞供者的患者首选抗胸腺/淋巴细胞球蛋白(antithymocyte globulin/antilymphocyte globulin, ATG/ALG)和环孢素 A(cyclosporin A, CsA)的免疫抑制治疗(IST);对年龄≤35 岁且有 HLA 相合同胞供者的重型 AA 患者,如无活动性感染和出血,首选 HLA 相合同胞供者造血干细胞移植。HLA 相合无关供者造血干细胞移植仅用于 ATG/ALG 和 CsA 治疗无效的年轻重型 AA 患者。造血干细胞移植前必须控制出血和感染。输血依赖的非重型 AA 可采用 CsA 联合促造血（雄激素、造血生长因子）治疗，如治疗 6 个月无效则按重型 AA 治疗。非输血依赖的非重型 AA，可应用 CsA 和（或）促造血治疗。

1. 支持疗法

（1）成分血输注。

（2）其他保护措施。

（3）感染的治疗：一般无发热，以预防为主。出现感染或发热后，如无粒细胞减少，应按社区感染或院内感染指南用药。如有中性粒细胞减少伴发热，应按照《中国中性粒细胞缺乏伴发热患者抗菌药物临床应用指南》进行抗感染处理。

（4）祛铁治疗：长期反复输血超过 20 U 和（或）血清铁蛋白水平增高达铁过载标准的患者，可酌情予祛铁治疗。

（5）疫苗接种。

2. 本病治疗

（1）IST

① ATG/ALG 联合 CsA 的 IST 适用范围：无 HLA 相合同胞供者的重型或极重型 AA 患者；输血依赖的非重型 AA 患者；CsA 治疗 6 个月无效患者。

② ATG/ALG：兔源 ATG/ALG（法国、德国产）剂量为 $3\sim4$ mg/(kg·d)，猪源 ALG（中国产）剂量为 $20\sim30$ mg/(kg·d)。ATG/ALG 需连用 5 d，每日静脉输注 $12\sim18$ h。输注之前均应按照相应药品制剂说明进行皮试和（或）静脉试验，试验阴性方可接受 ATG/ALG 治疗。每日用 ATG/ALG 时同步应用肾上腺糖皮质激素防止过敏反应。急性期不良反应包括超敏反应、发热、僵直、皮疹、高血压或低血压及液体潴留。患者床旁应备气管切开包、肾上腺素。用药期间维持 $PLT>10\times10^9/L$，因 ATG/ALG 具有抗血小板活性的作用，血小板悬液输注需要量可能会增加。血清病反应（关节痛、肌痛、皮疹、轻度蛋白尿和血小板减少）一般出现在 ATG/ALG 治疗后 1 周左右，因此糖皮质激素应足量用至15 d，随后减量，一般 2 周后减完（总疗程 4 周），出现血清病反应者则静脉应用肾上腺糖皮质激素冲击治疗。第 1 次 ATG/ALG 治疗无效或复发患者 2 次治疗可选择 HLA 相合无关供者造血干细胞移植或第 2 次 ATG/ALG 治疗。选择第 2 次 IST，与前次治疗应间隔 $3\sim6$ 个月，第 2 个疗程的 ATG/ALG，宜尽可能采用动物种属来源于前次不同的 ATG/ALG 剂型，以减少发生过敏反应和严重血清病风险。

③ CsA：CsA 联合 ATG/ALG 用于重型 AA 时，CsA 口服剂量为 3～5 mg/(kg·d)，可以与 ATG/ALG 同时应用，或在停用糖皮质激素后，即 ATG/ALG 开始后 4 周始用。CsA 可用于非重型 AA 的治疗。CsA 治疗 AA 的确切有效血药浓度并不明确，有效血药浓度窗较大，一般目标血药浓度（谷浓度）为成人 100～200 μg/L、儿童 100～150 μg/L。临床可根据药物浓度及疗效调整 CsA 的应用剂量。CsA 的主要不良反应是消化道反应、齿龈增生、色素沉着、肌肉震颤、肝肾功能损害，极少数出现头痛和血压变化，多数患者症状轻微或经对症处理减轻，必要时减量甚至停药。CsA 减量过快会增加复发风险，一般建议逐渐缓慢减量，疗效达平台期后持续服药至少 12 个月。服用 CsA 期间应定期监测血压、肝肾功能。

④ IST 在老年患者中的应用：ATG 治疗 AA 无年龄限制，但老年 AA 患者治疗前要评估合并症。ATG/ALG 治疗老年 AA 患者时，出血、感染和心血管事件发生风险高于年轻患者，因此需要注意老年患者的心功能、肝功能、血脂、糖耐量等方面问题。鉴于肾毒性和高血压的风险，建议老年 AA 患者的 CsA 治疗血药谷浓度在 100～150 μg/L。

⑤ 促造血治疗：雄激素可以刺激骨髓红系造血，减轻女性患者月经期出血过多，是 AA 治疗的基础促造血用药。其与 CsA 配伍，治疗非重型 AA 有一定疗效。一般应用司坦唑醇、十一酸睾酮或达那唑，应定期复查肝功能。据报道 GM-CSF、G-CSF 配合免疫抑制剂使用可发挥促造血作用。也有人主张加用红细胞生成素（EPO）。艾曲波帕（Eltrombopag）是血小板受体激动剂，美国 FDA 已批准用于难治性重型 AA 的治疗。据报道重组人血小板生成素（TPO）及白细胞介素 11（IL-11）也可与 IST 联合有效治疗 AA。

（2）HLA 相合同胞供者造血干细胞移植

（3）HLA 相合的无关供者造血干细胞移植

（4）其他免疫抑制剂

① 大剂量环磷酰胺：由于大剂量环磷酰胺（45 mg/(kg·d)×4 d）的高致死率和严重毒性，不推荐其用于不进行造血干细胞移植的初诊患者或 ATG/ALG 联合 CsA 治疗失败的 AA 患者。

② 霉酚酸酯（MMF）：对于该药的研究主要集中于治疗难治性 AA，但多个中心研究表明 MMF 对难治性 AA 无效。

③ 他克莫司：与 CsA 抑制 T 细胞活化的信号通路相同但作用更强、肾毒性更小，且无齿龈增生，因此被用来替换 CsA 用于 AA 的治疗，初步效果令人鼓

舞,值得临床探索。

④ 雷帕霉素:在抑制 T 细胞免疫方面与 CsA 有协同作用,但最新研究显示,在 ATG/ALG 联合 CsA 基础上加用雷帕霉素不能提高患者的治疗反应率。雷帕霉素联合 CsA 治疗难治、复发 AA 的临床研究正在进行。

⑤ 抗 CD52 单抗:已有部分学者应用 CD52 单抗治疗复发 SAA,但仍缺乏大样本的临床研究来肯定该药物疗效,故目前仅推荐考虑作为二线方案,应用于治疗复发 SAA。

(二) 中医治疗

1. 急髓劳

(1) 急劳髓枯温热型

治法:凉血解毒,补肾益髓。

推荐方药:清营汤合六味地黄丸加减:水牛角(先煎)30 g,生地黄 15 g,玄参 10 g,竹叶 15 g,麦冬 10 g,黄连 10 g,金银花 20 g,连翘 10 g,蒲公英 30 g,白茅根 30 g,熟地黄 15 g,山药 10 g,山萸肉 10 g,茯苓 20 g,泽泻 10 g,仙鹤草 15 g,生甘草 10 g,羚羊角粉(冲服)3 g。

(2) 急劳髓枯虚寒型

治法:温补肾阳,填精益髓。

推荐方药:推荐方药:右归丸加减:熟地黄 15 g,山药 10 g,山萸肉 10 g,枸杞子 20 g,姜制杜仲 10 g,鹿角胶 6 g,制附子(先煎)10 g,肉桂 6 g,菟丝子 15 g。

2. 慢髓劳

(1) 肾阴虚证

治法:滋阴益肾,填精益髓。

推荐方药:大菟丝子饮或归芍地黄汤或左归丸加减。大菟丝子饮:菟丝子 15 g,女贞子 15 g,桑椹 30 g,补骨脂 15 g,巴戟天 10 g,黄精 10 g,制首乌 10 g,熟地黄 15 g,山萸肉 10 g,旱莲草 15 g,枸杞子 20 g,肉苁蓉 15 g。归芍地黄汤:当归 10 g,白芍 10 g,熟地黄 15 g,山萸肉 10 g,山药 10 g,泽泻 10 g,茯苓 15 g,牡丹皮 10 g。左归丸:熟地黄 30 g,山药 10 g,山萸肉 10 g,枸杞子 20 g,龟板胶 6 g,鹿角胶 6 g,菟丝子 15 g。

(2) 肾阳虚证

治法:温肾壮阳,填精益髓。

推荐方药:十四味建中汤或金匮肾气丸或右归丸加减。十四味建中汤:桂枝 10 g,制附子(先煎)10 g,肉苁蓉 15 g,麦冬 10 g,炙黄芪 30 g,太子参 15 g,炒白术

10g,茯苓15g,炙甘草10g,熟地黄15g,当归10g,白芍10g。金匮肾气丸:熟地黄15g,山茱萸10g,山药10g,茯苓20g,泽泻10g,牡丹皮10g,桂枝10g,制附子10g。右归丸:熟地黄15g,山药10g,山萸肉10g,枸杞子20g,姜制杜仲10g,鹿角胶6g,制附子10g,肉桂6g,菟丝子15g。

（3）肾阴阳两虚证

治法:滋阴温阳,填精益髓

推荐方药:左归丸合右归丸加减:熟地黄30g,山药10g,山萸肉10g,枸杞子20g,龟板胶6g,鹿角胶6g,菟丝子15g,制附子10g,肉桂6g,当归6g,姜制杜仲10g,补骨脂15g,淫羊藿10g,锁阳20g,巴戟天10g,女贞子30g。

（4）血瘀证

治法:补肾填精,养血活血

推荐方药:桃红四物汤加减:当归10g,川芎6g,赤芍10g,生地黄10g,桃仁6g,红花6g。

3. 中成药　肾阴虚者辨证选用六味地黄丸、左归丸、大补阴丸;肾阳虚者辨证选用金匮肾气丸、右归丸、济生肾气丸;肾阴阳两虚者辨证选用河车大造丸(胶囊)、龟鹿二仙胶。

第二节　常用治疗药物

一、西医治疗方案

表 8-1　再生障碍性贫血西医治疗方案药物

分类	选择药物
免疫治疗	环孢素、ATG/ALG、环磷酰胺、霉酚酸酯、普乐可复、雷帕霉素、抗 CD52 单抗
促造血治疗	司坦唑醇、十一酸睾酮或达那唑等
抗感染治疗	头孢吡肟、头孢他啶、哌拉西林/他唑巴坦、头孢哌酮/舒巴坦、哌拉西林 + 阿米卡星、碳青霉烯类等
祛铁治疗	去铁胺、地拉罗司、去铁酮

二、中医治疗方案

表 8-2　再生障碍性贫血病中医治疗方案

症候	治法	方剂	中成药
急劳髓枯温热型	凉血解毒,补肾益髓	清营汤合六味地黄丸加减	地丹清血合剂
急劳髓枯虚寒型	温补肾阳,填精益髓	右归丸加减	右归丸、仙茅补肾生血合剂
肾阴虚证	滋阴益肾,填精益髓	大菟丝子饮或归芍地黄汤或左归丸加减	左归丸、六味地黄丸
肾阳虚证	温肾壮阳,填精益髓	十四味建中汤或金匮肾气丸或右归丸加减	右归丸、桂附地黄丸
肾阴阳两虚证	滋阴温阳,填精益髓	左归丸合右归丸加减	河车大造丸、益血生胶囊

三、主要治疗药物

(一) 环孢素

1. **适应证**:分为针剂、口服液、胶囊三种剂型。再障治疗多用口服液和胶囊剂。

2. **用法用量**:口服剂量为 $3\sim5$ mg/(kg·d),可以与 ATG/ALG 同时应用,或在停用糖皮质激素后,即 ATG/ALG 开始后 4 周始用。

3. **注意事项**:主要不良反应为消化道症状、齿龈增生、色素沉着、肌肉震颤、肝肾功能损害,极少数出现头痛和血压变化,多数患者症状轻微或对症处理后减轻,必要时减量甚至停药。

(二) ATG/ALG

1. **适应证**:1)无 HLA 相合同胞供者的重型或极重型 AA 患者;2)输血依赖的非重型 AA 患者;3)CsA 治疗 6 个月无效患者。

2. **用法用量**:兔源 ATG/ALG(法国、德国产)剂量为 $3\sim4$ mg/(kg·d),猪源 ALG(中国产)剂量为 $20\sim30$ mg/(kg·d)。ATG/ALG 需连用 5 d,每日静脉输注 $12\sim18$ h。

3. **注意事项**:1)类过敏反应:于输注过程中出现发热、皮疹、肌肉关节酸痛等,故用前应做过敏试验。2)血清病反应:ATG/ALG 治疗后 7～14 天,患者出现高热、皮疹、关节痛、蛋白尿。3)感染和出血加重。4)继发其他克隆性疾病如 AML、MDS、PNH 等。5)少数患者可有肝肾功能损害。

(三)环磷酰胺

1. 适应证:对恶性淋巴瘤、急性或慢性淋巴细胞白血病、多发性骨髓瘤有较好的疗效,对乳腺癌、睾丸肿瘤、卵巢癌、肺癌、头颈部鳞癌、鼻咽癌、神经母细胞瘤、横纹肌肉瘤及骨肉瘤均有一定的疗效。

2. 用法用量:大剂量 $45\,mg/(kg \cdot d) \times 4\,d$。

3. 注意事项:大剂量使用有加重骨髓抑制的风险,具有较高的真菌感染率及致死率。

(四)司坦唑醇

1. 适应证:遗传性血管神经性水肿的预防和治疗;严重创伤、慢性感染、营养不良等消耗性疾病。

2. 用法用量:2 mg 每日三次。

3. 注意事项:严重肝病、肾脏病、心脏病、高血压患者、孕妇及前列腺癌患者禁用。需定期监测患者的肝功能,调整用药。

(五)十一酸睾酮

1. 适应证:刺激骨髓红细胞造血,减轻女性患者月经期出血过多。

2. 用法用量:40 mg 每日三次。

3. 注意事项:患者如患有隐性或显性心脏病,肾病、高血压,癫痫、三叉神经痛(或有上述疾病过去史)应该在医生的密切监视下使用,因为这些疾病可能偶尔会复发或者加重。

(六)达那唑

1. 适应证:用于子宫内膜异位症的治疗,也可用于治疗纤维囊性乳腺病、自发性血小板减少性紫癜、遗传性血管性水肿、系统性红斑狼疮、男子女性化乳房、青春期性早熟。

2. 用法用量:$0.2～0.6\,g/d$,分 2～3 次口服。

3. 注意事项:癫痫、偏头痛、糖尿病患者慎用。治疗期间注意肝功能检查。男性用药时,需检查精液量、粘度、精子数和活动力,每 3～4 月检查一次,特别是青年患者。

(七)地拉罗司

1. 适应证:用于因需要长期输血而引致铁质积聚的患者(如患有地中海贫

血症或其他罕见的贫血症)。

2. 用法用量:初期建议每日服用 20 mg/(kg·d),视乎血清铁蛋白指标的改善情况,患者可能需要调校或增加服用地拉罗司的剂量,一般会以 5 mg/(kg·d)或 10 mg/(kg·d)调整,但服用总剂量不应超过每日 30 mg/kg。

3. 注意事项:地拉罗司可能会引起皮疹、胃肠道反应,丙氨酸转氨酶升高,偶有听觉减退。一般皮疹会自动消失而不需作剂量调校或停止用药;若情况严重或持续,便应停止用药。应在餐前 30 分钟服用。应在每日相同时间服用。

(八) 右归丸

1. 适应证:温补肾阳,填精止遗。用于肾阳不足,命门火衰,腰膝酸冷,精神不振,怯寒畏冷,阳痿遗精,大便溏薄,尿频而清。

2. 用法用量:口服。一次 1 丸,一日 3 次。

3. 注意事项:可嚼服,也可分份吞服。

(九) 左归丸

1. 适应证:滋肾补阴。用于真阴不足,腰酸膝软,盗汗,神疲口燥。

2. 用法用量:口服,一次 9 g(一瓶盖),一日 2 次。

3. 注意事项:孕妇忌服,儿童禁用。

(十) 六味地黄丸

1. 适应证:滋阴补肾。用于肾阴亏损,头晕耳鸣,腰膝酸软,骨蒸潮热,盗汗遗精。

2. 用法用量:口服。一次 8 丸,一日 3 次。

3. 注意事项:不宜在服药期间服感冒药。服药期间出现食欲不振,胃脘不适,大便稀,腹痛等症状时,应去医院就诊。

(十一) 桂附地黄丸

1. 适应证:温补肾阳。用于肾阳不足,腰膝痠冷,小便不利或反多,痰饮喘咳。

2. 用法用量:口服。一次 9 g(45 丸),一日 2 次。

3. 注意事项:忌不易消化食物。感冒发热病人不宜服用。阴虚内热者不适用。有高血压、心脏病、肝病、糖尿病、肾病等慢性病严重者应在医师指导下服用。宜饭前服或进食同时服。服本药时不宜同时服用赤石脂或其制剂。

(十二) 河车大造丸

1. 适应证:滋阴清热,补肾益肺。用于肺肾两亏,虚劳咳嗽,骨蒸潮热,盗汗遗精,腰膝酸软。

2. 用法用量:口服。一次 6 g,一日 2 次。

3. 注意事项:忌不易消化食物。感冒发热病人不宜服用。有高血压、心脏病、肝病、糖尿病、肾病等慢性病严重者应在医师指导下服用。

(十三)益血生胶囊

1. 适应证:健脾补肾,生血填精。用于脾肾两虚,精血不足所致的面色无华、眩晕气短、体倦乏力、腰膝疫软;缺铁性贫血、慢性再生障碍性贫血见上述证候者。

2. 用法用量:口服。一次 4 粒,一日 3 次,儿童酌减。

3. 注意事项:虚热者慎用。

第三节　中西医结合规范化药学监护要点

在再生障碍性贫血药物治疗方案确定过程中,药学监护主要的工作包括:适应证和禁忌证的审核、药物的选择以及剂量和给药途径的确定、药物相互作用的监护(西药和中药、西药和中成药、西药和西药、中药和中成药)。通过医生与药师的沟通协调,制订合理的个体化的治疗方案。

一、治疗监护

(一)疗效监护评估

西医疗效监护评估:①观察患者用药后贫血和出血症状的变化;②实验室血常规等检查结果是否提示改善。

中医疗效监护评估:①闻诊:心悸气短是否改善;②望诊:观察患者的神色形态乏力是否有改善;面色苍白是否有改善;观察患者舌苔、舌色、舌质的变化;③问诊:询问患者的寒热、出汗情况、二便情况、形寒肢冷的患者用药后是否有改善。

(二)不良反应监护评估

监测患者用药后可能出现不良反应的体征和症状、实验室血常规检查、肝肾等生化检测结果,服用免疫治疗药物、促造血治疗药物、抗感染治疗药物、祛铁治疗药物、中药后可能出现的过敏(皮疹)反应,以及血液系统(白细胞、红细胞、血小板减少)、消化系统(恶心、明吐、腹泻、胃部不适、腹胀、腹泻、便秘等)、神经系统(头痛、头晕、癫痫、精神错乱、神志不清、嗜睡、焦虑、兴奋、抑郁、睡眠不佳等)、肝肾功能（尿素氮、血肌酐、胆红素、AST 及 ALT 水平升高）等不良反应。

二、预防复发和并发症

再生障碍性贫血是多种病因引起的造血障碍，导致红骨髓总容量减少、造血功能衰竭，以全血细胞减少为主要表现的综合征。其主要并发症有贫血、出血、感染、贫血性心脏病和继发性铁过载等。常常危及患者生命、影响生活质量。临床应早预防、早发现、早治疗。在西医对症治疗的基础上，应用中医辨证论治，综合治疗，从而尽早缓解症状，防止病情加重。

第四节　典 型 案 例

一、案例 1

（一）病史摘要

1. 主诉：反复乏力 2 年余。

2. 现病史：患者男，43 岁，出现头晕乏力，症情反复。入院诊断为再生障碍性贫血，予十一酸睾酮刺激骨髓造血、环孢素调节 T 细胞免疫治疗后出院。3 天后牙龈出血及胃纳欠佳再次入院，肌酐升高，加用肾衰宁胶囊。

3. 既往史：3 年前因贫血、出血，输注去白红细胞悬液。

4. 社会史、家族史、过敏史：无。

5. 查体：T：38.8℃，P：78 次/分，R：18 次/分，BP：120/78 mmHg。神志清楚，精神可，面色苍白，动辄气急，皮肤有瘀点，步态正常。

6. 望闻切诊：望诊：神清，精神尚可，舌质暗有瘀点，苔薄，色黄。闻诊：未闻及异常语气、异常气息。切诊：沉细脉。

7. 实验室检查及其他辅助检查：

血常规：WBC $2.5×10^9$/L，RBC $1.65×10^{12}$/L，HB 54.2 g/L，PLT $35×10^9$/L，N $0.4×10^9$/L。

肝功能：ALT：149 U/L，前白蛋白：421 mg/L，尿素：14.19 mmol/L，肌酐：144 μmol/L。

8. 诊断：西医诊断：再生障碍性贫血，慢性肾功能不全，肾性贫血。中医诊断：髓劳病（脾肾阴虚证）。

（二）用药方案

1. 促造血治疗：十一酸睾酮软胶囊 40 mg tid po。

2. 免疫治疗：环孢素软胶囊 125 mg q12 h po。

3. 升血细胞：利可君片 40 mg tid po。

4. 补充造血原料：叶酸片 10 mg tid po。

5. 促进红细胞生成：重组人促红素注射液 1 万 IU qd 皮下。

6. 保肝降酶：多烯磷脂酰胆碱胶囊 456 mg tid po。

复方甘草酸单铵 S 注射液 20 ml qd + 5%GS 250 ml ivgtt。

7. 补肾泄浊：肾衰宁胶囊 4 粒 tid po。

（三）监护记录

入院第 2 天：患者发热 38.5℃，稍有咽痛，无咳嗽咳痰，无胸闷心慌，无耳鸣，胃纳可，二便调，夜寐安。患者舌丹红，脉细。调整用药：予以注射用头孢噻肟 1.5 g bid ivgtt、左氧氟沙星注射液 0.5 g qd ivgtt、痰热清注射液 20 ml qd ivgtt、正柴胡饮颗粒 3 g tid po。用药过程中及用药后无不适。

入院第 3 天：患者发热 38℃，全身乏力，精神疲惫，轻度咽痛，口腔及舌体有散在溃疡，无咳嗽咳痰。用药调整：中药方剂：太子参 15 g、制半夏（姜半夏）12 g、牡丹皮 12 g、仙鹤草 30 g、制苍术 6 g、制厚朴 9 g、蜜麸炒白芍 12 g、蜜麸炒白术 12 g、淫羊藿 10 g、女贞子（制）20 g、墨旱莲 12 g、炒车前子 9 g、白豆蔻 9 g、软滑石 15 g、金银花 12 g、射干 9 g、蜜炙甘草 6 g。

入院第 6 天：患者体温平，无咽痛，无咳嗽咳痰，口腔及舌体有散在溃疡好转，有胃脘泛酸、嗳气，无胸闷心慌，无耳鸣，胃纳可，二便调，夜寐欠安。精神可，贫血貌，皮肤无瘀斑瘀点。实验室检查：CRP：121 mg/L，ALT：18 U/L 调整用药：制半夏减量 6 g，加用吴茱萸 12 g、茯神 12 g、酸枣仁 12 g。用药过程中及用药后无不适。

入院第 8 天：患者体温反复，午后低热，无咽痛，无咳嗽咳痰，口腔及舌体有散在溃疡好转，贫血貌，皮肤无瘀斑瘀点，无胸闷心慌，无耳鸣，胃纳可，二便调，夜寐安。调整用药：停头孢噻肟、左氧氟沙星，调整为注射用头孢哌酮舒巴钠 3 g q12 h ivgtt。用药过程中及用药后无不适。

入院第 11 天：患者病情稳定，未诉明显不适，出院。

（四）案例分析

本病主要表现为表现为骨髓造血功能低下、全血细胞计数降低、贫血、出血和感染症候群。免疫抑制治疗为再障治疗的首选药物治疗。患者先天禀赋不足,加之后天失于调养,脾肾亏损不足,气血生化乏源,症见神疲乏力,头晕气短,动辄气急,属"髓劳病(脾肾阴虚证)"范畴,治法为健脾益肾,祛瘀止血。

1. 免疫治疗

环孢素为一种强效免疫抑制剂,能选择性阻断 T 淋巴细胞增殖,具有较强免疫抑制作用。CsA 的不良反应主要有多毛、牙龈增生、感觉末梢功能异常、肝功能损害、胃肠功能紊乱等,但基本均为一过性,即停药后自行消失,用药期间不良反应严重时,需减少服药量或对相应的不良反应做对症处理。由于 CsA 口服吸收不完全,药动学个体差异大,患者应用 CsA 产生免疫抑制作用的同时,可能会因 CsA 浓度过高导致肝肾毒性或因浓度过低而发生排斥反应。患者血 CsA 浓度过高导致肾功能异常、浑身大面积紫色瘀斑、后背疼痛、胃部不适。其药效容易受食物、药物影响,服用时,药师嘱患者餐后 30 min 服用其他药物后,过 30 min 再服用。该药容易引起齿龈增生、色素沉着、肝肾功能损害,该患者 ALT 升高,服用多烯磷脂酰胆碱胶囊保肝降酶。本例患者用药后,明显改善了免疫功能,改善了贫血症状,用药合理有效。

2. 抗感染治疗

发热是粒缺患者应用抗菌药物的指征,患者入院体温 38.8℃,N<0.5× 10^9/L,粒细胞缺乏大于 7 d 且反复住院,在经过危险分层及耐药危险因素评估后,属于高危患者,应尽快使用抗菌药物初始经验性治疗。入院后患者经验性给与依替米星联合左氧氟沙星,入院第 8 天出现了午后低热,考虑抗感染效果不佳,但痰血培养未检出致病菌,调整使用头孢哌酮舒巴坦,用药调整后,患者体温平稳。

3. 促造血治疗

再生障碍性贫血的治疗中,各种雄激素和合成类固醇已被广泛应用。这些药物可以刺激促红细胞生成素产生,其代谢产物在体外加入骨髓培养基后可刺激红细胞生成,并对骨髓造血干细胞和祖细胞有直接刺激作用。同时加强造血细胞对促红细胞生成素的反应。十一酸睾酮为一种新型雄性激素,是长效睾丸酮类药物起效快、疗效确切。口服后以乳糜微粒形式在小肠淋巴管被吸收经胸导管进入体循环,酯键裂解后释出睾酮,这一吸收形式避免了肝脏的首过效应和肝毒性[3-4]。该患者环孢菌素 A 联合十一酸睾酮治疗再生障碍性贫血,比单用雄激素更能升高外周血中血红蛋白、白细胞及血小板的含量。两者不良反应主要表现为多毛症、牙龈增生、震颤、肝肾损害、消化道反应等,这可能和环孢素本身具有的毒性有关。但患者可以耐受,因此在临床上要特别注意对不良反应的监控及相应的保护措施。

4. 中药治疗

患者先天禀赋不足，劳倦过度，损伤脾肾。肾精不充，精血同源，营血化生不足，脾失运化，水谷精微不能化生气血，发为本病。脾气亏虚，脾失健运，则胃主受纳腐熟水谷功能失常，故胃纳一般；气血生化不足，见乏力，腰膝酸软，夜寐欠安；舌脉为佐证，患者属于"髓劳病，脾肾阴虚证"。治以健脾滋肾、益精养血。太子参、女贞子、旱莲草、炒白术、炒白芍健脾补肾，仙鹤草健脾补肾止血、丹皮凉血止血、半夏、豆蔻健脾化湿为臣，厚朴、苍术理气为佐，甘草调和诸药为使。用药后体征平稳，口腔及舌体散在溃疡有所好转，乏力感稍好转。

（五）临床药师评述

（1）再生障碍性贫血的免疫治疗中，患者可能因为环孢素的浓度过高导致肝肾毒性，药师在临床工作用应正确指导患者的环孢素定期监测，及时发行和干预患者异常用药可能发生的不良反应。

（2）治疗中应监护病情变化，及时跟进症状评估，调整中药合理使用。治疗第3天，患者仍有发热，全身乏力，轻度咽痛，口腔及舌体有散在溃疡。患者属于髓劳病（脾肾阴虚）使用自拟健脾补肾方合二至丸加减。患者气虚明显，用太子参、白术益气健脾。口腔及舌体有散在溃疡加用金银花、射干。乏力、皮肤有瘀点加用了仙鹤草凉血止血。用药三天后口腔溃疡及皮肤瘀点好转，调整方药，患者出现胃脘泛酸，加用吴茱萸清肝泻火、降逆止呕；睡眠欠安，加用了茯神和酸枣仁。

（3）中药潜在的不良反应。半夏可能会对黏膜有一定的刺激，引起消化道的不适[5]，患者用药后出现的胃脘泛酸可能与半夏副作用相关，在使用过程中需注意。苍术中含有苍术苷及一种具有苷类性质的物质，含葡萄糖和鼠李糖。口服可致胸闷、心悸、心慌气短、头晕乏力、四肢麻木、口唇发麻、痛觉迟钝等神经中毒、心肌和肝功能损害症状。

（4）中药注射剂的使用安全。在血液病患者中，免疫系统低下易容易导致各种严重的感染性疾病，尤其是呼吸系统感染。痰热清注射液联合抗菌药物用于辅助治疗再障合并感染能够使机体免疫功能全面增强，加快感染的控制。那么痰热清注射液作为中药注射剂的安全性需要我们药师尤为关注，痰热清注射液为复方中药制剂，组方为寒凉药物，可以抑制交感神经，使用后可引起心率变慢，血压下降。滴速过快可使部分患者产生不适感，滴速应控制在 30～60 滴/分。痰热清注射液的 pH 值为 7.0～8.0，当与酸性药物（pH<4）配伍后由于 pH

值改变,可使药液的溶解度降低出现混浊或沉淀,在使用中要注意溶媒的选用。综上,在临床使用中药师要提醒医护人员及患者需注意溶媒的用量及使用过程中的滴速等,以减少中药注射剂的不良反应发生。

(5) 对于高危再障的患者的抗菌药物使用,应尽快使用抗菌药物初始经验性治疗,而不必等待微生物学的结果,其原则是覆盖可迅速引起严重并发症或威胁生命的最常见和毒力较强的病原菌,同时必须考虑本区域、本院及本科室感染的流行病学覆盖耐药菌,直至获得准确的病原学结果。高危患者静脉应用的抗菌药物必须是能覆盖铜绿假单胞菌和其他严重革兰阴性杆菌的广谱抗菌药物。对于有产 ESBL 菌定植或感染病史及产 ESBL 菌感染高危患者,选择碳青霉烯类单药或 β 内酰胺类联合氟喹诺酮类或氨基糖苷类抗菌药物治疗;既往有 CRE 感染或定植患者初始抗菌药物选择可参考中国 XDR 共识[6]。

二、案例 2

(一) 病史摘要

1. 主诉:乏力 3 月余加重伴发热 1 天。

2. 现病史:患者女,37 岁,极度乏力,面色苍白无华,唇甲色淡,周身遍发瘀斑瘀点,双下肢无浮肿,胃纳欠佳,大便 1 次/日,大便溏薄,小便尚调,夜寐一般。

3. 既往史:高血压多年史,服用马来酸氨氯地平片。2021 年 3 月行骨髓穿刺活检术,诊断为再生障碍性贫血。5 年前行胃恶性肿瘤手术(具体不详)无外伤史。

4. 社会史、家族史、过敏史:无。

5. 查体:T:36.8℃,P:75 次/分,R:20 次/分,BP:135/70 mmHg,发育正常,营养良好,体型正常,神志清楚,精神可,体位自动,无特殊面容,表情安静,面色红润,步入病房,步态正常,语言情况清晰,回答切题,检查合作。

6. 望闻切诊:望诊:神清,精神可,舌淡,苔腻,色白。闻诊:未闻及异常语气、异常气息。切诊:细数脉。

7. 实验室检查及其他辅助检查:

血常规:CRP 27.29 mg/L,WBC 3.8×10^9/L,HB 106 g/L,PLT 4×10^9/L。

8. 诊断:西医诊断:再生障碍性贫血,胃恶性肿瘤术后,高血压,肝功能不全。中医诊断:髓劳病(脾肾亏虚,精血不足症)。

（二）用药方案

1. 促造血治疗：达那唑胶囊 200 mg bid po。

2. 免疫治疗：环孢素软胶囊 50 mg bid po；

　　　　　　　甲泼尼龙片 12 mg qd po。

3. 升血细胞：菀首健脾生血合剂 15 ml tid po；

　　　　　　　造血再生片 1.6 g tid po。

4. 抗感染治疗：依替米星注射液 300 mg + 0.9%NS250 ml qd ivgtt；

　　　　　　　头孢哌酮钠舒巴坦 3 g + 0.9%NS100 ml qd ivgtt。

5. 促进红细胞生成：重组人血小板生成素（特比澳）15 000 IU st ih；

　　　　　　　人促红素注射液（益比奥）10 000 IU qd ih。

6. 止血：氨基己酸氯化钠注射液 100 ml qd ivgtt；

　　　　　注射用尖吻蝮蛇凝血酶（苏灵）2 单位 + 0.9%NS100 ml qd ivgtt。

7. 保肝降酶：甘草酸单铵半光氨酸氯化钠注射液 250 ml qd ivgtt。

8. 降压治疗：马来酸左氨氯地平片 2.5 mg qd po。

9. 护胃：注射用奥美拉唑钠（奥克）40 mg iv qd。

10. 中药方剂：太子参 15 g、炒白术 15、木香 9 g、茜草 15 g、炒白芍 6 g、白茯苓 30 g、制香附 6 g、盐补骨脂 6 g、陈皮 9 g、制半夏 9 g、蜜炙甘草 6 g、仙鹤草 30 g、珍珠母 30 g、首乌藤 30 g、牡蛎 30 g、龙骨 30 g、牡丹皮 15 g。

（三）监护记录

入院第 2 天：患者体温 37℃，血压：140/75 mmHg，乏力，周身遍发瘀斑瘀点。实验室检查：CRP 82.76 mg/L，WBC 3×10^9/L，RBC 2.35×10^{12}/L，PLT 5×10^9/L。患者进行输血治疗（血小板 1 U），输血前予以地塞米松 2.5 mg、非那根 12.5 mg 防止输血反应。输血过程及输血后无不良反应。停用重组人血小板生成素。

入院第 4 天：患者体温 39.6℃，乏力稍好转，周身遍发瘀斑瘀点，双下肢无浮肿，昨晚发热最高达 39.6℃，胃纳欠佳，大便多次，小便尚调，夜寐一般。痰培养检出白色念珠菌。调整用药：停用依替米星、头孢哌酮舒巴坦、奥美拉唑，加用正柴胡颗粒饮 1 包 tid po、盐酸小檗碱（黄连素）3 粒 tid po、盐酸莫西沙星氯化钠注射液 400 mg qd ivgtt、美罗培南 1 g + 0.9%氯化钠注射液 100 ml q8 h ivgtt、氟康唑氯化钠注射液 200 mg qd ivgtt。

入院第 5 天：患者体温 38℃，乏力稍好转，周身遍发瘀斑瘀点，双下肢无浮肿，胃纳欠佳，大便 1 次/日，小便尚调，夜寐一般。环孢素浓度 452.15 ng/ml。

调整用药:停用奥美拉唑,氟康唑。

入院第 6 天:患者体温平,乏力稍缓解,胃纳尚可,二便尚调,夜寐尚可。调整用药:发烧腹泻症状缓解,正柴胡颗粒饮、盐酸小檗碱。

入院第 8 天:患者体温平,调整用药:甲泼尼龙片(美卓乐)改为 8 mg po qd,用药过程中及用药后无不适。

入院第 11 天:患者乏力好转,周身痕斑瘀点缓解,双下肢无浮肿,体温平,胃纳欠佳,二便调,夜寐尚可。经治疗后患者发现一般情况可,经上级查房后予准出院。

(四)案例分析

患者先天禀赋不足,后天失于调摄,致脾肾两虚。肾为先天之本,主骨生髓;脾为后天之本,气血生化之源。脾肾亏虚,骨髓失荣,精血生化乏源,又感邪毒,更伤精血,发为本病。精血化生不足,不能荣养四肢,故致乏力;血不循经,血溢脉外,故见出血;精血虚于内,邪毒乘虚侵袭,可见相应症状;其舌脉均为佐证。本病病位在脾肾,属本虚标实之证。四诊合参,患者属于祖国医学"髓劳病精血亏虚证",治法为健脾益肾,调养精血。

1. 免疫治疗

环孢素调节 T 细胞免疫治疗,雄激素可以刺激骨髓红系造血,减轻女性患者月经期出血过多,是 AA 治疗的基础促造血用药。其与 CsA 配伍,治疗非重型 AA 有一定疗效。雄激素可上调人类淋巴细胞和 CD34＋造血干细胞端粒酶逆转录酶基因表达和端粒酶活性。作为合成雄激素,达那唑可提高患者体内淋巴细胞活性及红细胞增殖数量,增加 CD34＋细胞端粒酶活性,为 AA 患者带来明显的血液学反应,延长 OS。该患者用药第四天测环孢素浓度为 452.15 ng/ml,考虑相互作用可能性,停用奥美拉唑、氟康唑。

2. 抗感染治疗

再障易合并肺部感染,常见细菌病原体为大肠埃希菌等革兰氏阴性菌和金黄色葡萄球菌等革兰氏阳性菌,经验性使用广谱抗菌药,需注意抗菌药对血液疾病的影响。该患者 C-反应蛋白 82.76 mg/L 偏高,白细胞计数 3.8×10^9/L,血红蛋白浓度 106 g/L 偏高,红细胞压积 31.8%(危)血小板数 4×10^9/L 偏低。胸部 CT 提示两肺炎症;两肺气肿,两肺上叶小肺大泡。同时,患者有胃肠道反应,属高危患者,初始抗菌药物治疗可选择抗假单胞菌 β 内酰胺类药物,使用注射用头孢哌酮钠舒巴坦联合依替米星抗感染治疗。入院第四天,患者出现高烧腹泻,感染控制不佳,一般状况差,予更改抗生素方案为盐酸莫西沙星氯化钠注射液联合注射用美罗培南抗感染。痰培养检出白色念珠菌,使用氟康唑来治疗全身性念珠菌病。用人血白蛋白、静脉免疫球蛋白纠正低蛋白血症提高机体免疫。再障患者属于血虚发热或阴虚发热，血虚发热就要养血清热，正柴胡颗粒由由柴胡、防风、陈皮、生姜、芍药、甘草等组成，方中用柴胡辛苦，既辛凉透表又理气解郁；防风、生姜辛温，疏风散寒；陈皮理气化滞；芍药补血敛阴；甘草益气和中；柴胡配防风既可解表又可疏肝；柴胡、防风配芍药既可疏肝又可柔肝。方药相互为用，疏散风寒，调理气血，兼以清热。

3. 降血压治疗

因患者长期高血压，原发性高血压是较为常见的心脑血管疾病，在我国发病率为 3%～10%，多对患者的心、脑、肾等重要器官造成威胁，严重时可随着病情发展而引起器官衰竭。钙离子拮抗剂作为目前临床工作中的一线抗高血压药，其中氨氯地平凭借其作用时间较长且稳定的临床疗效在国内得到了广泛的应用。马来酸左旋氨氯地平作为一种抗压效果稳定的药物，通过连续给药 7～8 d 即可达到血药浓度作用持久稳定。该患者长期服用马来酸左旋氨氯地平，血压控制尚可。

4. 促造血治疗

再生障碍性贫血的促造血治疗有重组人粒细胞集落刺激因子、重组人促红细胞生成素、重组人促血小板生成素治疗。该患者使用人促红素注射液促红细胞增殖，改善贫血症状、重组人血小板生成素刺激血小板数量增长，减轻病人出血症状。中医药的特色与优势在于"治未病"防患于未然。针对不同治疗方案可能引起的骨髓抑制或血细胞破坏，在治疗的不同时间窗积极运用中医药针对性干预，可达到保护骨髓和血液细胞以提高治疗延续性及患者生活质量的效果。具体包括调补气血、健脾益肾、疏肝柔肝、温肾填精等方法。骨髓抑制或血细胞破坏，运用中医药针对性干预，可达到保护骨髓和血液细胞以提高治疗延续性及患者生活质量的效果。具体包括调补气血、健脾益肾、疏肝柔肝、温肾填精等方法。该患者使用了自制制剂造血再生片滋阴降火，活血化瘀，补养阴血；菟首健脾生血合剂健脾补肾，生血止血。经过中西医结合治疗，患者的乏力、周身斑点瘀痕均有缓解。

5. 中药治疗

患者先天禀赋不足，后天失于调摄，致脾肾两虚。肾为先天之本，主骨生髓；脾为后天之本，气血生化之源。脾肾亏虚，骨髓失荣，精血生化乏源，又感邪毒，更伤精血，发为本病。精血化生不足，不能荣养四肢，故致乏力；血不循经，血溢脉外，故见出血；精血虚于内，邪毒乘虚侵袭，可见相应症状；其舌脉均为佐证。

本病病位在脾肾,属本虚标实之证。四诊合参,患者属于祖国医学"髓劳病精血亏虚证"。为气阴两虚、瘀血痰阻、热毒炽盛,证属正虚邪实。使用脾肾同治,阴阳并补,气血并治的原则,方中太子参益气健脾,白术健脾燥湿,木香行气健脾,茯苓健脾渗湿,加强益气助运之力为共君药。香附疏肝理气,补骨脂温脾补肾,茜草活血祛瘀,白芍养血敛阴,牡丹皮清热凉血,仙鹤草收敛止血共为臣药。陈皮理气化痰,半夏燥湿化痰,珍珠母安神定志,龙骨牡蛎镇静安神平肝息风,首乌藤养心安神共为佐药。使以炙甘草益气和中,调和诸药,共奏健脾补肾、活血散瘀之功。患者用药后乏力、周身瘀点均有缓解。

(五)临床药师评述

(1)再障属于本虚标实病变,在治疗上单用补虚则瘀血不去、新血不生,仅用活血易伤正气或加重出血,治当健脾补肾与活血化瘀同用,标本兼治,相辅相成。健脾补肾法针对再障脾肾亏损为本的发病机理,促进造血功能恢复的根本治法。本方选用四君子汤联合二陈汤加减。该方以健脾温肾为总纲,患者神疲乏力、少气懒言等表现明显者,当先健脾益气,以四君子汤主之,药简义专。

(2)治疗中应监护病情变化,及时跟进症状评估,调整药物合理使用。环孢素主要是通过肝脏内的 CYP3A 酶系进行代谢,其中主要是 CYP3A4 酶和 CYP3A5 酶,该因素显著影响个体间药物代谢差异。临床中常可影响环孢素的药物包括:肝药酶诱导剂(利福平、苯巴比妥),肝药酶抑制剂(伏立康唑,西咪替丁),质子泵抑制剂(奥美拉唑)等。奥美拉唑可能通过抑制 P-糖蛋白,从药物吸收、分布、代谢、排泄等多个途径影响环孢素血药浓度。因此停用奥美拉唑。唑类抗真菌药(伏立康唑、氟康唑、伊曲康唑、酮康唑、咪康唑等)在体内的代谢主要是以其环上的氮原子与细胞色素 P450 系统的血红素铁结合,从而抑制 CYP3A4 酶活性,与环孢素合用可以减慢环孢素的代谢,使环孢素的血浓度升高。环孢素与唑类抗真菌药合用时,应该谨慎合用,开始合用或停用氟康唑时需要监测环孢素血药浓度,调整剂量

(3)潜在不良反应。该患者的中医治疗中使用中成药造血再生片、菟首健脾生血合剂中均含有中药何首乌。何首乌中蒽醌类、二苯乙烯类、萘类成分及真菌毒素等可能是其诱发"固有肝毒性""特异质肝毒性""协同作用致肝毒性""外源污染物致肝毒性"的主要物质基础[7]。该患者有肝功能不全,在使用时需主要两种中成药中何首乌叠加使用产生的对肝功能不全患者可能的风险。在用药过程中需注意患者肝功能的监测。

(徐熠　黄瑾　龚亚斌)

参考文献

［1］中华医学会血液学分会红细胞疾病(贫血)学组.再生障碍性贫血诊断与治疗中国专家共识(2017 年版)[J].中华血液学杂志,2017,38(1):1-5.

［2］成人重型和输血依赖的非重型再生障碍性贫血中西医结合诊疗专家共识[J].中华中医药杂志,2021,36(03):1513-1521.

［3］汤一榕,黄秀娟,陈琦.环孢菌素 A 联合十一酸睾酮与单独十一酸睾酮治疗再生障碍性贫血的临床疗效对比[J].中国当代医药,2012,19(06):78-79.

［4］杨冰雪,程单凤,邱晨希,廖建荣,刘庭波.环孢素 A 联合雄激素与单用雄激素治疗国人再生障碍性贫血疗效及安全性分析[J].临床荟萃,2018,33(10):889-896 + 903.

［5］申成松.半夏毒性成分及其减毒炮制[J].光明中医,2021,36(22):3909-3911.

［6］中国中性粒细胞缺乏伴发热患者抗菌药物临床应用指南(2020 年版)[J].中华血液学杂志,2020,41(12):969-978.

［7］杨建波,高博闻,孙华,靳洪涛,高慧宇,牛慧,程显隆,王雪婷,宋云飞,魏锋,汪祺,王莹,胡笑文,马双成.何首乌肝毒性物质基础研究进展[J].中国药物警戒,2022,19(06):610-614.

第九章

慢性肾脏病

第一节 疾病概述

一、定义及诊断

（一）西医

慢性肾脏疾病（chronickidenydisease，CKD）是各种原因引起的以肾脏损伤（结构或功能异常≥3 个月）和/或肾小球滤过率降低（GFR＜60 ml/（min·1.73 m^2）≥3 个月）为表现的一组进行性发展的慢性疾病群。CKD 病因包括肾小球疾病、肾小管间质疾病、肾血管疾病、代谢性疾病和结缔组织疾病性肾损伤、感染性肾损害及先天性和遗传性肾脏疾病等。在西方国家，CKD 发病以继发性因素为主体，其中糖尿病和高血压是两大首位因素；而在我国，目前仍以 IgA 肾病为主的原发性肾小球肾炎最为多见。CKD 进行性进展，引起肾单位和肾功能不可逆地丧失，导致一系列水、电解质、酸碱平衡紊乱等组成的临床综合症称为慢性肾衰竭（chronicrenalfailure，CRF）。

CKD 的定义及分期标准是由美国国家肾脏病基金会于 2002 年制定。其诊断和分期主要是依据肾脏损伤和肾小球滤过率（glomerularfiltrationrate，GFR），CKD 共分为 5 期，CKD3～5 期的 GFR 小于 60 ml/（min·1.73 m^2）。在我国常依据中华内科杂志编委会肾病专业组 1992 年制定的 CRF 分期标准，CRF 共分为 4 期，CKD3～5 期相当于 CRF 的中晚期，即肾功能不全失代偿期、肾衰竭期和尿毒症期，此时 GFR 出现中重度下降。

1. CKD 的定义

2002 年美国肾脏病基金会 K/DOQI 工作组《慢性肾脏病的临床实践指南》[1]提出了 CKD 的定义，见表 9-1。

表 9-1 慢性肾脏病的定义

1. 肾损害≥3 个月,有或无 GRF 降低。肾损害系指肾脏的结构或功能异常,表现为下列之一:
(1) 肾脏病理形态学异常;或
(2) 具备肾损害的指标,包括血、尿成分异常或肾脏影像学检查异常。
2. GFR<60 ml/(min·1.73 m²)≥3 个月,有或无肾损害表现

2. CKD 的分期

目前国际上采用美国 K/DOQI 指南提出的分期标准,根据 GFR 的水平将 CKD 分为 5 期,具体分期标准见表 9-2。

表 9-2 慢性肾脏病的分期

分期	描述	GFR [ml/(min·1.73 m²)]
1	肾损伤指标(+),GFR 正常或↑	≥90
2	肾损伤指标(+),GFR 轻度↓	60~89
3	GFR 中度↓	30~59
4	GFR 严重↓	15~29
5	肾衰竭	<15 或透析

3. CRF 的分期

中华内科杂志编委会肾脏病专业组[2]根据肾功能状况将 CRF 分为 4 期,具体分期标准见表 9-3。

表 9-3 慢性肾功能衰竭的分期标准

分期	血清肌酐(μmol/L)	肾小球滤过率(ml/min)
肾功能不全代偿期	133~177	80~50
肾功能不全失代偿期	178~442	50~20
肾衰竭期	443~707	20~10
肾衰竭终末期(尿毒症期)	>707	<10

(二) 中医[3]

1. 定义:传统中医学没有对于 CKD 的明确描述,但是古代中医对于 CKD 的不同临床表现做出的描述,相关记载散见于"癃闭""水肿""尿浊""关格""虚劳""溺毒"等病种。

2. 症候诊断:本病为本虚标实,正虚为本,邪实为标;以正虚为纲,邪实为目。临床辨证分类以正虚为主,治疗多采用扶正与祛邪兼顾,标本同治。但应分清标本主次,轻重缓急。治本是根本措施,应贯穿在全过程中,治标可在某一阶段突出,时间宜短。因此,保护以肾为核心的脏腑功能,调节阴阳平衡,始终是治疗本病的基本原则。

(1)脾肾气虚证:倦怠乏力,气短懒言,食少纳呆,腰酸膝软,脘腹胀满,大便不实,口淡不渴,舌淡有齿痕,脉沉细。

(2)脾肾阳虚证:畏寒肢冷,倦怠乏力,气短懒言,食少纳呆,腰酸膝软,腰部冷痛,脘腹胀满,大便不实,夜尿清长,舌淡有齿痕,脉沉弱。

(3)气阴两虚证:倦怠乏力,腰酸膝软,口干咽燥,五心烦热,夜尿清长,舌淡有齿痕,脉沉细。

(4)肝肾阴虚证:头晕,头痛腰酸膝软,口干咽燥,五心烦热,大便干结,尿少色黄,舌淡红少苔,脉沉细或弦细。

(5)阴阳两虚证:畏寒肢冷,五心烦热,口干咽燥,腰酸膝软,夜尿清长,大便干结,舌淡有齿痕,脉沉细。

二、药物治疗

(一)西医治疗

目前,CKD 的治疗主要在二级预防,即采取措施减缓已发生 CKD 的进行性恶化和主要的致死性并发症的发生。

1. 严格控制血压

CKD 患者容易并发心血管疾病,研究表明,高血压会进一步导致肾功能损害,与终末期肾衰竭(end stage renal failure,ESRF)及死亡的发生密切相关。因此,严格控制血压对延缓 CKD 进展、降低死亡率具有重要的意义。K/DOQI 指南中建议 CKD 患者血压控制目标为<130/80 mmHg。CKD 患者的降压治疗措施包括生活方式调整及降压药物两个方面。生活方式调整主要包括控制体重、低盐饮食、运动锻炼等方面。常用的降压药物包括:ACEI、ARB、醛固酮受体拮抗剂、钙通道阻滞剂、利尿剂、β受体阻滞剂、α肾上腺素能阻断剂、直接血管舒张剂。其中 ACEI 和 ARB 是首选治疗药物,研究显示,ACEI 和 ARB 除了有降压作用外,还有非血压依赖性肾脏保护作用,其机制与直接扩张出球小动脉、改善肾小球滤过膜选择通透性、保护足细胞及减少肾小球内细胞外基质积蓄有关。

2. 降脂治疗

CKD 患者常出现脂质代谢紊乱,高脂血症不但会诱发心血管疾病,还会促进肾小球硬化,加重肾小球损伤。高脂血症被认为是肾小球硬化发生发展的独立致病因素。因此,降脂治疗有助于预防 CKD 时心血管疾病的高发生率及高死亡率,并能延缓 CKD 进展。CKD 时高脂血症治疗的目标是将血浆 LDL-胆固醇水平控制在低于 2.6 mmol/L。他汀类药物属于 HMG-CoA 还原酶抑制剂,是临床上被广泛应用的降脂药物。近年研究发现,他汀类药物不但具有降脂作用,还具有抗炎、免疫调节、抑制系膜细胞增生及系膜基质增加等作用,这些作用有利于保护肾脏功能、延缓 CKD 进展。

3. 纠正酸碱平衡失调

酸中毒是 CKD 进展的重要因素之一,还可导致肾性骨病及营养不良。现推荐对于 CRF 患者一般应维持其血浆 HCO_3^- 浓度在 22 mmol/L 以上。有研究表明,碱性药物治疗可以减轻肾脏损害,减缓 CKD 的进展。

4. 其他

如并发肾性贫血患者予以铁剂、叶酸及维生素 B_{12}、促红细胞生成素等治疗;并发肾性骨病患者予以维持正常血钙、控制血磷、补充活性维生素 D 等治疗。

5. 肾脏替代治疗

肾脏替代治疗包括透析和肾移植。当 CKD 患者 GFR 在 20 ml/(min·1.73 m^2)时即可开始透析前准备。当 GFR 在 15～20 ml/(min·1.73 m^2)时,如果出现难以纠正的容量负荷过多或肺水肿、加速性或顽固性高血压、心包炎、持续而明显的恶心呕吐、持续进展的尿毒症性脑病或神经病变症状时可开始肾脏替代治疗。当 GFR<15 ml/(min·1.73 m^2)时,可给予肾脏替代治疗。

(二) 中医治疗

1. 脾肾气虚证

治法:益气健脾强肾。

方药:六君子汤加减:党参 15 g,白术 15 g,黄芪 10 g,茯苓 15 g,陈皮 6 g,法半夏 9 g,薏苡仁 15 g,续断 15 g,巴戟天 10 g,菟丝子 15 g,六月雪 15 g。

加减:气虚较甚,加人参(单煎)9 g;纳呆食少,加焦山楂 15 g,炒谷麦芽 15 g;伴肾阳虚,加肉桂 3 g,附子(先煎)6 g;易感冒,合用玉屏风散加减以益气固表。

中成药:肾炎康复片(0.48 g/片),口服,1 次 5 片,1 日 3 次。

2. 脾肾阳虚证

治法:温补脾肾,振奋阳气。

方药:济生肾气丸加减:附子(先煎)6 g,肉桂 6 g,生地黄 12 g,山茱萸 6 g,山药 15 g,泽泻 15 g,牡丹皮 15 g,茯苓 15 g,车前子 30 g,牛膝 15 g。

加减:脾阳虚弱,脾胃虚寒甚,可选用理中汤;痰湿阻滞而伴见泛恶,可选用理中化痰丸;脾胃阳虚,胃脘冷痛,可选用小建中汤;脾阳虚弱,脾虚生湿,水湿溢于肌肤而见水肿,可选用黄芪建中汤和五苓散加减;以肾阳虚为主,可选用右归饮加减。

中成药:肾康宁片(0.3 g/片),口服,1 次 5 片,1 日 3 次。

3. 气阴两虚证

治法:益气养阴。

方药:参芪地黄汤加减:人参(单煎)10 g,黄芪 15 g,熟地黄 12 g,茯苓 15 g,山药 15 g,牡丹皮 15 g,山茱萸 6 g,泽泻 15 g,枸杞子 15 g,当归 12 g,陈皮 6 g,紫河车粉(冲服)3 g。

加减:脾气虚为主,见面色少华、纳呆腹满、大便溏薄,可用健脾丸或香砂六君子丸;偏于肾气虚,见腰膝酸软、小便清长甚,可配服金匮肾气丸;脾阴不足明显,口干唇燥,消谷善饥,可玉女煎加减;肾阴不足为主,表现为五心烦热、盗汗或小便黄赤,可服知柏地黄丸;气阴不足明显,心慌气短,可加生脉散。

中成药:贞芪扶正颗粒(5 g/袋),冲服,1 次 1 袋,1 日 2 次。

4. 肝肾阴虚证

治法:滋补肝肾。

方药:六味地黄丸加减:熟地黄 12 g,山茱萸 6 g,山药 15 g,泽泻 15 g,茯苓 15 g,牡丹皮 15 g。

加减:遗精,盗汗,加煅牡蛎(先煎)15 g,煅龙骨(先煎)15 g;头晕头痛,心烦易怒为主,可改用杞菊地黄汤合天麻钩藤饮。

中成药:益肾养元合剂,口服,1 次 10 ml,1 日 3 次。

5. 阴阳两虚证

治法:阴阳双补。

方药:金匮肾气丸加减:生地黄 12 g,山药 15 g,山茱萸 6 g,泽泻 15 g,茯苓 15 g,牡丹皮 15 g,肉桂 6 g,附子(先煎)10 g,淫羊藿 15 g,菟丝子 15 g。

加减:阴阳两虚,伴浊闭清窍,心神不明,或中风失语,可用地黄饮子加减;

脾气虚弱,可用防己黄芪汤;肾阳偏虚,可用济生肾气汤;兼湿热,合八正散加减;兼湿浊者,合藿香正气丸加减;兼血瘀者,合桃红四物汤加减;兼水气者,合实脾饮加减;兼风动者,合天麻钩藤饮加减。

中成药:①肾宝合剂,口服,1 次 20 ml,1 日 3 次;②香砂六君子丸,口服,1

次 5g，1 日 2 次。

第二节　常用治疗药物

一、西医治疗方案

（一）治疗原则

依据肾功能损害程度不同，治疗措施也不完全相同，基于 CRF 病情不断进展的特点，临床治疗的重点在于终末期肾功能衰竭前期的积极治疗以延缓病情进展，这一阶段的治疗具有极为重要的临床意义。促使 CRF 进展的危险因素包括高血压、蛋白尿、高脂血症、高磷血症，肾小球内凝血等，针对这些危险因素，延缓 CRF 进展的治疗原发病，纠正促进肾功能衰竭的可逆因素、保护残余肾功能以及防治并发症等。ESRF 的治疗除上述并发症治疗（纠正贫血、电解质紊乱、代谢性酸中毒和低钙高磷、心力衰竭等）外，其主要有效治疗方法为肾脏替代治疗，包括血液透析、腹膜透析和肾移植。

（二）治疗方法

1. 非透析治疗

慢性肾脏病西医治疗方案药物，见表 9-4。

表 9-4　慢性肾脏病西医治疗方案药物

影响因素	分类	首选药物	备选药物
严格控制血压	ACEI	ACEI（如贝那普利）或 ARB（氯沙坦）	氨氯地平
	ARBs		
	CCB 类		
控制血糖	根据药物 PK/PD 及患者 GFR 选择降糖药物		
降脂治疗	他汀类	阿托伐他汀	普伐他汀、氟伐他汀、辛伐他汀
	胆固醇吸收抑制剂		依折麦布
抗血小板药物	NSAIDs	阿司匹林	双嘧达莫
控制高尿酸血症	抑制尿酸合成	别嘌醇、非布司他	
	增加排泄	苯溴马隆	丙磺舒

续表

影响因素	分类	首选药物	备选药物
营养治疗	必需氨基酸	复方 α-酮酸	
防止并发症	肾性贫血	EPO	铁剂和叶酸
	高血钾	聚苯乙烯磺酸钠散	
	酸中毒	碳酸氢钠	
	钙磷代谢紊乱	碳酸钙、骨化三醇、阿尔法骨化醇	碳酸镧、司维拉姆
对症处理	预防感染，防止水、电解质紊乱，避免使用肾毒性药物，必要时根据 GFR 调整剂量		

2. 肾脏替代治疗

肾脏替代治疗包括血液透析、腹膜透析和肾移植。当 CRF 患者进展至 GFR<10～15 ml/(min·1.73 m²)（或相对应血清肌酐水平）并有明显尿毒症临床表现，经药物治疗不能缓解时，则应及时进行透析治疗，对糖尿病肾病患者，根据病情需要，透析治疗可适当提前。目前肾移植是终末期肾病（endstagerenaldisease，ESRD）理想的有效治疗方法。

二、中医治疗方案

慢性肾脏病中医治疗方案药物，见表9-5。

表9-5　慢性肾脏病中医治疗方案药物

症候	治法	方剂		中成药
脾肾气虚证	益气健脾强肾	六君子汤加减	易感冒者，合用玉屏风散	肾炎康复片尿毒清颗粒
脾肾阳虚证	温补脾肾，振奋阳气	济生肾气丸加减	（1）脾胃虚寒甚者，合理中汤 （2）痰湿阻滞者，合理中化痰丸 （3）胃脘冷痛者，合小建中汤 （4）脾虚生湿者，合黄芪建中汤和五苓散加减 （5）肾阳虚为主，合右归饮	肾康宁片

续表

症候	治法	方剂	中成药
气阴两虚证	益气养阴	参芪地黄汤加减 （1）脾气虚为主,合健脾丸或香砂六君子丸 （2）偏于肾气虚,合金匮肾气丸 （3）脾阴不足明显,合玉女煎 （4）肾阴不足为主,合知柏地黄丸 （5）气阴不足明显,合生脉散	贞芪扶正颗粒、百令胶囊、金水宝胶囊
肝肾阴虚证	滋补肝肾	六味地黄丸加减 （1）遗精、盗汗,加煅牡蛎,煅龙骨 （2）头晕头痛,心烦易怒为主,合用杞菊地黄汤合天麻钩藤饮	益肾养元合剂
阴阳两虚证	阴阳双补	金匮肾气丸加减 （1）阴阳两虚,伴浊闭清窍,心神不明,或中风失语,合地黄饮子加减 （2）脾气虚弱,合防己黄芪汤 （3）肾阳偏虚,合济生肾气汤 （4）兼湿热者,合八正散加减 （5）兼湿浊者,合藿香正气丸加减 （6）兼血瘀者,合桃红四物汤加减 （7）兼水气者,合实脾饮加减 （8）兼风动者,合天麻钩藤饮加减	肾宝合剂、香砂六君子丸

三、主要治疗药物

（一）ACEI:贝那普利

1. 适应证:适用于同时患有或不患有高血压的进行性慢性肾脏病患者。

2. 用法用量:口服 10～20 mg,每天一次。

3. 注意事项:有血管紧张素转换酶抑制剂引起或肺血管紧张素转换酶抑制剂引起的血管性水肿病史者禁用。妊娠期妇女禁用,哺乳期妇女慎用。本品可抑制内生缓激肽讲解而引起咳嗽,患者用药后出现咳嗽需进行鉴别诊断。本品可引起血钾和肌酐升高,用药期间注意监测患者血肌酐和血钾水平。高血钾、双侧肾动脉狭窄的患者禁用。

(二) ARB:氯沙坦

1. 适应证:适用于同时患有或不患有高血压的进行性慢性肾脏病患者。

2. 用法用量:口服 50～100 mg,每天 1 次。

3. 注意事项:妊娠期妇女禁用,哺乳期妇女慎用。本品可引起血钾和肌酐升高,用药期间注意监测患者血肌酐和血钾水平。肝功能损害者应调整剂量;高血钾、双侧肾动脉狭窄的患者禁用。

(三) CCB:氨氯地平片

1. 适应证:适用于同时患有高血压的进行性慢性肾脏病患者。

2. 用法用量:口服 2.5～10 mg,每天 1 次,常用起始剂量 5 mg qd po。

3. 注意事项:对氨氯地平及本品任何成分过敏者禁用。症状性低血压可能发生,特别在严重的主动脉狭窄患者中。重度肝功不全患者使用时应缓慢增量。与蛋白酶抑制剂、唑类抗真菌剂、大环内酯类(红霉素或克拉霉素)、维拉帕米、地尔硫卓等中等强度的 CYP3A4 抑制剂合用,可导致本品暴露剂量增加,需减量使用。可增加免疫抑制剂环孢素和他克莫司的全身性暴露量,建议定期进行血药浓度监测,并适当调整剂量。

(四) 阿托伐他汀片

1. 适应证:适用于同时患有血脂异常的慢性肾脏病患者。

2. 用法用量:口服 10～80 mg,每天 1 次。常用起始剂量 10 mg qd po,本品可在一天内的任何时间服用,并不受进餐影响。

3. 注意事项:活动性肝病患者,可包括原因不明的肝脏天冬氨酸氨基转移酶(AST)和/或丙氨酸氨基转移酶(ALT)持续升高者禁用。妊娠及哺乳期妇女禁用。肾损害史可能是出现横纹肌溶解的一个危险因素,服药期间应密切监测药物对骨骼肌的影响。本品偶可引起肌病,高剂量本品与某些特定药物如环孢霉素或细胞色素 P4503A4(CYP3A4)强抑制剂(如克拉霉素、伊曲康唑和人免疫缺陷病毒(HIV)蛋白酶抑制剂)等联合用药时可增加肌病或横纹肌溶解症的风险,要定期监测患者的肌酸磷酸激酶,如果出现肌酸磷酸激酶水平显著升高或确诊/疑诊肌病,应立即停药或换药。任何患者如有急性、严重情况预示肌病或有危险因素(如严重急性感染、低血压、大的外科手术、创伤、严重代谢、内分泌和电解质紊乱、未控制的癫痫发作)易诱发横纹肌溶解的肾功能衰竭,应暂停或中断使用药物。

（五）依折麦布片

1. 适应证:适用于同时患有血脂异常的慢性肾脏病患者。

2. 用法用量:口服 10 mg,每天 1 次,可单独服用、或与他汀类联合应用、或与非诺贝特联合应用。本品可在一天之内任何时间服用,可空腹或与食物同服。

3. 注意事项:活动性肝病,或不明原因的血清转氨酶持续升高的患者禁用。妊娠及哺乳期妇女禁用。与胆酸螯合剂合用时应在服用胆酸螯合剂之前 2 小时以上或在服用之后 4 小时以上服用本品。本品与除非诺贝特外其他贝特类联合应用的安全性及有效性尚未确立,故不推荐此两种药物联合应用(非诺贝特除外)。当与他汀类或非诺贝特联合应用时,请参考他汀类或非诺贝特药物的使用说明书。

（六）阿司匹林肠溶片

1. 适应证:适用于存在动脉粥样硬化风险的慢性肾脏病患者。

2. 用法用量:口服 100 mg,每天 1 次,饭前用适量水送服。

3. 注意事项:水杨酸盐或含水杨酸物质、非甾体抗炎药导致哮喘史的患者禁用。急性胃肠道溃疡;出血体质;严重的肾功能衰竭;肝功能衰竭;心功能衰竭的患者禁用。与甲氨蝶呤(剂量≥15 mg/周)合用时禁用本品。胃十二指肠溃疡史,包括慢性溃疡、复发性溃疡、胃肠道出血史患者慎用。对于严重葡萄糖-6-磷酸脱氢酶(G6PD)缺乏症患者,乙酸水杨酸可能有道溶血或者溶血性贫血。可增加溶血风险的因素如高剂量、发热和急性感染。由于阿司匹林对血小板聚集的抑制作用可持续数天,可能导致书中或手术后增加出血。低剂量阿司匹林减少尿酸的消除,可诱发痛风。与其他抗凝药物,如香豆素衍生物、肝素合用出血风险增加。与高剂量的其他含水杨酸盐的非甾体抗炎药合用由于协同作用,会增加溃疡和胃肠道出血的风险。与促尿酸排泄的抗痛风药合用可竞争肾管尿酸的消除从而降低促尿酸排泄的作用。

（七）双嘧达莫片

1. 适应证:适用于存在动脉粥样硬化风险的慢性肾脏病患者。

2. 用法用量:口服 25～50 mg,一日 3 次,饭前服用。或遵医嘱。

3. 注意事项:过敏患者禁用。本品与抗凝剂、抗血小板聚集剂及溶栓剂合用时应注意出血倾向。与阿司匹林合用时,剂量应减至一日 100～200 mg;与双香豆素抗凝药物合用时出血并不增多或增剧。

（八）别嘌醇片

1. 适应证：适用于存在高尿酸血症的慢性肾脏病患者。

2. 用法用量：口服：①成人常用剂量：初始剂量一次 50 mg（半片），一日 1～2 次，每周可递增 50～100 mg（半片～3 片），分 2～3 次服。每 2 周测血和尿尿酸水平，如已达正常水平，则不再增量，如已达正常水平，则不再增量，如仍高可再递增。但一日最大量不得大于 600 mg（6 片）。②儿童治疗继发性高尿酸血症常用量：6 岁以内每次 50 mg（半片），一日 1～3 次；6～10 岁，一次 100 mg（1 片），一日 1～3 次。剂量可酌情调整。

3. 注意事项：孕妇及哺乳期妇女患者禁用。对本品过敏、严重肝肾功能不全和明显血细胞低下者禁用。本品不能控制痛风性关节炎的急性炎症症状，不能作为抗炎药使用。因为本品促使尿酸重新溶解时可再次诱发并加重关节炎急性期症状。本品必须在痛风性关节炎的急性炎症症状消失后（一般在发作后两周左右）方开始应用。服药期间应多饮水，并使尿液呈中性或碱性以利于尿酸排泄。本品用于血尿酸和 24 小时尿尿酸过多，或有痛风石、或有泌尿系结石及不宜用促尿酸排出者。本品必须由小剂量开始，逐渐递增至有效量维持正常血尿酸和尿尿酸水平，以后逐渐减量，用最小有效量维持较长时间。与排尿酸药合用可加强疗效。不宜与铁剂服用。用药前及用药期间要定期检查血尿酸及 24 小时尿尿酸水平，以此作为调整药物剂量的依据。有肾、肝功能损害者及老年人应谨慎用药，并应减少一日用量。用药期间应定期检查血象及肝肾功能。如果出现任何皮肤反应或其他超敏反应体征应当马上停药，及时到皮肤科诊治；有肾或肝损害的应减少剂量；肾功能不全应按肌酐清除率调整剂量。

（九）非布司他片

1. 适应证：适用于存在高尿酸血症的慢性肾脏病患者。

2. 用法用量：口服，初始剂量 20 mg 每日 1 次，且在给药开始 4 周后根据血尿酸值逐渐增加剂量，每次增量 20 mg。每日最大剂量为 80 mg。血尿酸值达标后，维持最低有效剂量。给药时无需考虑食物和抗酸剂的影响。

3. 注意事项：对本品成分过敏史的患者禁用。正在使用巯嘌呤或硫唑嘌呤的患者禁用。孕妇慎用，哺乳期妇女用药期间应暂停哺乳。重度肝肾功能损害的患者慎用。在使用本品前有痛风性关节炎的患者，在症状稳定前，不可使用本品。本品有用后出现皮肤反应和过敏反应的报告，如怀疑发生严重的皮肤反应，应及时停药。用药期间注意观察有无甲状腺相关症状，发现异常时，需进行甲状腺功能相关的检查。交付药品时,对 PTP 包装的药物需指导患者将药片从 PTP 板中取出。

(十) 苯溴马隆片

1. 适应证:适用于合并存在原发性高尿酸血症的慢性肾脏病患者。

2. 用法用量:口服,成人每次 50 mg,每日 1 次,早餐后服用。用药 1～3 周检查血清尿酸浓度,在后续治疗中,成人和 14 岁以上的年轻人每日 50～100 mg,或遵医嘱。

3. 注意事项:妊娠期及哺乳期妇女禁用。不能在痛风急性发作期服用,因为开始治疗阶段,随着组织中尿酸溶出,有可能加重病症。治疗期间需大量饮水以增加尿量(治疗初期饮水量不得少于 1.5～2 L)。定期测量尿液酸碱度,为促进尿液碱化,可酌情给予碳酸氢钠或枸橼酸合剂,并注意酸碱平衡。病人尿液 pH 应调节在 6.2～6.8 之间。起始剂量要小,用药期间应监测肝、肾功能。对于近期患过肝病、提示肝脏疾病、酗酒的患者使用本品需谨慎,并避免同其他潜在的肝毒性药物合并使用。用药过程中应密切注意肝损害的症状和体征,如出现食欲不振、恶心呕吐、全身倦怠、腹痛、腹泻、发热、尿浓染、眼球结膜黄染等现象,应立即停药并及时就医。本品可能会增加香豆素类抗凝药的抗凝作用,增加出血风险。如合并使用,影密切监测患者凝血酶原时间,海英严密观察口腔黏膜、鼻腔、皮下出血及大便隐血、血尿等。

(十一) 复方 α-酮酸片

1. 适应证:配合低蛋白饮食,预防和治疗因慢性肾功能不全而造成蛋白质代谢失调引起的损害。通常用于肾小球滤过率低于每分钟 25 ml 的患者。低蛋白饮食要求成人每日蛋白摄入量为 40 g 或 40 g 以下。

2. 用法用量:口服。1)一日 3 次,一次 4～8 片,用餐期间整片吞服。必要时遵医嘱。此剂量是按 70 kg 成人体重计算的。2)对于肾小球滤过率低于每分钟 25 ml 的患者,本品配合不超过每日 40 克(成人)的低蛋白饮食,可长期服用。

3. 注意事项:高钙血症和氨基酸代谢紊乱者禁用。本品宜在用餐时服用,使其充分吸收并转化为相应的氨基酸。应定期监测血钙水平,并保证摄入足够的热卡。遗传性本病酮尿患者使用本品时,须注意本品含有苯丙氨酸。如果同时服用氢氧化铝,应监测血磷水平。

(十二) 重组人促红细胞生成素(EPO)

1. 适应证:适用于慢性肾衰竭伴有贫血的患者,包括靠透析和不靠透析的患者,提高或维持红细胞的水平,减少输血。促红细胞生成素可避免对输血的依赖,但不能代替急救输血。

2. 用法用量:肾性贫血:应在医生的指导下使用,可皮下注射或静脉注射,每周分 2～3 次给药,也可每周单次给药。给药剂量和次数需依据病人贫血程度、年龄及其他相关因素调整,可参考以下方案:

1) 治疗期:每周分次给药:开始推荐剂量为血液透析患者每周 100～150 (IU)/公斤体重,非透析病人每周 75～100 IU/公斤体重。若红细胞压积每周增加少于 0.5vol%,可于 4 周后按 15～30 IU/公斤体重增加剂量,但最高增加剂量不可超过 30 IU/公斤体重/周。红细胞压积应增加至 30～33vol%,但不宜超过 36%。每周单次给药:推荐剂量为成年血透或腹透患者每周 10 000(IU)。

2) 维持期:每周分次给药后如果红细胞压积达到 30%～33%或血红蛋白达到 100～110 g/L,则进入维持治疗阶段。推荐将剂量调整至治疗期剂量的 2/3。然后每 2～4 周检查红细胞压积以调整剂量,避免红细胞生成过速,维持红细胞压积和血红蛋白在适当水平。每周单次给药后如果红细胞压积或血红蛋白达到上述标准,推荐将每周单次给药时间延长(如每两周 1 次给药),并依据病人贫血情况调整使用剂量。

3. 注意事项:未控制的重度高血压患者、对本品及其他哺乳动物细胞衍生物过敏者,对人血清白蛋白过敏者禁用。合并感染者,宜控制感染后再使用本品。儿童、孕妇及哺乳期妇女慎用。老年用药:高龄患者应用本品时,要注意监测血压及红细胞压积,并适当调整用药剂量与次数。对有心肌梗死、肺梗塞、脑梗塞患者,有药物过敏症病史的患者及有过敏倾向的患者应慎重给药。本品用药期间应定期检查红细胞压积(用药初期每星期一次、维持期每两星期一次),注意避免过度的红细胞生成(确认红细胞压积 36vol%以下),如发现过度的红细胞生长,应采取暂停用药等适当处理。应用本品有时会引起血清钾轻度升高,应适当调整饮食,若发生血钾升高,应遵医嘱调整剂量。治疗期间因出现有效造血,铁需求量增加。通常会出现血清铁浓度下降,如果患者血清铁蛋白低于 100 ng/ml,或转铁蛋白饱合度低于 20%,应每日补充铁剂。叶酸或维生素 B_{12} 不足会降低本品疗效。严重铝过多也会影响疗效。

(十三) 聚苯乙烯磺酸钠散

1. 适应证:适用于用于急、慢性肾功能不全的高钾血症。

2. 用法用量:口服。成人:一次 15～30 g(1～2 瓶或袋),可用水 100 ml 调匀,一日 1～2 次,连用 2～3 日。若有便秘可合并服用 30 g 甘露醇粉或山梨醇粉。直肠给药:一次 30 g(2 瓶或袋),用水或 20%甘露醇 100～200 ml 混匀作高位保留灌肠,一日 1～2 次,连用 3～7 日。小儿:用法同成人,剂量按每公斤体重一日 1g 计。

3. 注意事项:严重高血压、浮肿和心力衰竭患者慎用。用药期间应进行水、电解质平衡的监测。血清钾浓度降到 4～5 mmol/L 时,应暂停用药。

(十四) 碳酸氢钠片

1. 适应证:适用于治疗代谢性酸中毒。治疗轻至中度代谢性酸中毒,以口服为宜。重度代谢性酸中毒则应静脉滴注,如严重肾脏病、循环衰竭、心肺复苏、体外循环及严重的原发性乳酸性酸中毒、糖尿病酮症酸中毒等。

2. 用法用量:口服。一次 1～2 片,每日 3 次。静脉滴注,所需剂量按下式计算:补碱量(mmol) = [(−2.3) − 实际测得的 BE 值] × 0.25 × 体重(kg),或补碱量(mmol) = 正常的 CO_2CP − 实际测得的 CO_2CP(mmol) × 0.25 × 体重(kg)。除非体内丢失碳酸氢盐,一般先给计算剂量的 1/3～1/2,4～8 小时内滴注完毕。

3. 注意事项:长期或大量应用可致代谢性碱中毒,并且钠负荷过高引起水肿等。孕妇及哺乳期女慎用。

下列情况慎用:①少尿或无尿,因能增加钠负荷;②钠潴留并有水肿时,如肝硬化、充血性心力衰竭、肾功能不全、妊娠高血压综合征;③原发性高血压,因钠负荷增加可能加重病情。

下列情况不作静脉内用药:①代谢性或呼吸性碱中毒;②因呕吐或持续胃肠负压吸引导致大量氯丢失,而极有可能发生代谢性碱中毒;③低钙血症时,因本品引起碱中毒可加重低钙血症表现。

(十五) 碳酸钙片

1. 适应证:用于预防和治疗慢性肾脏病患者钙缺乏症。

2. 用法用量:口服。一日 1～4 片,分次饭后服用。

3. 注意事项:高钙血症、高钙尿症、含钙肾结石或有肾结石病史患者禁用。心肾功能不全者慎用。

(十六) 骨化三醇胶丸

1. 适应证:适用于慢性肾功能衰竭病人的肾性骨营养不良。

2. 用法用量:应根据每个病人血钙水平小心制订本品的每日最佳剂量。开始以本品治疗时,应尽可能使用最小剂量,并且不能在没有监测血钙水平的情况下增加用量。确定了本品的最佳剂量后,应每月复查一次血钙水平。肾性骨营养不良(包括透析病人):起始阶段的每日剂量为 0.25 μg。血钙正常或略有降低的病人隔日 0.25 μg 即可。如 2～4 周内生化指标及病情未见明显改善,则每隔

2～4 周将本品的每日用量增加 0.25 μg,在此期间至少每周测定血钙两次。大多数病人最佳用量为每日 0.5 至 1.0 μg 之间。

3. 注意事项:本品禁用于与高血钙有关的疾病,亦禁用于已知对本品或同类药品及其任何赋形剂过敏的病人;禁用于有维生素 D 中毒迹象的病人。妊娠期及哺乳期妇女慎用,老年病人无需特殊剂量,但建议监测血钙和血肌酐浓度。对于正进行透析的老年病人使用的安全性和有效性尚未建立。高血钙同本品的治疗密切相关。对尿毒症骨营养不良病人应告知病人及其家属,必须严格遵守处方饮食,并教会他们如何识别高钙血症的症状。一旦血钙浓度过高,或血肌酐升高到大于 120 μmol/ml,应立即停止服用本品直至血钙正常。由于骨化三醇是现有的最有效的维生素 D 代谢产物,故不需要其他维生素 D 制剂与其合用,从而避免高维生素 D 血症。如果病人由服用维生素 D_3 改服用骨化三醇时,则可能需要数月时间使血中维生素 D_3 恢复至基础水平。

(十七) 肾炎康复片

1. 适应证:益气养阴,健脾补肾,清解余毒。用于气阴两虚,脾肾不足,水湿内停所致的水肿,症见神疲乏力,腰膝酸软,面目、四肢浮肿,头晕耳鸣;慢性肾炎、蛋白尿,血尿见上述证候者。

2. 用法用量:口服。一次 5 片,一日 3 次;小儿酌减或遵医嘱。

3. 注意事项:急性肾炎水肿不宜。

(十八) 肾康宁片

1. 适应证:温肾益气。用于肾气亏损引起的腰酸、疲乏,畏寒及夜尿增多。

2. 用法用量:口服。一次 5 片,一日 3 次。

3. 注意事项:忌辛辣、生冷、油腻食物,宜低蛋白饮食,避免剧烈运动;感冒发热病人不宜服用;本品宜饭后服用;高血压、心脏病、肝病、糖尿病、肾病等慢性病患者应在医师指导下服用;本品不宜长期服用,服药 2 周症状无缓解,应去医院就诊;严格按用法用量服用,儿童、年老体弱者应在医师指导下服用。

(十九) 贞芪扶正颗粒

1. 适应证:补气养阴,用于久病虚损,气阴不足。有提高人体免疫功能,保护骨髓和肾上腺皮质功能。

2. 用法用量:口服,一次 1 袋,一日 2 次。

3. 注意事项:儿童、孕妇、哺乳期妇女慎用。

(二十) 益肾养元合剂

1. 适应证:补益肝肾,健脾益气。用于肝肾不足,脾气虚弱,面色萎黄,倦怠纳差,腰膝酸痛。

2. 用法用量:开水冲服。一次 1 袋,一日 3 次。

3. 注意事项:忌辛辣食物;感冒病人不宜服用;孕妇、高血压、糖尿病患者应在医师指导下服用;按照用法用量服用,长期连续服用应向医师或药师咨询;本品宜饭前服用。

(二十一) 肾宝合剂

1. 适应证:调和阴阳,温阳补肾,扶正固本。用于腰腿酸痛,精神不振,夜尿频多,畏寒怕冷;妇女月经过多,白带清稀。

2. 用法用量:口服。一次 10～20 ml,一日 3 次。

3. 注意事项:忌油腻食物;凡脾胃虚弱,呕吐泄泻,腹胀便溏,咳嗽痰多者慎用;感冒病人不宜服用;高血压、糖尿病患者应在医师指导下服用;服用本品同时不宜服用藜芦、五灵脂、皂荚或其制剂;不宜喝茶和吃萝卜,以免影响药效;本品宜饭前服用;服药二周或服药期间症状无改善,或症状加重,或出现新的严重症状,应立即停药并去医院就诊。

(二十二) 香砂六君子丸

1. 适应证:益气健脾,和胃。用于脾虚气滞,消化不良,嗳气食少,脘腹胀满,大便溏泄。

2. 用法用量:口服。一次 6～9 g,一日 2～3 次。

3. 注意事项:饮食宜清淡,忌酒及辛辣、生冷、油腻食物;有高血压、心脏病、肝病、糖尿病、肾病等慢性病严重者应在医师指导下服用;儿童、孕妇、哺乳期妇女、年老体弱者应在医师指导下服用。

(二十三) 尿毒清颗粒

1. 适应证:通腑降浊、健脾利湿、活血化瘀。用于慢性肾功能衰竭,氮质血症期和尿毒症早期、中医辨证属脾虚湿浊症和脾虚血瘀症者。可降低肌酐、尿素氮,稳定肾功能,延缓透析时间。对改善肾性贫血,提高血钙、降低血磷也有一定的作用。

2. 用法用量:温开水冲服。每日 4 次,6、12、18 时各服 1 袋,22 时服 2 袋,每日最大服用量 8 袋,也可另定服药时间,但两次服药间隔勿超过 8 小时。

3. 注意事项:应在医生指导下按主治证候用药,按时按量服用;按肾功能衰竭程度,采用相应的肾衰饮食,忌豆类食品;服药后大便呈半糊状为正常现象,如呈水样需减量使用;本品可与对肾功能无损害的抗生素、化学药降压、利尿、抗酸、降尿酸药并用;忌与氧化淀粉等化学吸附剂合用。

（二十四）百令胶囊

1. 适应证：补肺肾，益精气。用于肺肾两虚引起的咳嗽、气喘、咯血、腰背酸痛、面目虚浮、夜尿清长；慢性支气管炎、慢性肾功能不全的辅助治疗。

2. 用法用量：口服。一次 2~6 粒，一日 3 次。慢性肾功能不全：一次 4 粒，一日 3 次；8 周为一疗程。

3. 注意事项：忌辛辣、生冷、油腻食物。

（二十五）金水宝胶囊

1. 适应证：补益肺肾，秘精益气。用于肺肾两虚，精气不足，久咳虚喘，神疲乏力，不寐健忘，腰膝酸软，月经不调，阳痿早泄；慢性支气管炎、慢性肾功能不全、高脂血症、肝硬化见上述证候者。

2. 用法用量：口服，一次 3 粒，一日 3 次；用于慢性肾功能不全者，一次 6 粒，一日 3 次。

3. 注意事项：忌辛辣、生冷、油腻食物。

第三节　中西医结合规范化药学监护要点

在慢性肾病药物治疗方案确定过程中，通过实施药学监护，监测药物的配伍、给药方式、药物相互作用、不良反应等，共同探讨用药方案，提高药物治疗效果，优化用药方案，提高慢性肾脏病临床疗效。

一、治疗监护

（一）疗效监护评估

西医疗效监护评估：监护的内容根据患者治疗方案和病情制订，对症治疗对症监护。

1. 治疗原发病，控制蛋白尿

蛋白尿是肾小球损伤的后果，监测指标如下：①完全缓解：24 小时尿蛋白定量<0.3 g 或尿蛋白/肌酐（uPCR）<300 mg/g，肾功能正常，人血白蛋白>35 g/L，尿蛋白定性阴性。②部分缓解（partial remission，PR）：24 小时尿蛋白定量>0.3 g，但<3.5 g；或 uPCR 在 300~3 500 mg/g；或 24 小时尿蛋白定量比基线水平下降 50% 且肾功能稳定（血肌酐较基线水平上升<20%）。③未缓解（no remission，NR）：24 小时尿蛋白定量>3.5 g，且下降幅度小于基线水平的 50%。

④复发(relapse):经治疗后缓解的患者重新出现24小时尿蛋白定量>3.5 g,或uPCR>3 500 mg/g。

2. 控制感染。根据GFR/Ccr值适量使用抗生素,禁用肾毒性药物。

3. 监测血压血磷情况。

4. 监测贫血情况。

5. 实验室检查,监测用药前后血清肌酐、尿素氮、尿酸、eGRF、血清白蛋白、二氧化碳结合力、血总胆固醇等。

中医疗效监护评估:①闻诊:服用中药后病人气味、口腔尿味是否改善。②望诊:观察患者颜面神色、形态乏力、浮肿是否有改善;观察患者舌苔、舌色、舌质的变化。③问诊:询问患者的食欲、二便情况,用药后泡沫尿是否有改善。④切诊:观察患者用药前后脉搏变化情况。

(二) 不良反应监护评估

监测患者用药后可能出现不良反应的体征和症状、实验室血常规检查等生化检测结果,用药后是否出现恶心、呕吐、食欲减退、头痛、失眠、心慌等;服用中药后可能出现的过敏(皮疹)反应,以及消化系统(恶心、呕吐、腹泻、胃部不适、便秘等)等不良反应。

另外,还有部分药物出现不良反应与患者基因相关,如卡马西平、别嘌醇等。如出现不良反应的患者用药史中有使用相关药物,可进行基因检测。《2012年美国风湿病学会(ACR)痛风治疗指南》指出:对于特定人群,如中国汉族人,发生别嘌醇相关严重过敏性药疹危险性增高。为确保用药安全,建议使用别嘌醇和卡马西平前进行相关基因检测。

二、预防复发和并发症

1. 调整生活方式

①体育锻炼:提倡慢性肾脏病患者在医生指导下参加能够耐受的体育锻炼(每周至少5次,每次30 min)。②保持健康体重:维持BMI 18.5～24.0。③戒烟戒酒。④规律作息,避免疲劳;防止呼吸道感染的发生;放松心情,避免情绪紧张。

2. 营养治疗

①蛋白质及热量摄入:非糖尿病肾病G1～G2期原则上宜减少饮食蛋白质,推荐蛋白质摄入量0.6～0.8 g/(kg·d)。从G3期起,应开始低蛋白质饮食治疗,推荐蛋白质摄入量0.6 g/(kg·d)。实施低蛋白质饮食治疗时,热卡摄入量

需维持在 147 kJ/(kg·d),60 岁以上患者活动量较小、营养状态良好者可减少至 126～147 kJ/(kg·d)。糖尿病肾病患者,从出现微量(A级)蛋白尿起即应减少饮食蛋白质,推荐蛋白质摄入量 0.8 g/(kg·d),从 GFR 下降开始,即应实施低蛋白质饮食,推荐蛋白质摄入量 0.6 g/(kg·d)。实施低蛋白质饮食治疗时,患者的热卡摄入量应基本与非糖尿病肾病患者相似,但对于肥胖的 2 型糖尿病患者需适当限制热量(总热卡摄入量可比上述推荐量减少 1 050～2 100 kJ/d),直至达到标准体重。②盐摄入:慢性肾脏病成人患者钠摄入量宜＜90 mmol/d(氯化钠 5 g/d)。③其他营养物质摄入:鼓励慢性肾脏病患者参加有关病情严重程度,钙、磷、钾、蛋白质及尿酸摄入量方面的健康教育,接受专家的饮食指导和其他相关建议。

3. 中西医相结合,防止复发,避免并发症

①中医健康状态评估,体质辨识或辨证,每半年至少一次。②运动调养:选择个性化运动方式(如散步、导引、太极拳、八段锦、五禽戏等),合理控制运动量、运动时间和运动频率。③辨证施膳:根据证候分型、体质辨识和食物性味归经等综合评估给予膳食指导。

第四节　典 型 案 例

一、案例1

(一)病史摘要

1. 主诉:泡沫尿 3 年,血液透析 2 月,腰酸乏力 1 周。

2. 现病史:患者女,55 岁,3 年前开始反复出现泡沫尿及夜尿增多(每晚 3～4 次),未予特别重视及治疗,6 个月前因急性心衰入院治疗发现肌酐升高予以利尿扩冠等对症治疗后患者症状好转出院,1 周前感腰部酸痛,双下肢乏力,血透后偶有头晕,期间无不明原因长期发热,无光过敏,无皮肤瘀点、紫癜,无面部红斑,无关节肿痛,无口腔溃疡,无多饮、多食、多尿、尿频、尿急、尿痛,无腹痛、腹泻,无黑便,无明显肉眼血尿,纳可,寐欠安,小便少,大便可。

3. 既往史:十二指肠球部溃疡病 3 年,高血压病史半年余。

4. 社会史、家族史、过敏史:无。

5. 查体:T36.5℃、P83 次/分、R18 次/分、BP126/73 mmHg。

6. 望闻问切:面色稍萎黄,自主体位,无异常异味,舌红少苔,脉弦细。

7. 实验室检查及其他辅助检查:B 型钠尿肽 378.5 pg/ml,肌酐 989.8 μmol/L,尿素 25.78 mmol/L,血红蛋白 110 g/L。胸部 CT 提示心包少量积液。

8. 诊断:

(1) 西医诊断:①慢性肾脏病 5 期;②高血压 3 级(极高危组);③血液透析;④心包积液;⑤慢性肾脏病 5 期;⑥贫血。

(2) 中医诊断:关格、肝肾阴虚证、补益肝肾。

(二)用药方案

1. 降压治疗:硝苯地平控释片 30 mg po bid,特拉唑嗪片 2 mg po tid。

2. 改善贫血治疗:琥珀酸硫酸亚铁片 1 片 po tid。

3. 调节钙磷代谢:骨化三醇胶丸 1 粒 po qd,醋酸钙片 1 片 po tid。

4. 维持性血透治疗 tiw,肝素钠注射液 1 支(预防血栓)。

5. 中药方剂:六味地黄丸为基础方(熟地 24 g、山药 12 g、山茱萸 12 g、泽泻 9 g、茯苓 9 g、牡丹皮 9 g)随证加减。

(三)监护记录

入院第 2 天:患者腰部酸痛,双下肢乏力较前稍缓解,血透后偶有头晕,纳可,寐欠安,小便少,大便可。面色稍萎黄,自主体位,无异常异味,舌红少苔,脉弦细。患者自述服中药后胃有不适,拒绝中药制剂,故方剂暂缓。电解质:钙离子 2.87 mmol/L(2.11~2.52),无机磷酸盐 2.06 mmol/L(0.85~1.51),考虑患者钙磷指标升高,高钙血症,故停止骨化三醇胶丸和醋酸钙片,给予鲑降钙素注射液 50iu 皮下 qod 降血钙治疗。

入院第 4 天:患者腰部酸痛较前明显缓解,双下肢乏力较前有所减轻,血透后头晕较前好转,眼部瘙痒,纳可,寐欠安,小便少,大便可。面色稍萎黄,自主体位,无异常异味,舌红少苔,脉弦细。患者贫血给与人促红素注射液 5 000 IU 皮下,一周两次,改善贫血。生血宝合剂 15 ml 口服 tid 益气生血。患者眼部瘙痒,故予以左氧氟沙星滴眼液每次 1~2 滴,一日三次,滴眼,善眼部瘙痒。患者血钙正常,停用鲑降钙素注射液。血压偏低,停用特拉唑嗪。其余治疗不变,用药过程中及用药后无不适。

入院第 7 天:患者偶有腰酸,纳可,寐安,小便少,大便可。查体:睑结膜略苍白,两肺呼吸音清,两肺未闻及干湿性啰音。心界无扩大,心率 80 次/分,心律齐,各瓣膜区未闻及病理性杂音。腹部平坦,无压痛,无反跳痛,双肾区叩击痛阴性。双下肢无浮肿,病理反射阴性。患者病情较前好转,治疗有效,出院。

(四)案例分析

慢性肾脏病具有患病率高、预后差和医疗费用高的特点,现已成为危害人类健康的重要疾病。慢性肾衰竭是慢性肾脏病发展到后期的一种临床综合征,并发症多,严重影响患者的生活质量和寿命。西医治疗原则主要为积极治疗原发病、避免和纠正 CRF 进展的危险因素以及防治并发症。在治疗原发病方面,主要病因包括原发性肾小球疾病、糖尿病肾病、高血压肾损害,有效治疗原发病,可阻抑或延缓 CRF 的进展;慢性肾病的危险因素有高血糖、高血压、蛋白尿、低蛋白血症、贫血、老年、高脂血症、肥胖、营养不良、吸烟等。该患者高龄且合并有高血压、贫血,应严格控制血压、纠正贫血。该患者年老体虚,肝肾不足,阴虚,阴不治阳,肝阳上亢扰及清窍则头晕头痛。舌红少苔脉弦细亦为肝肾阴虚表现,四诊合参,当属祖国医学关格病范畴,证属肝肾阴虚证。本病病位在肝、肾,在病性上表现为本虚标实。中医治法为滋补肝肾。

1. 降压治疗

降压措施包括生活方式的调整和降压药的同时使用。对于合并肾脏病的高血压患者,降压药首选血管紧张素转换酶抑制剂(ACEI)或者血管紧张素受体阻滞剂(ARB),也可使用钙离子通道阻滞剂和噻嗪类利尿剂。但是对于血清肌酐(SCr)>256 μmol/L(或 3 mg/dL)时宜慎用 ACEI 和 ARB,故该患者降压治疗使用了硝苯地平控释片,并合并使用了特拉唑嗪片,患者入院后血压控制可,后血压偏低给予停用特拉唑嗪,之后患者血压控制平稳。

2. 纠正贫血

慢性肾病患者常常合并贫血,该患者血红蛋白长期小于 110 g/L,首选使用铁剂和叶酸治疗,备选使用 EPO 进行治疗。该患者开始使用铁剂琥珀酸亚铁片进行补血治疗,入院第 4 天又使用 EPO 联合中药制剂生血宝合剂进行补血治疗,患者血红蛋白升至正常。生血宝合剂由制何首乌、女贞子、桑椹、墨旱莲、白芍、黄芪、狗脊组成。具有滋养肝肾,补益气血的功效。用于肝肾不足、气血两虚所致的神疲乏力、腰膝酸软、头晕耳鸣、心悸、气短、失眠、咽干、纳差食少;放、化疗所致的白细胞减少,缺铁性贫血见上述证候者。该患者血红蛋白长期小于110 g/L,采用中药联合铁剂治疗可有效地纠正贫血,治疗合理。

3. 中药治疗

患者为关格病,属肝肾阴虚证,临床上表现为本虚标实,治疗上既要注重健脾补肾,又要兼顾治标,活血化瘀利湿泄浊通络,才能收到较好疗效。上海市名老中医叶景华先生根据多年来临床治疗慢性关格病临床经验,总结出治疗慢性关格病一套理论方案,将临床慢性关格病分为3型,Ⅰ型毒邪蕴结证;Ⅱ型脾肾亏虚证;Ⅲ型正虚毒结证。针对不同证型,分别运用清热解毒泄浊;健脾补肾;扶正解毒泄浊等。该患者入院使用方剂对症治疗肝肾阴虚证,为六味地黄丸加减滋补肝肾。六味地黄丸系宋.钱乙从《金匮要略》的肾气丸减去桂枝、附子而成,原名"地黄丸",用治肾怯诸证。《小儿药证直诀笺正》说:"仲阳意中,谓小儿阳气甚盛,因去桂附而创立此丸,以为幼科补肾专药。"本方是治疗肝肾阴虚证的基础方。临床应用以腰膝酸软,头晕目眩,口燥咽干,舌红少苔,脉沉细数为辨证要点。在现代常用于慢性肾炎、高血压病等属肾阴虚弱为主者。方中重用熟地黄滋阴补肾,填精益髓,为君药。山茱萸补养肝肾,并能涩精,取"肝肾同源"之意;山药补益脾阴,亦能固肾,共为臣药。三药配合,肾肝脾三阴并补,是为"三补",但熟地黄用量是山萸肉与山药之和,故仍以补肾为主。泽泻利湿而泄肾浊,并能减熟地黄之滋腻;茯苓淡渗脾湿,并助山药之健运,与泽泻共泻肾浊,助真阴得复其位;丹皮清泄虚热,并制山萸肉之温涩。三药称为"三泻",均为佐药。六味合用,三补三泻,其中补药用量重于"泻药",是以补为主;肝、脾、肾三阴并补,以补肾阴为主,这是本方的配伍特点。该方对于脾虚泄泻者慎用,该患者服用中药第二天自觉胃有不适,可能存在脾虚症状,故暂缓给药。

(五) 临床药师评述

(1) 慢性肾病在使用中药治疗时,特别要注重辨证论治。慢性肾病在中医辨证中包括脾肾气虚证、肝肾阴虚证、脾肾阳虚证、气阴两虚证和阴阳俱虚症。每个证型包括主证和次证,其中肝肾阴虚证主政表现为腰膝腿软,头晕耳鸣,五心躁热,少气乏力,次证表现为口燥咽干,大便干结,尿少色黄,面色暗紫。舌:暗淡,或有瘀斑(点)。脉:沉细无力[4]。该患者腰部酸软,双下肢乏力,偶有头晕,面色稍萎黄,舌红少苔,脉弦细,符合肝肾阴虚的证型诊断。治疗上选用补益肝肾的中药。初始治疗方案中给予了六味地黄丸治疗,符合该患者辨证论治原则。

(2) 治疗中应监护药物使用疗效及病情变化,及时调整用药。入院治疗第二天,患者钙磷指标升高,出现高钙血症,故停止骨化三醇胶丸和醋酸钙片,给予鲑降钙素注射液50 IU 皮下 qod 进行降血钙治疗,入院治疗第四天患者血钙正常,给与停用鲑降钙素。患者贫血服用铁剂未见好转,加用 EPO 联合生血宝合剂补血治疗,继续跟踪患者血红蛋白指标。患者慢性肾衰合并高血压,高血压发现半年,常规服用硝苯地平控释片和特拉唑嗪片,入院治疗第四天发现血压偏低,根据慢性肾衰竭中西医结合诊疗指南[5],特拉唑嗪不作为慢性肾病高血压患者的推荐用药,停用特拉唑嗪,继续监测患者血压变化。在临床用药监护中,临床药师应时刻关注患者使用药物后的疗效变化,并跟踪患者各项检查指标,以便根据病情及时调整治疗方案。

(3) 药物不良反应的监护:患者高血压服用硝苯地平控释片和特拉唑嗪片,首先患者入院应询问患者之前是否服用此药物,有无发生药物不良反应,服用方法是否正确。硝苯地平控释片为钙离子通道阻滞剂,该药物为控释制剂,应告知患者本药剂型特殊,不可掰开或碾碎服用,否则无法发挥药物慢慢释放的作用,不规范的服药方法导致患者服药后药物浓度突然升高诱发药物不良反应的发生,如出现头痛、水肿、便秘、低血压、胃肠道不适等症状。该药物剂型特殊,应告知患者服用后其活性成分被吸收后,空药片可以完整地经肠道排出。特拉唑嗪片为 α 受体拮抗剂,应告知患者在治疗高血压时应睡前服用,否则体位的变化可能会增加体位性低血压的发生概率。该药其他的不良反应还包括头晕、体虚无力、心悸、恶心、嗜睡等[6]。

二、案例 2

(一) 病史摘要

1. 主诉:口干多饮 10 年余,夜尿增多 1 年。

2. 现病史:患者 10 年前无明显诱因下出现口干、多饮,于当地医院诊断为"2 型糖尿病",予胰岛素控制血糖,之后患者门诊随访,未检测血糖,血糖控制情况不详。3 年前患者血肌酐升高测血肌酐 170 umol/L,仍未予重视,血肌酐持续缓慢升高。1 年前患者出现夜尿增多,每晚小便 1~2 次。2 月 27 日于当地医院查血肌酐 455 umol/L。为进一步诊治,门诊拟"糖尿病性肾病"收入病房治疗。病程中患者无长期不明原因低热,无皮肤紫癜,无腹痛,无黑便,无光过敏,无口腔溃疡,无面部红斑。否认发热,干咳,鼻塞,流涕,嗅觉、味觉减退或丧失,乏力,咽痛,结膜炎,肌痛和腹泻等现象。

3. 既往史:既往糖尿病 10 余年,平素不规律予瑞格列奈、地特胰岛素、二甲双胍、格列美脲降糖,血糖欠检测。

4. 社会史、家族史、过敏史:无。

5. 查体:T36.7℃　P96 次/分　R18 次/分　BP132/78 mmHg。

6. 望闻问切:疲萎软,面色萎黄,形体中等,自主位,语声低怯,无异常气味,舌质红,苔腻,脉细滑。

7. 实验室检查及其他辅助检查:肾功能:尿素氮 14.29 mmol/L,肌酐 455 μmol/L;血常规:总胆固醇 5.94 mmol/L,甘油三酯 4.71 mmol/L,高密度脂蛋白胆固醇 0.84 mmol/L,低密度脂蛋白胆固醇 3.78 mmol/L;肝胆胰脾肾输尿管膀胱超声(0000036127):肾脏大小未见明显异常。03-02 甲状旁腺激素:342.9 pg/ml。03-04,24 小时尿蛋白:4.81 g。

8. 诊断:

(1) 西医诊断:2 型糖尿病性肾病、2 型糖尿病。

(2) 中医诊断:下消、肾气亏虚症。

(二) 用药方案

1. 降糖治疗:瑞格列奈 0.5 mg tid po、地特胰岛素 20 u ih qd。

2. 抗血小板聚集:吲哚布芬 0.1 po bid。

3. 改善脂代谢:左卡尼汀 5 ml iv qd。

4. 营养支持:复方氨基酸 200 ml + 注射用复方维生素(3)2 支 ivgtt qd。

5. 中药方剂:自拟协定方:鹿衔草 50 g,黄芪 50 g,金雀根 50 g,楮实子 30 g,槲寄生 30 g,徐长卿 30 g,陈皮 10 g,黄柏 20 g。

6. 补肾活血:0.9%氯化钠注射液 100 ml + 肾康注射液 60 ml ivgtt qd。

(三) 监护记录

入院第 2 天:患者两眼结膜不充血,角膜透明,瞳孔圆,前房清,眼压正常,结合 OCT 检查结果,诊断为:糖尿病性视网膜病变。建议门诊随诊。

入院第 3 天:患者目前口干、多饮,五心烦热,颧红盗汗,胸闷,痰多质粘稠,肢体困重,双下肢轻度浮肿,纳可,寐安,小便量可,夜尿频数,大便秘结。舌质红,口腻苔腻,脉细滑。注意监测血糖,防止血糖过高或过低,注意肾脏保护,避免肾小球高灌注、高滤过,防止肾功能进一步恶化。

入院第 4 天:患者目前双下肢轻度浮肿,予前列地尔 2 mg + 0.9%氯化钠注射液 100 ml 静滴改善微循环。患者患者目前口干、多饮,五心烦热,颧红盗汗,胸闷,痰多质粘稠,肢体困重,双下肢轻度浮肿,纳可,寐安,小便量可,夜尿频数,大便秘结。舌质红,口腻苔腻,脉细滑。四诊合参,当辨为下消病,证属阴虚痰阻证。继续当前治疗,外加中药汤剂益气养阴,软坚散结。

入院第 7 天:患者述仍有口干、多饮,五心烦热,颧红盗汗,胸闷,痰多质粘稠,肢体困重,双下肢轻度浮肿,纳可,寐安,小便量可,夜尿频数,大便秘结。舌质红,口腻苔腻,脉细滑。睑结膜略苍白,颈静脉无充盈,肝颈静脉回流征阴性。两肺呼吸音清,未闻及干湿性啰音。心界无扩大,心率:89 次/分,心律整齐,各瓣膜区未闻及病理性杂音。腹部平坦,无压痛及反跳痛,肝、脾肋下未及,双肾区叩击痛阴性。四肢肌力、肌张力正常。双下肢轻度浮肿。病理反射阴性。免疫检验报告:甲状旁腺素 15.06 pmol/L。2022-03-12 临检检验报告:尿液总量 1.80L/24 h,24 h 尿钙 1.6 mmol/24 h,24 h 尿微量白蛋白 3 047.4 mmol/24,24 h 尿蛋白 5 149.80 mg/24 h。

入院第 9 天:患者血压升高,连续数天达 170/100 mmHg,故增加诊断"高血压 2 级"因有合并糖尿病、糖尿病肾病,高血压分级为极高危。予硝苯地平控释片 30 mg qd po 降压。

入院第 10 天:患者目前 HBV DNA 210 cps/ml,血肌酐 455 μmol/L。恩替卡韦 0.5 mg qn po。定期监测 Ccr。

入院第 11 天:双下肢轻度浮肿,纳可,寐安,小便量可,夜尿频数,大便秘结。诸症较前好转,予以出院。

(四)案例分析

糖尿病肾脏病(diabetickidneydisease,DKD)是指由糖尿病所致的慢性肾脏病,主要表现为尿白蛋白/肌酐比值(UACR)≥30 mg/g 和(或)估算的肾小球滤过率(eGFR)<60 ml/(min · 1.73 m²),且持续超过 3 个月。DKD 是由慢性高血糖所致的肾损害,病变可累及全肾(包括肾小球、肾小管、肾间质及肾血管等),临床上以持续性白蛋白尿和(或)eGFR 进行性下降为主要特征,可进展为 ESRD。DKD 的防治应强调早期筛查、早期诊断、早期治疗,一体化综合管理。对于尚未发生 DKD 的患者应特别注意危险因素的管理。常见的危险因素包括:高血糖、高血压、血脂代谢异常、超重或肥胖等。对于已确诊 DKD 的患者,更应强调危险因素的干预,从而延缓 DKD 进展。目前 CKD 西医治疗包括控制原发病,改变生活方式(包括低盐、低脂、优质低蛋白饮食),控制高血压、高血糖等危险因素,抑制肾素血管紧张素系统的过度激活,防治并发症等。中医学无"慢性肾脏病"病名根据临床表现可归于"水肿""虚劳""关格"等疾病范畴。目前基本认同 CKD 病机分为本虚和标实两方面。本虚证以脾肾气虚、气阴两虚多见,标实证以血瘀和湿热多见。针对上述病机采用相应的中药治疗,可改善 CKD 患者临床症状、降低血肌酐,在防治 CKD 进展方面具有一定优势。

1. 降糖治疗

T2DM 合并 DKD 的患者在选择降糖药物时,应优先考虑具有肾脏获益证据的药物,同时应充分考虑患者的心、肾功能情况,并根据 eGFR 调整药物剂量;尽量避免使用低血糖风险较高的药物;还应考虑其他并发症、体重、经济状况及患者偏好等因素。目前仍推荐二甲双胍作为 T2DM 合并 DKD〔eGFR≥45 ml/(min · 1.73 m²)〕患者的一线降糖药物。近年来一些大型临床研究均证实,钠-葡萄糖共转运蛋白 2 抑制（sodium-glucoseco-transporter2inhibitor,SGLT2i）和胰高糖素样肽-1 受体激动（glucagon-likepeptide-1receptoragonist,GLP-1RA）具有心血管及肾脏保护作用。因此,推荐 T2DM 合并 DKD 的患者只要没有禁忌证均应给予 SGLT2i;若存在禁忌证则推荐使用具有肾脏获益证据的 GLP-1RA。对于 T1DM 及 T2DM 合并 CKD4～5 期的患者宜采用胰岛素治疗,后者也可使用不经肾脏排泄的口服降糖药物。该患者入院诊断为 2 型糖尿病性肾病、2 型糖尿病,使用瑞格列奈、地特胰岛素进行降糖治疗,瑞格列奈为胰岛素促分泌剂,原药及其代谢产物主要通过胆汁排泄,仅有很少部分（约 8%）以代谢产物自尿排出,以往认为在 CKD 患者中无需调整其用量,但药代动力学研究显示其总血浆清除率在严重肾功能损伤的患者中略降低,这些患者增加剂量时应谨慎。建议选择二甲双胍、SGLT2i、GLP-1RA 降糖治疗。

2. 血压控制

DKD 患者的血压控制目标应个体化;推荐 DKD（特别是伴有白蛋白尿）患者的血压控制目标为＜130/80 mmHg（1 mmHg = 0. 133 kPa）。DKD 伴高血压患者推荐首选 ACEI 或 ARB 类药物治疗,不伴有高血压的 DM 患者,不推荐 ACEI 或 ARB 类药物作为 DKD 的一级预防。患者入院第 9 天血压升高,达 170/100 mmHg,予硝苯地平控释片降压治疗。DKD 患者如果采用 ACEI 或 ARB 类药物治疗血压仍未达标,可加用钙通道阻滞剂（calcium channel blocker,CCB）或利尿剂,但是该患者并未采用首选治疗方法,建议更换。

3. 降脂治疗

DKD 患者更易合并脂质代谢紊乱。合理的血脂控制有助于降低 DKD 非透析患者的 CVD 及死亡风险,减少肾脏不良事件。推荐低密度脂蛋白胆固醇（LDL-C）作为 DKD 患者血脂控制的主要目标,首选他汀类药物治疗,推荐 DKD 患者的 LDL-C 目标值＜2. 6 mmol/L,其中 ASCVD 极高危患者的 LDL-C 应＜1. 8 mmol/L。他汀类药物一般无肾脏损伤作用,在起始治疗时应选用中等强度的他汀,根据患者疗效及耐受情况进行剂量调整。若 DKD 患者的甘油三酯＞5. 6 mmol/L 时应首选贝特类药物降低甘油三酯水平,以减少急性胰腺炎发生的风险。若使用他汀类药物出现不良反应时,可减少他汀类药物用量并联合使用依折麦布,但不推荐单独使用依折麦布。该患者低密度脂蛋白胆固醇 3. 78 mmol/L,建议选择他汀类药物降脂治疗。左卡尼汀用于慢性肾衰长期血透病人因继发性肉碱缺乏产生的一系列并发症,临床表现为心肌病、骨骼肌病、心律失常、高脂血症,以及低血压和透析中肌痉挛等。该患者选择左卡尼汀治疗不合理。

4. 中药治疗

CKD 中医认为是由于风热、风寒之邪入侵,肺卫失和,肺气失宣,水道失调,不能通调水道以输膀胱,导致水邪泛溢,诸症而起,肾风是内虚为本,湿热等邪气外侵为标,治疗当以补肾填精,清热化湿、活血化瘀等为其治疗总法,益肾清利,活血祛风。该患者中医诊断为:下消、肾气亏虚症。采用肾病科自拟协定方治疗:鹿衔草 50 g,黄芪 50 g,金雀根 50 g,楮实子 30 g,槲寄生 30 g,徐长卿 30 g,陈皮 10 g,黄柏 20 g。方中以鹿衔草祛风湿、黄芪补气升阳为君,金雀根活血通脉,徐长卿祛风止痛,槲寄生、楮实子补益肝肾为臣,黄柏清热燥湿为佐,陈皮理气健脾为使,诸药合用,共奏益肾清利、活血祛风之效,用于肾气亏虚,肾精不足所致肾风。采用该方治疗,可起到益肾清利、健脾、祛风通络活血、补肾提摄之功效,治疗合理。

(五) 临床药师评述

1. 治疗中应监护药物使用疗效及病情变化,及时调整用药:患者入院第 4 天双下肢轻度浮肿,予前列地尔 2 mg + 0.9%氯化钠注射液 100 ml 静滴改善微循环。入院第 9 天患者血压升高,予以硝苯地平控释片降压治疗。根据指南建议[7],DKD 伴高血压患者推荐首选 ACEI 或 ARB 类药物治疗,因此建议调整硝苯地平为 ACEI 或 ARB 类药物。入院第 10 天患者 HBV DNA 210 cps/ml,血肌酐 455 μmol/L。予以恩替卡韦 0.5 mg qn po,并定期监测 Ccr。

2. 药物不良反应的监护:SGLT2i 的不良反应主要包括泌尿生殖系统感染及血容量降低相关的不良反应。此外,对于酮症酸中毒高风险患者应尽量避免使用此类药物[8];胃肠道反应是 GLP-1RA 的常见不良反应,应从小剂量起始,逐渐加量。合并甲状腺髓样癌、多发性内分泌腺瘤病 2 型及急性胰腺炎病史的患者禁用 GLP-1RA。DKD 患者在服用二甲双胍期间应注意监测 eGFR,并根据 eGFR 及时调整二甲双胍的用量。当 eGFR<60 ml/(min · 1.73 m^2)时需减量使用(如 CKD G3a 期 1 500 mg/d、CKD G3b 期 1 000 mg/d);eGFR<30 ml/(min · 1.73 m^2)时禁忌使用二甲双胍。

(刘娟 范伟 黄瑾 翟东霞)

参考文献

[1] National Kidney Foundation. K/DOQI clinical practice guidelines for chronic kidney disease: evaluation, classification, and stratification [J]. Am J Kidney Dis, 2002,39(2

Suppl 1）：S1-266.

［2］王海燕,郑法雷,刘玉春等.原发性肾小球疾病分型与治疗及诊断标准专题座谈纪要［J］.中华内科杂志,1993,32(2)：131-134.

［3］中华中医药学会.慢性肾衰竭诊疗指南［J］.中国中医药现代远程教育,2011,09(9)：132-133.

［4］中华中医药学会肾病分会.慢性肾衰竭的诊断、辨证分型及疗效评定(试行方案)［J］.上海中医药杂志,2006,40(8)：8-9.

［5］中国中西医结合学会肾脏疾病专业委员会.慢性肾衰竭中西医结合诊疗指南［J］.河北中医,2016,38(2)：313-317.

［6］彭丹冰,彭源.92 例特拉唑嗪不良反应/事件报告分析［J］.中国药物警戒,2011,8(8)：504-505.

［7］中华医学会糖尿病学分会微血管并发症学组.中国糖尿病肾脏病防治指南(2021 年版)［J］.国际内分泌代谢杂志,2021,41(4)：23.

［8］苏青.增强合理用药意识,规避风险,防范 SGLT2i 相关性糖尿病酮症酸中毒［J］.中华内分泌代谢杂志,2019,35(5)：435-436.

第十章

老年病（骨质疏松症）

第一节　疾　病　概　述

一、定义及诊断

（一）西医[1]

1. 定义

骨质疏松症是一种以骨量下降，骨微结构损坏，导致骨骼脆性增加，易发生骨折为特征的全身性骨病。骨质疏松症分为原发性和继发性两大类，原发性骨质疏松症包括绝经后骨质疏松症（Ⅰ型）、老年骨质疏松症（Ⅱ型）和骨量减少型骨质疏松症。老年性骨质疏松症[2]的发病因素和发病机理是多方面的，增龄造成的器官功能减退是主要因素。除内分泌因素外，多种细胞因子也影响骨代谢，降低成骨活性。钙和维生素 D 的摄入不足，皮肤中维生素 D 原向维生素 D 的转化不足，肾功减退，维生素 D 的羟化不足。骨髓间充质干细胞成骨分化能力下降。肌肉衰退，对骨骼的应力刺激减少，对骨代谢调节障碍。凡此种种，都影响骨代谢，使得成骨不足，破骨有余，骨丢失骨结构损害，形成骨质疏松。此外，老年人往往是多种器官的疾病共存，这些疾病以及相关的治疗药物都可能引起继发性骨质疏松症。

2. 诊断要点：如表 10-1 所示。

表 10-1　骨质疏松症诊断标准骨质疏松症的诊断标准

骨质疏松症的诊断标准（符合以下三条中之一者）
髋部或椎体脆性骨折
DXA 测量的中轴骨骨密度或桡骨远端 1/3 骨密度的 T-值≤－2.5
骨密度测量符合低骨量（－2.5＜T-值＜－1.0）＋肱骨近端、骨盆或前臂远端脆性骨折

DXA:双能 X 线吸收检测法

(二) 中医[3]

1. 定义

中医学将骨质疏松症归属为"骨痿""骨痹""骨枯"等范畴,病变在骨,其本在肾,病因以肾虚为主,与肝、脾、瘀等密切相关,证属本虚标实。

2. 辨证分型

骨质疏松症分为六个证型:肾阳虚证、肝肾阴虚证、脾肾阳虚证、肾虚血瘀证、脾胃虚弱证和血瘀气滞证。

(1) 肾阳虚证　主症:腰背冷痛,酸软乏力。次症:驼背弯腰,活动受限,畏寒喜暖,遇冷加重,尤以下肢为甚,小便频数,舌淡苔白,脉弱等。

(2) 肝肾阴虚证　主症:腰膝酸痛,手足心热。次症:下肢抽筋,驼背弯腰,两目干涩,形体消瘦,眩晕耳鸣,潮热盗汗,失眠多梦,舌红少苔,脉细数等。

(3) 脾肾阳虚证　主症:腰膝冷痛,食少便溏。次症:腰膝酸软,双膝行走无力,弯腰驼背,畏寒喜暖,腹胀,面色白,舌淡胖,苔白滑,脉沉迟无力等。

(4) 肾虚血瘀证　主症:腰脊刺痛,腰膝酸软。次症:下肢痿弱,步履艰难,耳鸣。舌质淡紫,脉细涩等。治法:补肾强骨、活血化瘀。

(5) 脾胃虚弱证　主症:腰背酸痛,体瘦肌弱。次症:食少纳呆,神疲倦怠,大便溏泄,面色萎黄,舌质淡,苔白,脉细弱等。

(6) 血瘀气滞证　主症:骨节刺痛,痛有定处。次症:痛处拒按,筋肉挛缩,多有骨折史,舌质紫暗,有瘀点或瘀斑,脉涩或弦等。

二、药物治疗

(一) 西医治疗

1. 补钙

充足的钙摄入对获得理想骨峰值、减缓骨丢失、改善骨矿化和维护骨骼健康有益。2013版中国居民膳食营养素参考摄入量建议,成人每日钙推荐摄入量为800 mg(元素钙),50岁及以上人群每日钙推荐摄入量为1 000～1 200 mg。尽可能通过饮食摄入充足的钙,饮食中钙摄入不足时,可给予钙剂补充。营养调查显示我国居民每日膳食约摄入元素钙400 mg,故尚需补充元素钙约500～600 mg/d。钙剂选择需考虑其钙元素含量、安全性和有效性。

2. 补充维生素D

充足的维生素D可增加肠钙吸收、促进骨骼矿化、保持肌力、改善平衡能力和降低跌倒风险。维生素D不足可导致继发性甲状旁腺功能亢进,增加骨吸收,从而引起或加重骨质疏松症。同时补充钙剂和维生素 D 可降低骨质疏松性骨折风险。维生素 D 不足还会影响其他抗骨质疏松药物的疗效。

3. 抗骨质疏松

有效的抗骨质疏松症药物可以增加骨密度,改善骨质量,显著降低骨折的发生风险,现常用抗骨质疏松症药物治疗的适应证:主要包括经骨密度检查确诊为骨质疏松症的患者;已经发生过椎体和髋部等部位脆性骨折者;骨量减少但具有高骨折风险的患者。抗骨质疏松症药物按作用机制可分为骨吸收抑制剂、骨形成促进剂、其他机制类药物及传统中药。

(二) 中医治疗

1. 肾阳虚证

治法:补肾壮阳,强筋健骨。

推荐方药:右归丸(《景岳全书》)加减,常用熟地黄、附子、肉桂、山药、山茱萸、菟丝子、鹿角胶、枸杞子、当归、杜仲。虚寒症状明显者,可酌加仙茅、淫羊藿、肉苁蓉、骨碎补等以温阳散寒。若兼有风寒湿痹者,可加独活、羌活、威灵仙、秦艽、桂枝、防风等。

中成药:淫羊藿总黄酮胶囊、右归丸、强骨胶囊。

2. 肝肾阴虚证

治法:滋补肝肾,填精壮骨。

推荐方药:六味地黄汤(《小儿药证直诀》)加减,常用熟地黄,山萸肉,山药,丹皮,泽泻,茯苓。阴虚火旺症状明显者,可酌加知母、黄柏;酸痛明显者,可酌加桑寄生、牛膝等。

中成药:芪骨胶囊、六味地黄丸、肾骨胶囊。

3. 脾肾阳虚证

治法:补益脾肾,强筋壮骨。

推荐方药:补中益气汤(《脾胃论》)合金匮肾气丸(《金匮要略》)加减,常用黄芪、白术、炙甘草、陈皮、升麻、柴胡、人参、当归、地黄、山药、山茱萸、泽泻、茯苓、牡丹皮、桂枝、附子、牛膝、车前子。

中成药:补中益气丸合右归丸、金匮肾气丸。

4. 肾虚血瘀证

治法:补肾强骨,活血化瘀。

推荐方药:补肾活血汤(《伤科大成》)加减,常用熟地、菟丝子、杜仲、枸杞、归尾、山萸肉、苁蓉、没药、独活、红花。

常用中成药:仙灵骨葆胶囊、金天格胶囊、骨疏康胶囊(颗粒)。

5. 脾胃虚弱证

治法:益气健脾,补益脾胃。

推荐方药:四君子汤(人参、白术、茯苓、甘草)、参苓白术散(《太平惠民和剂局方》)加减,常用白扁豆、白术、茯苓、甘草、桔梗、莲子、人参、砂仁、山药、薏苡仁。

常用中成药:参苓白术散。

6. 血瘀气滞证

治法:理气活血,化瘀止痛。

推荐方剂:身痛逐瘀汤(《医林改错》)加减,常用秦艽、川芎、桃仁、红花、甘草、羌活、没药、当归、香附、牛膝、地龙。以上肢为主者,加桑枝、姜黄;下肢为甚者,加独活、汉防己、鸡血藤以通络止痛。

常用中成药:活血止痛散(胶囊)。

第二节　常用治疗药物

一、西医治疗方案

表 10-2　骨质疏松症西医治疗方案药物

分类	用药适应证	推荐药物
双膦酸盐类	绝经后骨质疏松症和男性骨质疏松症。	阿仑膦酸钠、唑来膦酸、利塞膦酸钠
降钙素类	骨质疏松症和骨质疏松引起的疼痛。	依降钙素、鲑降钙素
绝经激素治疗类药物	围绝经期和绝经后女性,特别是有绝经相关症状(如潮热、出汗等)、泌尿生殖道萎缩症状,以及希望预防绝经后骨质疏松症的妇女。	戊酸雌二醇、地屈孕酮
选择性雌激素受体调节剂类	预防和治疗绝经后骨质疏松症。	雷洛昔芬
甲状旁腺素类似物	骨折高风险的绝经后骨质疏松症	特立帕肽
锶盐	绝经后骨质疏松症	雷奈酸锶

续表

分类	用药适应证	推荐药物
活性维生素 D 及其类似物	绝经后及老年性骨质疏松症	α-骨化醇、骨化三醇
维生素 K 类(四烯甲萘醌)	提高骨质疏松症患者的骨量。	四烯甲萘醌
RANKL 抑制剂	较高骨折风险的绝经后骨质疏松症。	迪诺塞麦

二、中医治疗方案

表 10-3　骨质疏松症中医治疗方案药物

症候	治法	方剂	中成药
肾阳虚证	补肾壮阳,强筋健骨	右归丸加减	淫羊藿总黄酮胶囊、右归丸、强骨胶囊
肝肾阴虚证	滋补肝肾,填精壮骨	六味地黄汤加减	芪骨胶囊、六味地黄丸、肾骨胶囊
脾肾阳虚证	补益脾肾,强筋壮骨	补中益气汤合金匮肾气丸加减	补中益气丸合右归丸、金匮肾气丸
肾虚血瘀证	补肾强骨,活血化瘀	补肾活血汤加减	仙灵骨葆胶囊、金天格胶囊、骨疏康胶囊(颗粒)
脾胃虚弱证	益气健脾,补益脾胃	四君子汤、参苓白术散加减,	参苓白术散
血瘀气滞证	理气活血,化瘀止痛	身痛逐瘀汤加减	活血止痛散(胶囊)

三、主要治疗药物

(一) 阿仑膦酸钠

1. 适应证:绝经后骨质疏松症和男性骨质疏松症。

2. 用法用量:成人、肠溶片、复合片,口服:70 mg/片,每次 1 片,每周 1 次;10 mg/片,口服每次 1 片,每日 1 次。

3. 注意事项:胃及十二指肠溃疡、返流性食管炎者慎用。

(二) 依降钙素

1. 适应证:治疗骨质疏松症和骨质疏松引起的疼痛等

2. 用法用量:成人:注射剂,20 U/支,20 U 肌肉注射,每周 1 次;10 U/支,

10 U 肌肉注射,每周 2 次。

3. 注意事项:少数患者注射药物后出现面部潮红、恶心等不良反应,偶有过敏现象,可按照药品说明书的要求,确定是否做过敏试验。

(三)雷洛昔芬

1. 适应证:为预防和治疗绝经后骨质疏松症。

2. 用法用量:成人:片剂,60 mg/片,口服每次 60 mg,每日 1 次。

3. 注意事项:少数患者注射药物后出现面部潮红、恶心等不良反应,偶有过敏现象,可按照药品说明书的要求,确定是否做过敏试验。

(四)特立帕肽

1. 适应证:治疗骨折高风险的绝经后骨质疏松症的治疗。

2. 用法用量:成人:注射剂,20 μg/次,皮下注射,每日 1 次。

3. 注意事项:少数患者注射特立帕肽后血钙浓度有一过性轻度升高,并在 16~24 h 内回到基线水平。用药期间应监测血钙水平,防止高钙血症的发生;治疗时间不超过 2 年。

(五)雷奈酸锶

1. 适应证:治疗绝经后骨质疏松症。

2. 用法用量:成人:干混悬剂,2 g/袋,口服每次 2 g,睡前服用,最好在进食 2 h 之后服用。

3. 注意事项:不宜与钙和食物同时服用,以免影响药物吸收。

(六)骨化三醇

1. 适应证:治疗绝经后及老年性骨质疏松症等(注射剂用于慢性肾透析病人的低钙血症)。

2. 用法用量:成人:丸、胶囊、注射剂,0.25 μg/粒、0.5 μg/粒,口服每次 0.25 μg,每日 1 次或 2 次或 0.5 μg/次,每日 1 次;0.5 μg 静脉推注,每周 3 次,隔天一次。

3. 注意事项:治疗期间注意监测血钙和尿钙,特别是同时补充钙剂者;肾结石患者慎用。

(七)强骨胶囊

1. 适应证:用于肾阳虚所致的骨痿。症见骨脆易折、腰背或四肢关节疼痛.畏寒肢冷或抽筋、下肢无力、夜尿频多;原发性骨质疏松症、骨量减少见上述证候者。

2. 用法用量:成人,胶囊剂,一次 1 粒口服.一日 3 次。

3. 注意事项:辛辣,生冷,油腻食物;感冒发热病人不宜服用;高血压、心脏病、肝病、糖尿病、肾病等慢性病严重者应在医师指导下服用。

(八) 金天格胶囊

1. 适应证:用于腰背疼痛,腰膝酸软,下肢痿弱,步履艰难等症状的改善。

2. 用法用量:成人,胶囊剂,一次 1 粒口服.一日 3 次。

3. 注意事项:服药期间多饮水。

第三节　中西医结合规范化药学监护要点

在骨质疏松症药物治疗方案确定过程中,药学监护主要的工作包括:适应证和禁忌证的审核、药物的选择以及剂量和给药途径的确定、药物相互作用的监护(西药和中药、西药和中成药、西药和西药、中药和中成药)。通过医生与药师的沟通协调,制订合理的个体化的治疗方案。

一、治疗监护

(一) 疗效监护评估

1. 西医疗效监护评估

(1)患者服用抗骨松药物后,定期检测骨密度变换化;(2)患者早期服用抗骨松药物后,开展骨转换正平衡评估,有利于确定用药疗效及促进用药依从性。(3)用药后检测身高的变化、骨痛症状的减轻和跌倒减少等。(4)参照外周显微定量或骨组织计量学骨组织微结构的变化。

2. 中医证候可以按照症状表现进行分级量化评分

根据治疗前后积分变化进行疗效评价,供临床研究参考。此处以肾阳虚证为例(如表 10－4 所示),其他证候可以参照设计。

表 10－4　肾阳虚证症状分级量化建议评分标准

症状	主症			
	无(0分)	轻(2分)	中(4分)	重(6分)
腰背冷痛*	无	1～3 度	4～6 度	7～10 度
酸软泛力	无	偶有	症状明显	症状明显,影响生活

续表

	次症			
	无(0分)	轻(1分)	中(2分)	重(3分)
腰根活动受限#	无	偶有	症状明显	症状明显,影响生活
畏寒喜暖	无	偶有	症状明显	症状明显,影响生活
小便频数	无	偶有	症状明显	症状明显,影响生活

注:＊:疼痛程度采用疼痛标尺法由患者在医生指导下评定;♯:腰椎活动受限可结合科研需求设计量化标准

(二) 不良反应监护评估

监测患者用药后可能出现不良反应的体征和症状,服用抗骨松药物、维生素D、钙剂、中药后可能出现的过敏(皮疹)反应,以及消化系统(恶心、明吐、腹泻、胃部不适、腹胀、腹泻、便秘等)、神经系统(头痛、头晕、抑郁、睡眠不佳等)、肝肾功能(尿素氮、血肌酐、胆红素、AST 及 ALT 水平升高)、泌尿系统(尿多、泌尿系统感染)等不良反应。必要时,可以结合实验室血常规检查、肝肾等生化检测、用药监护结果对用药不良反应开展评估。

二、治未病(饮食及日常生活注意事项)

中医学将骨质疏松症归属为"骨痿""骨痹""骨枯"等范畴,主要是由于肾精不足、骨枯而髓减、骨失滋养导致的全身慢性退行性疾病。"未病先防、既病防变、瘥后防复"是中医在防治原发性骨质疏松症中鲜明特色和优势。春夏季节气候宜人,应增加户外活动,有助于骨骼强健,足够的日光暴露也是补充维生素 D 的良好方式;而秋冬气候寒冷,应注意避风寒,同时,避免因穿着束缚、路面湿滑造成摔倒,避免发生骨折。保证钙质适量摄入,补充蛋白质、维生素及微量元素,达到营养均衡。注意节制饮食,避免过食及偏嗜,防止伤及正气。吸烟、酗酒等不良生活方式均是骨质疏松的危险因素,应尽早戒除或减少;日常应广泛参加社交活动,多沟通,保持心情舒畅,自我调节,适应环境变化。

第四节 典 型 案 例

一、案例1

(一) 病史摘要

1. **主诉**:发现血脂升高10年余,阵发性头晕5年。

2. **现病史**:患者10余年前体检发现血胆固醇升高,约6 mmol/L(报告未见),当时无头晕、头痛,无胸闷、胸痛,曾间歇口服"脂必泰2粒,bid"降脂治疗。2010.7复查血胆固醇下降后自行停药。2011年起多次因"头晕"入内分泌科治疗,诊断为"高脂血症,动脉粥样硬化症,缺血性脑病",予以低脂饮食,阿托伐他汀钙片调脂,尼莫地平扩血管,前列地尔注射液、银杏达莫注射液改善微循环等治疗,患者症状能改善。2013.1随访血脂正常。2013.12患者自觉头晕又反复,住内分泌科治疗,2013.12 TCD:颅内血管高阻型动脉硬化表现,双侧椎-基底动脉血流速度减慢。2013.12头颅MRI平扫:脑干、双侧额顶叶深部多发缺血性病灶。脑萎缩,脑白质病。继予阿托伐他汀钙调脂稳定斑块,氯沙坦钾改善心室重构,阿司匹林肠溶片抗血小板聚集,前列地尔注射液、银杏达莫注射液改善微循环治疗。今年来患者仍感阵发性头晕不适,常于活动后发作,休息后自行好转,无血压升高,无头痛、恶心呕吐,无肢体麻木乏力,无偏瘫、失语、意识障碍。现患者为进一步诊治再次入院。此次发病以来,患者神志清,精神可,胃纳可,睡眠安,夜便增多,大便正常,近期体重无明显变化。

3. **既往病史**:50年前曾行输卵管结扎术;40余年前因"甲状腺结节"行甲状腺部分切除术;1982年因胆囊息肉、胃息肉行胆囊切除及胃大部切除术。否认外伤史、输血史。1999年患者曾有短暂性脑缺血发作,具体用药不详,治疗后好转。2012年患者查胸部CT示:右肺上叶尖段小结节影,为良性病变。2015年胸部CT示:右肺上叶尖段,磨玻璃改变,邻近胸膜增厚、内陷。平时无明显咳嗽、咳痰,无胸痛、咯血。2013年,患者因双眼异物感,诊断为"双眼白内障双眼底动脉硬化",予玻璃酸钠滴眼液对症治疗。

4. **社会史、家族史、过敏史**:无。

5. **望闻问切诊**:望诊:患者精神萎靡,无力、舌淡胖苔薄白。问诊:少气懒言、腰膝酸软。闻诊:未闻及异,切诊:脉沉细弱。

6. 体格检查:36.6℃,P:70 次/分,R:18 次/分,BP:130/70 mmHg。神志清楚,发育正常,营养好,回答切题,自动体位,查体合作,步入病房,全身皮肤黏膜未见异常,无肝掌,全身浅表淋巴结无肿大。

7. 实验室检查及其他辅助检查:查骨密度 T 值<-2.5。

8. 诊断:西医诊断:高脂血症、骨质疏松症、冠心病、缺血性脑病。中医诊断:骨痹病(脾肾阳虚证)。

(二) 用药方案

表 10-5　初始药治疗方案分析

阿法骨化醇片	0.25 μg	qn	po	改善骨代谢
柠檬酸钙维生素 D 片	1 s	qn	po	补钙、补 VD
阿司匹林肠溶片	100 mg	qn	po	抗血小板
阿托伐他汀钙片	10 mg	qn	po	调脂
厄贝沙坦片	150 mg	qd	po	改善心肌重构
丹参多酚酸盐注射液 + 0.9%氯化钠注射液(250 ml)	200 mg	qd	ivgtt	改善微循环
前列地尔注射液 + 0.9%氯化钠注射液(20 ml)	4 ml	qd	iv	改善微循环

(三) 监护记录

入院第二日:症状体征:患者诉头晕较前好转,无头痛,无胸闷、心悸,无肢体麻木乏力,胃纳一般。

实验室检查:血肌酐:60 μmol/L

表 10-6　新增治疗药物

唑来膦酸注射液	5 mg	qd	ivgtt
仙灵骨葆胶囊	3 粒	bid	po

入院第 3 天:患者一般情况可,其余同上。

实验室检查:

甲状腺:FT3 4.39 pmol/L, FT4 16.49 pmol/L,反 T3 1.02 nmol/L, TSH 4.83 uIU/ml,甲状腺球蛋白抗体 10.00 IU/ml,甲状腺过氧化物酶抗体 7.03 IU/ml,促甲状腺素受体抗体 0.30 IU/L

骨代谢常规:钙 2.10 mmol/L,磷 1.17 mmol/L, B-CTX 217.20 pg/ml

甲旁激素相关肽 PTH:PTH 49.73 pg/ml

25-羟维生素 D 测定 51.42 nmol/ml

辅助检查:

甲状腺超声:1.甲状腺双叶结节,部分囊实性(良性可能大)2.甲状腺部分切除术后。

骨密度:腰椎 1 -0.9,腰椎 2 -3.0,腰椎 3 -3.3,腰椎 4 -2.2,L2~L4 -2.8,颈 -2.3,Wards 三角 -2.8,大粗隆 -2.1,股骨干-,全部 -2.4。骨质疏松

表 10-7　新增治疗药物 2

左甲状腺素钠片	25 μg	qd	po

入院第 5 天:症状体征:患者一般情况可,诉眼睛有异物感,其余同上。

眼科会诊诊断:双眼白内障、结膜结石、干眼症

表 10-8　新增治疗药物 3

玻璃酸钠滴眼液(透明质酸钠)	1 滴	qid	滴眼

入院第 7 天:患者病情稳定,未诉明显不适,出院。

(四) 案例分析

患者,女性,82 岁,因"发现血脂升高 10 年余,阵发性头晕 5 年"入院。根据既往病史多次查血胆固醇偏高,诊断为"高脂血症"。2011 年住院期间查骨密度提示骨质疏松,2012.2 复查骨密度:T 值介于-4.0 至-1.0,2013.12 骨密度:T 值介于-1.3 至-4.0,提示骨质疏松,诊断明确。2011.12 患者曾因"胸痛"入住我院心内科,诊断为"冠心病,急性非 ST 段抬高性心梗,KillipI 级,LAP PTCA 术后"。患者多次因头晕入院,2013.1 头颅 MRI 提示脑干多发缺血灶,2013.12.11 TCD:颅内血管高阻型动脉硬化表现,双侧椎-基底动脉血流速度减慢。2013.12.18 头颅 MRI 平扫:脑干、双侧额顶叶深部多发缺血性病灶。脑萎缩,脑白质病。故诊断为"缺血性脑病"。

入院后需根据相关检查及诊断进一步制订合理的给药方案。

阿法骨化醇是一羟化的活性维生素 D,能促进肠道对钙、磷的主动吸收和利用,可以使未成熟的破骨细胞前体细胞转变为成熟的破骨细胞,从而促进骨质吸收和骨盐溶解;此外,阿法骨化醇还可以促进骨样组织成熟、骨盐沉着以及骨质

新陈代谢，促进骨骼的钙化和新骨的形成。阿法骨化醇还对增加骨密度有益，能增加老年人肌肉力量和平衡能力，降低跌倒的危险，进而降低骨折风险。患者年纪大，绝经多年，有严重的骨质疏松，故予以阿法骨化醇片改善骨代谢。

柠檬酸钙维生素 D 片为复方制剂，每片含钙 300 mg，维生素 D_3 500 u。钙剂是防治骨质疏松症的基础用药。钙是骨骼形成所必需的一种微量元素。补充足够钙剂的目的不仅在于纠正骨吸收和骨形成过程中的负钙平衡，还是保证骨量提高的物质基础。柠檬酸钙的钙含量高于 20%，对消化胃肠道无刺激，少有便秘、便稀等反应，且容易被人体吸收，是目前较为理想的钙剂。我国营养学会制定绝经后妇女和老年人每日钙摄入推荐量为 1 000 mg。目前的膳食营养调查显示我国老年人平均每日从饮食中获钙约 400 mg，故平均每日应补充的元素钙量为 500～600 mg。该患者服用柠檬酸钙 300 mg，qn，药师建议加大用量为 600 mg，qn。

阿司匹林为非甾体类解热镇痛抗炎药，主要通过抑制 COX-1 与 TAX-2 的生成而抑制血小板的聚集。患者年纪大，具有高脂血症和缺血性脑病病史，且是 PTCA 术后，故使用阿司匹林肠溶片预防心血管事件的发生。

阿托伐他汀钙通过抑制肝脏内 HMG-CoA 还原酶及胆固醇的合成降低血浆总胆固醇、低密度脂蛋白生成及脂蛋白水平，可显著降低患者发生大血管病变和死亡的风险。该患者有具有高脂血症，且为 PTCA 术后，使用阿托伐他汀调脂和二级预防，因患者血脂控制良好，故剂量并不大，10 mg，qn。

厄贝沙坦为 ARB 类降压药，通过松弛血管平滑肌降低血压，同时能改善左心重构。厄贝沙坦还具有抗炎性细胞因子、改善血管内皮功能、抗平滑肌增生和迁移等作用。使用厄贝沙坦能降低该患者支架再狭窄和心肌缺血的炎症反应，属于二级预防用药。

丹参多酚酸盐是中药丹参的水溶性有效活性部位，具有活血、化瘀、通脉的作用。其主要成分丹参乙酸镁的含量超过 80%，其余为丹参乙酸镁的同系物，如紫草酸镁、紫草酸二钾、迷迭香酸钠、丹参素钾、异丹参乙酸二钾、丹酚酸 G 镁等，具有促血管形成作用。可用 5% 葡萄糖注射液或 0.9% 氯化钠注射液 250～500 ml 溶解后使用。该患者主诉头晕，诊断为缺血性脑病，使用该药改善微循环，缓解"头晕"症状。

前列地尔注射液是以脂微球为药物载体的静脉注射制剂，不易失活，且具有易于分布到受损血管部位的靶向特性，可扩张血管、抑制血小板聚集、改善微循环，可缓解该患者"头晕"症状。

(五) 临床药师评述

(1) 患者在第二次静脉滴注丹参多酚酸盐注射液时,吊针的左手腕部出现红疹,伴瘙痒感,换右手吊针后并无红疹出现,左手红疹消失。药师认为第一次使用丹参多酚酸盐注射液时并无过敏现象,出现红疹后换手滴注也没有出现过敏现象,故患者对此药过敏的证据不明确,建议继续使用该药。

(2) 我国营养学会制定绝经后妇女和老年人每日钙摄入推荐量为 1000 mg。目前的膳食营养调查显示我国老年人平均每日从饮食中获钙约 400 mg,故平均每日应补充的元素钙量为 500~600 mg。该患者服用柠檬酸钙 300 mg, qn,药师建议加大用量为 600 mg, qn,满足一日钙摄取量。

(3) 该患者使用唑来膦酸注射液治疗骨质疏松,在使用前未评估肌酐清除率。尽管该患者并无肾功能不全病史,老年人的各项生理机能都是减退状态,建议医生将评估肌酐清除率作为老年人使用唑来膦酸注射液前的常规检查。同时,药师嘱护士静脉滴注唑来膦酸注射液,应以恒定速度滴注,滴注时间不得少于 15 分钟,液体不应少于 250 ml。

(4) 患者 4 年前行 PTCA 术,根据相关指南,应长期使用阿司匹林 + β-受体阻滞剂 + 他汀类药物 + ACEI/ARB 类药物,患者已使用阿司匹林,他汀类药物,ARB 类药物,但是没有使用 β-受体阻滞剂,药师建议医生加用 β-受体阻滞剂。

(5) 该患者为老年女性,骨质疏松严重,药师对其宣教:骨质疏松的治疗除了药物治疗,还应积极调整生活方式:①富含钙、低盐和适量蛋白质的均衡膳食。②适当户外活动和日照,有助于骨健康的体育锻炼和康复治疗。③避免嗜烟、酗酒,慎用影响骨代谢的药物。④采取防止跌倒的各种措施,注意是否有增加跌倒危险的疾病和药。⑤加强自身和环境的保护措施(包括各种关节保护器)等。

(6) 仙灵骨葆胶囊可改善患者 BMD、骨钙素、骨转换及骨代谢状态,增加骨的密度,减小骨量的丢失,从而有效治疗骨质疏松症。

(钱程 黄瑾 翟东霞)

参考文献

[1] 原发性骨质疏松症基层诊疗指南(2019 年)[J].中华全科医师杂志,2020(4):304-315.
[2] 马远征,王以朋,刘强,等.中国老年骨质疏松诊疗指南(2018)[J].中国老年学杂志,2019,39(11):2557-2575.
[3] 葛继荣,王和鸣,郑洪新,等.中医药防治原发性骨质疏松症专家共识(2020)[J].中国骨质疏松杂志,2020,26(12):1717-1725.

第十一章

老年病（糖尿病）

第一节 疾 病 概 述

一、定义及诊断

（一）西医[1]

1. 定义

糖尿病是由于胰岛素分泌绝对或相对不足（胰岛素分泌缺陷），以及机体靶组织或靶器官对胰岛素敏感性降低（胰岛素作用缺陷）引起的以血糖水平升高，可伴有血脂异常等为特征的代谢性疾病。按照国际惯例，65 周岁及以上的人群定义为老年人，而年龄≥65 周岁的糖尿病患者被定义为老年糖尿病患者[2]，包括 65 岁以前和 65 岁及以后诊断糖尿病的老年人。随着我国老龄化的加剧以及日益增长的老年糖尿病管理需求，老年糖尿病患者的管理亟需规范，但目前国内尚无一部关于老年糖尿病管理的权威指南。高龄化、遗传因素、饮食不节制、运动缺乏是老年糖尿病的主要致病因素。

2. 诊断要点

老年糖尿病诊断标准为：典型糖尿病症状（烦渴多饮、多尿、多食、不明原因体重下降）加上随机静脉血浆葡萄糖≥11.1 mmol/L；或加上空腹静脉血浆葡萄糖≥7.0 mmol/L；或加上葡萄糖负荷后 2 h 静脉血浆葡萄≥11.1 mmol/L。无糖尿病典型症状者，需改日复查确认（表 1）。WHO 建议在条件具备的国家和地区采用糖化血红蛋白（HbA1c）≥6.5%作为糖尿病的诊断切点。国内符合要求的实验室检测的 HbA1c 也可以作为糖尿病的诊断指标。

表 11－1 老年糖尿病诊断标准

诊断标准	静脉血浆葡萄糖或糖化血红蛋白水平
有典型糖尿病症状(烦渴多饮、多尿、多食、不明原因体重下降)加上	
随机血糖	≥11.1 mmol/L
或加上空腹血糖	≥7.0 mmol/L
或加上葡萄糖负荷后 2 h 血糖	≥11.1 mmol/L
或加上糖化血红蛋白	≥6.5%
无糖尿病典型症状者,需改日复查确认	

(二) 中医[2]

1. 定义

中医认为糖尿病属于"消渴""肥胖"等范畴。

2. 证候诊断

糖尿病在临床上可分为糖尿期和并发症。针对以上不同病程可进一步辨证。

糖尿病期可为三个证型:痰(湿)热互结证、热盛伤津证、气阴两虚证。

(1) 痰(湿)热互结证 症状:小便频数,浑浊如膏,视物模糊,腰膝酸软,小便色黄,舌质淡红,苔黄腻,脉弦滑。或见五心烦热,盗汗,腰膝酸软,倦怠乏力,舌质红,苔少,脉弦细数。

(2) 热盛伤津证 症状:口干咽燥,渴喜冷饮,易饥多食,尿频量多,心烦易怒口苦,溲赤便秘,舌干红,苔黄燥,脉细数。

(3) 气阴两虚证 症状:咽干口燥,口渴多饮,神疲乏力,气短懒言,形体消瘦,腰膝酸软自汗盗汗,五心烦热,心悸失眠,舌红少津,苔薄白干或少苔,脉弦细数。

并发症期可分为四个证型:肝肾阴虚证、肝肾阴虚证、兼夹痰浊证、兼夹血瘀证

(1) 肝肾阴虚证 症状:小便频数,浑浊如膏,视物模糊,腰膝酸软,眩晕耳鸣,五心烦热,低热颧红,口干咽燥,多梦遗精,皮肤干燥,皮肤瘙痒,舌红少苔,脉细数。

(2) 肝肾阴虚证 症状:小便频数,夜尿增多,浑浊如脂如膏,甚至饮一溲一,五心烦热,口干咽燥,神疲,耳轮干枯,面色黧黑;腰膝酸软无力,畏寒肢凉,四

肢欠温,阳痿,下肢浮肿,甚则全身皆肿,舌质淡,苔白而干,脉沉细无力。

(3) 兼夹痰浊证 症状:形体肥胖,嗜食肥甘,脘腹满闷,肢体沉重呕恶眩晕,恶心口黏,头重嗜睡,舌质淡红,苔白厚腻,脉弦滑。

(4) 兼夹血瘀证 症状:肢体麻木或疼痛,下肢紫暗,胸闷刺痛,中风偏瘫,或语言謇涩,眼底出血,唇舌紫暗,舌有瘀斑或舌下青筋显露,苔薄白,脉弦涩。

二、药物治疗

(一) 西医治疗

1. 二甲双胍

通过抑制肝糖原分解、增加葡萄糖在外周组织的利用和无氧酵解等机制降血糖,对改善糖尿病预后也有确切疗效,是现有国内外糖尿病指南中均推荐T2DM 的首选或一线用药。也是老年糖尿病患者(无年龄限制)首选且可长期应用(除外肾功能不全)的降糖药。双胍类药物以原型从肾脏排出,没有肝肾毒性。eGFR 在 $45 \sim 60$ ml/(min · 1.73 m²),需减使用;eGFR$<$45 ml/(min · 1.73 m²),不推荐使用;eGFR$<$30 ml/(min · 1.73 m²),禁用。胃肠反应较大及体重较轻的老年患者需从小剂量开始,逐步增加剂量至 1 000 mg/d,最大剂量不超过 2 550 mg/d。

2. α-糖苷酶抑制剂

包括阿卡波糖、伏格列波糖和米格列醇。通过抑制肠道糖苷酶的活性、延缓糖类食物的吸收降低 PPG,单独服用不会发生低血糖,并能改善其他降糖药的低血糖风险,适用于以碳水化合物类食物为主要能量来源的中国老年糖尿病患者。

3. 格列酮类(TZDs)

包括罗格列酮和吡格列酮,通过增加 IS 降低血糖,可延缓糖尿病进程和较长时间稳定血糖,适用于新诊断、IR 为主要特征的老年糖尿病患者,单用不引发低血糖,有益于降低心脑血管粥样硬化性病变的进程。但有增加体重、水肿、加重 HF、加重骨质疏松(骨折)的风险,老年患者应用需评估利弊。

4. SGLT2i

通过抑制肾脏近曲小管 SGLT2 重吸收葡萄糖的功能,增加尿液中葡萄糖排出,达到降低血糖的作用,SGLT2i 降糖疗效与二甲双胍相当。抑制 SGLT2i 可在增加尿中葡萄糖排出的同时也增加水钠和尿酸的排出,减少人体总的葡萄糖负荷,减少内脏脂肪(对骨骼肌影响小),降低体重和血压。

5. 肠促胰素类

(1) GLP-1RA 通过激活体内 GLP-1 受体发挥降糖效应,以葡萄糖浓度依赖的方式增强胰岛素分泌、抑制胰高糖素分泌,并能延缓胃排空,通过抑制食欲中枢减少进食量。GLP-1RA 可降低 FPG 和 PPG,并有降低体重、血压和 TG 的作用,更适用于 IR、腹型肥胖的患者,应用于相同状态的老年患者也有较好的疗效和安全性。

(2) DPP-4i 通过增加体内自身 GLP-1 水平改善糖代谢。降糖机制同 GLP-1RA 但疗效略弱。单独应用不增加低血糖风险,对体重影响小,耐受性和安全性较好,用于老年患者、甚至伴有轻度认知障碍的老年患者均有较多获益,与胰岛素联合治疗能进一步稳定血糖并减少胰岛素用量。

6. 胰岛素促泌剂

(1) 磺酰脲类通过促进胰岛 β 细胞释放胰岛素降低血糖,降糖效果较强,有剂量相关效应,且易受胰岛 β 细胞功能的影响,胰岛 β 细胞功能差会有继发性药物失效。

(2) 格列奈类为非磺脲类短效胰岛素促泌剂,通过刺激胰岛素的早时相分泌而降低 PPG,起效快、半衰期较短,需餐前服用。低血糖风险格列奈类较磺脲类低。

7. 胰岛素制剂

胰岛素是最有效的降血糖药物,为严重高血糖患者挽救生命的必需品,但需关注其引发低血糖和增加体重的不良反应。老年患者应用胰岛素治疗前应评估低血糖发生风险。自我管理水平较好、胰岛素治疗模式简化(单用长效)可降低老年患者低血糖风险。

(二) 中医治疗

1. 糖尿病期

(1) 热盛伤津证

治法:清热生津止渴。

推荐方药:消渴方(《丹溪心法》)或白虎加人参汤(《伤寒论》)加减。天花粉、石膏、黄连、生地黄、太子参、葛根、麦冬、藕汁、甘草。加减:肝胃郁热,大柴胡汤(《伤寒论》)加减;胃热,三黄汤(《备急千金要方》)加减;肠热,增液承气汤(《温病条辨》)加减;热盛津伤甚,连梅饮(《温病条辨》)加减。

中成药:消渴丸。

(2) 痰(湿)热互结证

治法:清热化痰。

推荐方药:小陷胸汤(《伤寒论》)加减。瓜蒌、半夏、黄连、枳实。加减:口渴喜饮加生石膏、知母;腹部胀满加炒莱菔子、焦槟榔。偏湿热困脾者,治以健脾和胃,清热祛湿,用六君子汤加减治疗。

中成药:六君子丸。

(3)气阴两虚证

治法:益气养阴。

推荐方药:玉泉丸(《杂病源流犀烛》)或玉液汤(《医学衷中参西录》)加减。天花粉、葛根、麦冬、太子参、茯苓、乌梅、黄芪、甘草。加减:倦怠乏力甚重用黄芪;口干咽燥甚重加麦冬、石斛。

中成药:十味玉泉胶囊。

2. 并发症期

(1)肝肾阴虚证

治法:滋补肝肾。

推荐方药:杞菊地黄丸(《医级》)或麦味地黄汤(《寿世保元》)枸杞子、菊花、熟地黄、山茱萸、山药、茯苓、牡丹皮、泽泻。加减:视物模糊加茺蔚子、桑椹子;头晕加桑叶、天麻。

常用中成药:杞菊地黄丸。

(2)阴阳两虚证

治法:滋阴补阳。

推荐方药:金匮肾气丸(《金匮要略》)加减,水肿者用济生肾气丸(《济生方》)加减。制附子、桂枝、熟地黄、山茱萸、山药、泽泻、茯苓、牡丹皮。

常用中成药:金匮肾气丸。

3. 兼杂症

(1)兼痰浊

治法:理气化痰。

推荐方剂:二陈汤(《太平惠民和剂局方》)加减。姜半夏、陈皮、茯苓、炙甘草、生姜、大枣。加减:脘腹满闷加广木香、枳壳;恶心口黏加砂仁、荷叶。

常用中成药:二陈丸。

(2)兼血瘀

治法:活血化瘀。

推荐方剂:一般瘀血选用桃红四物汤(《医宗金鉴》)加减,也可根据瘀血的部位选用王清任五个逐瘀汤(《医林改错》)加减。桃仁、红花、当归、生地黄、川芎、枳壳、赤芍、桔梗、炙甘草。加减:瘀阻经络加地龙、全蝎;瘀阻血脉加水蛭。

常用中成药:血腐逐瘀胶囊。

第二节　常用药物治疗方案

一、西医治疗方案

表 11 - 2　糖尿病西医治疗方案药物

分类	用药适应证	推荐药物
二甲双胍类	单纯饮食控制及体育锻炼控制血糖无效的 2 型糖尿病。	盐酸二甲双胍
磺脲类	单用饮食控制疗效不满意的轻、中度Ⅱ型糖尿病,病人胰岛 B 细胞有一定的分泌胰岛素功能	格列本脲、格列齐特、格列吡嗪、格列喹酮、格列美脲
格列奈类	饮食控制、减轻体重及运动锻炼不能有效控制其高血糖的成人 2 型糖尿病患者。	瑞格列奈、那格列奈
α-糖苷酶抑制剂	糖耐量低减者的餐后血糖异常。	阿卡波糖、伏格列波糖、米格列醇
噻唑烷二酮类	用于食疗法、运动疗法、磺酰脲类药物、α-葡萄糖苷酶抑制剂、双胍类药物及联合用药无效并伴有胰岛素抵抗的患者	罗格列酮、吡格列酮
二肽基肽酶Ⅳ抑制剂	改善 2 型糖尿病患者的血糖控制	西格列汀、利格列汀、沙格列汀
钠-葡萄糖共转运蛋白 2 抑制剂	改善 2 型糖尿病患者的血糖控制	卡格列净、达格列净
胰高糖素样肽-1 受体激动剂	单用二甲双胍、磺酰脲类,以及二甲双胍合用磺酰脲类,血糖仍控制不佳的患者。	艾塞那肽、洛塞那肽、度拉糖肽
胰岛素	用于 1 型及 2 型糖尿病血糖控制不佳的患者。	德谷胰岛素、甘精胰岛素 U100、甘精胰岛素 U300

二、中医治疗方案

表 11-3 糖尿病中医治疗方案药物

症候	治法	方剂	中成药
糖尿病期			
热盛伤津证	清热生津止渴	消渴方加减	消渴丸
痰热互结证	痰(湿)热互结证	小陷胸汤加减	六君子丸
气阴两虚证	益气养阴	玉液汤加减	十味玉泉胶囊
并发症期			
肝肾阴虚证	滋补肝肾	麦味地黄汤加减	杞菊地黄丸
阴阳两虚证	滋阴补阳	济生肾气丸加减	金匮肾气丸
兼杂症			
兼痰浊	理气化痰	二陈汤加减	二陈丸
兼血瘀	活血化瘀	桃红四物汤加减	血府逐瘀胶囊

三、主要治疗药物

(一) 二甲双胍

1. 适应证:单纯饮食控制及体育锻炼控制血糖无效的 2 型糖尿病。

2. 用法用量:成人、肠溶片、片剂,500 mg/片、850 mg/片,口服:起始剂量为 500 mg,每日二次;或 850 mg,每日一次;随餐服用。可每周增加 500 mg,或每 2 周增加 850 mg,逐渐加至每日 2 000 mg,分次服用。成人最大推荐剂量为每日 2 550 mg。

3. 注意事项:本品禁用于 eGFR<45 ml/(min·1.73 m^2)的患者。出现脱水、严重感染或休克等影响肾功能的急性病情的患者应暂时停用本品。

(二) 瑞格列奈

1. 适应证:饮食控制、减轻体重及运动锻炼不能有效控制其高血糖的成人 2 型糖尿病患者。

2. 用法用量:口服:起始剂量为 0.5 mg 一次,每天 3~4 次;最大推荐单次剂量为 4 mg 一次,随餐服用。但最大日剂量不应超过 16 mg。

3. 注意事项:肝功能不全。在通常剂量下,与肝功能正常患者相比,肝功能损伤患者可能暴露于较高浓度的瑞格列奈及其代谢产物下。所以,瑞格列奈不应当在重度肝功能异常的患者中使用。

(三) 阿卡波糖

1. 适应证:用于糖耐量低减者的餐后血糖异常者。

2. 用法用量:口服:用餐前即刻整片吞服或与前几口食物一起咀嚼服用,剂量需个体化。一般推荐剂量为:起始剂量为一次 50 mg(一次 1 片),一日 3 次;以后逐渐增加至一次 0.1 g(一次 2 片)。

3. 注意事项:对阿卡波糖和/或非活性成分过敏者禁用;有明显消化和吸收障碍的慢性胃肠功能紊乱患者禁用。

(四) 吡格列酮

1. 适应证:用于食疗法、运动疗法、磺酰脲类药物、α-葡萄糖苷酶抑制剂、双胍类药物及联合用药无效并伴有胰岛素抵抗的患者。

2. 用法用量:口服,每日 1 次,每次 15 mg 或 30 mg,最大剂量可增至每次 45 mg。

3. 注意事项:心衰患者禁止使用本品。

(五) 西格列汀

1. 适应证:改善 2 型糖尿病患者的血糖控制。

2. 用法用量:成人:片剂,100 mg/片,口服:100 mg 每次,每日 1 次。

3. 注意事项:肾损害患者用药:本品可通过肾脏排泄。为了使肾损害患者的本品血浆浓度与肾功能正常患者相似,在 eGFR<45 ml/(min·1.73 m^2)的患者以及需要血液透析或腹膜透析的终末期肾病患者中,建议减少本品的剂量。

(六) 甘精胰岛素

1. 适应证:治用于 1 型及 2 型糖尿病血糖控制不佳的患者。

2. 用法用量:成人:注射剂,本品是胰岛素类似物。具有长效作用,应该每天一次在同一时间皮下注射给药。必须对预期的血糖水平、本品的剂量及给药时间进行个体化的确定和调整。

3. 注意事项:肾功能损害患者由于胰岛素的代谢减慢,对胰岛素的需要量可能减少。老年人及进行性肾功能衰退患者,对胰岛素的需要量可能逐渐减少。

(七) 达格列净

1. 适应证:改善 2 型糖尿病患者的血糖控制。

2. 用法用量:一次 1 粒口服.一日 3 次。

3. 注意事项:对本品有严重超敏反应史者禁用,如过敏反应或血管性水肿;

若使用本品目的为控制血糖,应禁用于不伴有已确诊 CVD 或多种 CV 风险因素的重度肾功能不全的患者(eGFR 低于 30 ml/(min · 1.73 m²);透析患者禁用。

(八) 利拉鲁肽

1. 适应证:本品适用于成人 2 型糖尿病患者控制血糖;适用于单用二甲双胍或磺脲类药物最大可耐受剂量治疗后血糖仍控制不佳的患者,与二甲双胍或磺脲类药物联合应用。

2. 用法用量:成人:注射剂,皮下注射:起始剂量为每天 0.6 mg。至少 1 周后,剂量应增至 1.2 mg。预计一些患者在将剂量从 1.2 mg 增加至 1.8 mg 时可以获益,根据临床应答情况,为了进一步改善降糖效果,在至少一周后可将剂量增加至 1.8 mg,推荐每日剂量不超过 1.8 mg。

3. 注意事项:本品不得用于 1 型糖尿病患者或用于治疗糖尿病酮症酸中毒。

(九) 十味玉泉胶囊

1. 适应证:用于肾阳虚所致的骨痿。症见骨脆易折、腰背或四肢关节疼痛.畏寒肢冷或抽筋、下肢无力、夜尿频多;原发性骨质疏松症、骨量减少见上述证候者。

2. 用法用量:成人,胶囊剂,一次 4 粒口服.一日 4 次。

3. 注意事项:尚不明确。

(十) 金匮肾气丸

1. 适应证:温补肾阳,化气行水。用于肾虚水肿,腰膝酸软,小便不利,畏寒肢冷。

2. 用法用量:成人,胶囊剂,口服:一次 1 丸.一日 2 次。

3. 注意事项:孕妇忌服,忌房欲、气恼。忌食生冷食物。不可直接整丸吞服,建议嚼服或嚼碎后吞服。

第三节 中西医结合规范化药学监护要点

在骨质疏松症药物治疗方案确定过程中,药学监护主要的工作包括:适应证和禁忌证的审核、药物的选择以及剂量和给药途径的确定、药物相互作用的监护(西药和中药、西药和中成药、西药和西药、中药和中成药)。通过医生与药师的沟通协调,制订合理的个体化的治疗方案。

一、治疗监护

在降糖药物治疗方案确定过程中,药学监护主要的工作包括:适应证和禁忌证的审核、药物的选择以及剂量和给药途径的确定、药物相互作用的监护(西药和中药、西药和中成药、西药和西药、中药和中成药)以及用药后患者血糖监护。通过医生与药师的沟通协调,制订合理的个体化的治疗方案。

(一) 疗效监护评估

1. 西医疗效监护评估

(1) 糖尿病期患者应重点强化血糖控制,控制目标如表 11 - 4 所示。

(2) 并发症期糖尿病患者除应完成有效的血糖控制外,还应争对并发症产生的相应症状开展治疗。把握预防大于治疗的防治原则。

(3) 参考实验室检查结果。

(4) BMI 指数的改善

2. 中医疗效监护评估

(1) 闻诊:服用降糖类中成药或汤药后气味变化(身体气味、尿液气味等)

(2) 望诊:观察患者的神色形态、乏力、体型是否有改善;观察患者舌苔、舌色、舌质的变化。

(3) 问诊:询问患者的寒热、疲乏情况、盗汗情况、口干的患者用药后是否有改善。

表 11 - 4 老年糖尿病患者血糖控制目标

血糖监测指标	未使用低血糖风险较高药物			使用低血糖风险较高药物		
	良好 (Group 1)	中等 (Group 2)	差 (Group 3)	良好 (Group 1)	中等 (Group 2)	差 (Group 3)
HbA$_{1c}$(%)	<7.5	<8.0	<8.5	7.0~7.5	7.5~8.0	8.0~8.5
空腹或餐前血糖 (mmol/L)	5.0~7.2	5.0~8.3	5.6~10.0	5.0~8.3	5.6~8.3	5.6~10.0
睡前血糖 (mmol/L)	5.0~8.3	5.6~10.0	6.1~11.1	5.6~10.0	8.3~10.0	8.3~13.9

(二) 不良反应监护评估

监测患者用药后可能出现不良反应的体征和症状,使用二甲双胍类降糖药、磺脲类降糖药、格列奈类降糖药、α-糖苷酶抑制剂、噻唑烷二酮类降糖药、二肽基肽酶Ⅳ抑制剂、钠-葡萄糖共转运蛋白2抑制剂、胰高糖素样肽-1受体激动剂、胰岛素、中药汤剂、中成药可能出现的过敏(皮疹)反应,以及消化系统(恶心、腹泻、胃部不适、食欲不振等)、神经系统(头痛、头晕等)等不良反应。必要时,可以结合实验室血常规检查、用药监护结果对用药不良反应开展评估。

二、饮食及日常生活管理

中医学将糖尿病归属为"糖络症""消渴病"等范畴,是由食、郁、痰、湿、热、瘀交织为患。其病机演变基本按郁、热、虚、损四个阶段发展。饮食及日常生活管理在糖尿病的整个防治过程中扮演着重要的角色。日常饮食坚持做到总量控制、结构调整、吃序颠倒,就是指每餐只吃七八分饱,以素食为主,其他为辅,营养均衡,进餐时先喝汤、吃青菜,快饱时再吃些主食、肉类。糖尿病患者应坚持适量锻炼、循序渐进、动中有静、劳逸结合,将其纳入日常生活的规划中。日常还应广泛参加社交活动,多沟通,保持心情舒畅,自我调节,适应环境变化。

第四节 典型案例

一、案例1

(一)病史摘要

1. **主诉**:多饮、多尿、烦渴26年余。

2. **现病史**:患者26年前体检时发现血糖升高,最高值为21 mmol/L,伴有明显烦渴、多尿、多饮、胃纳好,体重无明显改变,诊断为"糖尿病",起始服用二甲双胍500 mg, tid、格列齐特片80 mg, bid,空腹血糖控制在13～17 mmol/L,因血糖控制不佳开始于2年前使用胰岛素治疗,目前降糖方案为精蛋白生物合成人胰岛素注射液(预混30R),早饭前21 U、晚饭前18 U肌注。近期早饭前血糖波动在13 mmol/L左右。患者在入院前5年开始出现四肢触觉、温度觉、痛觉减退,尤其以下肢明显。入院前5年患者出现小便增多,夜尿增多,小便泡沫增多情况。患者为进一步控制血糖入院治疗。患者自发病以来无高渗性昏迷、低血糖发作史、酮症酸中毒。无视物模糊,无腹泻便秘交替,无间歇性跛行。胃纳正常,体重无明显变化,夜间睡眠可。

2012年和2013年两次因手指麻木诊断为"脑梗死",至当地医院"吊水"治疗后好转。平素服用辛伐他丁片,10 mg, qn 调脂,阿司匹林肠溶片 100 mg, qn 抗凝。

3. 既往病史:糖尿病现病史;既往曾患缺碘性甲状腺肿;否认冠心病、慢性支气管炎等慢性疾病史;2005 年曾患乙肝。否认结核史;否认手术外伤史。

4. 社会史、家族史、过敏史:无。

5. 望闻切诊:望诊:患者精神烦躁,身热,恶寒恶寒,舌苔薄白。闻诊:未闻及异常语气、异常气息。切诊:舌质紫边有瘀斑苔薄白,脉涩。

6. 体格检查:T:36.5℃ P:85 次/分 R:18 次/分 BP:120/70 mmHg 神志清楚,发育正常,营养好,回答切题,自动体位,查体合作。

7. 实验室检查及其他辅助检查:酮体阴性。葡萄糖测定 血糖:9.61 mmol/L。糖化血红蛋白7.3% C 肽(空腹)386.00 pmol/L,C 肽(1 小时)875.00 pmol/L,C 肽(2 小时)1 314.00 pmol/L。

8. 诊断:西医诊断:2 型糖尿病、周围神经病变。中医诊断:消渴症、糖络病(气虚血瘀证)。

(二)用药方案

1. 西药用药方案

初始药治疗方案分析如下:

表 11-5 西药

利拉鲁肽注射液	早 0.6 mg	qd	ih.	降糖
精蛋白生物合成人胰岛素注射液(预混 30R)	早 16 U	qd	ih.	降糖
盐酸二甲双胍片	500 mg	tid	p.o.	降糖
阿司匹林肠溶片	100 mg	qn		抗凝
辛伐他汀片	20 mg	qn	p.o.	调脂
前列地尔冻干粉针	20 μg	qd	ivgtt	改善微循环
腺苷钴胺针	1.5 mg	qd	im.	营养神经

中药:

生黄芪 60 g,当归尾 9 g,赤芍 10 g,地龙一钱 6 g,川芎 6 g,红花 9 g,桃仁 6 g。

(三)监护记录

入院第二日:葡萄糖测定 血糖:9.61 mmol/L,糖化血红蛋白,7.3%,血清

C 肽测定(空腹)，C 肽(空腹)386.00 pmol/L，C 肽(1 小时)875.00 pmol/L，C 肽(2 小时)1 314.00 pmol/L LDL-C：2.57 mmol/L，HDL-C：1.43 mmol/L，TG：1.25 mmol/L，TC：3.5 mmol/L。

表 11-6   停用药物

辛伐他汀片	20 mg	qn	po
盐酸二甲双胍片	500 mg	tid	po
精蛋白生物合成人胰岛素注射液(预混 30R)	晚 14 U	qd	ih.

表 11-7   新增治疗药物

瑞舒伐他汀钙片	10 mg	qn	po
盐酸二甲双胍片	1 000 mg	bid	po
瑞格列奈片	2 mg	tid	po
α-硫辛酸注射液	600 mg	qd	ivgtt

入院第 5 天：患者目前一般情况可，无特殊不适主诉。微量法血糖：晚餐前 7.9 mmol/L，餐后 7.9 mmol/L，睡前 8.1 mmol/L，今凌晨 7.9 mmol/L，早餐前 8.4 mmol/L。用药更改：瑞格列奈减量为 1 mg，tid 予以针刺治疗，取穴肝俞、脾俞、肾俞、肺俞、胰俞、足三里、合谷、阳陵泉、气海、关元。

入院第 12 天：患者目前一般情况可，无特殊不适主诉。微量法血糖：晚餐前 5.4 mmol/L，晚餐后 8.8 mmol/L，睡前 6.9 mmol/L，今凌晨 6.6 mmol/L，早餐前 7.5 mmol/L。更改药物：利拉鲁肽注射液剂量改为 1.2 mg。

入院第 13 天：患者病情稳定，未诉明显不适，出院。

(四) 案例分析

患者因"口干多饮多尿 26 年"入院。患者 26 年前诊断为：2 型糖尿病，口服降糖药治疗，2 年前因血糖控制不佳开始使用胰岛素治疗，5 年前出现下肢感觉异常，近期血糖控制不佳，患者为进一步控制血糖、改善周围神经病变症状入院治疗。

入院后，考虑患者血糖控制情况欠佳，体型肥胖并合并多种大血管、微血管病变，予利拉鲁肽 0.6 mg，qd + 精蛋白生物合成人胰岛素注射液(预混 30R)，16 U，qd + 二甲双胍片 500 mg，tid 降糖治疗，后根据血糖情况，在逐渐加大利拉鲁肽和二甲双胍剂量，使用瑞格列奈的基础上停用胰岛素，并进一步加大利拉鲁肽剂量,减少二甲双胍剂量、停用瑞格列奈,最后将降糖方案定为:利拉鲁肽 1.2 mg,qd+二甲双胍 1.0 g,bid。嘱患者适当运动,合理饮食,如减重不明显,可加用利拉鲁肽至 1.8 mg。

患者有脑梗死病史,检查提示双侧颈动脉硬化伴左侧斑块形成、双侧下肢动脉硬化伴左侧股总动脉斑块形成,故将辛伐他汀改为效价更强的瑞舒伐他汀,进一步控制血脂水平;同时预防性地予阿司匹林抗血小板。

针对糖尿病周围神经病变,予以 α-硫辛酸、腺苷钴胺促进神经修复,前列地尔改善微循环等联合治疗。

此外,采用针刺联合中药汤剂改善气虚血亏的症状。

通过综合全面的治疗,患者病情逐渐好转,需院外持续治疗及定期随访,控制疾病的发展。

(五) 临床药师评述

瑞舒伐他汀是一种 HMG-CoA 还原酶抑制剂,通过抑制 HMG-CoA 还原酶,减少肝细胞合成及储存胆固醇,从而降低血中 TC 和 LDL-C 水平。它的降脂作用比同类他汀类药物作用更强,还具有逆转斑块、抗炎、抗氧化、改善血管内皮功能及免疫调节等多方面作用。该患者为老年男性,不合并冠心病,血脂控制目标是:LDL-C<2.6 mmol/L,HDL-C>1.0 mmol/L,TG<1.7 mmol/L,TC<4.5 mmol/L,患者的 LDL-C:2.57 mmol/L,HDL-C:1.43 mmol/L,TG:1.25 mmol/L,TC:3.5 mmol/L,均在糖尿病患者血脂控制目标范围之内,但患者属于血脂异常极高危人群(血脂谱正常,但年龄>45 岁且肥胖的糖尿病人),LDL-C 的目标是:2.07 mmol/L,且 B 超显示患者双侧颈动脉硬化伴左侧斑块形成、双侧下肢动脉硬化伴左侧股总动脉斑块形成,故改用瑞舒伐他汀钙片 10 mg,qn 进一步降低 LDL-C。根据相关专家共识,辛伐他汀 20 mg,qd 可降低 LDL-C 38%,瑞舒伐他汀 10 mg,qd 可降低 LDL-C 47%,若要达到相等降脂幅度,辛伐他汀需增量至 80 mg,超过辛伐他汀的最大日推荐剂量(40 mg)。

停用胰岛素后,加大了二甲双胍的用量,二甲双胍成人最大推荐剂量为 2 550 mg。

瑞格列奈片为非磺脲类胰岛素促泌剂,主要通过刺激胰岛素的早时相分泌而降低餐后血糖,此类药物需在餐前即刻服用。瑞格列奈与二甲双胍具有协同效应,比各自单独使用时更能有效控制血糖。说明书中推荐接受其他口服降血糖药治疗的患者转用瑞格列奈片治疗的推荐起始剂量为 1 mg。作为胰岛素的序贯治疗,此患者的起始剂量为 2 mg,tid,此患者在同时使用二甲双胍的情况下,更应密切监测血糖情况。

奥力宝（α-硫辛酸）属于抗氧化应激药物,适用于糖尿病周围神经病变引起的感觉异常,其通过抑制脂质过氧化,增加神经营养血管的血流量,增加神经 Na^+-K^+-ATP 酶活性,修复机体在高糖、缺血缺氧等损伤因素的作用下产生的高活性分子如活性氧导致的组织损伤,保护血管内皮功能。该患者糖尿病病程长,使用 α-硫辛酸预防周围神经病变的发展。

不论是 1 型糖尿病或是 2 型糖尿病,随着血糖、血脂等水平的增高及体重增加,糖尿病并发症的发生风险、发展速度及其危害将显著增加。因此,应针对糖尿病患者采用科学、合理、基于循证医学的综合性治疗策略,包括降糖、调脂、抗凝、控制体重和改善生活方式等治疗措施。其中降糖治疗又包括饮食控制、合理运动、血糖监测、糖尿病自我管理教育和应用降糖药物等综合性治疗措施。

患者糖尿病病程长,体型肥胖,药师对其进行了多次的宣教,希望其通过饮食、运动、药物等综合性的治疗,使病情得到较大改善。每日膳食中脂肪提供的能量不能超过饮食总能量的 30%,碳水化合物 50%～60%,蛋白质 10%～15%,每日定时进餐,提高膳食纤维摄入量（14 g/d）,减少盐（小于 6 g/d）、酒（小于 25 g/d）摄入量。每周至少进行 150 min 中等强度的有氧运动,同时要加强自身的保护,防止意外跌倒。使用口服降糖药每周监测 2～4 次空腹或餐后血糖,若复诊,可在就诊前一周内连续监测 3 d,每天监测 7 点血糖（早餐前后、午餐前后、晚餐前后和睡前）。

该患者使用利拉鲁肽降糖治疗,出现食道胀痛、食欲差等不良反应,药师告知患者此药除了降糖作用还通过延缓胃排空、中枢性抑制食欲来减少进食量从而达到减重效果,副作用可随治疗时间延长逐渐减轻。

前列地尔注射液通过扩张血管而改善微循环,与阿司匹林等抗凝剂合用时会增加病人的出血倾向,应监护患者服用后有无胃肠道不适,黑便等症状。

针刺与补阳还五汤联用可通过改善患者的微循环、营养神经、促进局部代谢而用于治疗糖尿病周围神经病变

二、案例 2

（一）病史摘要

1. 主诉:发现血糖升高 10 年。

2. 现病史:患者 10 年前至我院行心脏搭桥手术时发现血糖升高,空腹血糖 27.5 mmol/L,伴烦渴、多饮、多尿,胃纳佳,体重下降 10 余斤,诊断为"糖尿病"。

予以阿卡波糖,50 mg,tid 治疗,未监测血糖。2 月前因头晕,至外院就诊,查空腹血糖 13 mmol/L,餐后 2 小时血糖 25 mmol/L,药物调整为精蛋白锌重组赖脯胰岛素混合注射液(25R),早 12 U,晚 12 U,ih,血糖仍不理想,同时伴有头晕、视物模糊、心悸、盗汗、纳差、反酸、呃逆,下肢麻木无力,行走不稳,为求进一步控制血糖入院。患者自发病以来无高渗性昏迷、低血糖发作史、酮症酸中毒。有视物模糊,下肢麻木,泡沫尿 10 年,平时大便正常,近 2 天大便未解。体重近 3 年来下降 5 kg,夜间睡眠差。

患者 2 月前发现血压升高,最高达 190/130 mmHg,服奥美沙坦酯,20 mg,qd 治疗,未监测血压。

3. 既往病史:否认肝炎史、结核史。预防接种规范,随社会。否认外伤史、输血史。10 年前行心脏搭桥手术。

4. 社会史、家族史、过敏史:无。

5. 望闻切诊:望诊:患者神情倦怠、面色惨白、嘴唇瘀紫。闻诊:未闻及异,切诊:脉缓轻取不得。

6. 体格检查:T:36.6℃,P:102 次/分,R:20 次/分,BP:170/70 mmHg。神志清楚,发育正常,营养中等,查体合作。

7. 实验室检查及其他辅助检查:糖化血红蛋白 10.8%,糖化白蛋白 25.0%;血糖:空腹 10.10 mmol/L,1 小时 4.00 mmol/L,2 小时 9.30 mmol/L;C 肽:空腹 326 pmol/L,1 小时 175 pmol/L,2 小时 441 pmol/L。

8. 诊断:西医诊断:1) 2 型糖尿病;2)糖尿病周围神经病变;3)原发性高血压 3 级,极高危组;4) 冠心病;5) CABG 术后,中医诊断:消渴病,气血亏虚症。

(二)用药方案

1. 西药用药方案

表 11-8 初始药治疗方案分析

盐酸二甲双胍片	500 mg	tid	po
精蛋白锌重组赖脯胰岛素混合注射液(25R)	早 14u,晚 14u	bid	ih
奥美沙坦酯片	20 mg	qd	po
依帕司他片	50 mg	tid	po
腺苷钴胺针 + 0.9%氯化钠注射液 2 ml	1.5 mg	qd	im
α-硫辛酸注射液 + 0.9%氯化钠注射液 250 ml	600 mg	qd	ivgtt
血府逐瘀胶囊	2.4 g	bid	po

(三) 监护记录

入院第 2 日:症状体征:患者主诉下肢麻木,视物模糊。微量法血糖:晚餐后 11.2 mmol/L,睡前 10.7 mmol/L,今凌晨 10.8 mmol/L,早餐前 8.1 mmol/L。

表 11-9 新增治疗药物(第 2 天)

前列地尔冻干粉针 + 0.9%氯化钠 250 ml	20 μg	qd	ivgtt
生脉注射液 + 5%葡萄糖注射液 250 ml	60 ml	qd	ivgtt

入院第 3 天:症状体征:患者主诉下肢麻木有所减轻,无新增不适主诉。微量法血糖:晚餐前 7.7 mmol/L,晚餐后 11.6 mmol/L,睡前 9.3 mmol/L,今凌晨 8.4 mmol/L,早餐前 11.2 mmol/L,早餐后 8.8 mmol/L。

辅助检查:糖化血红蛋白 10.8%,糖化白蛋白 25.0%;

血糖:空腹 10.10 mmol/L,1 小时 4.00 mmol/L,2 小时 9.30 mmol/L;C 肽:空腹 326 pmol/L,1 小时 175 pmol/L,2 小时 441 pmol/L;

抗组织细胞(胰岛细胞)抗体测定:胰岛素自身抗体阳性,胰岛细胞抗体阴性,谷氨酸脱羧酶抗体阴性,抗胰岛素受体抗体阴性;

生化常规 + 血脂:天门冬氨酸氨基转移酶 8.8 U/L,血清 γ 谷氨酰基转移酶 11.0 U/L,血清碱性磷酸酶 45 U/L,视黄醇结合蛋白 52.2 mg/L,肌酐 106 μmol/L,血清尿酸 374 μmol/L,血清总胆固醇 9.77 mmol/L,血清甘油三酯 1.28 mmol/L,总蛋白 56.2 g/L,白蛋白 30.3 g/L,钾 3.99 mmol/L,钠 138.30 mmol/L,氯 104.5 mmol/L,球蛋白 25.9 g/L,白/球比 1.17,低密度脂蛋白胆固醇 8.29 mmol/L,高密度脂蛋白胆固醇 1.34 mmol/L,血清载脂蛋白 A I 1.39 g/L,血清载脂蛋白 B 2.44 g/L,血清脂蛋白 α 324 mg/L,血清丙氨酸氨基转移酶 8.4 U/L;血游离脂肪酸 0.13 mmol/L,AST/ALT 1.0,血清间接胆红素 3.8 μmol/L;

骨代谢常规:钙 2.16 mmol/L,磷 1.24 mmol/L;B-CTX 263.30 pg/ml,总 I 型胶原氨基端延长肽 30.21 ng/ml,25-羟维生素 D 测定<7.50 nmol/L,骨钙素 N 端中分子片段测定(N-MID)8.76 ng/ml;PTH 29.15 pg/ml;骨碱性磷酸酶测定<=100 U/L;

甲状腺常规:甲状腺球蛋白 19.61 ng/ml,总 T4 160.36 nmol/L,总 T3 2.03 nmol/L,反 T3 0.63 nmol/L,游离 T4 16.17 pmol/L,促甲状腺激素 0.91 μIU/ml,甲状腺球蛋白抗体 16.24 IU/ml,甲状腺过氧化物酶抗体 7.24 IU/ml,促甲状腺

素受体抗体 0.30 IU/L,游离 T_3 4.34 pmol/L

　　胸部平扫:左心室增大。主动脉和冠状动脉硬化。胸骨术后改变。

　　心电图:①窦性心律;②左室肥大;③ST-T 段改变。

　　骨密度检查示骨质疏松:T 值-1.0/-2.8。

　　超声:①肝囊肿,肝实质回声增粗、欠均匀;②前列腺增生伴钙化;③甲状腺左叶实性结节;④双侧颈部实性结节(淋巴结);⑤双侧肾动脉(肾门处)阻力指数增高;⑥双侧颈动脉硬化伴斑块形成;⑦双侧下肢动脉硬化伴斑块形成,双侧胫动脉局部狭窄,双侧足背动脉彩色血流充盈欠佳;⑧残余尿约 4.65 ml。

　　心超:1.CABG 术后 2.左室舒张功能降低 EF56%。

　　肌电图:周围神经广泛性损害,双下肢严重,糖尿病周围神经病变.

表 11-10　新增治疗药物(第 3 天)

阿司匹林肠溶片	100 mg	qn	po
阿托伐他汀钙片	20 mg	qn	po
单硝酸异山梨酯缓释片	40 mg	qd	po
骨化三醇胶囊	0.25 μg	qd	po
金天格胶囊	3 粒	tid	po
碳酸钙 D_3 片	1 片	qd	po

　　入院第 5 天:患者目前一般情况可,无特殊不适主诉。微量法血糖:晚餐前 9.4 mmol/L,晚餐后 6.2 mmol/L,睡前 3.7 mmol/L,今凌晨 7.9 mmol/L,早餐前 8.7 mmol/L,早餐后 6.0 mmol/L。

　　辅助检查:

　　肾脏 ECT:双肾血流灌注未见异常,左肾功能轻度受损,右肾功能正常(左肾 GFR 值 27.92 ml/(min·1.73 m^2),右肾 GFR 值 38.86 ml/(min·1.73 m^2)。

表 11-11　新增治疗药物(第 5 天)

百令胶囊	3 粒	tid	po

　　更改治疗药物:

　　精蛋白锌重组赖脯胰岛素混合注射液(25R),早 14 U,晚 14 U 更改为早 12 U,晚 10 U。

　　入院第 8 天:患者目前一般情况可,无特殊不适主诉。微量法血糖:晚餐前

9.4 mmol/L,晚餐后 6.2 mmol/L,睡前 3.7 mmol/L,今凌晨 7.9 mmol/L,早餐前 8.7 mmol/L,早餐后 6.0 mmol/L

辅助检查:

肾脏 ECT:双肾血流灌注未见异常,左肾功能轻度受损,右肾功能正常(左肾 GFR 值 27.92 ml/(min · 1.73 m²),右肾 GFR 值 38.86 ml/(min · 1.73 m²)。

更改治疗药物:

精蛋白锌重组赖脯胰岛素混合注射液(25R),早 14 U,晚 14 U 更改为早 12 U,晚 10 U。

入院第 9 天:患者病情稳定,未诉明显不适,出院。

(四)案例分析

患者,男性,57 岁,因"发现血糖升高 10 年"入院。患者多次空腹血糖＞7 mmol/L,餐后 2 h 血糖大于 11.1 mmol/l,根据 WHO 诊断标准,糖尿病诊断成立。患者有下肢麻木无力,行走困难症状,查体有下肢温度觉减退,故考虑糖尿病周围神经病变。

二甲双胍通过减少肝脏葡萄糖的输出和改善外周胰岛素抵抗而降低血糖。指南中推荐二甲双胍作为 2 型糖尿病患者控制高血糖的首选药。二甲双胍可以使 HbA1c 下降 1%～1.5%,并可减少 2 型糖尿病患者心血管事件和死亡。双胍类药物禁用于肾功能不全(GFR＜45 ml/(min · 1.73 m²)或血肌酐水平男性＞132.6 μmol/L,女性＞123.8 μmol/L)、肝功能不全(血清转氨酶超过 3 倍正常上限)、严重感染、缺氧或接受大手术的患者。该患者并无禁忌症,首选二甲双胍控制血糖。

精蛋白锌重组赖脯胰岛素混合注射液(25R)是预混胰岛素类似物,含有 25%赖脯胰岛素和 75%精蛋白锌赖脯胰岛素,兼顾患者对于餐时和基础胰岛素的需求,可用于控制空腹与基础血糖水平。该患者在入院前已开始使用精蛋白锌重组赖脯胰岛素混合注射液(25R)。该患者体重 62 kg,根据每日 2 次预混胰岛素起始剂量 0.4 u/(kg · d),每日用量应为 24.8 U,按 1:1 分配到早餐前和晚餐前,该患者的起始剂量为早 12 U,晚 12 U,但该剂量未能理想控制血糖,故增加胰岛素用量为早 14 U,晚 14 U。

奥美沙坦酯是一种新型的 AT_1 受体阻断剂,是一种前体药物,通过阻止血管紧张素Ⅱ与 AT_1 受体结合,使血管平滑肌放松,从而使血压降低,可作为糖尿病合并高血压的基础用药。ARB 类药物除具有降压作用,还能降低患者的心血管事件危险和肾病患者的蛋白尿及微量白蛋白尿。相较其他 ARB 类药物,奥美沙坦酯降压作用更强,不良反应更少。该患者糖尿病合并高血压,血压高达170/70 mmHg,故选用强效 ARB 类药物奥美沙坦酯。

该患者糖尿病病史 10 年,期间未监测血糖,查体右侧足背动脉搏动不能触及,肢体温度觉减退,存在糖尿病周围神经病变,故使用一些药物治疗周围神经病变。依帕司他片为羧酸类醛糖还原酶抑制剂,可有效抑制糖尿病患者多器官中山梨醇含量的异常升高,可作为糖尿病并发症如白内障和神经疾病的防治药。腺苷钴胺针是神经修复药物,通过增强神经细胞内核酸、蛋白质以及磷脂的合成,刺激轴突再生、促进神经修复。α-硫辛酸属于抗氧化应激药物,适用于糖尿病周围神经病变引起的感觉异常,其通过抑制脂质过氧化,增加神经营养血管的血流量,增加神经 Na^+-K^+-ATP 酶活性,修复机体在高糖、缺血缺氧等损伤因素的作用下产生的高活性分子如活性氧导致的组织损伤,保护血管内皮功能。

患者 57 岁,有多年糖尿病史、心脏病史以及高血压,建议加用阿司匹林肠溶片、他汀类调脂药等二级预防药物。入院后需根据相关检查及诊断进一步制订合理的给药方案。

中药在糖尿病并发症期虽然无法有效逆转病程但是可以对神经病变期产生的视觉模糊、手脚发麻、及相关的实验室指标起到显著改善的作用。

(五) 临床药师评述

(1) 临床药师在患者住院过程中指导了患者药物的用法及注意事项,并对可能出现的不良反应进行了评估。患者两次出现低血糖,药师嘱患者若出现头晕、心悸、出汗、手抖、乏力等低血糖症状,应立即监测血糖,无条件即刻补充糖块、饼干等碳水化合物。

(2) 患者 57 岁,有多年糖尿病史、心脏病史以及高血压,药师建议医生在相关检查之前即可加用阿司匹林肠溶片、他汀类调脂药等二级预防药物。

(3) 患者因血压控制不理想而增加 ARB 类药物剂量。查患者心率 96 次/分,药师认为可以使用 β-受体阻滞剂联合 ARB 类药物,共同控制血压,同时降低心率。

(4) 患者为心脏搭桥术后,并未规律使用二级预防用药;糖尿病 10 年,并未监测血糖,糖尿病并发症累及视神经、肾脏、微血管、大血管,可见患者依从性差、医学知识匮乏,药师对其宣教:不论是 1 型糖尿病或是 2 型糖尿病,随着血糖、血脂等水平的增高及体重增加,糖尿病并发症的发生风险、发展速度及其危害将显著增加。糖尿病是慢性疾病,需要综合治疗,包括饮食控制、合理运动、血糖监测、糖尿病自我管理教育和应用降糖药物等。使用口服降糖药每周监测 2~4 次空腹或餐后血糖,若复诊,可在就诊前一周内连续监测 3 d,每天监测 7 点血糖(早餐前后、午餐前后、晚餐前后和睡前)。

(5) 患者糖尿病并发症累及肾脏,肾功能轻度受损,药师对其宣教:(1)改变生活方式:如合理控制体重、糖尿病饮食、戒烟及适当运动等。(2)低蛋白饮食:饮食蛋白入量为 0.6~0.8 g/kg/d,蛋白质来源应以优质动物蛋白为主。(3)血糖控制目标:糖化血红蛋白<7.0%;血压控制目标:130/80 mmHg;血脂控制目标:TC 小于 4.5 mmol/L,LDL-C 小于 1.8 mmol/L

(6) 在对糖尿病周围神经病变的治疗过程中,通过中成药血府逐瘀胶囊联合西药控制症状不佳的情况下,对用药方案进行调整。在选用前列地尔改善微循环的同时,辅以生脉注射液改善患者气血亏虚的症状,疗效较为突出。

(7) 此外对于患者糖尿病伴有肾功能不全的症状选用百令胶囊改善症状。

（钱程　黄瑾　翟东霞）

参考文献

[1] 中国老年 2 型糖尿病防治临床指南(2022 年版)[J].中国糖尿病杂志,2022,30(1):2-51.

[2] 仝小林,刘喜明,魏军平.糖尿病中医防治指南[J].中国中医药现代远程教育,2011,9(4):148-151.

第十二章

重症肌无力

第一节　疾病概述

一、定义及诊断

（一）西医[1]

1. 定义

重症肌无力是由自身抗体介导的获得性神经—肌肉接头传递障碍的自身免疫性疾病。乙酰胆碱受体抗体是最常见的致病性抗体；此外，针对突触后膜其他组分，包括肌肉特异性受体酪氨酸激酶、低密度脂蛋白受体相关蛋白4及兰尼碱受体等抗体陆续被发现参与重症肌无力发病，这些抗体可干扰乙酰胆碱受体聚集、影响乙酰胆碱受体功能及获得性神经—肌肉接头信号传递。

2. 诊断要点

1）全身骨骼肌均可受累，表现为波动性无力和易疲劳性，症状呈"晨轻暮重"，活动后加重、休息后可减轻。眼外肌最易受累，表现为对称或非对称性上睑下垂和（或）双眼复视，是重症肌无力最常见的首发症状。

2）甲硫酸新斯的明试验阳性。

3）低频（2~3 Hz）重复电刺激神经干，复合肌肉动作电位波幅衰减10%以上，单纤维肌电图颤抖增宽，或出现阻滞。

4）约50%~60%的眼肌型重症肌无力、85%~90%的全身型重症肌无力血清中可检测到乙酰胆碱受体抗体；在10%~20%的乙酰胆碱受体抗体阴性重症肌无力患者血清中可检测到肌肉特异性酪氨酸激酶抗体；在7%~33%的乙酰胆碱受体和肌肉特异性受体酪氨酸激酶抗体阴性的重症肌无力患者中可检测出低密度脂蛋白受体相关蛋白4抗体；部分患者能检测出横纹肌抗体包括连接素和兰尼碱受体。

5) 影像学检查伴有胸腺异常包括胸腺增生和胸腺瘤。

3. 临床分类：美国重症肌无力基金会临床分型如下。

Ⅰ型：眼肌无力，可伴闭眼无力，其他肌群肌力正常。

Ⅱ型：除眼肌外的其他肌群轻度无力，可伴眼肌无力。

Ⅱa型：主要累及四肢肌或（和）躯干肌，可有较轻的咽喉肌受累。

Ⅱb型：主要累及咽喉肌或（和）呼吸肌，可有轻度或相同的四肢肌或（和）躯干肌受累。

Ⅲ型：除眼肌外的其他肌群中度无力，可伴有任何程度的眼肌无力。

Ⅲa型：主要累及四肢肌或（和）躯干肌，可有较轻的咽喉肌受累。

Ⅲb型：主要累及咽喉肌或（和）呼吸肌，可有轻度或相同的四肢肌或（和）躯干肌受累。

Ⅳ型：除眼肌外的其他肌群重度无力，可伴有任何程度的眼肌无力。

Ⅳa型：主要累及四肢肌或（和）躯干肌受累，可有较轻的咽喉肌受累。

Ⅳb型：主要累及咽喉肌或（和）呼吸肌，可有轻度或相同的四肢肌或（和）躯干肌受累。

Ⅴ型：气管插管，伴或不伴机械通气（除外术后常规使用）；仅鼻饲而不进行气管插管的病例为Ⅳb型。

（二）中医[2]

1. 定义

重症肌无力属于中医学的"痿病"等病症范畴。主要表现为肢体筋脉弛缓，软弱无力，活动不利，甚则肌肉萎缩，弛纵瘫痪。严重者呼吸困难、吞咽无力等症状。

2. 症候诊断

本病临床常见证候包括脾胃气虚证、脾肾两虚证、气阴两虚证、督阳亏虚，络气虚滞证、大气下陷证等。

（1）脾胃气虚证：胞睑下垂，朝轻暮重，少气懒言，肢体痿软，或咽下困难，纳差便溏，面色萎黄，舌质淡或胖大，边有齿痕，苔薄白，脉细弱。

（2）脾肾两虚证：面色㿠白，言语不清，咽下困难，抬颈无力，四肢倦怠无力，或头晕耳鸣，腰膝酸软，腹部冷痛，久泄久痢，小便清长，或浮肿少尿，或便溏，或完谷不化，舌淡胖，苔薄白或白滑，脉沉迟无力或沉细。

（3）气阴两虚证：视歧，目昏，睛珠干涩，形体消瘦，神疲乏力，少气懒言，自汗、口燥咽干，或颧红盗汗、五心烦热，舌红少苔，脉虚或细数。

（4）督阳亏虚，络气虚滞证：胞睑下垂，眼球转动迟滞或固定不移，语声低微，咀嚼无力、饮水反呛；或抬头困难，端坐费力，步履艰难，肌肉瘦削；动则加剧，静则舒缓；迁延日久，反复发作；形寒肢冷，脊背四肢不温，舌质淡胖有齿痕，苔白，脉沉迟弱。

（5）大气下陷证：呼吸费力，咳声低微，咳痰不出；甚至气虚欲脱，颈软头倾，不能自持，呼吸急促，张口抬肩，不能平卧，汗出频频；病情危重则呼吸微弱表浅，精神烦躁或意识障碍，舌质淡或暗，苔白或黄厚腻，脉沉迟微弱或滑数。

二、药物治疗

（一）西医治疗

根据美国重症肌无力基金会对于重症肌无力干预后状态的分析，达到微小状态（即没有任何因肌无力引起的功能受限，经专业的神经肌病医生检查可发现某些肌肉无力）或更好为治疗目标。

1. 胆碱酯酶抑制剂—症状性治疗

最常用的是溴吡斯的明，其是治疗所有类型重症肌无力的一线药物，可缓解、改善绝大部分重症肌无力患者的临床症状。溴吡斯的明应当作为重症肌无力患者初始治疗的首选药物，依据病情与激素及其他非激素类免疫抑制联合使用。

2. 免疫抑制剂

免疫抑制药物包括糖皮质激素和其他口服非激素类免疫抑制剂，包括如硫唑嘌呤、他克莫司、吗替麦考酚酯、环孢素、甲氨蝶呤及环磷酰胺。非激素类免疫抑制剂在糖皮质激素减量以及预防重症肌无力复发中发挥重要作用，但药物的选择尚无统一标准，多依赖于临床医生的经验。

3. 生物制剂

靶向补体的依库珠单抗注射液（Eculizumab）以及适应证外用药的靶向 B 细胞的利妥昔单抗注射液（Rituximab）是目前被美国食品和药物监督管理局批准使用的。国内目前批准上市的适应证分别是阵发性睡眠性血红蛋白尿症、非典型溶血尿毒症综合征和非霍奇金淋巴瘤、慢性淋巴细胞白血病。

（二）中医治疗

1. 脾胃气虚证

治法：调补脾胃。

推荐方药：补中益气汤加减。黄芪、人参、白术、当归、陈皮、升麻、柴胡、桔梗、炙甘草等。或具有同类功效的中成药（包括中药注射剂）。

健脾益气类中成药：补中益气丸、参苓白术丸、刺五加片、黄芪片、参芪十一味颗粒、四君子丸等。

2. 脾肾两虚证

治法：温补脾肾。

推荐方药：补中益气汤合右归丸加减。黄芪、人参、白术、陈皮、升麻、柴胡、熟地黄、枸杞子、山药、山萸肉、菟丝子、杜仲、当归、肉桂、干姜、甘草等。或具有同类功效的中成药（包括中药注射剂）。

3. 气阴两虚证

治法：益气养阴。

推荐方药：生脉散加减。人参、麦冬、五味子、黄芪、白术、当归、桔梗、灵芝、炙甘草等。或具有同类功效的中成药（包括中药注射剂）。

益气养阴类中成药：生脉饮（党参方）、津力达颗粒、振源片等。

4. 督阳亏虚，络气虚滞证

治法：温补督阳，通畅络气。

推荐方药：全鹿丸加减。鹿茸、人参、白术、茯苓、炙甘草、当归、川芎、熟地黄、黄芪、枸杞子、杜仲、牛膝、山药、菟丝子、锁阳、肉苁蓉、补骨脂、巴戟天、川续断、陈皮等。或具有同类功效的中成药（包括中药注射剂）。

5. 大气下陷证

治法：益气升陷。

推荐方药：升陷汤加减。人参、黄芪、山萸肉、黄精、灵芝、柴胡、桔梗、知母、升麻等。或具有同类功效的中成药（包括中药注射剂）。

第二节　常用治疗药物

一、西医治疗方案

表 12-1　重症肌无力西医治疗方案药物

分类	用药指针	首选药物	备选药物
胆碱酯酶抑制剂	治疗所有类型的重症肌无力的一线药物，重症肌无力患者初始治疗的首选药物	溴吡斯的明、新斯的明	吡斯的明、加兰他敏

续表

分类	用药指针	首选药物	备选药物
糖皮质激素	治疗所有类型的重症肌无力的一线药物	醋酸泼尼松、甲泼尼松	泼尼松龙
非激素类免疫抑制剂	全身型重症肌无力和部分眼肌型重症肌无力	硫唑嘌呤	
	不耐受激素和其他免疫抑制剂副作用或对其他疗效差的重症肌无力患者,特别是兰尼碱受体抗体阳性者	他克莫司、吗替麦考酚酯	
	对于激素及硫唑嘌呤疗效差或不耐受其副作用患者	环孢素	
	三线用药,对于其他免疫抑制剂治疗无效的难治性或伴胸腺瘤的重症肌无力患者	甲氨蝶呤	
	对于其他免疫抑制剂治疗无效的难治性及伴胸腺瘤的重症肌无力患者	环磷酰胺	
靶向生物制剂	用于对激素和免疫抑制剂疗效差的难治性全身性重症肌无力特别是肌特异性酪氨酸激酶抗体阳性的重症肌无力患者,对部分乙酰胆碱受体阳性患者有效	利妥昔单抗	
	乙酰胆碱受体阳性的全身型重症肌无力成年患者	依库珠单抗	

二、中医治疗方案

表 12-2 重症肌无力中医治疗方案

症候	治法	方剂	中成药
脾胃气虚证	调补脾胃	补中益气汤加减	补中益气颗粒、参苓白术颗粒
脾肾两虚证	温补脾肾	补中益气汤合右归丸加减	金贵肾气丸
气阴两虚证	益气养阴	生脉散加减	生脉饮口服液
督阳亏虚,络气虚滞证	温补督阳,通畅络气	全鹿丸加减	右归丸
大气下陷证	益气升陷	升陷汤加减	桂附地黄丸

三、主要治疗药物

(一)溴吡斯的明

1. 适应证:用于重症肌无力,手术后功能性肠胀气及尿潴留等。

2. 用法用量:口服。一般成人为 $60\sim120$ mg($1\sim2$ 片),每 $3\sim4$ 小时口服一次。

3. 注意事项:心律失常、房室传导阻滞、术后肺不张或肺炎及孕妇慎用。本品吸收、代谢、排泄存在明显的个体差异,其药量和用药时间应根据服药后效应而定。

(二)醋酸泼尼松

1. 适应证:主要用于过敏性与自身免疫性炎症性疾病。适用于结缔组织病,系统性红斑狼疮,重症多肌炎,严重的支气管哮喘,皮肌炎,血管炎等过敏性疾病,急性白血病,恶性淋巴瘤。

2. 用法用量:按体重 $0.5\sim1.0$ mg/(kg·d),以 20 mg 起始,每 $5\sim7$ d 递增 10 mg,至目标剂量。达到治疗目标后,维持 $6\sim8$ 周后逐渐减量,每 $2\sim4$ 周减 $5\sim10$ mg,至 20 mg 后每 $4\sim8$ 周减 5 mg,酌情隔日口服最低有效剂量。

3. 注意事项:长期服药后,停药时应逐渐减量。长期服用糖皮质激素可引起食量增加、体重增加、向心性肥胖、血压升高、血糖升高、白内障、青光眼、内分泌功能紊乱、精神障碍、骨质疏松、股骨头坏死、消化道症状等,及时补充钙剂和双磷酸盐类药物可预防或减轻骨质疏松,使用抑酸类药物可预防胃肠道并发症糖尿病、骨质疏松症、肝硬化、肾功能不良、甲状腺功能低下患者慎用。

(三)醋酸泼尼松龙

1. 适应证:用于过敏性与自身免疫性炎症疾病、胶原性疾病,如风湿病、类风湿关节炎、红斑狼疮、严重支气管哮喘、肾病综合征、血小板减少性紫癜、粒细胞减少、急性淋巴性白血病、肾上腺皮质功能不足症、剥脱性皮炎、天疱疮、神经性皮炎、类湿疹。

2. 用法用量:成人:①口服:初始剂量为一日 $15\sim40$ mg,需要时可用至一日 60 mg 或 $0.5\sim1$ mg/kg。发热患者分 3 次服用;体温正常者于晨起顿服。病情稳定后逐渐减量,维持剂量为一日 $5\sim10$ mg。②肌肉注射、关节腔内注射:一日 $10\sim40$ mg,必要时可增量。儿童:口服初始剂量为一日 1 mg/kg,病情稳定后应逐渐减量。

3. 注意事项:在激素作用下,原来已被控制的感染可活动起来,最常见者为结核感染复发。在某些感染时应用激素可减轻组织的破坏、减少渗出、减轻感染中毒症状,但必须同时用有效的抗生素治疗、密切观察病情变化,在短期用药后,即应迅速减量、停药。

(四) 硫唑嘌呤

1. 适应证:急慢性白血病,对慢性粒细胞型白血病近期疗效比较好,作用快,但缓解期短;后天性溶血性贫血,特发性血小板减少性紫癜,系统性红斑狼疮;慢性类风湿性关节炎、慢性活动性肝炎(与自体免疫有关的肝炎)、原发性胆汁性肝硬变、甲状腺机能亢进、重症肌无力;其他:慢性非特异性溃疡性结肠炎、节段性肠炎、多发性神经根炎、狼疮性肾炎,增殖性肾炎,Wegener 氏肉芽肿等。

2. 用法用量:本品须在饭后以足量水吞服。从小剂量开始,50 mg/d,每隔 2~4 周增加 50 mg,至有效治疗剂量为止[儿童按体重 1~2 kg/(kg·d),成人 2~3 mg/(kg·d),分 2~3 次口服]。

3. 注意事项:长期用药后,停药时应逐渐减量。应密切监测血常规和肝肾功能,服药第 1 个月,每周监测血常规及肝肾功能;服药后前 6 个月,应每个月监测血常规及肝肾功能;此后每 3 个月监测血常规及肝肾功能。若白细胞计数低于 4.0×10^9/L,应将硫唑嘌呤减量;若白细胞计数低于 3.0×10^9/L 或肝功能检测指标为正常值上限的 3 倍,应立即停药。

(五) 他克莫司

1. 适应证:用于不耐受激素和其他免疫抑制剂副作用或对其他疗效差的重症肌无力患者,特别是兰尼碱受体抗体阳性重症肌无力患者的治疗。

2. 用法用量:3.0 mg/d,分 2 次空腹口服,或按体重 0.05~0.10 mg/(kg·d)建议:可于服药或者调整药物剂量 3~4 d 后筛查血药浓度,理想谷浓度为 2~9 ng/ml。

3. 注意事项:本品治疗应在医学人员及精密的实验设备监测下进行。本品仅是处方药,免疫抑制治疗方案的任何调整均应由有免疫抑制治疗经验有管理经验的医师进行。已观察到有给药错误,包括不慎、无意或不在监督的情况下,在他克莫司胶囊或缓释制剂之间转换用药。这会导致严重的不良反应,包括可能导致体内他克莫司浓度过高或过低的不良反应。患者应当保持以他克莫司单剂型给药及相应的日剂量。由于安全性和/或有效性资料有限,不推荐 18 岁以下儿童和青少年使用本品。当他克莫司和有潜在相互作用的物质-特别是 CYP3A4 酶的强抑制剂(如替拉瑞韦、波塞普韦、利托那韦、酮康唑、伏立康唑、伊曲康唑、泰利霉素或卡拉霉素)或 CYP3A4 酶的诱导剂(如利福平、利福布丁)合用时,应对他克莫司血药浓度进行监测,并适当调整他克莫司剂量,以获得相似他克莫司暴露量。含有圣约翰草(Hypericum perforatum)的植物制剂,可降低他克莫司血浓度和疗效,应避免与本品同服。本品不能与环孢霉素合用。要特别留意前期给予环孢霉素后转换为本品的患者。应避免高钾摄入或摄入保钾利尿剂。他克莫司和已知具有肾毒性或神经毒性的药物合用时,可增强发生此类作用的风险。免疫抑制剂可影响疫苗的免疫应答,在他克莫司治疗期间接种疫苗可降低疫苗作用。应避免接种减毒活疫苗。对于严重肝损伤患者,应降低用药剂量。他克莫司可引起视觉和神经紊乱。如与酒精合用,该作用可被加强。因此服用本品的患者不应驾车或操作危险机械。腹泻能显著改变血液中他克莫司的浓度,在腹泻阶段要进行血药监测。

(六) 吗替麦考酚酯

1. 适应证:用于重症肌无力。

2. 用法用量:起始剂量 0.5～1 g/d,分 2 次口服;维持剂量 1.0～1.5 g/d,症状稳定后每年减量不超过 500 mg/d。

3. 注意事项:接受免疫抑制疗法的病人常采用联合用药方式,服用吗替麦考酚酯片作为联合应用免疫抑制药物时,有增加淋巴瘤和其他恶性肿瘤(特别是皮肤癌)发生的危险。吗替麦考酚酯片不能与硫唑嘌呤同时使用,对这两种药物的同时使用尚未进行试验。突然停药或快速减量可导致病情复发及恶化。用药后的前 6 个月,每个月监测血常规及肝肾功,此后每 3 个月监测血常规及肝肾功能。备孕及怀孕妇女禁用。

(七) 环孢素

1. 适应证:用于治疗重症肌无力。

2. 用法用量:按体重 2～4 mg/(kg·d)口服,使用过程中应监测血浆环孢素药物浓度,推荐血药浓度为 100～150 ng/ml,并根据浓度调整环孢素剂量。

3. 注意事项:服药期间至少每个月监测血常规、肝肾功能 1 次,严密监测血压。因环孢素肾毒性较大以及和其他药物之间存在相互作用,不作为首选推荐。本品经动物实验证明有增加致癌的危险性。在人类虽也有并发淋巴瘤、皮肤恶性肿瘤的报告,但尚无导致诱变性的证据。本品可以通过胎盘。应用 2～5 倍于人类的剂量对鼠、兔胚胎及胎儿可产生毒性,但按人类常规剂量用药,未见到该类动物的胚胎有致死或致畸的发生。下列情况慎用:肝功能不全、高钾血症、感染、肠道吸收不良、肾功能不全、对服本品不耐受等。若发生感染,应立即用抗生素治疗,本品亦应减量或停用本品的剂量常因治疗的疾病、个体差异、用本品后的血药浓度不相同而并不完全统一,小儿对本品的清除率较快,故用药剂量可适当加大。

(八) 环磷酰胺

1. 适应证:用于自身免疫性疾病如重症肌无力等。

2. 用法用量:成人:静脉滴注 $400\sim800\,mg/$周,或分 2 次口服,$100\,mg/d$,直至总量 $10\sim20\,g$,个别患者需要服用到 $30\,g$;儿童:按体重 $3\sim5\,mg/(kg\cdot d)$分 2 次口服(不大于 $100\,mg$),好转后减量,$2\,mg/(kg\cdot d)$。儿童应慎用。

3. 注意事项:每次使用前均需要复查血常规和肝肾功能。本品的代谢产物对尿路有刺激性,应用时应鼓励患者多饮水,大剂量应用时应水化、利尿,同时给予尿路保护剂美司钠。近年研究显示,提高药物剂量强度,能明显增加疗效,当大剂量用药时,除应密切观察骨髓功能外,尤其要注意非血液学毒性如心肌炎、中毒性肝炎及肺纤维化等。当肝肾功能损害、骨髓转移或既往曾接受多程化放疗时,环磷酰胺的剂量应减少至治疗量的 $1/2\sim1/3$。由于本品需在肝内活化,因此腔内给药无直接作用。

(九) 补中益气颗粒

1. 适应证:补中益气,升阳举陷。主治脾胃虚弱,中气下陷,体倦乏力,食少腹胀,久泻。

2. 用法用量:一次 $3\,g$,一日 $2\sim3$ 次。

3. 注意事项:忌不易消化食物;感冒发热病人不宜服用;有高血压、心脏病、肝病、糖尿病、肾病等慢性病严重者应在医师指导下服用;儿童、孕妇应在医师指导下服用;服药 2 周症状无缓解,应去医院就诊;对本品过敏者禁用,过敏体质者慎用;本品性状发生改变时禁止使用。

(十) 参苓白术颗粒

1. 适应证:补脾胃,益肺气。主治脾胃虚弱,食少便溏,气短咳嗽,肢倦乏力。

2. 用法用量:一次 $3\,g$,一日 3 次。

3. 注意事项:泄泻兼有大便不通畅,肛门有下坠感者忌服;服用本药时不宜同时服用藜芦、五灵脂、皂荚或其制剂;不宜喝茶或吃萝卜以免影响药效;不宜喝感冒类药同时服用;宜饭前服用或进食同时服;服药 2 周症状无缓解,应去医院就诊;对本品过敏者禁用,过敏体质者慎用;本品性状发生改变时禁止使用。

（十一）黄芪注射液

1. 适应证：益气养元，扶正祛邪，养心通脉，健脾利湿。用于重症肌无力见上述证候者。

2. 用法用量：肌内注射，一次 2～4 ml，一日 1～2 次。静脉滴注，一次 10～20 ml，一日 1 次，或遵医嘱。

3. 注意事项：服药期间忌食生冷食物；忌烟酒、浓茶；宜进食营养丰富而易消化吸收的食物，饮食有节；保持精神舒畅，劳逸适度；忌过度思虑，避免恼怒、惊恐等不良情绪；有热象者以及表实邪盛，气滞湿阻，食积内停，阴虚阳亢，痈疽初起或溃后热毒尚盛等证忌用。

（十二）生脉注射液

1. 适应证：益气养阴，复脉固脱。用于气阴两亏，脉虚欲脱的心悸、气短，四肢厥冷、汗出、脉欲绝及心肌梗塞、心源性休克、感染性休克等具有上述证候者。

2. 用法用量：肌内注射：一次 2～4 ml，一日 1～2 次。静脉滴注：一次 20～60 ml，用 5% 葡萄糖注射液 250～500 ml 稀释后使用，或遵医嘱。

3. 注意事项：按照说明书推荐剂量、调配要求用药，不得超剂量、高浓度、过快滴注或长期连续用药，儿童、老人应按年龄或体质情况酌情减量；不得使用静脉推注的方式给药；寒凝血瘀胸痹心痛者、非气阴两虚患者不宜使用对儿童、年老体弱者、高血压患者、心肺严重及患者、肝肾功能异常者等特殊人群和初次使用本品的患者应慎重使用，加强临床用药监护；不宜与中药、藜芦、五灵脂及其制剂同时使用。

（十三）右归丸

1. 适应证：温补肾阳、填精止遗。用于肾阳不足，命门火衰，腰膝酸冷，精神不振，怯寒畏冷，阳痿遗精，大便溏薄，尿频而清。

2. 用法用量：小蜜丸：一次 9 g，一日 3 次；大蜜丸：一次 1 丸，一日 3 次

3. 注意事项：本品含有附子炮制品，不宜与半夏、白及、白薇、天花粉、瓜蒌（子、皮）、川贝母、浙贝母等中药同用；方中含有肉桂、附子等大热之品，不可过量服用；过量服用易引起毒性反应。

第三节　中西医结合规范化药学监护要点

在重症肌无力药物治疗方案确定过程中，药学监护主要的工作包括：适应证

和禁忌证的审核、药物的选择以及用药周期和剂量的调整、药物相互作用的监护（西药和中药、西药和中成药、西药和西药、中药和中成药）、不良反应的监护及处理，对患者和家属进行用药和健康教育。通过医生与药师的沟通协调，制订合理的个体化的治疗方案。

一、治疗监护

（一）疗效监护评估

西医疗效监护评估：①观察患者治疗前后的临床相对积分的比值或绝对记分评定疗效改善情况；②用低频重复电刺激检测反映肢体肌力的改善程度；③实验室指标（白细胞、血小板、谷丙转氨酶、肌酐、尿素氮等）、胸片或胸腺 CT 检查结果提示是否有改善。

中医疗效监护评估：①望诊：观察用药后患者神态乏力、呼吸吞咽困难是否有缓解；观察患者的舌质、舌形、舌态、舌苔的变化；②问诊：询问精神状态、食欲、体重改变、睡眠及大小便等情况；③切诊：患者沉迟无力、细弱脉是否有改善。以症状的改善作为评估的主要依据。

（二）不良反应监护评估

监测患者用药后可能出现不良反应的体征和症状、实验室常规检查、肝肾功能等生化监测结果。服用胆碱酯酶抑制剂主要会发生恶心、呕吐、腹泻等消化道反应；长期服用糖皮质激素可能引起血糖血压升高、内分泌紊乱、骨质疏松及消化系统反应；非激素类免疫抑制剂易引起肝肾功能的损伤、骨髓抑制、白细胞数降低、血压升高以及远期肿瘤风险等。中药使用不当会引起腹痛腹泻、胃酸胃胀、食欲不退等消化系统症状以及皮肤红肿、瘙痒等皮肤性不良反应。

二、预防复发和并发症

重症肌无力患者多以虚症为主，表现为肢体筋脉软弱无力。日常需注意休息、保暖；避免疲劳、受凉、感冒、情绪激动等。因此，饮食须洁净，防止胃肠道感染。保持呼吸顺畅，适时进行呼吸肌肉功能训练。减少阅读、看电视及使用电脑时间，四肢无力患者做好防护，预防跌倒风险。控制体重，适当锻炼，增强体质。注意保暖，保持室内温暖干燥、空气新鲜，戒烟酒。保持良好情绪，避免精神刺激。

第四节 典型案例

一、案例1

(一) 病史摘要

1. 主诉：眼睑下垂8个月，吞咽梗阻感5个月，加重1周。

2. 现病史：患者女，50岁。2眼睑下垂8月，吞咽梗阻感5月，加重1周收治入院。患者起病症见右睑下垂，劳累后加重，休息后减轻，逐渐出现吞咽干食有梗阻感，行新斯的明试验（＋），肌电图、抗AChR抗体IgG均为阳性，确诊为重症肌无力。此次发病因自行停服溴吡斯的明片，自觉全身乏力，吞咽干食费力，右睑稍下垂，症状晨轻暮重。

3. 既往史：否认高血压病、冠心病、糖尿病、脑中风、慢支、恶性肿瘤等慢性病史。副鼻窦炎、左中耳炎手术史，有宫颈环切史，腹腔镜下子宫肌瘤手术史。

4. 社会史、家族史、过敏史：否认家族性遗传性疾病史；外婆有胃癌史。

5. 查体：T：36.8℃　P：88次/分　R：16次/分　BP：130/70mmHg。右睑稍下垂，全身乏力，吞咽干食稍费力，症状晨轻暮重，无言语含糊，无呼吸困难，精神可，胃纳一般。

6. 望闻问切：神识清楚，目光灵活，面色萎黄，表情自然，形体匀称，步履自然，声音自然，语言流利，呼吸和顺，气味无殊；舌偏红苔少，脉细。

7. 实验室检查及其他辅助检查：三碘甲状腺原氨酸0.92nmol/L，白蛋白38g/L，总胆固醇5.43mmol/L；载脂蛋白E58mg/L。

8. 专科检查：患者在未服用溴吡斯的明的情况下神清，面部表情自然，言语清晰。左睑无明显下垂，右睑稍下垂，平视遮盖瞳孔上缘，上视不遮盖瞳孔，右睑疲劳试验（＋）。眼球各方向活动基本活动到位，指测无复视。双睑闭合全，闭目力可。鼓腮全，触碰无漏气。伸舌出关全，舌抵腮、抵腭基本到位，力可。大口连续饮水200ml，无呛咳，无鼻溢、唇溢。咽后壁无分泌物潴留，连续发"啊"5次，悬雍垂均能脱离舌面。腹式呼吸有力，幅度可。直臂过头与肩部夹角约30度，维持40秒，双手平抬立掌60度，反复10次后角度无明显递减，右手中指稍前倾。单侧下肢抬离床面70度，维持20秒，双侧下肢同时抬离床面80度，维持10。直立下蹲10次，无抬臀动作。行走步态可，步速正常。握力：右手：

24.9 kg,左手:23.4 kg。氧饱和度:97%。

9. 诊断:西医诊断:重症肌无力,中度全身型(Ⅱb型)。中医诊断:虚劳病(气阴亏虚证)。

(二)用药方案

1. 益气养阴:5%GS 250 ml + 生脉注射液 20 ml 静滴 qd

2. 补益肝肾:刺五加注射液 100 ml 静滴 qd

3. 抗胆碱酯酶抑制剂:溴吡斯的明片 60 mg bid po

4. 中药方剂:太子参 12 g、生黄芪 15 g、淮山药 15 g、升麻 9 g、葛根 15 g、北沙参 12 g、仙鹤草 15 g、枸骨叶 12 g、淮小麦 15 g、白花蛇舌草 15 g、蝉蜕 12 g、杜仲 12 g、补骨脂 12 g、附子 15 g 等。

(三)监护记录

入院第 2 天:患者在用药过程中未出现不适,症情同前,右睑稍下垂,全身乏力,吞咽干食稍费力,症状晨轻暮重。继续观察,待实验室检查结果出来进一步拟定诊疗方案。

入院第 4 天:患者实验室指标三碘甲状腺原氨酸 0.92 nmol/L,白蛋白 38 g/L,增加 5%GS 100 ml + 薄芝糖肽注射液 4 ml 静滴 qd 调节免疫。

入院第 6 天:患者全身乏力感稍减,症状晨轻暮重,无言语含糊,无呼吸困难,吞咽好转,有时自觉咽干,CD4$^+$/CD8$^+$ T3.07,骨质减少(T 值: - 1.6),提示骨质减少。调整用药方案:在前期用药的基础上增加口服钙片;中药方剂去麦芽增加玄参 12 g、玉蝴蝶 6 g。

入院第 7 天:患者睑稍下垂,全身乏力感明显减轻,无言语含糊,无呼吸困难,吞咽可。胃纳可,二便调,夜寐安,症情好转,停用生脉注射液、刺五加注射液、薄芝糖肽注射液。

入院第 8 天:患者病情好转,未诉明显不适,出院。

(四)案例分析

重症肌无力是一种获得性自身免疫性疾病,临床主要以疲劳、无力为主包括晨轻暮重、活动后加重、休息后减轻等,使用胆碱酯酶抑制剂后症状缓解,辅以糖皮质激素、免疫抑制剂、静脉注射免疫球蛋白以及胸腺切除为主,方案较为明确,虽然治疗方法多样,但是副作用也较多。重症肌无力在中医学中常被定义为痿证、虚劳等。病位在筋脉肌肉,其根源为五脏虚损,其中以脾胃、肝肾等脏腑最为常见,疾病性质多以虚证为主,因此治疗多以扶正补虚,兼以祛邪。本例患者自2021 年因劳累出现右睑下垂,自觉眼球活动不受控制,脸部麻木无明显复视,劳累后加重,休息后减轻。后行新斯的明试验阳性,肌电图及肌无力相关抗体检测确证为重症肌无力。该患者待病情好转后自行停药溴吡斯的明,遂出现相关症状入院治疗,诊断为重症肌无力,中度全身型(Ⅱb型)。吞咽梗阻感、全身乏力,舌偏红,苔少,脉细,辨证属气阴亏虚,以补肾滋阴益气为主。

1. 胆碱酯酶抑制剂治疗[1,3]:胆碱酯酶抑制剂的作用机制是通过抑制胆碱酯酶,减慢乙酰胆碱的讲解过程使其突触间隙内的含量增加,延长其停留时间,增强乙酰胆碱与受体间的相互作用,从而改善重症肌无力患者的肌无力症状。最常用的溴吡斯的明是治疗所有类型重症肌无力的一线药物,可缓解、改善大部分重症肌无力患者的临床症状。溴吡斯的明作为重症肌无力患者初始治疗的首选药物,依据病情与激素及其他非激素类免疫抑制剂联合使用。重症肌无力属于慢性难治性免疫疾病,临床容易复发。该患者诊断明确,而患者在未经医师同意的前提下私自停药造成疾病发复发。再次入院使用常规的胆碱酯酶抑制剂溴吡斯的明,辅以中药等治疗方法症状得以缓解。

2. 中药治疗:患者中老年女性,起病证见眼睑下垂,后出现吞咽梗阻感、全身乏力,舌偏红,苔少,脉细。四诊合参,辨病属祖国医学"虚损病"范畴,证属"气阴亏虚"型。《素问·通评虚实论》以"精气夺则虚"概括了虚证病机。《素问·至真要大论》提出治法治则"劳者温之,损者益之"。患者先天不足,加之后天失养,致中焦运化失常,气血生化乏源,中气不足,四肢肌肉失于濡养,故见眼睑下垂、全身乏力。肾主藏精,主咽,主纳气,病久气阴耗伤,肾精不足,咽门失养,故见吞咽梗阻感。舌脉亦为佐证。当治拟补肾滋阴益气。处方中太子参、北沙参益气养阴,生黄芪健脾益气,淮山药补益脾肾,升麻、葛根升阳举陷,仙鹤草补虚,淮小麦养肝、蝉蜕、地龙搜剔通络,合欢米安神,蛇舌草清热解毒,杜仲、补骨脂补肾,附子阳中求阴,肉桂引火下行,焦六曲、陈皮理气消滞,豆蔻化湿,诸药结合,共奏益气养阴,补肾健脾之功。因患者第6天自觉咽干等症状,遂增加玉蝴蝶、玄参,滋阴降火、清肺利咽。

(五) 临床药师评述

(1) 对于使用溴吡斯的明的重症肌无力患者应严格遵照医嘱,定时复诊调整药物剂量,不得擅自调整或停用药物。本病属慢性难治性免疫疾病,临床易反复,远期预后不佳。气血同源,阴阳互根,五脏相关,虚损往往互相影响,使病情也日趋复杂和严重。若顾护正气,则预后可,若正气进一步损耗,日久可发展为喘证、喘脱等。

(2) 使用中药治疗,需特别重视辨证论治。该患者症见全身乏力、吞咽梗阻感,舌偏红,苔少,脉细,辨证属虚劳,气阴亏虚。因此治疗以补肾滋阴益气为主。住院期间为了改善患者咽干等症状,加用了玄参、木蝴蝶。

（3）重视药物的不良反应。使用溴吡斯的明会出现腹泻、恶心、呕吐、胃痉挛等不良反应;大剂量治疗的重症肌无力患者会出现精神异常;对于心绞痛、支气管哮喘、机械性肠梗阻及尿路梗阻患者禁用。此外,溴吡斯的明的吸收、代谢、排泄存在明显的个体差异,剂量需进行调整。中药方剂中附子具有补火助阳、散寒止痛,是回阳救逆的第一要药。附子中含有以乌头碱、中乌头碱等为主的生物碱成分易引起恶心、呕吐、腹痛全身发麻甚至呼吸困难,体温血压下降等神经系统、循环系统及消化系统等不良反应。正确的炮制方式及合理的配伍明显降低其生物碱的含量,减少毒性及不良反应的发生。

（4）药物联合应用。该患者使用的中药方剂中含有附子、肉桂,在用药过程中需关注配伍禁忌,与半夏、白及、白薇、天花粉、瓜蒌(子、皮)、川贝母、浙贝母、赤石脂等及其相关中成药须谨慎配伍使用。

（5）根据重症肌无力不同的临床类型与临床表现、病情程度和不同的病程阶段,依据个体选择有针对性的中西医结合治疗方案,对于中度以上全身型(Ⅱb型)病人,特别是发病在半年至一年的重症肌无力患者,应严密观察病情变化,适时选用类固醇激素及细胞毒制剂等免疫抑制治疗,病情得到基本控制后,中医药辨证论治的协同治疗有利于西药的减量。

二、案例 2

（一）病史摘要

1. **主诉**:双睑下垂 20 余年,加重伴吞咽不畅 5 月。

2. **现病史**:患者 4 岁时,无明显诱因下,双睑下垂,复视,晨轻暮重,当眼科疾病诊治,7 岁时某儿童医院查新斯的明试验(＋),考虑重症肌无力,予溴吡斯的明片治疗,有效。17 岁时,A 院检查发现胸腺增生,行胸腺切除术,术后重症肌无力症情无变化,行激素冲击治疗(最大剂量甲强龙针 1 g/d),初始症情加重,后逐渐好转,激素逐步减量,半年后自行停服所有药物。18 岁时,扁桃体炎症复因工作问题情绪欠佳,出现言久含糊,咀嚼困难,再次前往 A 院就诊,予溴吡斯的明片、硫唑嘌呤片、中药治疗,言久含糊、咀嚼困难好转,仍双睑下垂。2015 年患者备孕自行停服所有药物。2016 年 4 月 9 日产长子后症情无明显变化。2017 年 9 月 15 日产次子后,哺乳疲劳,出现右上肢乏力,拿奶瓶感觉累,2018 年 2 月至北京求诊,重新服用溴吡斯的明片、中药治疗。2019 年 8 月 3 日例假来潮后,双睑下垂进一步加重,入住我科,8 月 17 日起甲强龙针双颞侧各 20 mg/d ＊ 14 天,自诉出院后眼睑有一过性上抬。出院时患者口服泼尼松片 15 mg/d,溴吡斯的明片 60 mg tid po。后患者自行激素减量并停服(具体不详)。2020 年 5 月患者因眼睑下垂加重,予泼尼松片加量至 20 mg/d,因症情改善不显,2020 年 7 月加用他克莫司胶囊,服用 3 月后自行停服他克莫司胶囊,并自行减量激素,2021 年 2 月自行停服。2021 年 9 月患者开始出现四肢乏力,上肢为主,生活自理勉强,刷牙、穿衣、洗澡困难,并逐渐出现言语无力,咀嚼困难,吞咽药片时水涌至口鼻,有时夜间胸闷不适,自行将溴吡斯的明片加量至 60 mg tid po。2021 年 12 月 5 日加用泼尼松片 20 mg/d,2021 年 12 月 16 日加量至 30 mg/d 至今。患者自觉四肢乏力、吞咽不畅感较前稍有减轻。今为求进一步治疗,收入我科。病程中否认关节肿痛,否认肌肉酸痛,否认肌肉萎缩。

3. 既往史:有乙肝小三阳病史;2009 年行右侧腹股沟斜疝手术手术。17 岁时,检查发现胸腺增生,行胸腺切除术。

4. 社会史、家族史、过敏史:无。

5. 查体:T:37℃　P:70 次/分　R:16 次/分　BP:120/70 mmHg。疲劳感明显,双睑下垂,四肢乏力,咀嚼费力,吞咽尚可,无明显呼吸困难。精神可胃纳一般。

6. 望闻问切:神识清楚,目光呆滞,面色萎黄,表情自然,形体匀称,步履自然,声音自然,语言流利,呼吸和顺,气味无殊;舌偏红、苔少、脉弱。

7. 实验室检查及其他辅助检查:窦性心律不齐、ST 段抬高、骨质减少(T 值:－1.5)白细胞 9.5×10⁹/L、淋巴细胞计数 3.68×10⁹/L、单核细胞计数 0.64×10⁹/L、凝血酶时间 17.5 s、总胆红素 25.1 μmol/L、直接胆红素 4.5 μmol/L、总蛋白 61 g/L、载脂蛋白比 3.5、铜蓝蛋白 0.19 g/L、载脂蛋白 E56 mg/L、三碘甲状腺原氨酸 0.92 nmol/L、抗甲状腺过氧化物酶抗体 24.99 IU/ml

8. 专科检查:神清,面部表情尚自然,言语基本清晰,平视右睑遮盖 1/2 瞳孔,左睑遮盖瞳孔大部分,疲劳试验(＋),双眼球居中固定,指测无复视。双睑闭合全,闭目力可。鼓腮不全,触碰无漏气。伸舌出关全,舌抵腮、抵腭基本到位,力可。大口连续饮水 100 ml,无呛咳,无鼻溢、唇溢。咽后壁无分泌物潴留,连续发"啊"5 次,悬雍垂勉强脱离舌面。卧位时颈部可抬离床面,腹式呼吸有力,幅度可。直臂过头,与肩部夹角 60 度,可维持。双手平抬立掌 80 度,反复 10 次后角度递减至 45 度,伴左手无名指轻度下垂。行走步态可,步速正常。起蹲 10 次,第 8 次起有抬臀动作。单侧下肢抬离床面 90 度。双下肢同时抬离床面 90

度,维持 15 秒。握力:右:23.5 kg,左:23.6 kg,氧饱和度:97%。

9. 诊断:西医诊断:①重症肌无力,中度全身型(Ⅱb 型);②胸腺增生术后;③乙型病毒性肝炎(小三阳)。中医诊断:虚劳病(气阴亏虚证)。

(二)用药方案

1. 抗胆碱酯酶抑制剂:溴吡斯的明片 60 mg tid po。

2. 免疫抑制剂:泼尼松片 30 mg qm po。

3. 护胃、减轻激素副作用:雷尼替丁胶囊 1♯ qd po。

4. 改善骨代谢:阿法骨化醇胶囊 0.5 μg qd po。

5. 补钾:氯化钾缓释片 0.5 g qd po。

6. 抗病毒:恩替卡韦片 0.5 mg qd po。

7. 中药方剂:熟地 18 g、坎炁 3 g、生黄芪 15 g、炙黄芪 15 g、升麻 9 g、葛根 15 g、柴胡 9 g、炒白术 12 g、当归 9 g、苍术 9 g、仙灵脾 12 g、白花蛇舌草 15 g、女贞子 9 g、墨旱莲 15 g、郁金 9 g、石菖蒲 9 g、益母草 15 g 等。

(三)监护记录

入院第 2 天:患者在用药过程中未出现不适,症情同前。增加甲泼尼松 20 mg(右)眼周穴位注射;患者舌下络脉紫黯,提示瘀血阻络,予以龙血竭外用活血通络,预防肿胀,继续观察,待实验室检查结果出来进一步拟定诊疗方案。

入院第 3 天:患者实验室指标白细胞 9.5×10^9/L、淋巴细胞计数 3.68×10^9/L、单核细胞计数 0.64×10^9/L、凝血酶时间 17.5 s、总胆红素 25.1 μmol/L、直接胆红素 4.5 μmol/L、总蛋白 61 g/L、载脂蛋白比 3.5、铜蓝蛋白 0.19 g/L、载脂蛋白 E56 mg/L、三碘甲状腺原氨酸 0.92 nmol/L、抗甲状腺过氧化物酶抗体 24.99 IU/ml。激素加量后全身症状较前好转,但眼睑仍下垂,眼球中位固定,拟激素适当加量,行激素眶周穴位注射,注意随访眼压等情况,继续观察患者全身症状有无波动。患者目前激素加量,骨密度提示骨质减少,予阿仑膦酸钠片改善骨代谢。

入院第 8 天:患者疲劳感稍减,双睑下垂,四肢乏力,咀嚼费力,吞咽尚可,无明显呼吸困难,双髋关节不适感较前减轻,0.9%氯化钠注射液 250 ml + 黄芪注射液 20 ml 静滴健脾益气,刺五加注射液 100 ml 静滴 qd 补益肝肾。

入院第 9 天:患者目前服用激素,续予碳酸钙 D3 片补钙;眼球活动受限,加用地龙、川芎活血通络。

入院第 13 天:患者仍有疲劳感、四肢乏力感,双睑下垂,咀嚼费力,症状晨重暮轻,舌偏红,苔少,脉弱。予以参蛤强肌力胶囊(医疗机构制剂):5 粒 bid po,

补肾纳气。

入院第 18 天：患者疲劳感、四肢乏力感较前减轻，双睑稍上抬，症情好转，出院。

（四）案例分析

重症肌无力是一种获得性自身免疫性疾病，临床主要以疲劳、无力为主包括晨轻暮重、活动后加重、休息后减轻等，使用胆碱酯酶抑制剂后症状缓解，辅以糖皮质激素、免疫抑制剂、静脉注射免疫球蛋白以及胸腺切除为主，方案较为明确，虽然治疗方法多样，但是副作用也较多。重症肌无力在中医学中常被定义为痿证、虚劳等。病位在筋脉肌肉，其根源为五脏虚损，其中以脾胃、肝肾等脏腑最为常见，疾病性质多以虚证为主，因此治疗多以扶正补虚，兼以祛邪。本例患者幼年即被诊断为重症肌无力，成年后因发现胸腺增生行胸腺切除术。20 余年间病情反复，多次治疗。服用过乙酰胆碱抑制剂、激素以及非激素类免疫抑制剂，并自行激素减量、加量并停药，依从性较差。此次发病主要表现为四肢乏力，言语无力，咀嚼困难，吞咽不畅，有时夜间胸闷不适，目前使用泼尼松片 30 mg/d，溴吡斯的明 60 mg tid po，为寻求进一步治疗遂来院就诊。初步诊断为重症肌无力，中度全身型（Ⅱb 型）、胸腺增生术后、乙型病毒性肝炎（小三阳）；中医诊断为虚劳病，气阴亏虚证。

1. 中药治疗：患者青年女性，证见双睑下垂，病程中有四肢乏力、言久含糊、吞咽不畅，舌偏红，苔少，脉弱。四诊合参，辨病属祖国医学"虚损"范畴，证属"气阴亏虚"型。患者先天不足，加之后天失养，致中焦运化失常，气血生化乏源，中气不足，四肢肌肉失于濡养，故见眼睑下垂、四肢乏力诸症。肾主藏精，主咽，主纳气，病久气阴耗伤，肾精不足，咽门失养，故见言语含糊、吞咽不畅。舌脉亦为佐证。方中重用熟地（18 克）意在滋补肾阴。精不足者当补之以味，坎炁补精血，为血肉有情之品，以填补下元，助熟地补肾益精，培元治痿。黄芪补中益气，健脾，以助生化之源，寓意于"脾肾交济"。升麻、葛根升阳举陷，柴胡疏肝理气，白术、苍术健脾化湿，当归养血，仙灵脾、巴戟天补肾壮骨，蛇舌草清热解毒，女贞子、旱莲草养血，鸡血藤、益母草活血，杜仲、川断补肝肾、强筋骨，丹参、瓜蒌皮理气活血，郁金、菖蒲化痰开窍，诸药共奏益气养阴，补肾健脾之功。

医疗机构制剂参蛤强肌力胶囊由李庚和教授立方，由人参、蛤蚧、坎炁组成，具有补肾纳气功效，主治重症肌无力肾虚失纳型。参蛤强肌力胶囊化裁于《严式济生方》之名方参蛤散，由人参与蛤蚧研粉相混制成，效能补肺肾定喘嗽。参蛤强肌力胶囊在参蛤散的基础上加坎炁而成。此方君药坎炁填补先天之要药，力专达下焦,填补气之根;臣药蛤蚧以咸平入肺、肾,功专纳气定喘,与君药同为血肉有情之品,补精之不足;并以大补元气、回阳固脱之要药人参相配,在精不足者补之以味的基础上,增形不足者温之以气之功,既速生元气,又亟补肾精,三味药共奏补气助纳之效,直指重症肌无力肾虚失纳、精气衰败、大气下陷之候[4]。此类病症临床亦可以十全大补丸、华佗再造丸等补益类中成药代替。这些药物多具有增强免疫功能等作用,如对抗环磷酰胺所致的外周血细胞下降,胸腺萎缩等;增强巨噬细胞吞噬功能,脾细胞抗体形成等。

女性重症肌无力患者多于男性,月经、妊娠、分娩等因素是诱发或加重女性重症肌无力的独特因素。女性在这些特定的时期,体内激素水平变化很大,可使免疫系统受到干扰,导致重症肌无力病情发生改变。该患者幼年发病,长期服用胆碱酯酶抑制剂、激素等药物。在孕前后期间自行停药,造成疾病的反复甚至加重。李庚和教授认为对于女性患者要注意激素的影响,运用中药治疗时可以选用知母、生地等降低激素副作用,同时可以加入益母草等调经药予以调理,但不以调经为主要目的,兼顾即可[4]。对于应用激素治疗的疾病,在停用或减量使用激素后,中医常以补益类中药辅助治疗,以降低激素的影响,调节人体阴阳平衡。激素多为阳刚之品,长期使用容易引起肾阴亏虚,常有阴虚火旺的表现,因此临床会加用一些滋阴降火的中药如生地、知母、熟地、山药等。减量或停用后易导致肾阳虚衰,患者常会出现肾阳虚、气虚等情况,此时宜增补一些如黄芪、白术、肉苁蓉、菟丝子等补益气血、健脾补肾类的中药。此病例女性患者长期服用激素,配合加用一些生地、知母等滋阴降火的中药能有效地减少激素带来的一些副作用,同时可以缓解患者对于激素副作用而产生的抵触情绪,提高依从性。现代研究发现:生地能对抗连续服用地塞米松后血浆皮质酮浓度的下降,防止肾上腺皮质萎缩;与地塞米松合用能显著升高家兔皮质酮水平,减少激素引起的阴虚阳亢副作用。知母能通过抑制皮质激素在肝中的分解代谢,减缓皮质激素失活的时间[5]。

2. 激素治疗:他克莫司是通过抑制钙神经素发挥免疫调节作用的,耐受性较好,肾毒性较小。目前临床上使用他克莫司治疗重症肌无力的方案及剂量多借鉴器官移植的用药经验,并且容易受个体差异及治疗窗窄等因素影响需要根据患者的情况进行调整。有研究发现他克莫司治疗全身型重症肌无力疗效较好,改善肌无力症状,减少重症肌无力患者危象及再次住院次数;同时临床多与溴吡斯的明合用解决了该药仅能缓解症状,对免疫损伤机制无任何的干预效果,远期疗效不佳等限制,可能是通过促进调节性T细胞的活性以及比例升高,降低自身反应性 T 细胞的激活以及增殖,从而发挥疗效[5,7]。全身型患者的 T 细胞可与所有亚型的乙酰胆碱受体发生反应,并且随着疾病的进展 T 细胞的抗原表位所有组成成分得到扩展。

3. 穴位治疗:穴位注射技术是目前临床常用的一种中医特色内病外治疗法,创立于 20 世纪 50 年代,特别是封闭疗法广泛应用之后,与针灸疗法进行结合。穴位注射是以中医学经络学说、腧穴理论为基础,融合了现代医学注射技术,将适合的药物以适宜的药量注射在特殊穴位上。可供注射的药物包括西药、中药注射剂如维生素、激素、黄芪注射液、复方丹参注射液等。对于重症肌无力患者穴位注射,主穴:脾俞、肾俞、足三里;配穴:眼睑下垂加阳白、合谷;吞咽困难加廉泉、列缺;咀嚼无力加颊车、下关;四肢无力加身柱、命门;呼吸困难加膻中、气海;颈部无力加大椎、风池[8]。穴位注射技术将药物、腧穴及经络有机地结合,使注射在穴位上的药物以经络为载体,直达病所。穴位注射已在内、外、妇、儿、五官、皮肤等科室广泛应用,尤其对于各类疼痛疾病,肢体瘫痪及肌肉萎缩等神经功能障碍性疾病疗效独特。

(五)临床药师评述

(1)中医认为脾胃为后天之本,气血津液生化之源。胃主受纳,脾主运化,脾为胃行其津液,共同完成对水谷等的运化及其精微物质的输布,从而滋养五脏六腑与四肢百骸,若先天禀赋不足,后天失调,或情志刺激,或外邪所伤,或疾病失治、误治,或病后失养,均可导致脾胃虚损,以致脾不升清,胃不降浊,运化失司,精微不化,肌肉筋脉失养而成痿,出现眼睑下垂或肢体无力诸症。在重症肌无力的中西医结合治疗中应坚持辨证论治与辨病论治相结合。注意因人、因时等而异的动态的、个体化病理生理状态及其临床反应,根据其临床证候表现与特征,运用中医学理论进行辨证。同时应注意疾病的发展与演变和治疗过程中中医证候的衍化或转变;同时从现代医学辨病角度出发,还可以根据重症肌无力的病因、发病机制、病理改变等特点,在辨证论治理法方药的基础上,根据中医药现代药理研究,选择具有免疫抑制或免疫调节作用的中药组方等,配伍应用,更能提高临床疗效。

(2)重症肌无力患者焦虑和抑郁发生的情况比较多,重症肌无力患者随着病情的加重甚至生活不能自理,严重影响了正常的生活状态,容易产生焦虑、悲观的情绪。同时长期服药以及带来的副作用降低了医从性,延缓甚至加重了疾病的治疗与恢复。该患者患病时间较长在入院时目光呆滞,在中药方剂中也增加了郁金、石菖蒲等中药化痰开窍,缓解患者悲观、抑郁的情况。对于出现情绪低落、失眠多梦等症状临床还可使用重镇安神(煅龙骨、煅牡蛎等)、宁心安神(酸枣仁、茯神等)进行方剂加减。

(3) 抗胆碱酯酶抑制剂可以使症状在一段时间内缓解,但常伴有胃肠道的不良反应,予以护胃治疗;激素及免疫抑制剂的使用容易出现耐药性从而抵抗,需要一定剂量的维持时间,不得擅自停用或者调整剂量,定期检查他克莫司的血药浓度,避免使用氨基糖苷类抗生素、普萘洛尔、普鲁卡因、氯丙嗪以及各种肌松剂,一旦发生感染慎用大环内酯类、喹诺酮类及林可霉素等抗生素。

(4) 使用中药治疗,需重视辨证论治。该患者症见全身乏力、吞咽梗阻感,舌偏红,苔少,脉弱,辨证属虚劳,气阴亏虚,因此治疗以补肾滋阴益气为主。住院期间为了改善患者眼球活动受限等症状,加用了地龙、川芎以活血通络。待患者病情稳定后中药方剂调整为补中益气方加减(生黄芪、炙黄芪、炒白术、升麻、柴胡、当归、坎炁、鹿角、苍术、仙灵脾、白花蛇舌草、地龙、川芎、鸡血藤、郁金、石菖蒲等)。补中益气方诸药合用使脾胃强健,中气充沛。配伍淫羊藿、白花蛇舌草等能够补肾阳调节免疫;郁金、石菖蒲开郁,散结通窍;地龙、川芎、鸡血藤活血通络,标本兼治。

对于中成药的使用,同样应注重辨证,根据类型及证候选择合适的中成药,将补益肝脾贯穿始终,避免燥热伤阴。脾胃虚损证型宜选用补中益气丸(颗粒、口服液)、参苓白术散(丸)、人参养荣丸等;脾肾阳虚证型宜选用金匮肾气丸;肝肾阴虚证型宜选用六味地黄丸(颗粒、胶囊、片、口服液)、杞菊地黄丸(胶囊、片、口服液)、健步壮骨丸;气血两虚证型宜选用归脾丸(合剂)、参麦注射液;湿邪困脾证型宜选用藿香正气水(丸、颗粒、胶囊、片)。用时应严格遵照说明书功能主治、用法用量在适应证范围内使用以及注意事项合理使用中成药[9]。

(5) 中药饮片超剂量使用的现象普遍存在,中医自古以来有"中医不传之秘在于量",中医的临床疗效与剂量密切相关。目前多以《中国药典》和各地的炮制规范为依据。由于中医本身就属于个体化治疗,将年龄、体质差异、症候、疾病轻重等整体分析,辨证用药。超剂量使用在古籍经典中也广泛存在,不能片面仅以超剂量来判定处方的合理性。在临证时,医家常出于医者本职,根据患者病情,在自己临床经验和掌握中药的知识基础上,超剂量使用某些中药或增大处方剂量,使得病药相应。超剂量应用,特别是有毒药,需熟知中药的四气五味、归经,各适应证等;参考现代药理毒理,注意煎药方法,掌握去毒的配伍,重视特殊的服药方法[10]。作为药师从医院用药安全管理出发,超剂量使用中药饮片,尤其是有毒中药,须提醒甚至是拒绝调配。

(6) 他克莫司的吸收会受到食物的影响,因此需要在空腹状态下使用,建议在清晨服用;不得压碎、咀嚼或掰开后服用,以免引起毒副作用。他克莫司有增加皮肤癌的风险,因此需要采取防晒措施。用药期间避免饮酒或含有酒精的饮料以及食用葡萄柚及其制品;避免驾驶或操作机器。他克莫司可能降低激素类避孕药的清除导致激素暴露量增加

(7) 利妥昔单抗和依库珠单抗是目前被批准并推荐的两款免疫治疗药物,分别靶向 B 细胞和补体。利妥昔单抗对于难治性抗乙酰胆碱受体抗体阳性重症肌无力的疗效不肯定,可以作为使用其他重症肌无力症状与免疫抑制治疗失败或者不能耐受其他重症肌无力症状与免疫抑制治疗时的一种治疗选择。依库珠单抗应用于治疗严重的难治性乙酰胆碱受体抗体阳性全身型重症肌无力;由于缺少依库珠单抗与其他治疗药物在治疗费用和疗效方面的比较数据,因此应在尝试使用其他免疫治疗药物后不能达成治疗目标时,再考虑使用依库珠单抗[11]。

(王嵩 李国文 黄瑾 何志高)

参考文献

[1] 中国免疫学会神经免疫分会.中国重症肌无力诊断和治疗指南(2020 版)[J].中国神经免疫学和神经病学杂志,2021,28(1):1-12.

[2] 中华中医药学会.痿病(重症肌无力)中医诊疗方案(2018 版).http://www.cacm.org.cn/2018/11/30/2946.

[3] Keesey JC. Clinical evaluation and management of myasthenia gravis [J]. Muscle Nerve, 2004,29(4):484-505.

[4] 盛昭园.李庚和学术经验集[M].北京:科学出版社.2021:74-75,78-79.

[5] 章少华,田鑫,罗敏.具类激素样作用的植物类中药的研究现状[C].全国中医药防治老年病学术交流会.全国中医药防治老年病学术交流会论文集,西安,2011:101-103.

[6] 董海,刘勇,刘磊,等.他克莫司治疗全身型 MG 疗效和安全性分析[J].脑与神经疾病杂志,2021,29(4):227-231.

[7] 韩雪,王登宇,于垚.他克莫司联合溴吡斯的明对重症肌无力的疗效及机制探索[J].神经损伤与功能重建,2020,15(2):120-122.

[8] 李方,李忠伟.补中益气汤内服配合中药制剂穴位注射治疗重症肌无力 62 例[J].安徽中医临床杂志,2001,13(1):40.

[9] 庞浩龙,贡联兵.重症肌无力中成药的合理应用[J].人民军医,2015,58(12):1465-1466.

[10] 刘华平,李兆荣,吴涛,等.浅谈超剂量使用中药饮片[J].中医药导报,2015,21(16):50-51.

[11] 李建萍.《重症肌无力管理国际共识指南:2020 更新版》解读[J].神经病学与神经康复学杂志,2021,17(1):32-37.

第十三章

结直肠癌

第一节　疾　病　概　述

一、定义及诊断

(一) 西医

1. 定义

结直肠癌指原发于结肠和直肠的肿瘤,属消化道恶性肿瘤中较为常见的一种,也是临床最常见的恶性肿瘤之一。直肠癌发病部位的发病率依次为直肠、乙状结肠、盲肠、升结肠、降结肠及横结肠。结直肠癌大多数为腺癌,少数为鳞状上皮癌及黏液癌,可以通过淋巴、血液循环及直接蔓延等途径,播散到其他组织和脏器。

2. 诊断要点

(1) 症状:早期可能无明显症状,但病情发展到一定程度才出现临床症状,主要有下列表现。

① 排便习惯与粪便性状改变。多以血便为突出表现,血便颜色多因肿瘤破溃出血,暗红或鲜红,量一般不多,间歇出现;或有痢疾样脓血便;有时表现为顽固性便秘,大便形状变细。

② 腹痛。多见于右侧结直肠癌,表现于右侧钝痛,或同时涉及右上腹、中上腹。

③ 腹部肿块。常以右半结肠癌多见(95%),初期推之可活动,侵及周围组织后固定。

④ 直肠肿块。多经直肠指诊发现,质地坚硬,表面呈结节状,常伴有肠腔狭窄。直肠指诊可检出低位直肠癌、肛管癌。

⑤ 全身状况。可有贫血、低热,多见于右侧结直肠癌,晚期患者有进行性消

瘦、恶病质、腹水等。

（2）影像学诊断。通过肠镜直视，观察肿瘤位置、侵犯范围、瘤缘与肛缘距离，并可做病理采样检查，或冲刷做脱落细胞学检查，90%以上的结直肠癌可确诊。CT、MRI 及 PET-CT 检查可以很好地显示肿瘤的大小、部位、形态及与周围组织的关系，判断有否淋巴结受累及远处脏器转移等，为判断肿瘤分期，了解周围组织转移情况，制订治疗计划和判断预后提供依据。

（3）病理学诊断。病理活检明确占位性质是结直肠癌的确诊依据。通过病理学检查可判定结直肠癌分类，确定侵犯范围和手术切缘情况。获取病理学标本的手段主要有活检取材、内镜下切除标本和手术标本。如确定为复发或转移性结直肠癌，应检测肿瘤组织 K-ras 基因状态。

（二）中医

1. 定义：在中医古籍文献中并无"肠癌"病名，结直肠癌属于"肠蕈""积聚""脏毒""锁肛痔""肠风""下痢""肠癖"等疾病范畴。

2. 症候诊断：临床上结直肠癌虚实夹杂，可数型并见。根据患者临床表现，既往研究基础，结合文献报道以及国内中医肿瘤专家意见，结直肠癌可分为以下8 种证候要素：

（1）气虚证

主症：神疲乏力，少气懒言，腹部隐痛，喜热喜按；或大便不畅，数日不通；或虽有便意，但解之困难；或不时欲便，大便时干时溏。

主舌：舌淡胖。

主脉：脉虚。

或见症：食欲不振，食后作胀，面色萎黄。

或见舌：舌边齿痕，苔白滑，薄白苔。

或见脉：脉沉细，脉细弱，脉沉迟。

（2）阴虚证

主症：五心烦热，口咽干燥，大便干结，腹部隐痛。

主舌：舌红少苔。

主脉：脉细数。

或见症：消瘦乏力，低热盗汗，头晕耳鸣，心烦少寐，腰膝酸软；大便形状细扁，或带黏液脓血。

或见舌：舌干裂，苔薄白或薄黄而干，花剥苔，无苔。

或见脉：脉浮数，脉弦细数，脉沉细数。

（3）阳虚证

主症：面色㿠白，畏寒肢冷，大便溏薄。

主舌：舌淡苔白。

主脉：脉沉迟。

或见症：腰膝酸软，畏寒肢冷，四肢不温，小便清长，或夜尿频多，面色苍白，少气乏力，纳食不振或五更泄泻，或大便失约，时时流出黏液；或脐周作痛，肠鸣则泻，泻后痛减。

或见舌：舌胖大苔滑。

或见脉：脉细弱。

（4）血虚证

主症：面色无华，头晕眼花，爪甲色淡，腹痛绵绵。

主舌：舌淡。

主脉：脉细。

或见症：面色萎黄，唇甲不华，少气乏力，神疲懒言，大便秘结难下，往往数周一次；或大便变形，或带黏液脓血，肛门空坠。

或见舌：苔白，苔薄白。

或见脉：脉沉细，脉细弱。

（5）痰湿证

主症：胸脘痞闷，恶心纳呆，腹痛便溏。

主舌：舌淡苔白腻。

主脉：脉滑或濡。

或见症：身目发黄而晦暗，口淡不渴，胸脘痞闷，口黏纳呆，头身困重。

或见舌：舌胖嫩，苔白滑，苔滑腻，苔厚腻，脓腐苔。

或见脉：脉浮滑，脉弦滑，脉濡滑，脉濡缓。

（6）血瘀证

主症：腹部疼痛，刺痛固定，拒按肌肤甲错，泻下脓血色紫黯、量多，里急后重。

主舌：舌质紫黯或有瘀斑、瘀点。

主脉：脉涩。

或见症：可触及固定不移的包块。

或见舌：舌胖嫩，苔白滑，苔滑腻，苔厚腻，脓腐苔。

或见脉：脉沉弦，脉结代，脉弦涩，脉沉细涩，牢脉。

（7）热毒证

主症：口苦身热，尿赤便结，大便脓血。

主舌：舌红或绛，苔黄而干。

主脉：脉滑数。

或见症：里急后重，面赤身热，口臭唇疮，小便短赤，或大便脓血腥臭，干结，数日不通；腹中胀痛，疼痛拒按；或泻下如注，泻出黄色水便或带黏液或带脓血或血水样便，秽臭异常，肛门灼痛。

或见舌：舌有红点或芒刺，苔黄燥，苔黄厚黏腻。

或见脉：脉洪数，脉数，脉弦数。

（8）气滞证

主症：腹部胀满，痛无定处。

主舌：舌淡黯。

主脉：脉弦。

或见症：情绪抑郁或急躁易怒，喜太息，胃脘嘈杂，暖气频繁，大便多日不通，后重窘迫，欲便不得；腹部胀痛，泻后不减或加重；脘腹胀满或胀痛。

或见舌：舌边红，苔薄白，苔薄黄，苔白腻或黄腻。

或见脉：脉弦细。

3. 辨证方法

（1）符合主症 2 个，并见主舌、主脉者，即可辨为本证；

（2）符合主症 2 个，或见症 1 个，任何本证舌、脉者，即可辨为本证；

（3）符合主症 1 个，或见症不少于 2 个，任何本证舌、脉者，即可辨为本证。

二、药物治疗

（一）西医治疗

结直肠癌的西医治疗手段有手术、化疗、放疗、生物靶向治疗及免疫治疗等。外科手术为最主要治疗手段，可切除无转移的结肠癌，切除方式为局部结肠及区域性淋巴结的整块切除。化疗的主要作用有：术前缩瘤降期，以方便后续手术治疗；根治术后用以减少复发转移及晚期的姑息化疗。主要治疗药物为氟尿嘧啶、卡培他滨、奥沙利铂、西妥昔单抗、贝伐珠单抗，其他尚有呋喹替尼、瑞戈非尼等。

（二）中医治疗

对于接受手术、放疗、化疗、靶向治疗且具备治疗条件的结直肠癌患者，可以采用中西医结合的治疗方式。根据治疗的不同阶段，中医有以下 5 种治疗方法。

1. 中医防护治疗

适应人群:围手术期、放化疗、靶向治疗期间的患者。

治疗原则:以扶正为主。

治疗目的:减轻手术、放化疗、靶向治疗等治疗手段引起的不良反应,促进机体功能恢复,改善症状,提高生存质量。

治疗手段:辨证汤药,加口服中成药,加中药注射剂及其他中医治法。

治疗周期:围手术,或与放化疗、靶向治疗等同步。

2. 中医加载治疗

适应人群:有合并症,老年 PS 评分 2,不能耐受多药化疗而选择单药化疗的患者。

治疗原则:以祛邪为主。

治疗目的:提高治疗疗效。

治疗手段:中药注射剂,加辨证汤药,加口服中成药及其他中医治法。

治疗周期:与化疗同步。

3. 中医巩固治疗

适应人群:手术后无需辅助治疗或已完成辅助治疗的患者。

治疗原则:扶正祛邪。

治疗目的:防止复发转移,改善症状,提高生存质量。

治疗手段:辨证汤药,加口服中成药,加中药注射剂及其他中医治法。

治疗周期:3 个月为 1 个治疗周期。

4. 中医维持治疗

适应人群:放化疗后疾病稳定的带瘤患者。

治疗原则:扶正祛邪。

治疗目的:抑制肿瘤生长,延缓疾病进展,提高生存质量,延长生存时间。

治疗手段:中药注射剂,加辨证汤药,加口服中成药及其他中医治法。

治疗周期:2 个月为 1 个治疗周期。

5. 单纯中医治疗原则

适应人群:不适合或不接受手术、放疗、化疗或靶向治疗的患者。

治疗原则:扶正祛邪。

治疗目的:控制肿瘤生长,减轻症状,提高生存质量,延长生存时间。

治疗手段:中药注射剂,加口服中成药,加辨证汤药及中医其他疗法。

治疗周期:2 个月为 1 个治疗周期。

第二节　常用治疗药物

一、西医治疗方案

(一) 潜在可切除组治疗

常用药物及推荐顺序见表 13 - 1。

表 13 - 1　结直肠癌潜在可切除组西医治疗给药方案

Ⅰ级推荐	Ⅱ级推荐	Ⅲ级推荐
FOLFOX/FOLFIRI＋西妥昔单抗(2A 类)	FOLFOX/CAPEOX/FOLFIRI ±贝伐珠单抗(2A 类)； FOLFOXIRI±贝伐珠单抗(2A 类)	FOLFOXIRI ± 西妥昔单抗(2B 类)
FOLFOX/CAPEOX/FOLFIRI ±贝伐珠单抗(2A 类)； FOLFOXIRI±贝伐珠单抗(2A 类)	CAPEOX(2A 类)； FOLFOX/FOLFIRI±西妥昔单抗(2B 类)	
FOLFOX/CAPEOX/FOLFIRI ±贝伐珠单抗(2A 类)； FOLFOXIRI±贝伐珠单抗(2A 类)	FOLFOX/CAPEOX/FOLFIRI (2A 类)	
帕博利珠单抗(1A 类)		

(二) 姑息治疗组常用方案

常用药物及推荐顺序见表 13 - 2。

表 13 - 2　结直肠癌姑息治疗组西医治疗给药方案

Ⅰ级推荐	Ⅱ级推荐	Ⅲ级推荐
帕博利珠单抗(1A 类)		
FOLFOX/FOLFIRI±西妥昔单抗(1A 类)； CAPEOX(1A 类)	FOLFOX/CAPEOX/ FOLFIRI±贝伐珠单抗（1A 类)； FOLFOXIRI±贝伐珠单抗(1B 类)	瑞戈非尼(1A 类)； 呋喹替尼(1A 类)； 曲氟尿苷替匹嘧啶(1A 类)

续表

Ⅰ级推荐	Ⅱ级推荐	Ⅲ级推荐
FOLFOX/CAPEOX/FOLFIRI±贝伐珠单抗（1A类）	FOLFOXIRI±贝伐珠单抗（1B类）；FOLFOX/FOLFIRI±西妥昔单抗（贝伐珠单抗有禁忌者）（2A类）	抗HER2治疗（HER2扩增）（2B类）；曲氟尿苷替匹嘧啶+贝伐珠单抗（2B类）
氟尿嘧啶类单药±贝伐珠单抗（1A类）	西妥昔单抗单药（左半结直肠）（2B类）；减量的两药化疗FOLFOX/FOLFIRI±西妥昔单抗（2B类）减量的两药化疗FOLFOX/CAPEOX/FOLFIRI±贝伐珠单抗（2B类）	
FOLFOX/CAPEOX/FOLFIRI±贝伐珠单抗（1A类）	FOLFOXIRI±贝伐珠单抗（1B类）	其他局部治疗（3类）
氟尿嘧啶类单药±贝伐珠单抗（1A类）	减量的两药化疗FOLFOX/CAPEOX/FOLFIRI±贝伐珠单抗（2B类）	其他局部治疗（3类）

二、中医治疗方案

中医治疗方案常见表 13-3。

表 13-3 结直肠癌围手术期中医防护治疗常用中成药

用药时段	药物名称	中医治则	治疗目的
手术后至接受辅助放化疗之前，或手术后1～2个月内，无需辅助放化疗者	健脾益肾颗粒/冲剂	健脾益肾	防护（促进术后康复，改善乏力等脾肾亏虚症状）
	贞芪扶正胶囊/颗粒	补气养阴	防护（促进术后康复，改善乏力、食欲不振等脾胃气虚症状）
	参芪扶正注射液	益气扶正	防护（促进术后机体功能恢复，缓解气虚症状）
	补中益气丸	补中益气，升阳举陷	防护（促进术后康复，改善乏力、食少腹胀等脾胃虚弱症状）

用药时段	药物名称	中医治则	治疗目的
	八珍颗粒	补气益血	防护(促进术后机体功能恢复,缓解气血两亏,面色萎黄,食欲不振,四肢乏力等症)
	十全大补丸	温补气血	防护(促进术后康复,改善乏力、头晕等气血亏虚症状)
	平消胶囊/片	活血化瘀,止痛散结,清热解毒,扶正祛邪	中医巩固(维持)治疗(预防术后复发或转移,减轻症状)
	消癌平片	清热解毒,化痰软坚	中医巩固(维持)治疗(预防术后复发或转移,减轻症状)
	华蟾素片	解毒,消肿,止痛	中医巩固(维持)治疗(预防术后复发或转移,减轻症状)

表 13-4　结直肠癌放疗期间中医治疗常用中成药

用药时段	药物名称	中医治则	治疗目的
放疗期间	复方苦参注射液	清热利湿,凉血解毒,散结止痛	加载治疗(增强放疗近期疗效,减轻放疗毒副作用)
	康莱特注射液	益气养阴,消瘀散结	加载治疗(提高放疗敏感性,增强放疗疗效,缓解气阴两虚、脾虚湿困证,并有抗恶病质和止痛作用)
	养阴生血合剂	养阴清热,益气生血	防护(提高放疗完成率,减轻放疗引起的阴虚内热,气血不足,口干咽燥,倦怠无力,便秘、小便黄赤等症)
化疗期间	复方苦参注射液	清热利湿,凉血解毒,散结止痛	加载治疗(增强化疗疗效,减轻不良反应)
	艾迪注射液	清热解毒、消瘀散结	
	华蟾素注射液/胶囊	解毒,消肿,止痛	
	通关藤注射液	扶正固本,活血止痛,清热解毒,软坚散结	

续表

用药时段		药物名称	中医治则	治疗目的
		康莱特注射液	益气养阴,消癥散结	加载治疗(增强化疗疗效,减轻化疗毒副作用,提高免疫功能)
		参一胶囊	培元固本,补益气血	加载治疗(增强化疗疗效,减轻化疗引起的气虚症状)
		鸦胆子油乳注射液	清热,解毒消癥	加载治疗(提高化疗敏感性,增强化疗疗效)
		参芪片	补气养血,健脾益肾	防护治疗(提高化疗完成率,减轻化疗引起的气虚症状)
		八珍颗粒	补气益血	防护(提高化疗完成率,减轻化疗引起的气血两亏,面色萎黄,食欲不振,四肢乏力等症)
不适合或不接受手术、放疗、化疗、靶向治疗者	祛邪	华蟾素注射液/胶囊/口服液	清热解毒,消癥散结	控制肿瘤,延缓疾病进展,提高免疫功能
		复方苦参注射液	清热利湿,散结止痛	控制肿瘤,改善造血功能,增强机体免疫力,缓解疼痛
		鸦胆子油乳注射液/软胶囊/口服液	清热,解毒消癥	控制肿瘤,改善造血功能,缓解脑转移等症
		榄香烯注射液	逐瘀利水	控制肿瘤,延缓疾病进展,缓解胸腔积液、脑转移等症
		参莲胶囊/颗粒	清热解毒、活血化瘀、软坚散结	控制肿瘤,延缓疾病进展,缓解气血淤滞、热毒内阻
	扶正	参芪扶正注射液	益气扶正	调节免疫,缓解气虚症状
		贞芪扶正胶囊/颗粒	补气养阴	调节免疫,缓解气阴不足,乏力,食欲不振等症
		健脾益肾颗粒/冲剂	健脾益肾	调节免疫,缓解脾肾虚弱,乏力,腰膝酸软等症
	扶正祛邪	康莱特注射液/软胶囊	益气养阴,消癥散结	控制肿瘤,延缓疾病进展,缓解气阴两虚、脾虚湿困等症
		艾迪注射液	清热解毒,消癥散结	控制肿瘤进展,提高免疫功能
		复方斑蝥胶囊	破血消瘀、攻毒蚀疮	控制肿瘤,延缓疾病进展,缓解毒瘀互结等症

三、主要治疗药物

(一) 氟尿嘧啶

1. **适应证:**用于结肠癌、直肠癌、胃癌、乳腺癌、卵巢癌、绒毛膜上皮癌、恶性葡萄胎、头颈部鳞癌、皮肤癌、肝癌、膀胱癌等。

2. 用法用量：对造血功能和营养状态良好的病人，推荐剂量为静注每日 12 mg/kg，每日最大剂量为 800 mg。注射 4 d 后，如未发现毒性，接着改为 6 mg/kg 剂量，隔日 1 次，共用 4 次。

3. 注意事项：肝功能明显异常；周围血白细胞计数低于 3 500/mm³、血小板低于 5 万/mm³ 者；感染、出血（包括皮下和胃肠道）或发热超过 38℃ 者；明显胃肠道梗阻；脱水或（和）酸碱、电解质平衡失调者慎用。用药期间不宜驾驶车辆、操作机械或高空作业。

（二）卡培他滨

1. 适应证：用于晚期乳腺癌和结、直肠癌。可作为蒽环类和紫杉类治疗失败后的乳腺癌解救治疗。

2. 用法用量：口服按体表面积一日 2 500 mg/m²，分 2 次口服，于饭后半小时用水吞服，连用 14 日，休息 7 日，21 日后重复应用。根据患者情况和不良反应调整剂量。联合用药时剂量可酌减。

3. 注意事项：肌酐清除率 30～50 ml/min 者慎用。轻至中度肝功能障碍者慎用，妊娠及哺乳期妇女禁用。

（三）奥沙利铂

1. 适应证：用于经治疗失败后的结直肠癌转移的患者，可单独或联合氟尿嘧啶使用。

2. 用法用量：辅助治疗时，奥沙利铂推荐剂量为 85 mg/m²，静脉滴注，每 2 周重复 1 次。共 12 个周期（6 个月）。治疗转移性结直肠癌，奥沙利铂的推荐剂量为 85 mg/m²，静脉滴注，每 2 周重复 1 次。应按照病人的耐受程度进行剂量调整。奥沙利铂应在输注氟尿嘧啶前给药。将奥沙利铂溶于 5% 葡萄糖溶液 250～500 ml 中（以便达到 0.2 mg/ml 以上的浓度），持续输注 2～6 小时。奥沙利铂主要用于以 5-FU 续输注为基础的联合方案中。在双周方案中，5-氟尿嘧啶采用推注与持续输注联合的给药方式。

3. 注意事项：对铂类衍生物有过敏者禁用、妊娠及哺乳期间慎用。

（四）西妥昔单抗

1. 适应证：本品单用或与伊立替康（irinotecan）联用于表皮生长因子（EGF）受体过度表达的，对以伊立替康为基础的化疗方案耐药的转移性直肠癌的治疗。

2. 用法用量：起始剂量为 400 mg/m²，滴注时间 120 分钟，滴速应控制在

5 ml/min 以内。维持剂量为一周 250 mg/m², 滴注时间不少于 60 分钟。提前给予 H1 受体阻断剂, 对预防输液反应有一定作用。使用前勿振荡、稀释。

3. **注意事项**: 使用本品前应进行过敏试验, 静脉注射本品 20 mg, 并观察 10 分钟以上, 结果呈阳性的患者慎用, 但阴性结果并不能完全排除严重过敏反应的发生。本品常可引起不同程度的皮肤毒性反应, 此类患者用药期间应注意避光。轻至中度皮肤毒性反应无需调整剂量, 发生重度皮肤毒性反应者, 应酌情减量。研究发现妇性患者的药物清除率较男性低 25%, 但疗效和安全性相近, 无需根据性别调整剂量。因本品能透过胎盘屏障, 可能会损害胎儿或影响妇性的生育能力, 故孕妇及未采取避孕措施的育龄妇女慎用。因本品可通过乳汁分泌, 故哺乳期妇女慎用。在本品对儿童患者的安全性尚未得到确认前, 儿童禁用。严重的输液反应发生率为 3%, 致死率低于 0.1%。其中 90% 发生于第 1 次使用时, 以突发性气道梗阻、荨麻疹和低血压为特征。因部分输液反应发生于后续用药阶段, 故应在医生监护下用药。发生轻至中度输液反应时, 可减慢输液速度或服用抗组胺药物, 若发生严重的输液反应需立即停止输液, 静脉注射肾上腺素、糖皮质激素、抗组胺药物并给予支气管扩张剂及输氧等治疗。部分患者应禁止再次使用本品。此外, 在使用本品期间如发生急性发作的肺部症状, 应立即停用, 查明原因, 若确系肺间质疾病, 则禁用并进行相应的治疗。

(五) 贝伐珠单抗

1. **适应证**: 转移性结直肠癌, 贝伐珠单抗联合以 5-FU 为基础的化疗适用于转移性结直肠癌患者的治疗。

2. **用法用量**: 采用静脉注射的方式给药, 首次静脉输注时间需持续 90 分钟。如果第一次输注耐受性良好, 则第二次输注的时间可以缩短到 60 分钟。如果患者对 60 分钟的输注也具有良好的耐受性, 那么随后进行的所有输注都可以用 30 分钟的时间来完成。建议持续贝伐珠单抗的治疗直至疾病进展为止。

3. **注意事项**: 在采用贝伐珠单抗治疗时, 患者发生胃肠道穿孔的风险可能增加; 发生了气管食管 (TE) 瘘或任何一种 4 级瘘的患者, 应该永久性的停用贝伐珠单抗; 采用贝伐珠单抗治疗的患者出血的风险加大; 观察到高血压的发生率有所升高; 患者可能面临着发生包括肺栓塞在内的静脉血栓栓塞性事件的风险; 在患有临床明显心血管疾病或先前曾经患有充血性心力衰竭的患者中, 采用贝伐珠单抗治疗时应该慎重。贝伐珠单抗可能对伤口愈合产生不良影响; 临床试验结果显示在接受贝伐珠单抗与化疗联合治疗的患者中, 蛋白尿的发生率高于那些只接受化疗的患者。有关贝伐珠单抗对驾驶和使用机器的能力的影响还没有进行过研究。但是,没有证据表明贝伐珠单抗治疗可能增加导致驾驶或机器操作能力削弱的或者导致心智能力下降的不良时间的发生率。

(六) 呋喹替尼

1. 适应证:适用于既往接受过氟尿嘧啶类、奥沙利铂和伊立替康为基础的化疗,以及既往接受过或不适合接受抗血管内皮生长因子(VEGF)治疗、抗表皮生长因子受体(EGFR)治疗(RAS 野生型)的转移性结直肠癌(mCRC)患者。

2. 用法用量:每次 5 mg(1 粒,每粒含 5 mg 呋喹替尼),每日 1 次;连续服药 3 周,随后停药 1 周(每 4 周为一个治疗周期)。本品可与食物同服或空腹口服,需整粒吞服。建议每日同一时段服药,如果服药后患者呕吐,无需补服;漏服剂量,不应在次日加服,应按常规服用下一次处方剂量。

3. 注意事项:对本品任何成分过敏者禁用。严重活动性出血、活动性消化道溃疡、未愈合的胃肠穿孔、消化道瘘患者禁用。重度肝肾功能不全患者禁用。妊娠、哺乳期妇女禁用。

(七) 瑞戈非尼

1. 适应证:适用于治疗既往接受过以氟尿嘧啶、奥沙利铂和伊立替康为基础的化疗,以及既往接受过或不适合接受抗 VEGF 治疗、抗 EGFR 治疗(RAS 野生型)的转移性结直肠癌(mCRC)患者。

2. 用法用量:160 mg(4 片,每片含 40 mg 瑞戈非尼),每日一次,于每一疗程的前 21 天口服,28 天为一疗程。应在每天同一时间,在低脂早餐(脂肪含量 30%)后随水整片吞服。患者不得在同一天服用两剂药物以弥补(前一天)漏服的剂量。如果服用瑞戈非尼后出现呕吐,同一天内患者不得再次服药。

3. 注意事项:对活性物质或辅料有超敏反应的患者。

(八) 参芪扶正注射液

1. 适应证:用于气虚证肺癌、胃癌的辅助治疗。与化疗合用有助于提高疗效、保护血象。提高气虚患者免疫功能、改善气虚症状及生存质量。

2. 用法用量:静滴 250 ml/次,1 次/日,疗程 21 天;与化疗合用,在化疗前 3 天开始使用,疗程可与化疗同步结束。

3. 注意事项:①本品不良反应包括十分罕见的过敏性休克,应在有抢救条件的医疗机构使用,使用者应接受过过敏性休克抢救培训,用药后出现过敏反应或其他严重不良反应须立即停药并及时救治。②严格按照药品说明书规定的功能主治使用,本品应辨证用于气虚证者,禁止超功能主治用药。③严格掌握用法用量。按照药品说明书推荐剂量使用药品。不超剂量、疗程、过快滴注和长期连续用药。④本品为中药注射剂,保存不当可能会影响药品质量;用药前和配制后及使用过程中应认真检查本品及滴注液,发现药液出现浑浊、沉淀、变色、结晶等药物性状改变以及瓶身有漏气、裂纹等现象时,均不得使用。⑤严禁混合配伍,谨慎联合用药。本品应单独使用,禁忌与其他药品混合配伍使用。如确需要联合使用其他药品时,应谨慎考虑与本品的间隔时间以及药物相互作用等问题。⑥用药前应仔细询问患者情况、用药史和过敏史。过敏体质者、有出血倾向者、肝肾功能异常患者、老人、哺乳期妇女、初次使用中药注射剂的患者应慎重使用,如确需使用请遵医嘱,并加强监测。⑦目前尚无儿童应用本品的系统研究资料,不建议儿童使用。⑧临床应用时滴注不宜过快,以每分钟 40～60 滴为宜,年老体弱者以每分钟 40 滴为宜。⑨加强用药监护。用药过程中,应密切观察用药反应,特别是开始 30 分钟(首次用药建议滴速小于 30 滴/分钟)。发现异常,立即停药,采用积极救治措施,救治患者。⑩上市后监测数据显示,本品涉及出血报告,建议在临床使用过程中注意监测。

(九) 复方斑蝥胶囊

1. 适应证:破血消瘀,攻毒蚀疮。用于原发性肝癌、肺癌、直肠癌、恶性淋巴瘤、妇科恶性肿瘤等。

2. 用法用量:口服。一次 3 粒,一日 2 次。

3. 注意事项:糖尿病患者及糖代谢紊乱者慎用。

(十) 艾迪注射液

1. 适应证:清热解毒,消瘀散结。用于原发性肝癌,肺癌,直肠癌,恶性淋巴瘤,妇科恶性肿瘤等。

2. 用法用量:静脉滴注。一次 50～100 ml,以 0.9%氯化钠或 5～10%葡萄糖注射液 400～450 ml 稀释后使用,一日 1 次。30 天为一疗程。

3. 注意事项:首次用药应在医师指导下,给药速度开始 15 滴/分,30 分钟后如无不良反应,给药速度控制 50 滴/分。如有不良反应发生应停药并作相应处理。再次应用时,艾迪注射液用量从 20～30 ml 开始,加入 0.9%氯化钠注射液或 5%～10% 葡萄糖注射液 400～450 ml,同时可加入地塞米松注射液 5～10 mg。因本品含有微量斑蝥素,外周静脉给药时注射部位静脉有一定刺激,可在静滴本品前后给予 2%利多卡因 5 ml 加入 0.9%氯化钠注射液 100 ml 静滴。

(十一) 云芝糖肽胶囊

1. 适应证:补益精气,健脾养心。对细胞免疫功能和血象有一定的保护作用。用于食管癌、胃癌及原发性肺癌患者放、化疗所致的气血两虚、心脾不足证。

2. 用法用量：口服。一次 3 粒，一日 3 次。

3. 注意事项：请遵医嘱

（十二）复方皂矾丸

1. 适应证：温肾健髓，益气养阴，生血止血。用于再生障碍性贫血，白细胞减少症，血小板减少症，骨髓增生异常综合征及放疗和化疗引起的骨髓损伤、白细胞减少属肾阳不足、气血两虚证者。

2. 用法用量：口服，一次 7～9 丸，一日 3 次，饭后即服。

3. 注意事项：忌茶水

第三节　中西医结合规范化药学监护要点

在结直肠癌药物治疗方案确定过程中，药学监护主要的工作包括：

适应证和禁忌证的审核、药物的选择以及剂量和给药途径的确定、药物不良反应的监护、药物相互作用的监护（西药和中药、西药和中成药、西药和西药、中药和中成药）。通过医生与药师的探讨沟通，制订合理的个体化治疗方案。

一、治疗监护

（一）疗效监护评估

1. 西医疗效监护评估：①观察患者使用化疗药、靶向药物、免疫药物后的治疗效果；②服用止呕药物后，呕吐次数是否减轻、持续时间是否延长；③服用改善造血功能的药物后，临床指标是否有回升；④实验室血常规检查、胸片等检查结果是否提示改善。

2. 中医疗效监护评估：①闻诊：患者呕吐是否改善；②望诊：观察患者的神色形态乏力是否有改善；患者既往脾胃功能是否有改善；观察患者舌苔、舌色、舌质的变化；③问诊：询问患者的寒热、出汗情况、二便情况、有胃脘痞满的患者用药后是否有改善。

（二）不良反应监护评估

监测患者用药后可能出现不良反应的体征和症状、实验室血常规检查、肝肾等生化检测结果，服用化疗药、靶向药、免疫药物、中药后可能出现的过敏（皮疹）反应，以及消化系统（恶心、呕吐、腹泻、胃部不适、腹胀、腹泻、便秘等）、血液系统（白细胞、红细胞、血小板减少）、神经系统（头痛、头晕、癫痫、精神错乱、神志不清、嗜睡、焦虑、兴奋、抑郁、睡眠不佳等)、肝肾功能(尿素氮、血肌酐、胆红素、AST 及 ALT 水平升高)等不良反应。

二、预防复发和并发症

结直肠癌形成"肿瘤病"的癌毒,由痰毒、瘀毒、湿毒、热毒等邪毒胶结而成,邪毒并非普通的痰、瘀、湿、热等实邪,而是这些实邪聚久积甚而成。西医治瘤,中医治人,优势互补。整体中医药进行结直肠癌综合治疗时,西医规范治疗作为基础,中医药则作为具有个性化的补充治疗。结直肠腺瘤及早期结直肠癌切除后,防止复发,推荐控制发病危险因素,应注意保持适中的体重指数(18.5~23.9)和体型(女性腰围<80 cm,男性腰围<85 cm),戒烟戒酒,减少红肉及加工肉的摄入,增加膳食纤维的摄取,规律运动等。

第四节 典型案例

一、案例1

(一)病史摘要

1. **主诉**:肠癌术后 3 年半,肝转移射频消融术后 3 月。

2. **现病史**:患者 2016 年 3 月无明显诱因下出现间断解便带血,为鲜血便,量不大,无明显腹痛、腹胀,无恶心、呕吐,无里急后重,无黑便、呕血,未予重视,2016 年 9 月患者自觉症状加重,遂于当地医院就诊,行肠镜检查(某市人民医院)示"距肛缘 3~8 cm 见直肠占位性病变,表面结节状,表面溃破,覆污秽苔,累及管壁超过 1/3,管腔稍狭窄",病理示腺癌。2016 年 9 月患者于上海某医院就诊,查下腹部增强 CT,显示"直肠周围及右侧肠系膜区多发稍大淋巴结,右肾错构瘤,双肾多发囊肿,右肾小结石",盆腔 MRI 示"直肠占位,符合直肠癌改变,盆腔内、双侧腹股沟数枚小淋巴结"。经多学科会诊(MDT)讨论,进行辅助化疗;依据 FOWARC 研究,于 2016 年 9 月 29 日、2016 年 10 月 12 日、2016 年 10 月 24 日、2016 年 11 月 07 日,予以 mFOLFOX6 新辅助方案化疗(奥沙利铂 150 mg d1,5-Fu 720 mg d1, CF 500 mg d1,5-FU 4 300 mg civ 46 h),后于 2016 年 11 月 30 日进行 L-ISR+末端回肠造口术,术后病理显示,直肠癌根治标本中少量中分化腺癌残留(直径约 0.2 cm),周围瘤床纤维化,可见坏死及小灶钙化,较多炎性细胞浸润，符合化疗后改变。上切端、下切端补充切除标本、基底切缘等均未见癌组织累及，肠旁淋巴结 13 枚未见癌转移。2016 年 12 月 27 日至 2017 年 04 月 05 日，进行术后辅助化疗，化疗方案同术前。2020 年 05 月复查发现肝转移，2020 年 06 月 07 日进行肝转移灶射频消融。2020 年 6 月 19 号病理检查报告，病理诊断：蜡块；KRAS、NRAS、PIK3CA、BRAF 未检测到突变。2020 年 06 月 24 日进行化疗：西妥昔单抗 800 mg ivgtt + 奥沙利铂 190 mg d1 + CF 770 mg d1 + 5-Fu 770 mg d1/4 600 mg civb 46 h。因患者化疗后消化道反应严重，2020 年 07 月 09 日、2020 年 07 月 24 日、2020 年 08 月 07 日、2020 年 08 月 21 日减量化疗：西妥昔单抗 800 mg ivgtt + 奥沙利铂 150 mg d1 + CF770 mg d1 + 5-Fu770 mg d1/4 600 mg civ 46 h，化疗后患者无明显不适。出院前予硫培非格司亭一级预防骨髓抑制。末次评估时间是 2020 年 8 月，评估结果为 SD。此次为行继续化疗入院。

刻下：神清，精神可，手足皮肤皲裂，乏力，胃纳尚可，二便调，夜寐一般。近期体重无明显变化。

3. 既往史：有高血压病史，平规律服用苯磺酸氨氯地平加培哚普利，否认糖尿病病史。

4. 社会史、家族史、过敏史：无。

5. 查体：体温：36.7℃，脉搏：79 次/分，呼吸：21 次/分，血压：157/75 mmHg。神志清楚，发育正常，营养良好。步入病房，自主体位，对答切题，查体合作。双肺呼吸音粗，干湿罗音未及。全腹平坦，腹部见陈旧性手术疤痕，愈合良好。肠鸣音 4 次/分，无亢进或减弱。

6. 望闻切诊：望诊：患者神色：少神。形态：行动自如。语声：响亮。气息：均匀。闻诊：未闻及异常语气、异常气息。切诊：左寸口细脉。右寸口细脉。

7. 实验室检查及其他辅助检查：2016 年 11 月 30 日行 L-ISR + 末端回肠造口术后病示："直肠癌根治标本"：少量中分化腺癌残留（直径约 0.2 cm），周围瘤床纤维化，可见坏死及小灶钙化，较多炎细胞浸润，符合化疗后改变；上切端、"下切端补充切除标本"、基底切缘，均未见癌组织累及；肠旁淋巴结 13 枚未见癌转移。2020 年 6 月 7 日行肝转移灶射频消融。2020 年 6 月 19 日病理检查报告：M2020-2657 KRAS、NRAS、PIK3CA、BRAF 未检测到突变。

8. 诊断：西医诊断：①直肠恶性肿瘤（术后肝转移 Ⅳ 期 KRAS、NRAS、BRAF 野生型）；②高血压。中医诊断：①锁肛痔病；②气滞血瘀证。

（二）用药方案

1. 肿瘤治疗：西妥昔单抗 800 mg d1 ivgtt；注射用奥沙利铂 150 mg d1 ivgtt 氟尿嘧啶注射液 770 mg iv d1；氟尿嘧啶注射液 4 600 mg civ b46 h 微量泵注；注射用亚叶酸钙 770 mg iv d1。

2. 中药辅助肿瘤治疗：艾迪注射液 qd-80 ml/ivgtt；参麦注射液 qd-60 ml ivgtt

3. 升血小板：重组人血小板生成素 qd-15 000 U sc；重组人白介素-11 qd-1.5 mg sc

4. 护胃治疗：奥美拉唑肠溶胶囊 0 mg qd po。

5. 止吐治疗：地塞米松注射液 10 mg iv，盐酸异丙嗪注射液 25 mg im，注射用福沙匹坦双葡甲胺 150 mg iv，盐酸帕洛诺司琼注射液 0.25 mg iv。

6. 神经保护作用：牛痘疫苗接种家兔炎症皮肤提取物注射液 9 mg ivgtt。

7. 中药方剂：扶中消积方（黄芪 12 g、白术 12 g、灵芝 9 g、薏苡仁 30 g）加减加上茯苓 12 g、山药 15 g、六神曲炭 12 g、葛根 30 g、升麻 9 g、虎杖 12 g、当归 9 g、川芎 9 g、白花蛇舌草 15 g、全蝎 1.5 g、莪术 9 g、黄精 9 g、甘草 6 g、野蔷 15 g、炒稻芽 12 g、炒麦芽 12 g、桑葚子 9 g、枸杞子 15 g。口服，一日 2 次，每次 150 ml。

8. 中药外用制剂：蒸敷方（威灵仙 15 g、当归 20 g、红花 20 g、接骨木 30 g、络石藤 20 g、独活 15 g、羌活 15 g、香加皮 30 g、虎杖 30 g、桂枝 20 g、徐长卿 15 g、积雪草 15 g）。外用，一日 2 次，熏蒸后使用。

9. 出院带药教育：

① 复方皂矾丸-200 mg×72 粒。

用法用量：7～9 丸 tid po。

注意事项：服用本品期间忌茶水。

② 黄芪颗粒无糖型（15 g/袋）

用法用量：1 袋 bid po。

（三）监护记录

入院第 1 天：患者辅检提示：血小板计数 57×10^9/L；血小板平均体积 9.5 fl；患者血小板偏低，予重组人血小板生成素和重组人白介素 11 进行升血小板治疗。（重组人血小板生成素 qd-15 000 U sc，重组人白介素-11 qd-1.5 mg sc）

入院第 2 天：治疗较前补充调整：继续升血小板治疗。

入院第 4 天：患者血小板上升，辅检提示：血小板计数 72×10^9/L；血小板平均体积 9.9 fl；排除禁忌，昨日续行化疗：西妥昔单抗 800 mg ivgtt + 奥沙利铂

150 mg d1 + CF 770 mg d1 + 5-Fu 770 mg d1/4 600 mg civ 46 h。

入院第 5 天：患者病情稳定、无不适症状，出院。

（四）案例分析

患者确诊为肠癌，现处于术后辅助化疗阶段，本阶段主要关注患者化疗后的疾病控制、化疗效果、不良反应的干预和预防等。该患者术前给予 mFOLFOX6 新辅助方案化疗，后行 L-ISR + 末端回肠造口术，术后方案同前，后复查发现肝转移，行肝转移灶射频消融。术后根据病理报告，行化疗：mFOLFOX6 + 西妥昔单抗方案，因患者上次化疗后消化道反应严重行减量化疗，化疗后患者无明显不适。本次入院后发现患者血小板偏低，予以纠正，后续行化疗方案，患者无殊后出院。

1. 化疗方案

该患者临床诊断为：术后肝转移 Ⅳ 期 KRAS、NRAS、BRAF 野生型，结合中国临床肿瘤学会（CSCO）直肠癌诊疗指南和说明书推荐选用西妥昔单抗联合 mFOLFOX6 方案治疗 k-ras 野生型晚期结直肠癌。目前有多个研究显示该方案对于癌症患者缓解率和生存率明显提高。其中 TAILOR 是一项开放性、随机、多中心、三期试验，其比较了西妥昔单抗联合 FOLFOX-4（实验组）与单独 FOLFOX-4（对照组）在 mCRC 患者一线治疗中的疗效，数据显示实验组和对照组的 PFS（是指从入组开始到肿瘤进展或死亡之间的时间），即实验的主要终点的比较为 9.2 和 7.4 个月且统计值 $P < 0.05$，证明实验组的效果优于对照组。实验组和对照组的总生存期-OS（是指从随机化开始至因任何原因引起死亡的时间），即实验的主要终点的比较为 20.7 和 17.8 个月且统计值 $P < 0.05$，同样也证明实验组的效果优于对照组。该实验中的次要终点，客观缓解率-ORR（指肿瘤缩小达到一定量并且保持一定时间的病人比例，包括 CR + PR 的病例），得到的结果分别为 61.1% 和 39.5%，$P < 0.05$，结果同上述，共同证明了西妥昔单抗联用下的疗效。此外，另有研究报道比较了西妥昔单抗联合 mFOLFOX6 方案（联合组）进行治疗和单独接受 mFOLFOX6 方案化疗（对照组）的结直肠癌肝转移患者的临床疗效，将两组达到 PR 和 SD 的患者用药前后的肿瘤标记物 CEA 和 CA199 下降的值分别进行 t 检验，且将肝脏转移灶 CT 值进行比较，P 均 < 0.05，结果显示西妥昔单抗组的疗效和缩小肝脏转移灶的效果均优于单用 mFOLFOX6 化疗方案，并且增加了不可切除结直肠肝转移患者转化可切除的机会，进一步提高了 R0 切除率。

西妥昔单抗是一种重组的人鼠嵌合 IgG1 单克隆抗体，具体药理机制为通过与表皮生长因子受体 EGFR 的胞外激酶特异性结合，竞争性抑制 EGFR 和其他配体的结合,从而阻断内源性配体介导的 EGFR 信号传导通路,达到抑制细胞生长,诱导凋亡,控制肿瘤。综上所述,并根据西妥昔单抗联合 mFOLFOX6一线治疗 K-Ras 野生型晚期结直肠癌肝转移患者,使用联合方案的患者能够获得较好的临床缓解率及更高的肝切除率,提高疾病无进展时间,其不良反应较轻易耐受,但临床上仍要结合患者病程进展及各项实验室检查和身体耐受程度。

2. 骨髓抑制的纠正

该患者入院后完善各项检查,显示红细胞计数 $3.67×10^{12}$/L、血红蛋白 114 g/L,血小板计数 $57×10^9$/L 其血小板偏低,其化疗方案为 mFOLFOX6 方案,考虑为前次化疗后由奥沙利铂的不良反应所致,其血液毒性会造成红细胞、中性粒系细胞、血小板等下降,且与氟尿嘧啶合用时该毒性增强,影响治疗效果,当血小板计数在 $10×10^9$/L - <$75×10^9$/L 需要使用重组人白介素 11 或重组人血小板生成素进行升血小板治疗,血小板回至合格范围后续行化疗方案。

肿瘤化疗相关性血小板减少症(CIT)是指抗肿瘤化疗药物对骨髓巨核细胞产生抑制作用,导致外周血中血小板计数低于 $100×10^9$/L。CIT 为最常见的化疗相关性血液学毒性之一,可增加出血风险、延长住院时间、增加医疗费用,严重时可导致死亡。CIT 可导致化疗剂量强度降低、时间推迟,甚至治疗终止,从而影响抗肿瘤效果,对患者的长期生存产生不利影响。临床研究表明重组人血小板生成素(rhTPO)是一造血因子,能显著刺激血小板生成,增加患者外周血小板计数,且对其形态与功能无任何影响,特异性的升高血小板。而重组人白细胞介素 11(rhIL-11)由骨髓基质细胞产生,可以直接刺激骨髓造血干细胞和祖细胞的增殖,诱导巨核细胞的成熟及分化,刺激血小板增生,增加体内血小板数量,临床也广泛用于治疗血小板减少症。而两种药物在临床上的具体疗效,一项关于重组人血小板生成素与重组人白细胞介素 11 合用后治疗恶性实体瘤化疗后血小板减少的临床疗效比较研究表明患者通过注射合用后血小板计数都显著升高,显示两种制剂均能有效治疗恶性实体瘤化疗所致血小板减少症,两者毒副反应均比较轻微,患者可以耐受。但重组人血小板生成素较重组人白介素 11 能更为明显地减少血小板降低程度和持续时间,切该制剂作用强、效率高。但实际临床治疗过程中往往采用两药联用的方式,尹预真等报道临床上两药联用相较于使用单一药物,其血小板平均计数更高,所用恢复时间和疗程更短。而该患者采用该方案后三天后血小板计数上升至 $72×10^9$/L,可见其效果佳,两药连用后其用量相对减少,但是否可以减少相对应的不良反应则需要更多的研究和临床实践去证实。

3. 消化道反应的纠正

患者行 mFOLFOX + 西妥昔单抗方案后发生严重消化道不良反应,该方案属于中度致呕风险,对于此风险的静脉化疗方案导致的化疗相关性恶心呕吐(CINV)首先推荐给与 5-HT3 RA + DXM ± NK-1 RA ± 劳拉西泮进行预防性止吐,故予患者止吐药为地塞米松 + 帕洛诺司琼 + 福沙匹坦,辅以护卫、营养神经预防神经毒性及胃肠道毒性的发生,同时减量化疗。奥沙利铂和西妥昔单抗都会引起胃肠道反应,造成恶心、呕吐、腹泻等症状,当其与氟尿嘧啶联用时这些副作用会显著增加,呕吐严重的患者建议给与预防性止吐用药如帕洛诺司琼、昂丹司琼等。一般腹泻则可以给与患者洛哌丁胺首剂 4 mg,以后每 2 小时 2 mg,严重腹泻时若易蒙停治疗失败推荐使用奥曲肽 100～150 μg,皮下注射 Q8 h,同时需注意电解质平衡。该次化疗一切顺利,患者自述呕吐等胃肠反应较上次有减轻,患者身体无异常予以出院,出院时嘱咐患者注意奥沙利铂的不良反应,勿食生冷食物,根据自身情况加强身体锻炼。

(五) 药师评述

(1) 评估诊疗过程。整个诊疗过程对化疗方案选择及相关不良反应的处理得当,患者在化疗过程中耐受良好。而对于中药临床药师应更多注重于研究和观察中草药及中药注射剂等对于增加化疗疗效方面及减轻化疗药物毒副反应的具体临床疗效,以及如何提高患者生活质量的应用。

(2) 重视化疗药物可能存在的不良反应。不良反应会显著影响患者生活质量和药物耐受,还会使治疗中断。一般化疗药物都会引起如骨髓抑制、消化道反应、心脏毒性、肝肾功能损害等毒副作用。患者实行 mFOLFOX6 + 西妥昔单抗联合方案,相较于仅使用 mFOLFOX6 化疗方案,导致的常见毒副作用如:骨髓抑制导致的血小板、白细胞下降,胃肠道反应(呕吐、腹泻),神经毒性等发生率和发生程度没有明显的改变,但多个报道都证实患者加用西妥昔单抗后导致痤疮样皮疹的发生率较高,通常在用药后 2 周内出现,皮疹多以颜面部、头颈部和胸背部之多,严重的可遍布四肢及全身,可表现为小丘疹或脓疹。但 Cunningham 等研究提示:皮疹的出现与客观疗效有着明显的相关性,出现皮疹者与未出现皮疹者的有效率在西妥昔单抗与化疗联合组 25.8% 对 6.3%(P:0.005),西妥昔单抗单药组为 13.0% 对 0。而张海燕等报道指出皮疹可作为判断西妥昔单抗治疗疗效的早期参考指标;同时皮疹病人的中位 OS 高于非皮疹病人,表明皮疹是预测使用西妥昔单抗预后的敏感因素。综上所述表明出现痤疮样皮疹的患者使用该药抗肿瘤的有效率较强,且皮疹的严重程度预示着缓解率升高和生存期延长。

因此考虑对于发生皮疹的患者应积极予以对症处理,避免停药。有报道指出可以使用维生素 k1 乳膏进行可降低晚期结直肠癌患者西妥昔单抗所致痤疮样皮疹严重程度,减少患者心理痛苦,同时不影响西妥昔单抗的抗肿瘤疗效,避免减量治疗。

（3）分析中药在肿瘤的运用。中医学认为肿瘤形成是正气不足,后邪气踞之所致,而且正气虚伴随肿瘤发生、发展、治疗、预后全过程。中医药治疗肿瘤基本法则是扶正固本,其主要特点就是提高机体免疫力,通过扶正固本,诱导、分化、增殖免疫细胞,减轻手术和放、化疗引起的创伤及免疫抑制,具有明显优势。结、直肠癌术后患者不仅有脾虚症状表现,而且还有腑实证候。随着肠癌靶向药物的应用,晚期肠癌患者的总体生存期较前已有明显延长,近年来免疫治疗的兴起为晚期肠癌治疗又提供了新的方向。

（4）中药注射剂对于癌症治疗的具体机制。现临床逐渐使用中药注射剂结合化疗治疗中晚期结直肠癌,中药注射剂可减轻化疗毒副作用,使治疗效果增强,减轻患者症状,提高患者生活质量等。艾迪注射剂由斑蝥、人参、刺五加、黄芪组成,具有清热解毒,消瘀散结的功效。用于原发性肝癌、肺癌、直肠癌、恶性淋巴瘤、妇科恶性肿瘤等。现代研究表明斑蝥具有攻毒蚀疮、逐瘀散结、抗肿瘤的作用同时其还能刺激骨髓细胞 DNA 合成,能升高白细胞增强机体免疫功能。人参中的人参皂苷等成分能抗肿瘤,调节中枢系统的生理功能,提高机体免疫功能,保护和刺激骨髓的造血功能。黄芪中化学成分主要有黄芪多糖、黄酮类及黄芪甲苷等,具有增强造血功能,抗氧化、抗肿瘤、抗病毒调节免疫的功效。刺五加主要化学成分多种糖苷,具有抗肿瘤、镇静、调节免疫功能增加代谢和促进组织再生的功效。诸药合用具有抗肿瘤增加患者免疫功能的疗效。结合说明书,患者用量为 80 ml-qd, 0.9%NS 无异常。同时有研究表明,艾迪注射液对晚期结肠癌手术患者机体免疫功能的影响,发现将艾迪注射液用于晚期结肠癌手术有助于缓解机体免疫功能损伤,可以提升化疗效果。参麦注射液由红参、麦冬组成。具有益气固脱,养阴生津,生脉的功效。能提高肿瘤病人的免疫机能,与化疗药物合用时,有一定的增效作用,并能减少化疗药物所引起的毒副反应。现代研究发现红参含有的皂苷、挥发油及黄铜成分能调节神经、促进机体 RNA 和 DNA 的合成,增强机体对特异性刺激的适应能力,减少患者的疲劳感等。麦冬中水溶性多糖具有抗缺氧和免疫促进作用,同时还具有保护心血管,延缓衰老,增进免疫功能。结合说明书,患者用量 60 ml-qd, 5%GS 静滴无异常。有研究中发现参麦注射液具有养阴的功效,人参和麦冬中有效成分可以很好地抑制血管生成作用,对待患者的肝癌细胞没有明显的抑制作用,它可以明显地改善患者的临床症状,联合FOLFOX化疗方案治疗可以更好地提高患者术后治疗的有效率和生活质量评分,降低患者的毒副反应发生率。

二、案例2

(一) 病史摘要

1. **主诉**:直肠癌术后4月余。

2. **现病史**:2021年6月患者出现排便习惯改变,排气时伴大便排出,大便形态变细,色黄,伴大便表面带血,每日排便2~3次,有里急后重、排便不尽感。2021年7月6日某医院行肠镜检查,显示直肠距肛门10 cm处,见一肿块菜花状占肠腔一周,边缘不规则隆起,镜下诊断直肠CA。病理提示直肠腺上皮高级别上皮内瘤变。术前评估完善后,2021年7月13日行腹腔镜直肠根治术(DIXON),术中探查见:肿块位于腹膜反折水平,侵犯浆膜,系膜内可见明显肿大淋巴结,术顺。【术后病理】(2021-61425)直肠肿瘤位于腹膜返折:腹膜反折处,切除标本长度:15.0 cm,肿瘤距离:肿瘤距上切缘:9.0 cm;肿瘤距下切缘:3.0 cm,肿瘤大体类型:溃疡型,肿瘤大小:3.0×3.0×0.7 cm,组织学类型:腺癌,组织学分级:中-低分化,浸润深度:浸润至浆膜层,脉管内癌栓:(+),神经侵犯:(+),标本上切缘:(−),另送下切缘:(−),淋巴结转移情况:肠旁淋巴结1/10见癌转移,另见癌结节3枚。【免疫组化】(I2021-13442):肿瘤细胞CDX-2(+),MLH1(蛋白表达),PMS2(蛋白表达),MSH2(蛋白表达),MSH6(蛋白表达),EGFR(+),P53(突变型),Ki67(约30%+);原位杂交EBER(−)。根据指南,排除禁忌,2021年8月19日、2021年9月10日行术后辅助化疗:奥沙利铂200 mg d1+卡培他滨1500 mg bid po∗14d q3w。后于当地化疗2周期。此次为续行化疗入院。

3. **既往史**:高血压病史,服用比索洛尔0.25 mg qd,西尼地平0.5 mg qd,否认其他内科疾病史。

4. **社会史、家族史、过敏史**:无。

5. **查体**:体温:36.8℃,脉搏:69次/分,呼吸:16次/分,血压:133/77 mmHg,一般情况可。

6. **望闻问切**:患者神色:少神;形态:行动自如;语声:响亮;气息:均匀;舌象:舌质:色淡红,行如常,态柔软灵活;舌苔:色白,质薄。问诊:患者神清,精神可,大便多,小便正常,夜眠可,体重无明显改变。脉象:左寸口细脉。右寸口细脉。

7. **实验室检查及其他辅助检查**:【血常规】中性粒细胞计数$1.46×10^9$/L,红

细胞计数 $2.96×10^{12}/L$,血红蛋白 98 g/L,血小板计数 $60×10^{9}/L$。【生化】丙氨酸氨基转移酶 70 IU/L,天门冬氨酸氨基转移酶 65 IU/L。

8. 诊断:中医诊断:①锁肛痔病;②气血两虚证。西医诊断:①结肠息肉(摘除术后);②手术后恶性肿瘤化学治疗;③直肠恶性肿瘤(低分化腺癌 pT3N2M0 ⅢB 期 PS1 分)。

(二) 用药方案

1. 中成药辅助肿瘤治疗:

5%葡萄糖注射液(250 ml)250 ml×1 袋 250 ml ivgtt qd。

参麦注射液 20 ml/支 60 ml ivgtt qd。

2. 改善血液系统骨髓抑制的药物:

重组人血小板生成素注射液 15 000 U/瓶 15 000 U sc qd。

人粒细胞刺激因子注射液 100 μg/盒 100 μg sc qd。

盐酸异丙嗪注射液 25 mg/支 12.5 mg im qd。

3. 止吐治疗:地塞米松注射液 10 mg iv,注射用福沙匹坦双葡甲胺 150 mg iv,盐酸帕洛诺司琼注射液 0.25 mg iv;奥美拉唑肠溶胶囊 20 mg qd po。

4. 中药汤剂:拟失笑散汤合扶中消积汤加减:党参 12 g 黄芪 9 g 白术 15 g 茯苓 15 g 蒲黄 30 g 五灵脂 9 g 当归 9 g 郁金 9 g 红藤 15 g 拔契 15 g 灵芝 9 g 南方红豆杉 1 g 陈皮 6 g 佛手 6 g 仙鹤草 15 g 鸡血藤 15 g 山楂 15 g 麦芽 15 g 稻芽 15 g 鸡内金 9 g。

5. 肿瘤治疗:奥沙利铂 150 mg d1 ivgtt 卡培他滨早 3 粒晚 2 粒 po×14 d q3w。

6. 改善肝功能异常:5%葡萄糖注射液(250 ml)250 ml×1 袋 250 ml ivgtt qd 异甘草酸镁注射液 50 mg/支 50 mg ivgtt qd

7. 出院带药

表 13-5 出院带药

药品名称	每次用量(多少片)	每日给药次数(给药时间)	给药途径	注意事项
肠内营养粉剂	4 勺	3 次	口服	/
卡培他滨	早 3 粒晚 2 粒	2 次	口服	使用卡培他滨的患者发生手足综合征,多数副反应可以消失,但需要暂时停止用药或减少用量

续表

药品名称	每次用量（多少片）	每日给药次数（给药时间）	给药途径	注意事项
螺旋藻胶囊	4 粒	3 次	口服	/
藿香正气软胶囊	4 粒	2 次	口服	饮食清淡

（三）监护记录

入院第 2 天：患者血常规指标明显好转，白细胞计数 13.44×10^9/L，中性粒细胞计数 10.16×10^9/L，红细胞计数 2.82×10^{12}/L，血红蛋白 102 g/L，血小板计数 70×10^9/L。丙氨酸氨基转移酶 50 IU/L，天门冬氨酸氨基转移酶 40 IU/L。患者肝功能指标有所好转，停保肝药物。患者本次入院后Ⅲ度血小板下降伴Ⅱ度粒缺，已有所纠正。

入院第 3 天：考虑患者高龄，4 周期双药化疗后，且有乏力，本次Ⅲ度血小板下降伴Ⅱ度粒缺已纠正后，考虑继续实施化疗方案，但是化疗剂量应下降 20%，给予奥沙利铂 150 mg d1 ivgtt + 卡培他滨早 3 粒 晚 2 粒 po×14 d q3w。嘱化疗前后避免接触金属及冷水，静脉化疗前给予三联止吐，立再适营养保护神经。

入院第 4 天：患者病情稳定，未诉明显不适，出院。

（四）案例分析

结合中国临床肿瘤学会（CSCO）直肠癌诊疗指南，行一线 xelox 方案，应奥沙利铂 130 mg/m^2 d1，静脉滴注 2 小时 + 卡培他滨每次 1000 mg/m^2 d1~d14，口服每日 2 次，每三周重复，共 8 个周期。本次行息肉摘除术，入院后Ⅲ度血小板下降伴Ⅱ度粒缺，4 周期双药化疗后，且有乏力，患者体表面积为 1.67 m^2 本次剂量下降 20%，结合患者实际情况，给予奥沙利铂 150 mg d1 ivgtt + 卡培他滨早 3 粒晚 2 粒 po×14 d q3w。奥沙利铂为中度致呕化疗药，根据《NCCN 临床实践指南》静脉化疗前给予三联 NK-1 受体拮抗剂、5-HT3 受体拮抗剂 + 地塞米松可以降低呕吐发生率。具体为地塞米松磷酸钠注射液 5 mg/支 7.5 mg iv qd + 注射用福沙匹坦双葡甲胺 150 mg ivgtt qd 氯化钠注射液 0.9%（250 ml）250 ml×1 袋/袋 150 ml ivgtt qd + 盐酸帕洛诺司琼 0.5 mg iv qd 化疗前 1 h，并以奥美拉唑肠溶胶囊 20 mg po qd 抑酸护胃。对于消化道不良反应，该患者的中药方剂中使用了山楂、麦芽、稻芽、鸡内金等健脾益气，改善消化道不适症状。除此之外，藿香正气软胶囊在出院后，针对患者化疗后引起口苦、胃肠道不适也有一定的改善作用。奥沙利铂致末梢神经炎为剂量限制性、蓄积性、可逆性，约 12% 患者发生过Ⅲ度感觉性神经系统。主要表现为肢体麻木和感觉迟钝,发生于咽部和口角,受凉可诱发或加重病情。感觉异常可在治疗休息期间减轻,但在累积剂量>800 mg/m²(6个周期时),有可能导致永久性感觉异常和功能障碍。蓄积性迟发型感觉障碍一般在停药会逐渐恢复,通常中位恢复期为15周。既往未接受治疗的转移性结直肠癌患者所有级别神经病变的发生率为82%,3/4级为19%;既往接受过治疗患者所有级别的为74%,3/4级为7%。对于奥沙利铂引起的神经毒性,也可以使用外敷中药予以改善,使用红花、当归等外用活血化瘀止痛的中药热敷,也可改善局部神经毒性。该患者入院时出现轻度肝功能存在异常,在其既往接受的化疗治疗中,卡培他滨主要有肝脏毒性,该患者使用5%葡萄糖注射液(250 ml)250 ml×1袋/袋250 ml静滴 qd 天晴甘美(异甘草酸镁注射液)50 mg/支50 mg静滴 qd,改善肝功能异常。而对于未出现肝功能异常的化疗患者并不需要进行保肝或者预防性治疗。因此,患者治疗方案合理。

(五)药师评述

1. 治疗工作总结

临床药师在本次治疗中参与药物治疗工作的总结:

(1)初始治疗方案及化疗方案进行合理性分析,进行药物监护计划,此次用药合理。患者入院后完善相关检查,评估未见肿瘤复发及转移,11.16肠镜复查后行息肉摘除术,患者本次入院后Ⅲ度血小板下降伴Ⅱ度粒缺,给予瑞白,特比澳纠正骨髓抑制,考虑高龄以及草酸铂药物神经毒性,4周期双药化疗后,且有乏力,本次剂量下降20%,11.17实际给予奥沙利铂150 mg d1 ivgtt +卡培他滨早3粒晚2粒 po×14 d q3w。静脉化疗前给予三联止吐,立再适营养保护神经。

(2)密切观测患者化疗时不良反应情况,监测药物相关不良反应相关症状、体征、实验室检查结果,整个化疗过程中患者为出现相关不良反应。患者入院时丙氨酸氨基转移酶70 IU/L,天门冬氨酸氨基转移酶65 IU/L,肌酐63 μmol/L,肾功能正常,因此给予天晴甘美保肝。参麦注射液用药过程中,应密切观察用药反应,特别是开始30分钟,发现异常,立即停药,采用积极救治措施,救治患者。

(3)临床药师的工作主要是参与查房,对患者实施用药监护,观察患者用药有无不良反应的发生,并指导患者合理用药。患者入院后肝功能异常,给予天晴甘美保肝,但发生轻度不良反应,双下肢小腿处皮疹,嘱咐患者购买保护皮肤屏障的润肤乳,一天多次涂抹,缓解症状。该患者为直肠恶性肿瘤术后,按照结肠癌一线治疗方案,行 xelox 方案,入院后伴Ⅲ度血小板下降和Ⅱ度粒缺,纠正骨髓抑制,考虑患者高龄以及草酸铂药物神经毒性因此本次剂量下降20%,用药合理。指导患者出院后的用药教育及生活教育,交待患者密切观察自身情况,注意下次续化疗时间。

(4)患者出院后针对乏力、营养状态不良等问题,使用肠内营养粉剂改善营养状态,同时使用螺旋藻胶囊,益气养血,化痰降浊。用于气血亏虚,头晕头昏,四肢倦怠,食欲不振;病后休虚,贫血,营养不良属上述证候者。

2. 中药治疗总结

中药治疗:党参 12 g 黄芪 9 g 白术 15 g 茯苓 15 g 蒲黄 30 g 五灵脂 9 g 当归 9 g 郁金 9 g 红藤 15 g 菝葜 15 g 灵芝 9 g 南方红豆杉 1 g 陈皮 6 g 佛手 6 g 仙鹤草 15 g 鸡血藤 15 g 山楂 15 g 麦芽 15 g 稻芽 15 g 鸡内金 9 g。方中,以党参、黄芪为君,益气健脾,扶助中焦气血生化;臣以白术、茯苓健脾气,化湿浊;当归、蒲黄、郁金、五灵脂行气化瘀;红藤、菝葜、灵芝、南方红豆杉消积抗瘤;佐以陈皮、佛手理气消滞;仙鹤草、鸡血藤养血补血;山楂、二芽、鸡内金健脾消食。全方以益气,补血,健脾为主,抗癌消积为用,攻补兼施,为化疗期基本方,目的是缓解化疗期间患者乏力、骨髓抑制等不良反应。

3. 关注患者药物相互作用

奥美拉唑通过 CYP2C19 和 CYP3A4 代谢,故如果联合应用抑制 CYP2C19 或 CYP3A4 的活性药物(如克拉霉素和伏立康唑)可能降低奥美拉唑的代谢速率,进而导致奥美拉唑血药浓度升高。同样如果联用可以诱导 CYP2C19 和/或 CYP3A4 的活性药物(如利福平和贯叶连翘)则可以使奥美拉唑代谢速率增加,进而导致奥美拉唑血药浓度降低。

(马诗瑜 卞晓岚 黄瑾 翟东霞)

参考文献

[1] 中国肿瘤协会 CSCO 结直肠癌诊疗指南 2022

[2] Qin S, Li J, Wang L, et al. Efficacy and Tolerability of First-Line Cetuximab Plus Leucovorin, Fluorouracil, and Oxaliplatin (FOLFOX-4) Versus FOLFOX-4 in Patients With RAS Wild-Type Metastatic Colorectal Cancer: The Open-Label, Randomized, Phase Ⅲ TAILOR Trial [J]. J Clin Oncol. 2018,36(30):3031-3039.

[3] 徐宇.西妥昔单抗联合 mFOLFOX6 治疗结直肠癌肝转移近期疗效观察[D].大连医科大学,2012.

[4] 朱方,张全安,郑勤,等.西妥昔单抗联合 mFOLFOX6 一线治疗 k-ras 野生型结直肠癌肝转移临床疗效观察[J].中华临床医师杂志(电子版),2013,7(19):8593-8596.

[5] 徐瑞华,石远凯,冯继锋,等.中国肿瘤化疗相关性血小板减少症专家诊疗共识(2019 版)[J].中国医学前沿杂志(电子版),2020,12(01):51-58.

［6］魏阳,周行,周进,等.特比奥与巨和粒治疗恶性实体瘤化疗后血小板减少的临床疗效比较[J].当代医学,2017,23(30):60-63.

［7］尹预真,叶丽霖,杨静,等.重组人血小板生成素联合重组人白介素-11 治疗恶性肿瘤放化疗后血小板下降的临床效果[J].武汉大学学报(医学版)2014,35(06):967-968.

［8］上海市抗癌协会癌症康复与姑息专业委员会.化疗所致恶心呕吐全程管理上海专家共识(2018 年版)[J].中国癌症杂志,2018,28(12):946-960.

［9］林云安,曹小飞,赵美玲,等.XELOX 与 mFOLFOX6 化疗方案对晚期结直肠癌患者血液系统及血清 CEA、CA199 水平的影响[J].卫生职业教育,2021,39(03):155-157.

［10］张园园.mFOLFOX6 方案治疗中晚期结直肠癌的疗效及安全性分析[J].中国医药科学,2020,10(22):17-20.

［11］Cunningham D,Humblet Y,Siena S,et al. Cetuximab monotherapy and cetuximab plus irinotecan in irinotecan-refractory metastatic colorectal cancer［J］. N Engl J Med,2004,351(4):337-345.

［12］Shin F,Takayuki A,Yoshihiro M. Resection of synchronous liver matastasis from colorectal cancer［J］.Jpn J Clin Oncol,2000,30:7-11.

［13］张海燕,林清榕,杨眉.西妥昔单抗所致痤疮样皮疹对晚期结直肠癌病人生活质量和疗效的影响[J].全科护理,2021,19(34):4854-4857.

［14］林清榕,张海燕,杨眉.维生素 K1 乳膏预防晚期结直肠癌患者西妥昔单抗所致痤疮样皮疹效果研究[J].现代医药卫生,2022,38(03):487-490.

第十四章

胰腺癌

第一节 疾病概述

一、定义及诊断

(一) 西医

1. 定义

胰腺癌是一种恶性程度极高的消化系统肿瘤,也是消化道常见的恶性肿瘤之一。该疾病早期症状不明显,多有厌食及体重减轻。腹痛是胰体尾癌最早出现的症状,胰头癌则出现黄疸较早。晚期可出现腹部肿块、发热、消瘦等症状。

2. 诊断要点

(1) 症状。早期无特异性临床症状,症状取决于肿瘤所在位置和大小。上腹部不适和疼痛是胰腺癌最常见或首发症状,病变早期为上腹饱胀不适、隐痛或钝痛,晚期呈持续性进行性加剧的上腹痛,并出现腰背痛。消化道症状以食欲不振、消化不良最为常见,还可见恶心、呕吐、腹胀、腹泻或便秘,晚期可出现脂肪泻。黄疸是胰腺癌的主要症状,尤其是胰头癌,一般呈持续性进行性加重,皮肤瘙痒、小便色深,大便颜色变淡,甚至呈陶土色。晚期胰腺癌患者可出现腹水,肝、骨转移,伴发糖尿病、恶病质等。如肿瘤侵犯十二指肠可出现上消化道梗阻症。

(2) 体征。早期一般无明显体征,中晚期体征与肿瘤的部位、发病时间长短、侵犯的范围密切相关。常见的体征有消瘦,皮肤、巩膜黄染,胆囊、肝脏、脾肿大,上腹部压痛或包块,腹水,浅表淋巴结肿大等。临床上对于阻塞性黄疸、难以解释的体重减轻(超过正常体重的 10%),不明原因的上腹痛或腰背痛,不能解释的消化不良(胃肠道常规检查正常),突发糖尿病而又无肥胖及糖尿病家族史者,或突发无法解释的腹泻、自发性的胰腺炎发作等,要警惕胰腺癌的可能。

（3）影像学检查。B超是胰腺癌的首选无创性检查，可初步进行胰腺癌的排查，对于B超发现有异常者或者显示不清者应进一步进行CT或MRI检查以初步判断诊断和分期，也可考虑行逆行胰胆管造影（ERCP）或超声内镜（EUS）进行进一步检查，但通过检查后穿刺获得的病理诊断应是诊断的金标准。

（4）肿瘤标志物。CA19-9是诊断胰腺癌较为理想的血清标志物，可以作为良恶性胰腺疾病的鉴别诊断，以及胰腺癌术后复发监测和预后预测的指标。CA19-9在胰腺和肝胆系统疾病及多种恶性肿瘤中均可表达，为胰腺癌相对特异性标志，须结合其他肿瘤标志物的检测，如CEA、CA125、CA50、CA242等，来提高该疾病的检测灵敏度和特异性。

（5）细胞学与组织病理学检查。含B超、CT、EUS引导的细针穿刺活检；腹腔镜及术中活检；胰液及十二指肠引流液中寻找脱落细胞，腹腔冲洗液及腹水中寻找脱落细胞等。

（二）中医

1. 定义

中医认为，本病病位在肝脾，常因外感湿邪、忧思恼怒、嗜食肥甘厚腻等因素导致肝气郁结、痰湿蕴聚、瘀毒内结，日久不散，积而成瘤。

2. 症候诊断

临床上胰腺癌虚实夹杂，可数型并见。根据患者的临床表现，胰腺癌大致可分为以下7种证候要素：

（1）气虚证

主症：神疲乏力，少气懒言，腰痛绵绵。

主舌：舌淡胖。

主脉：脉虚。

或见症：食少纳呆，形体消瘦，气短，自汗，畏寒肢冷。

或见舌：舌边齿痕，苔白滑，薄白苔。

或见脉：脉沉细，脉细弱，脉沉迟。

（2）阴虚证

主症：五心烦热，口咽干燥，大便干结，腰腹隐痛。

主舌：舌红少苔。

主脉：脉细数。

或见症：低热盗汗，烦躁不安或精神疲惫，小便短少。

或见舌：舌干裂，苔薄白或薄黄而干，花剥苔，无苔。

或见脉:脉浮数,脉弦细数,脉沉细数。

(3) 血虚证

主症:面色无华,头晕眼花,爪甲色淡,腰腹绵痛。

主舌:舌淡。

主脉:脉细。

或见症:心悸怔忡,失眠健忘,月经闭止或阴道出血色淡量少。

或见舌:苔白,苔薄白。

或见脉:脉沉细,脉细弱。

(4) 痰湿证

主症:胸脘痞闷,恶心纳呆。

主舌:舌淡苔白腻。

主脉:脉滑或濡。

或见症:少腹胀满膨隆,或可触及包块,口渴少饮,神倦无力。

或见舌:舌胖嫩,苔白滑,苔滑腻,苔厚腻,脓腐苔。

或见脉:脉浮滑,脉弦滑,脉濡滑,脉濡缓。

(5) 血瘀证

主症:腰腹疼痛,刺痛固定,肌肤甲错,少腹包块,坚硬固定,小腹刺痛,夜间痛甚。

主舌:舌质紫黯或有瘀斑、瘀点。

主脉:脉涩。

或见症:面色黧黑,唇甲青紫,阴道出血色黯瘀,或夹血块。

或见舌:舌胖嫩,苔白滑,苔滑腻,苔厚腻,脓腐苔。

或见脉:脉沉弦,脉结代,脉弦涩,脉沉细涩,牢脉。

(6) 热毒证

主症:口苦身热,尿赤便结,脘腹痞满。

主舌:舌红或绛,苔黄而干。

主脉:脉滑数。

或见症:肌肤黄染,口臭唇疮,里急后重,面赤身热,小便短赤,或大便脓血腥臭、干结,数日不通、疼痛拒按;或泻下如注,泻出黄水便、带黏便、脓血便或血水便,秽臭异常,里急后重,肛门灼痛。

或见舌:舌有红点或芒刺,苔黄燥,苔黄厚黏腻。

或见脉:脉洪数,脉数,脉弦数。

（7）气滞证

主症：腰腹胀满，痛无定处。

主舌：舌淡黯。

主脉：脉弦。

或见症：烦躁易怒，口苦咽干，暖气，少腹包块，攻撑作痛，腹胀胁痛。

或见舌：舌边红，苔薄白，苔薄黄，苔白腻或黄腻。

或见脉：脉弦细。

3. 辨证方法

符合主症 2 个，并见主舌、主脉者，即可辨为本证。

符合主症 2 个，或见症 1 个，任何本证舌、脉者，即可辨为本证。

符合主症 1 个，或见症不少于 2 个，任何本证舌、脉者，即可辨为本证。

二、药物治疗

（一）西医治疗

胰腺癌的西医主要治疗手段包括手术治疗、放射治疗、化学治疗、介入治疗和最佳支持治疗等。应根据患者身体状况、肿瘤部位、侵及范围、临床症状，选择性地应用现有诊疗手段，以求最大幅度地根治、控制肿瘤，减少并发症并改善患者生活质量。手术切除是胰腺癌患者获得治愈机会和长期生存的唯一有效方法。然而，超过 80% 的胰腺癌患者因病期较晚而失去手术机会。胰腺癌内科药物治疗可应用于各个期别的患者，包括可切除和临界可切除患者的术前新辅助/转化治疗、根治术后患者的辅助治疗、以及局部晚期或转移复发患者的治疗。内科药物治疗不仅可以延长患者的生存时间，同时可减轻晚期患者的疼痛、提高生存质量。应根据患者病情及体力状况及时调整药物和剂量，从改善患者生存质量、减轻并发症出发，进行镇痛、营养、精神支持等综合考量。推荐内科药物治疗前对局部晚期和转移性胰腺癌进行基因检测，有助于指导最佳药物治疗方案并参与新药的临床研究，包括但不限于 BRCA1/2、NTRK1/2/3、PALB2、ATM/ATR 和 RAS 等。对晚期转移性胰腺癌标准治疗失败的患者，可考虑在正规基因检测机构进行高通量测序来寻找适合参与的临床研究或药物治疗。

（二）中医治疗

胰腺癌早期仍以手术治疗为主，辅以放疗、化疗，具备条件的患者宜采用中西医结合的治疗方式。西医治疗根据 2022 年 CSCO 指南及 2022 年 NCCN 指南原则进行，中医则根据治疗阶段的不同，分以下 5 种治疗方法：

（1）手术结合中医治疗

① 气血亏虚

临床表现：神疲乏力，气短懒言，面色淡白或萎黄，头晕目眩，唇甲色淡，心悸失眠，便不成形或有肛脱下坠，舌淡脉弱。

治疗原则：补气养血。

中药汤剂：八珍汤（《正体类要》）加减。

药物组成：人参、白术、茯苓、当归、川芎、白芍、熟地黄、炙甘草。

辨证加减：兼痰湿内阻者，加半夏、陈皮、薏苡仁；若畏寒肢冷，食谷不化者，加补骨脂、肉苁蓉、鸡内金。若动则汗出，怕风等表虚不固之证，加防风、浮小麦。

② 脾胃虚弱

临床表现：纳呆食少，神疲乏力，大便稀溏，食后腹胀，面色萎黄，形体瘦弱，舌质淡，苔薄白。

治疗原则：健脾益胃。

中药汤剂：补中益气汤（《脾胃论》）加减。

药物组成：黄芪、人参、白术、炙甘草、当归、陈皮、升麻、柴胡、生姜、大枣。

辨证加减：若胃阴亏虚，加沙参、石斛、玉竹；若兼痰湿证者，加茯苓、半夏、薏苡仁、瓜蒌。

（2）化疗结合中医治疗：化疗期间联合中医治疗，可起到提高化疗疗效（中医加载治疗），防治化疗不良反应（中医防护治疗）的作用。

① 脾胃不和

临床表现：胃脘饱胀、食欲减退、恶心呕吐、腹胀或腹泻，舌体多胖大，舌苔薄白、白腻或黄腻。多见于化疗引起的消化道反应。

治疗原则：健脾和胃，降逆止呕。

中药汤剂：旋覆代赭汤（《伤寒论》）加减，或橘皮竹茹汤（《金匮要略》）加减。

药物组成：旋覆花、人参、生姜、代赭石、甘草、半夏、大枣；或半夏、橘皮、枇杷叶、麦冬、竹茹、赤茯苓、人参、甘草。

辨证加减：若脾胃虚寒者，加吴茱萸、党参、焦白术；若肝气犯胃者，加炒柴胡、佛手、白芍。

② 气血亏虚

临床表现：疲乏、精神不振、头晕、气短、纳少、虚汗、面色淡白或萎黄，脱发，或肢体肌肉麻木、女性月经量少，舌体瘦薄，或者舌面有裂纹，苔少，脉虚细而无力。多见于化疗引起的疲乏或骨髓抑制。

治疗原则:补气养血。

中药汤剂:八珍汤(《正体类要》)加减,或当归补血汤(《内外伤辨惑论》)加减,或十全大补汤(《太平惠民和剂局方》)加减。

药物组成:人参、白术、茯苓、当归、川芎、白芍、熟地黄,或黄芪、当归,或人参、肉桂、川芎、地黄、茯苓、白术、甘草、黄芪、当归、白芍、生姜、大枣。

辨证加减:兼痰湿内阻者,加半夏、陈皮、薏苡仁;若畏寒肢冷,食谷不化者,加补骨脂、肉苁蓉、鸡内金。

③ 肝肾阴虚

临床表现:腰膝酸软,耳鸣,五心烦热,颧红盗汗,口干咽燥,失眠多梦,舌红苔少,脉细数。多见于化疗引起的骨髓抑制或脱发。

治疗原则:滋补肝肾。

中药汤剂:六味地黄丸(《小儿药证直诀》)加减。

药物组成:熟地黄、山茱萸(制)、山药、泽泻、牡丹皮、茯苓。

辨证加减:若阴虚内热重者,加墨旱莲、女贞子、生地;若阴阳两虚者,加菟丝子,杜仲,补骨脂;兼脱发者,加制首乌、黑芝麻。

(3) 放射治疗结合中医治疗。放射治疗结合中医治疗是指在放疗期间所联合的中医治疗,发挥放疗增敏,提高放疗疗效(中医加载治疗),防治放疗不良反应(中医防护治疗)的作用。

① 气阴两虚

临床表现:腹痛隐隐,腹胀,纳差,神疲乏力,少气懒言,口干,爪甲色淡或晦滞,舌红或淡红,苔少或无苔、或有裂纹,脉细或细数。多见于放射性损伤后期,或迁延不愈,损伤正气者。

治疗原则:益气养阴。

中药汤剂:玉女煎(《景岳全书》)加减。

药物组成:石膏、熟地、麦冬、知母、牛膝、炒白术、山药。

辨证加减:若腹胀明显,加大腹皮、香附;兼有血虚者,加白芍、当归。

② 热毒瘀结

临床表现:脘腹胀满,腹痛拒按,腹中痞块,面色晦暗,形体消瘦,烦躁易怒,暖气恶心,舌紫黯,苔黄腻,脉弦滑或滑数。

治疗原则:清热除湿,活血解毒。

中药汤剂:茵陈蒿汤的(《伤寒论》)合桃红四物汤则(《医宗金鉴》)加减。

药物组成:茵陈、栀子、大黄、红花、枳壳、赤芍、柴胡、桔梗、川芎、牛膝。

辨证加减:若瘀血内结较甚,加用鳖甲煎丸;若腹胀明显,加沉香、大腹皮。

(4)放化疗后结合中医治疗。放化疗完成后的带瘤患者采用中医维持治疗,可控制肿瘤生长,延缓疾病进展或下一阶段放化疗时间,提高生存质量,延长生存时间。

辨证论治同"单纯中医治疗"。

(5)单纯中医治疗。对于不适合或不接受手术、放疗、化疗的胰腺癌患者,采用单纯中医治疗,发挥控制肿瘤,稳定病情,提高生存质量,延长生存期的作用。

第二节　常用治疗药物

一、西医治疗方案

(一)可切除胰腺癌辅助化疗

表 14-1　胰腺癌西医常用药物及治疗方案

	治疗方案	用法
首选方案	mFOLFIRINOX(1A 类证据) (应仅限于 ECOG 为 0~1 分的患者)	奥沙利铂 85 mg/m² 静脉输注 2 h, d1 伊立替康 150 mg/m² 静脉输注大于 30~90 min, d1 亚叶酸钙(LV)400 mg/m² 静脉输注 2 h, d1 5-FU 2 400 mg/m²,持续静脉输注 46 h,每 2 周重复,给药到 24 周
	吉西他滨(gemcitabine,GEM)联合卡培他滨(captabine,CAP)(1A 类证据)	GEM 1 000 mg/m²,静脉输注超过 30 min,d1、8,每 3 周重复,共 6~8 个周期 CAP 825~1 000 mg/m² 口服,每日 2 次,d1~d14,每 3 周重复,共 6~8 个周期
其他推荐方案	GEM 单药(1A 类证据)	GEM 1 000 mg/m² 静脉输注超过 30 min,d1、8,每 3 周重复,给药至 6 个月
	氟尿嘧啶类药物	LV 400 mg/m² 静脉输注 2 h, d1 5-FU 400 mg/m² 静脉输注 d1,然后 2 400 mg/m²,持续静脉输注 46 h,每 2 周重复,给药至 6 个月
	卡培他滨单药(2B 类)	替吉奥 625~1 250 mg/(m²·d)口服,d1~d14,每 3 周重复,给药至 6 个月

（二）新辅助化疗

表 14-2　胰腺癌西医常用药物及治疗方案

治疗方案	用法
mFOLFIRINOX 方案 （应仅限于 ECOG 为 0～1 分的患者）	奥沙利铂 68 mg/m² 静脉输注 2 h，d1 伊立替康 135 mg/m² 静脉输注大于 30～90 min，d1 LV400 mg/m² 静脉输注 2 h，d1 5-FU 2 400 mg/m² 持续静脉输注 46 h 每 2 周重复
GEM + 白蛋白结合型紫杉醇方案	白蛋白结合型紫杉醇 125 mg/m² 静脉输注，d1、8 GEM 1 000 mg/m² 静脉输注大于 30 min，d1、8 每 3 周重复 1 次
可调整 GEM 联合替吉奥方案	GEM 1 000 mg/m² 静脉输注超过 30 min，d1、d8 替吉奥 40～60 mg/d 口服，每日 2 次，d1～d14 每 3 周重复

（三）转移性胰腺癌治疗

表 14-3　胰腺癌西医常用药物及治疗方案

	治疗方案	用法
体能状态良好	FOLFIRINOX 方案 （应仅限于 ECOG 为 0～1 分的患者）（1A 类证据）	奥沙利铂 85 mg/m² 静脉输注 2 h，d1 伊立替康 180 mg/m² 静脉输注大于 30～90 min，d1 LV400 mg/m² 静脉输注 2 h，d1 5-FU 400 mg/m² 静冲 d1，然后 2 400 mg/m²，持续静脉输注 46 h 每 2 周重复
	GEM + 白蛋白结合型紫杉醇 （ECOG 为 0～2 分的患者）（1A 类证据）	白蛋白结合型紫杉醇 125 mg/m² 静脉输注，d1、d8 GEM 1 000 mg/m² 静脉输注大于 30 min，d1、d8，每 3 周重复 1 次
	GEM 联合厄洛替尼方案（1A 类证据）	GEM 1 000 mg/m²，静脉输注超过 30 min d1、d8，每三周重复 厄洛替尼 100 mg/d qd
	GEM 联合 CAP 方案（1B 类证据）	GEM1 000 mg/m² 静脉输注超过 30 min，d1、8 CAP 825～1 000 mg/(m²·d) 口服，每日 2 次，d1～d14 每 3 周重复
	GEM 联合替吉奥方案（1B 类证据）	GEM 1 000 mg/m² 静脉输注超过 30 min，d1、8 替吉奥 40～60 mg/d 口服，每日 2 次，d1～d14 每 3 周重复

续表

治疗方案	用法
GEM 联合尼妥珠单抗（2A 类证据）	GEM 1 000 mg/m² 静脉输注超过 30 min，d1、d8，每 3 周重复 尼妥珠单抗 400 mg，静脉输注 30 min，qw
体能状态较差 GEM（1A 类证据）	GEM 1 000 mg/m² 静脉输注超过 30 min，d1、d8，每 3 周重复
替吉奥单药（1A 类证据）	替吉奥 40～60 mg/d 口服，每日 2 次，d1～d14，每 3 周重复

二、中医治疗方案

（一）胰腺癌围手术期中医防护治疗常用中成药

在手术后至接受辅助放化疗之前，或术后 1～2 个月内、无需辅助放化疗期间，中医的用药方案见表 14-4。

表 14-4　胰腺癌围术期中医治疗方案

药物名称	中医治则	治疗目的
贞芪扶正胶囊/颗粒	补气养阴	防护（提高人体免疫功能，促进术后功能恢复）
健脾益肾颗粒/冲剂	健脾益肾	防护（促进术后机体功能恢复，缓解脾肾虚弱，乏力，腰膝酸软等症）术后功能恢复
生血丸	补肾健脾、填精补髓	防护（促进术后机体功能恢复，缓解失血血亏，面色苍白，体倦乏力等症）
参芪片	补气养血，健脾益肾	防护（促进术后机体功能恢复，缓解头晕乏力，消瘦，恶心呕吐等症）
八珍颗粒	补气益血	防护（促进术后机体功能恢复，缓解气血两亏，面色萎黄，食欲不振，四肢乏力等症）
当归补血丸	补养气血	防护（促进术后机体功能恢复，缓解身体虚弱，气血两亏等症）
十全大补丸	温补气血	防护（促进术后机体功能恢复，缓解气血两虚，面色苍白，气短心悸，头晕自汗，体倦乏力，四肢不温等症）
补中益气丸	补中益气，升阳举陷	防护（促进术后机体功能恢复，缓解脾胃虚弱、中气下陷所致乏力、食少腹胀、便溏久泻、肛门下坠等症）

续表

药物名称	中医治则	治疗目的
金匮肾气丸	温补肾阳,化气行水	防护(促进术后机体功能恢复,缓解肾虚水肿,腰膝酸软,小便不利,畏寒肢冷等症)

(二)胰腺癌手术后中医巩固治疗常用中成药

对于手术 1～2 个月之后、无需辅助放化疗的患者,中医的用药方案见表 14-5。

表 14-5　胰腺癌术后中医巩固治疗方案

药物名称	中医治则	治疗目的
平消胶囊/片	活血化瘀,止痛散结,清热解毒,扶正祛邪	巩固治疗提高免疫力,抗肿瘤(提高免疫力,抗肿瘤复发转移)
西黄丸	清热解毒,和营消肿	巩固治疗(术后预防复发转移,缓解由热毒血瘀引起的腹痛、腹胀等症)
复方斑蝥胶囊	破血消瘀,攻毒蚀疮	巩固治疗(术后预防复发转移)
金龙胶囊	活血,化瘀,消癥	巩固治疗(术后预防复发转移,缓解由瘀血内阻引起的腹痛、腹胀等症)
慈丹胶囊	化瘀解毒,消肿散结,益气养血	巩固治疗(提高免疫力,抗肿瘤复发转移)

(三)胰腺癌放疗期间中医加载治疗常用中成药

对于放疗期间及放疗后的患者,中医的常用给药方案是用复方苦参注射液金龙胶囊,行气破血,消癥散结,以提高放疗敏感性,增强疗效,以缓解腹满胀痛等热毒内蕴的不良反应。

表 14-6　胰腺癌术后中医巩固治疗方案

药物名称	中医治则	治疗目的
复方苦参注射液	行气破血,消癥散结	加载治疗(提高放疗敏感性,增加放疗疗效,缓解腹满胀痛等热毒内蕴的症状)
金龙胶囊	活血,化瘀,消癥	加载治疗(增强放疗疗效,减轻放疗不良反应)

(四)胰腺癌放疗期间中医防护治疗常用中成药

该期间常见用药共 3 种,见表 14-7。

表 14 - 7   胰腺癌放疗期间中医防护给药方案

药物名称	中医治则	治疗目的
养阴生血合剂	养阴清热,益气生血	防护(提高放疗完成率,减轻放疗引起的阴虚内热,气血不足,口干咽燥,倦怠无力,便秘、小便黄赤等症)
安多霖胶囊	益气补血,扶正解毒	防护(提高放疗完成率,减轻放疗不良反应)
健脾益肾颗粒/冲剂	健脾益肾	

(五)胰腺癌化疗期间中医加载治疗常用中成药

该期间常用药是 4 种注射液,见表 14 - 8。

表 14 - 8   胰腺癌化疗期间中医加载治疗给药方案

药物名称	中医治则	治疗目的
华蟾素注射液	解毒,消肿,止痛	加载治疗(提高化疗敏感性,增强化疗疗效)
康莱特注射液	益气养阴,消瘀散结	加载治疗(提高化疗敏感性,增强化疗疗效,缓解气阴两虚、脾虚湿困证,并有抗恶病质和止痛作用)
复方苦参注射液	清热利湿,凉血解毒,散结止痛	加载治疗(提高化疗敏感性,增强化疗疗效,并有止血、镇痛作用)
康艾注射液	益气扶正	加载治疗(增加化疗疗效,减轻化疗引起的神疲乏力等气虚症状)

(六)胰腺癌化疗期间中医防护治疗常用中成药

胰腺癌在化疗期间中医防护用药比较丰富,可根据患者具体情况选取或组合运用,见表 14 - 9。

表 14 - 9   胰腺癌化疗期(后)中医防护治疗给药方案

药物名称	中医治则	治疗目的
参芪扶正注射液	益气扶正	防护治疗(提高化疗完成率,减轻化疗引起的气虚症状)
健脾益肾颗粒/冲剂	健脾益肾	防护治疗(提高化疗完成率,减轻化疗引起的脾肾亏虚症状)
贞芪扶正胶囊/颗粒	补气养阴	防护治疗(提高化疗完成率,缓解气阴不足,乏力,食欲不振等症)

续表

药物名称	中医治则	治疗目的
参芪片	补气养血,健脾益肾	防护(提高化疗完成率,减轻化疗引起的头晕,乏力,消瘦,恶心呕吐等症)
生血丸	补肾健脾,填精补髓	防护(提高化疗完成率,减轻化疗引起的气血两亏,面色萎黄,食欲不振,四肢乏力等症)
生血宝颗粒	养肝肾,益气血	
益血生胶囊	健脾生血,补肾填精	
八珍颗粒	补气益血	
当归补血丸	补养气血	
十全大补丸	温补气血	
补中益气丸	补中益气,升阳举陷	防护(提高化疗完成率,减轻化疗引起的脾胃虚弱、中气下陷所致乏力、食少腹胀、便溏久泻、肛门下坠等症)

(七) 胰腺癌单纯中医治疗常用中成药

对于不适合接受手术及放、化疗者,用药分祛邪和祛邪扶正两大类,见表14-10。

表14-10　胰腺癌不耐受手术、放化疗患者中医给药方案

药物名称	中医治则	治疗目的	备注
华蟾素注射液/片/软胶囊/口服液	解毒,消肿,止痛	控制肿瘤,可抑制癌细胞生长、扩散	
复方苦参注射液	解毒,消肿,止痛,止血	控制肿瘤,可抑制癌细胞生长、扩散	
鸦胆子油乳注射液/软胶囊/口服液	扶正培本	控制肿瘤,延缓疾病进展,亦可于腹腔灌注控制腹水	
榄香烯注射液	行气破血,消癥散结	控制肿瘤,延缓疾病进展,对于胰腺癌腹水患者可以本药腹腔灌注治疗	祛邪
西黄丸	清热解毒,和营消肿	控制肿瘤,延缓疾病进展,缓解疼痛,腹胀等血瘀,热毒症状	
金龙胶囊	活血,化瘀,消癥	控制肿瘤,延缓疾病进展,缓解疼痛等血瘀症状	
大黄蛰虫丸	破血消肿,逐瘀通经	控制肿瘤,延缓疾病进展,缓解腹痛拒按等瘀血内结症	

续表

药物名称	中医治则	治疗目的	备注
康莱特注射液/胶囊	益气养阴,消瘀散结	控制肿瘤,延缓疾病进展,缓解气阴两虚、脾虚湿困等症	
康艾注射液	益气扶正	控制肿瘤,延缓疾病进展,缓解症状	
平消胶囊/片	活血化瘀,止痛散结,清热解毒,扶正祛邪	提高免疫力,抗肿瘤	祛邪扶正
慈丹胶囊	化瘀解毒,消肿散结,益气养血	提高免疫力,抗肿瘤	
复方斑蝥胶囊	破血消瘀,攻毒蚀疮。解毒,消肿,止痛	控制肿瘤,延缓疾病进展,缓解疼痛等血瘀症状	

三、主要治疗药物

(一) 吉西他滨

1. 适应证:非小细胞肺癌、胰腺癌、膀胱癌、乳腺癌及其他实体肿瘤。

2. 用法用量:成人推荐吉西他滨剂量为 $1\ 000\ mg/m^2$ 静脉滴注 30 分钟,每周一次,连续三周,随后休息一周,每四周重复一次。依据病人的毒性反应相应减少剂量。高龄患者:65 岁以上的高龄患者也能很好耐受。尽管年龄对吉西他滨的清除率和半衰期有影响,但并没有证据表明高龄患者需要调整剂量。

3. 注意事项:孕妇及哺乳期妇女避免使用;肝、肾功能损害的患者应慎用;与其他抗癌药配伍进行联合或者序贯化疗时,应考虑对骨髓抑制作用的蓄积;滴注药物时间的延长和增加用药频率可增大药物的毒性,需密切观察,包括实验室的监测;本品可引起轻度困倦,患者在用药期间应禁止驾驶和操纵机器。

(二) 伊立替康

1. 适应证:为晚期大肠癌的一线用药,也可用于术后的辅助化疗;对肺癌、乳腺癌、胰腺癌等也有一定疗效。

2. 用法用量:单药治疗,静滴:每次 $350\ mg/m^2$,滴注 30～90 分钟,每 3 周 1次。根据患者具体情况可适当减量。

3. 注意事项:本品不能静脉推注,静脉滴注时间亦不得少于 30 分钟或超过90 分钟;在使用本品 24 小时后及在下一周期化疗前任何时间均有发生迟发性腹泻的危险。静脉滴注本品后发生首次稀便的中位时间是第 5 天,一旦发生应马上通知医生并立即开始适当的治疗;在本品治疗期间,每周应查全血细胞计数,应了解中性粒细胞减少的危险性及发热的意义,发热性中性粒细胞减少症,应立即住院静脉滴注广谱抗生素治疗;治疗前及每一周期化疗前均检查肝功能。肝功能不良患者出现严重中性粒细胞减少症及发热性中性粒细胞减少症的危险性很大,应严密监测;每次用药前应预防性使用止吐药。本药引起恶心呕吐的现象很常见。呕吐合并迟发性腹泻的患者应尽快住院治疗;若出现急性胆碱能综合征,应使用硫酸阿托品治疗。对于气喘的患者应小心谨慎。对急性、严重的胆碱能综合征患者,下次使用本品时,应预防性使用硫酸阿托品;老年人由于各项生理功能的减退几率很大,尤其是肝功能减退,因此确定本品剂量时应谨慎;治疗期间及治疗结束后 3 个月应采取避孕措施;在使用本品 24 小时内,有可能出现头晕及视力障碍,因此建议当这些症状出现时请勿驾车或操作机器。

（三）奥拉帕利

1. 适应证:适用于铂敏感的复发性上皮性卵巢癌、输卵管癌或原发性腹膜癌成人患者在含铂化疗达到完全缓解或部分缓解后的维持治疗。对于 BRCA1/2 胚系突变,PS 评分好,一线含铂方案治疗≥16 周疾病无进展的胰腺癌患者。同为胰腺癌诊疗指南(2022 年版,华人民共和国国家卫生健康委员会发布)中所述适用胰腺癌的治疗药物。

2. 用法用量:推荐剂量为 300 mg(2 片 150 mg 片剂),每日 2 次,相当于每日总剂量为 600 mg。100 mg 片剂用于剂量减少时使用。患者应在含铂化疗结束后的 8 周内开始用本品治疗,持续治疗直至疾病进展或发生不可接受的毒性反应。

3. 注意事项:在本品治疗期间,报告了虚弱、疲乏和头晕,出现这些症状的患者应谨慎驾驶或操作机器。治疗期间应考虑采取其他非激素避孕药的避孕措施,并定期进行妊娠试验。

（四）氟尿嘧啶

1. 适应证:用于结肠癌、直肠癌、胃癌、乳腺癌、卵巢癌、绒毛膜上皮癌、恶性葡萄胎、头颈部鳞癌、皮肤癌、肝癌、膀胱癌等。胰腺癌诊疗指南(2022 年版,中华人民共和国国家卫生健康委员会发布)中所述适用胰腺癌的治疗药物。

2. 用法用量:对造血功能和营养状态良好的患者,推荐剂量为静注每日 12 mg/kg,每日最大剂量为 800 mg。注射 4 d 后,如未发现毒性,改为 6 mg/kg 剂量,隔日 1 次,共用 4 次。

3. 注意事项:肝功能明显异常,周围血白细胞计数低于 3 500/mm³、血小板低于 5 万/mm³ 者;感染、出血(包括皮下和胃肠道)或发热超过 38℃者;明显胃肠道梗阻,脱水或(和)酸碱、电解质平衡失调者,不宜使用。用药期间不宜驾驶车辆、操作机械或高空作业。

(五) 亚叶酸钙

1. 适应证:①用于高剂量甲氨蝶呤治疗的后续治疗以减少毒性(亚叶酸钙解救)。也用于治疗因疏忽造成的甲氨蝶呤过量及甲氨蝶呤排泄受损的患者。与氟尿嘧啶合用,可提高氟尿嘧啶的疗效。②也用于口炎性腹泻、营养不良、妊娠期或婴儿期引起的巨幼细胞性贫血,当口服叶酸疗效不佳时,对维生素 B_{12} 缺乏性贫血并不适用。

2. 用法用量:作为甲氨蝶呤的解救疗法,一般采用的剂量为 5～15 mg,口服每 6～8 小时一次,连续 2 日。根据血药浓度测定结果控制甲氨蝶呤血药浓度在 $5×10$ mol/L 以下;作为乙胺嘧啶或甲氧苄啶等的解毒,每日口服剂量 5～15 mg,视中毒情况而定;用于巨幼细胞贫血,每日口服 15 mg;与氟尿嘧啶合用时,口服 20～30 mg/m² 体表面积,在氟尿嘧啶用药半小时后口服。

3. 注意事项:初次使用本品,应在有经验医师指导下用药;本品不宜与叶酸拮抗剂(如甲氨蝶呤)同时使用,以免影响后者的治疗作用。应于大剂量使用甲氨蝶呤 24～48 小时后应用本品;当患者有下列情况者,本品应慎用于甲氨蝶呤的;解毒;治疗;酸性尿、腹水、失水、胃肠道梗阻、胸腔渗液或肾功能障碍。有上述情况时,甲氨蝶呤毒性较显著,且不易从体内排出;病情急需者,本品剂量要加大;接受大剂量甲氨蝶呤而用本品;解救者应进行下列各种实验室监测:①治疗前测肌酐清除率;②应用甲氨蝶呤大剂量后每 12～24 小时测定血浆或血清甲氨蝶呤浓度,以调整本品剂量和应用时间;当甲氨蝶呤浓度低于 $5×10$ mol/L 时,可以停止实验室监察;③应用甲氨蝶呤治疗前及以后每 24 小时测定血清肌酐量,如用药后 24 小时血清肌酐量大于治疗前 50%,提示有严重肾毒性,要慎重处理;④甲氨蝶呤用药前和用药后每 6 小时应监测尿液酸度,要求尿液 pH 保持在 7 以上,必要时用碳酸氢钠和水化治疗。

(六) 卡培他滨

1. 适应证:用于晚期乳腺癌和结直肠癌。可作为蒽环类和紫杉类治疗失败后的乳腺癌解救治疗。胰腺癌诊疗指南(2022 年版,中华人民共和国国家卫生健康委员会发布)中所述适用胰腺癌的治疗药物。

2. 用法用量:口服按体表面积一日 2 500 mg/m²,分 2 次口服,于饭后半小时用水吞服,连用 14 日,休息 7 日,21 日后重复应用。根据患者情况和不良反应调整剂量。联合用药时剂量可酌减。

3. 注意事项:肌酐清除率 30～50 ml/min 者慎用。轻至中度肝功能障碍者慎用,妊娠及哺乳期妇女禁用。

(七)奥沙利铂

1. 适应证:用于经氟尿嘧啶治疗失败后的结直肠癌转移的患者,可单独或联合氟尿嘧啶使用。胰腺癌诊疗指南(2022 年版,中华人民共和国国家卫生健康委员会发布)中所述适用胰腺癌的治疗药物。

2. 用法用量:辅助治疗时,奥沙利铂推荐剂量为 $85\ mg/m^2$,静脉滴注,每 2 周重复 1 次。共 12 个周期(6 个月)。奥沙利铂应在输注氟尿嘧啶前给药。将奥沙利铂溶于 5% 葡萄糖溶液 250～500 ml 中(以便达到 0.2 mg/ml 以上的浓度),持续输注 2～6 小时。奥沙利铂主要用于以 5-氟尿嘧啶续输注为基础的联合方案中。在双周方案中,5-氟尿嘧啶采用推注与持续输注联合的给药方式。

3. 注意事项:对铂类衍生物有过敏者禁用、妊娠及哺乳期间慎用。

(八)白蛋白紫杉醇

1. 适应证:适用于治疗联合化疗失败的转移性乳腺癌或辅助化疗后 6 个月内复发的乳腺癌。除非有临床禁忌症,既往化疗中应包括一种蒽环类抗癌药。胰腺癌诊疗指南(2022 年版,中华人民共和国国家卫生健康委员会发布)中所述适用胰腺癌的治疗药物。

2. 用法用量:对联合化疗失败的转移性乳腺癌或辅助化疗后复发的乳腺癌患者,建议使用剂量 $260\ mg/m^2$,静脉滴注 30 分钟,每 3 周给药一次。肝功能异常:不论适应证为何,无需对轻度肝功能异常患者(总胆红素大于 ULN 并小于或等于 $1.5×ULN$,且天冬氨酸氨基转移酶[AST]小于或等于 $10×ULN$)进行剂量调整、与肝能常的者使用相同剂量。对于治疗中度至重度肝功能异常(总胆红素 15 至 $≤5×ULN$ 以及 $AST≤×ULN$)的转移性乳腺癌患者,推荐降低剂量如果患者对后续至少 2 个疗程的治疗耐受,减低的剂量或许可以增加至肝功能正常的乳腺癌患者的使用剂量。

3. 注意事项:血液学:骨髓抑制(主要是中性粒细胞减少)是剂量依赖性和剂量限制毒性。治疗前如患者的外周中性粒细胞数低于 $1\,500/mm^3$,不应给药。为监测患者在给药期间可能出现的骨髓毒性,应定期进行外周血细胞计数检查。在患者中性粒细胞数恢复至 $>1\,500/mm^3$ 且血小板数 $>100\,000/mm^3$ 时,可继续给药。治疗期间如出现重度的中性粒细胞减少(低于 $500/mm^3$ 达 7 日或更长时间),应在后续治疗时降低给药剂量。

（九）替吉奥

1. 适应证：用于不能切除的局部晚期或转移性胃癌。胰腺癌诊疗指南（2022年版，中华人民共和国国家卫生健康委员会发布）中所述适用胰腺癌的治疗药物。

2. 用法用量：一般情况下，根据体表面积决定成人的首次剂量。常规用法为每日2次、早晚餐后口服，连续给药28天，休息14天，为一个治疗周期。给药直至患者病情恶化或无法耐受为止。体表面积（m^2）-首次剂量（按替加氟计）1.25：每次40 mg；1.25～1.5：每次50 mg；1.5：每次60 mg。可根据患者情况增减给药量。每次给药量按40 mg、50 mg、60 mg、75 mg四个剂量等级顺序递增或递减。若未见本药所导致的实验室检查（血常规、肝肾功能）异常和胃肠道症状等安全性问题，且医师判断有必要增量时，则可按照上述顺序增加一个剂量等级，上限为75 mg/次。如需减量，则按照剂量等级递减，下限为40 mg/次。连续口服21天、休息14天，给药第8天静脉滴注顺铂60 mg/m^2，为一个治疗周期。给药直至患者病情恶化或无法耐受为止。

3. 注意事项

（1）治疗过程中，若出于治疗需要而必须缩短停药周期，则必须确认不出现与本品有关的临床检查值（血液学检查、肝肾功能检查）异常及消化道症状，无安全性问题。停药周期至少不得少于7天。对于不能手术或复发性乳腺癌患者缩短停药周期的安全性尚未确立（无使用经验）。

（2）为避免发生骨髓抑制、重症肝炎等严重的副作用，于各周期开始前及给药期间每2周至少进行1次临床检查（血液学检查、肝肾功能检查等），密切观察患者状态。发现异常情况应采取延长停药时间、减量、中止给药等适当措施。特别是在第1周期及增加剂量时应经常进行临床检查（参照临床试验项）。

（3）基础研究表明，大鼠空腹给药时奥替拉西钾的生物利用度变化较大，可抑制5-FU的磷酸化而使抗肿瘤作用减弱，因此本品应饭后服用。

（4）本品合并胸部和腹部放疗的有效性及安全性尚未确立。

（5）以下患者应慎用：骨髓抑制患者；肾功能障碍患者；肝功能障碍患者；合并感染的患者；糖耐量异常的患者；间质性肺炎或既往有间质性肺炎史的患者；心脏病患者或既往有心脏病史的患者；消化道溃疡或出血的患者。

（6）重要注意事项：①停用本品后，至少间隔7天以上再给予其他氟尿嘧啶类抗肿瘤药或抗真菌药氟胞嘧啶；②停用氟尿嘧啶类抗肿瘤药或抗真菌药氟胞嘧啶后，亦需间隔适当的时间再给予本品；③曾有报道，由于骨髓抑制引起严重感染(败血症),进而导致败血症性休克或弥散性血管内凝血甚至死亡,因此须注意感染、出血倾向等症状的出现或恶化;④育龄期患者需要给药时,应考虑对性腺的影响;⑤曾有报道,不排除本品可导致间质性肺炎恶化甚至死亡,因此在使用本品时,须确认有无间质性肺炎,用药过程中应密切观察呼吸状态,有无咳嗽、发热等临床症状,并进行胸部 X 线检查。注意间质性肺炎的出现和恶化。发现异常情况应停药并采取适当措施。特别是非小细胞肺癌患者,发生间质性肺炎等肺功能损害的可能性大于其他肿瘤患者。

(十)帕博利珠单抗

1. 适应证:用于治疗黑色素瘤、非小细胞肺癌、食管癌、头颈部鳞状细胞癌、结直肠癌。仅用于微卫星高度不稳定或错配修复缺陷的胰腺癌患者。同为胰腺癌诊疗指南(2022 年版,中华人民共和国国家卫生健康委员会发布)中所述适用胰腺癌的治疗药物。

2. 用法用量:帕博利珠单抗通过静脉输注给药,每次持续至少 30 分钟。

3. 注意事项:建议治疗前进行包括甲状腺功能、心肌酶等的基线检测,在治疗中定期随访用于早期发现免疫相关性不良反应。因为不良反应可能在帕博利珠单抗治疗期间或帕博利珠单抗治疗停止后的任何时间发生,应持续进行患者监测(至少至末次给药后 5 个月)。

(十一)复方斑蝥胶囊

1. 适应证:破血消瘀,攻毒蚀疮。用于原发性肝癌、肺癌、直肠癌、恶性淋巴瘤、妇科恶性肿瘤等。

2. 用法用量:口服。一次 3 粒,一日 2 次。

3. 注意事项:糖尿病患者及糖代谢紊乱者慎用。

(十二)榄香烯脂质体注射液

1. 适应证:可用于合并放、化疗常规方案,对肺癌、肝癌、食道癌、鼻咽癌、脑瘤、骨转移癌等恶性肿瘤可以增强疗效,降低放、化疗不良反应。并可用于介入、腔内化疗及癌性胸腹水的治疗。

2. 用法用量:静注:一次 $0.4\sim0.6\,g$,一日 1 次,2~3 周为一疗程。用于恶性胸腹水治疗:一般 $200\sim400\,mg/m^2$,抽胸腹水后,胸腔内或腹腔内注射,每周 1~2 次或遵医嘱。

3. 注意事项:部分病人用药后可有静脉炎、发热、局部疼痛、过敏反应、轻度消化道反应。该药对血小板减少症,或有进行性出血倾向者应慎用。部分病人初次用药后,可有轻微发热,多在 38℃ 以下,于给药之前 30 分钟口服强的松或解热镇痛药可预防或减轻发热。腔内注射时可致少数病人疼痛,使用前应根据患者的具体情况使用局麻药,可减轻或缓解疼痛,使病人能够耐受。

(十三) 云芝糖肽胶囊

1. 适应证:补益精气,健脾养心。对细胞免疫功能和血象有一定的保护作用。用于食管癌、胃癌及原发性肺癌患者放、化疗所致的气血两虚、心脾不足证。

2. 用法用量:口服。一次 3 粒,一日 3 次。

3. 注意事项:遵医嘱。

(十四) 复方皂矾丸

1. 适应证:温肾健髓,益气养阴,生血止血。用于再生障碍性贫血,白细胞减少症,血小板减少症,骨髓增生异常综合征及放疗和化疗引起的骨髓损伤、白细胞减少属肾阳不足、气血两虚证者。

2. 用法用量:口服,一次 7~9 丸,一日 3 次,饭后即服。

3. 注意事项:忌茶水。

(十五) 华蟾素注射液

1. 适应证:用于中、晚期肿瘤,慢性乙型肝炎等症。

2. 用法用量:肌内注射。一次 2~4 ml,一日 2 次;静脉滴注。一次 10~20 ml,用 5% 的葡萄糖注射液 500 ml 稀释后缓缓滴注,用药 7 天,休息 1~2 天,四周为一疗程,或遵医嘱。

3. 注意事项:避免与剧烈兴奋心脏药物配伍。个别病人出现不良反应时,应停止用药作对症治疗,待反应消失后仍可正常用药。

(十六) 鸦胆子油乳注射液

1. 适应证:用于肺癌、肺癌脑转移及消化道肿瘤。

2. 用法用量:静脉滴注。一次 10~30 ml,一日 1 次(本品须加灭菌生理盐水 250 ml,稀释后立即使用)。

3. 注意事项:本品无明显不良反应,但有少数患者有油腻感,恶心,畏食等消化道不适的反应;如有分层,应停止使用。

(十七) 平消胶囊

1. 适应证:活血化瘀,止痛散结,清热解毒,扶正祛邪。对肿瘤具有一定的缓解症状、缩小瘤体、抑制肿瘤生长、提高人体免疫力、延长患者生命的作用

2. 用法用量:口服。一次 4~8 粒,一日 3 次。

3. 注意事项:①可与手术治疗、放疗、化疗同时进行;②孕妇禁用;③用药过程中饮食宜清淡,忌食辛辣刺激之品;④本品不可过量服用;⑤不宜久服;⑥运动

员慎用。

（十八）康艾注射液

1. 适应证:用于原发性肝癌、肺癌、直肠癌、恶性淋巴瘤、妇科等恶性肿瘤;各种原因引起的白细胞低下及减少症慢性乙型肝炎的治疗。

2. 用法用量:缓慢静脉注射或滴注;一日 1～2 次,每日 40～60 ml,用 5% 葡萄糖或 0.9% 生理盐水 250～500 ml 稀释后使用。30 天为一疗程或遵医嘱。

3. 注意事项:①对过敏体质的患者,用药应慎重,并随时进行观察;②临床使用应辨证用药,严格按照药品说明书规定的功能主治使用;③医护人员应严格按照药品说明书规定用法用量使用;④输液速度:滴速勿快,老人、儿童以 20～40 滴/分为宜,成年人以 40～60 滴/分为宜;⑤加强用药监护。用药过程中,应密切观察用药反应,特别是开始 30 分钟,发现异常,立即停药,对患者采用积极救治措施。

（十九）康莱特注射液

1. 适应证:不宜手术的气阴两虚、脾虚湿困型原发性非小细胞肺癌及原发性肝癌。配合放、化疗有一定的增效作用。对中晚期肿瘤患者具有一定的抗恶病质和止痛作用

2. 用法用量:缓慢静脉滴注 200 ml,每日 1 次,21 天为 1 疗程,间隔 3～5 天后可进行下一疗程。联合放、化疗时,可酌减剂量。首次使用,滴注速度应缓慢,开始 10 分钟滴速应为 20 滴/分钟,20 分钟后可持续增加,30 分钟后可控制在 40～60 滴/分钟。

3. 注意事项:①如偶有患者出现严重脂过敏现象可对症处理,并酌情停止使用;②本品不宜加入其他药物混合使用;③静脉滴注时应小心,防止渗漏血管外而引起刺激疼痛:冬季可用 30℃ 温水预热,以免除物理性刺激;④使用本品应采用一次性输液器(带终端滤器);⑤如发现本品出现油、水分层(乳析)现象,严禁静脉使用;⑥如有轻度静脉炎出现,可在注射本品前和后适量(50～100 ml)输注 0.9% 氯化钠注射液或 5% 葡萄糖注射液。

第三节　中西医结合规范化药学监护要点

在胰腺癌药物治疗方案确定过程中,药学监护主要工作含选择药物,审核用药的适应证和禁忌证,确定药物剂量和给药途径,监护药物不良反应及药物间的

相互作用等。通过与医生的探讨、沟通，为患者制订合理的个体化治疗方案。

一、治疗监护

(一) 疗效监护评估

1. 西医疗效监护评估

1) 观察患者使用化疗药、靶向药物、免疫药物后的治疗效果，包括复查评估时病灶是否稳定或缩小等。

2) 观察患者在药物治疗后一些局部症状改善状态，如：癌性腹水、疼痛等。

3) 服用消化道药物后，呕吐次数是否减轻、持续时间是否延长。

4) 服用改善造血功能的药物后，骨髓抑制的临床指标是否有回升。

5) 实验室血常规检查等检查患者肝肾功能状态评估。

2. 中医疗效监护评估

1) 闻诊。患者呕吐是否改善。

2) 望诊。观察患者的神色形态乏力是否有改善；患者既往胃肠道功能是否有改善、患者胆汁引流是否通畅、黄疸是否有改善；观察患者舌苔、舌色、舌质的变化。

3) 问诊。询问患者的二便情况、胃肠道通畅情况的患者用药后是否有改善。

(二) 不良反应监护评估

监测患者用药后的体征和症状、关注实验室血常规检查、肝肾等生化检测结果，关注服用化疗药、免疫药物及中药后可能出现的过敏（皮疹、荨麻疹、四肢红肿）反应，以及消化系统（恶心、呕吐、食欲不振、胃部不适、腹胀、腹泻、便秘等）、血液系统（白细胞、中性粒细胞、淋巴细胞、红细胞、血小板减少）、神经系统（头痛、头晕、癫痫、精神错乱、神志不清、嗜睡、焦虑、兴奋、抑郁、睡眠不佳等）、肝肾功能（尿素氮、血肌酐、胆红素、AST 及 ALT 水平升高）等的不良反应。

二、预防复发和并发症

1. 预防：纠正不良的生活习惯。戒烟酒，少咖啡，少吃或不吃咸鱼、咸菜、熏肉、腊味等含亚硝胺食物，多吃新鲜蔬果，清淡饮食，控制高脂肪、高动物蛋白摄入。积极治疗慢性胰腺炎、糖尿病及慢性胆囊疾患，定期复查，发现肿块或假性囊肿时早日切除。积极开展防癌普查，对 40 岁以上人群有条件者，定期进行 B 超检查，实现早发现、早诊断、早治疗，达到根治；已诊断的患者应积极采取手术、化疗、放疗、免疫治疗、中医药治疗。术后患者由于复发率高,应每2～3个月复查1次。

2. 调护:生活起居有节,生活环境良好,适当体育锻炼,劳逸结合,保持身体内环境平衡,提高自身免疫力。由于胰腺癌的恶性程度高、进展快、疼痛重,故要给予病人足够的关怀与安慰,向患者讲解胰腺癌的科学知识,使患者正确对待疾病,乐观面对人生,增强免疫力,积极配合治疗。

第四节 典 型 案 例

一、案例1

(一) 病史摘要

1. 主诉:发现晚期胰腺癌6月余。

2. 现病史:患者2021-05无明显诱因下出现中上腹不适,至当地医院就诊,【腹部MRI】肝脏多发异常信号影,胰腺体尾部异常信号,肝门区及腹膜后多发淋巴结,建议增强扫描。【腹部MRI增强】胰腺体尾部异常信号,考虑胰腺癌,其他病变待排,脾动静脉受侵。肝脏多发异常信号影,考虑转移。肝门区及腹膜后多发淋巴结。患者排除禁忌后,行超声引导下行肝左叶低回声穿刺活检,【病理】(肝)腺癌,结合患者影像学评估情况,考虑患者胰腺癌IV期,肝转移可能。故6-14、7-7、8-3行一线化疗:白蛋白紫杉醇200 mg ivgtt d1,d8＋吉西他滨1.6 g ivgtt d1,d8 q3w。末次评估2021-8-27,病情SD。2021-8-27、2021-9-24、2021-10-18、2021-11-5续行一线化疗。刻下:右上腹时有隐痛,胃纳可,二便尚调,夜寐可。近一月体重无明显变化。

3. 既往史:有高血压病史8年余,BPmax170/110 mmHg,曾服用吲达帕胺1片 po qd,氨氯地平5 mg po qd,目前已停用1月,血压正常;有糖尿病病史8年,二甲双胍850 mg po bid＋阿卡波糖50 mg po bid＋罗格列酮4 mg po bid＋格列吡嗪10 mg po qd。

4. 社会史、家族史、过敏史:无。

5. 查体:体温:36.6℃,脉搏:101次/分,呼吸:20次/分,血压:145/85 mmHg,神志清晰。

6. 望闻切诊:患者神色:得神。形态:行动自如。语声:响亮。气息:均匀。

舌象:舌质:色淡红,形如常,态柔软灵活。舌苔:色白,质薄。脉象:左寸口细脉。右寸口细脉。问诊:右上腹时有隐痛,胃纳可,二便尚调,夜寐可。近一月来体重无明显变化。

7. 实验室检查及其他辅助检查:2021-05 某省人民医院【腹部 MRI】肝脏多发异常信号影,胰腺体尾部异常信号,肝门区及腹膜后多发淋巴结。建议增强扫描。【腹部 MRI 增强】胰腺体尾部异常信号,考虑胰腺癌,脾动静脉受侵。肝脏多发异常信号影,考虑转移,肝门区及腹膜后多发淋巴结。【穿刺病理】(肝)腺癌,结合患者影像学评估情况,考虑患者胰腺癌 IV 期,肝转移可能,请结合临床。

8. 诊断:中医诊断:①气滞血瘀证;②内科癌病。西医诊断:①胰腺恶性肿瘤(cT4NxM1(肝)Ⅳ期 PS1 分);②2 型糖尿病;③高血压。

(二)用药方案

1. 肿瘤治疗:白蛋白紫杉醇 200 mg ivgtt d1, d8 + 吉西他滨 1.6 g ivgtt d1, d8 q3w。

2. 纠正贫血:0.9%氯化钠注射液 250 ml + 蔗糖铁注射液 300 mg ivgtt qd,人促红素注射液 20 000 IU sc。

3. 护胃治疗:奥美拉唑肠溶胶囊,20 mg qd po。

4. 止吐治疗:地塞米松注射液 10 mg iv,盐酸异丙嗪注射液 25 mg im,注射用福沙匹坦双葡甲胺 150 mg + 0.9%氯化钠注射液 250 ml ivgtt,盐酸帕洛诺司琼注射液 0.25 mg iv。

5. 中成药辅助治疗:鸦胆子油乳注射液 30 ml + 灭菌注射生理盐水 250 ml ivgtt qd。

6. 出院带药-中药方剂治疗:白花蛇舌草 30 g、半枝莲 30 g、蛇六谷 30 g、绞股兰 30 g、白豆蔻 9 g、云黄连 6 g、当归 6 g、黄芪 30 g、陈皮 9 g,煎服 bid 每次 150 ml po。

(三)监护记录

入院第 1 天:完善相关检查:完善血常规、肝肾功能及电解质、DIC、肿瘤指标等了解患者一般情况。

入院第 2 天:CT 读片肝内病灶囊变,坏死,评估病情 SD,排除禁忌,今日继续行化疗:白蛋白紫杉醇 200 mg ivgtt d1, d8 + 吉西他滨 1.6 g ivgtt d1, d8 q3w。

入院第 3 天:患者血红蛋白 81 g/L,予 0.9%氯化钠注射液 250 ml + 蔗糖铁注射液 300 mg ivgtt qd,人促红素注射液 20 000 IU sc 纠正贫血;予当日下午出院。

（四）案例分析

患者确诊胰腺癌,因发现时已出现肝转移,无法手术根除,目前处于续行一线化疗阶段,患者在院期间使用中药注射液辅助抗肿瘤治疗。本次入院的过程中,主要关注患者化疗后的疾病控制、化疗效果、不良反应的干预和预防等。该患者一直行 AG 一线方案化疗,末次评估时 SD,疾病控制尚可,本次化疗后发现患者贫血,予以纠正,患者无殊后出院,患者出院带药使用中药方剂主要侧重于抗肿瘤 + 改善贫血为主。

1. 化疗方案

该患者临床诊断为:胰腺恶性肿瘤 cT4NxM1(肝)IV 期,结合中国临床肿瘤学会(CSCO)直肠癌诊疗指南和 2022 年 NCCN 指南,考虑患者体能评估和耐受程度,选用 AG 方案治疗晚期胰腺癌。

吉西他滨(GEM)为嘧啶类抗代谢物,在细胞内经过核苷酸酶作用转化为具有活性的二磷酸及三磷酸核苷酸,抑制 DNA 合成,从而引起细胞凋亡发挥药理作用。目前,吉西他滨通过 JSAPC-02 试验、ESPAC-3 试验、CONKO-001 试验等,已被证实其在胰腺癌治疗中的疗效及安全性。

白蛋白结合型紫杉醇由白蛋白和紫杉醇形成的纳米颗粒,主要通过阻滞关键的细胞间期和有丝分裂过程发挥其抗肿瘤作用,与传统的紫杉醇药物相比,减轻了因助溶剂而引起的严重过敏反应,同时增加了药物在肿瘤细胞的浓度,提高了疗效降低了毒性反应。根据临床研究显示,AG 方案在胰腺癌的姑息化疗中疗效优于 GEM 单药,相关不良反应安全可控。更多临床研究显示,AG 方案对进展期胰腺癌可有效延长晚期患者生存期并控制疾病进展。FOLFIRINOX 方案和 AG 方案均是目前晚期胰腺癌一线治疗主流方案,接受 AG 方案的患者占所有患者的 60.7%,FOLFIRINOX 方案仅占 14.4%。究其原因,AG 方案与 FOLFIRINOX 方案相比,具有更低的不良反应发生率和更高的耐受性,为高龄患者和体力状况不佳的患者提供了有效的可选方案。目前,AG 方案已成胰腺癌姑息化疗的一线推荐方案。

2. 患者贫血的纠正

肿瘤患者在疾病发展及治疗过程中发生的贫血应予以引起重视,目前有研究显示,高达 92.4% 的癌性贫血未得到任何贫血的治疗和纠正,而临终前一年恶性肿瘤患者中贫血比例随着病情临近终末期而显著增加,需要输血的重度贫血患者比例亦显著增加。对终末期肿瘤患者相关性贫血的检测及加强支持治疗十分重要。该患者在 NCI 标准、WHO 标准中均属于接近 3 级（重度）的 2 级（中度）贫血患者，该患者属于小细胞性贫血，其常见原因是患者进入终末期恶病质阶段，免疫和炎性细胞因子被激活、释放，同时影响促红细胞生成素的产生。而促红细胞生成素（EPO）生成减少的原因主要是由于肿瘤或者化疗药物使得肾脏细胞受到破坏或者钝化了氧分压感受器，进而使得肾脏释放 EPO 不足。除此之外，肿瘤患者铁缺乏也是最常见的贫血原因之一，主要表现为吸收不足，失血性铁丢失过多以及其他的肿瘤相关性因素等。该患者同时使用铁剂和 EPO 补充，改善贫血情况。同时在患者出院带药的中药方剂中，其中涵盖有当归补血汤。目前有研究表明，对于肿瘤患者使用吉西他滨所导致的骨髓抑制，当归补血汤在使用后，可以使外周血细胞数量（WBC、PLT）及造血相关细胞因子（TPO、GM-CSF、IL-2、IL-6）水平增加，间充质干细胞产量也随之增加；当归补血汤可降低 G1 期脱氧核糖核酸（DNA）的含量，上调骨髓有核细胞中细胞周期蛋白 D1（CyclinD1）、细胞周期蛋白依赖性激酶（CDK4）、细胞周期蛋白依赖性激酶（CDK6）的表达，促进细胞周期转化途径，增加骨髓有核细胞的增殖，进而缓解吉西他滨导致的骨髓抑制。除此之外，在常规肿瘤治疗的基础上加用当归补血汤，发现其对 WBC、PLT、血红蛋白的计数均显著升高，进一步提示当归补血汤对肿瘤化疗后骨髓抑制具有显著性效果。

3. 消化道反应的纠正

患者行 AG 方案后发生严重消化道不良反应，该方案属于中度致呕风险，对于此风险的静脉化疗方案导致的化疗相关性恶心呕吐（CINV）首先推荐给与 5-HT3 RA＋DXM±NK-1 RA±劳拉西泮进行预防性止吐，故予患者止吐药为地塞米松＋帕洛诺司琼＋福沙匹坦。患者该次化疗一切顺利，患者自述呕吐等胃肠反应较上次减轻，患者身体无异常予以出院。

（五）药师评述

（1）评估诊疗过程。整个诊疗过程对化疗方案的选择及不良反应处理得当，患者且在化疗过程中耐受良好。而对于中药药师应更多注重关注研究中草药的作用，思考减轻毒副反应并提高患者生活质量。

（2）重视化疗药物的不良反应。不良反应会显著影响患者生活质量和药物耐受，严重时导致治疗中断。一般化疗药物均会引起骨髓抑制、消化道反应、心脏毒性、肝肾功能损害等毒副作用。患者实行 AG 方案，相较于使用FOLFIRINOX 化疗方案，不良反应已有所减少，但常见的骨髓抑制导致的血小板、白细胞下降,胃肠道反应(呕吐、腹泻)等依然存在。MPACT 临床试验中不可切除进展期胰腺癌患者接受标准的 AG 方案中,只有71%的患者可以全剂量接受标准方案的化疗,41%和47%的患者需要分别减少蛋白结合型紫杉醇和吉西他滨的用量,22%的患者因为药物毒性停止治疗,主要的3/4不良反应包括神经系统和血液系统不良反应等。在中国人群的亚组分析中,最常见的不少于四分之三级不良事件为白细胞减少(35%)、中性粒细胞减少(34%)、贫血(15%)、血小板减少(10%)和疲劳(13%),其中49%的中国患者需要减少药物使用剂量或者延迟化疗时间。

(3) 分析中药在肿瘤治疗中的运用。中医学认为肿瘤形成是正气不足,后邪气踞之所致,而正气虚伴随肿瘤发生、发展、治疗,直至预后全过程。中医药治疗肿瘤基本法则是扶正固本,主要特点是提高机体免疫力,通过扶正固本,诱导、分化、增殖免疫细胞,在减轻手术和放、化疗引起的创伤及免疫抑制方面,具有明显优势。胰腺癌术后患者不仅有脾虚症状表现,而且还有腑实证候。多位中医医家在胰腺癌防治过程中,提出各自的理念和组方。如:刘嘉湘教授倡导运用活血散结为主的祛瘀散结汤(八月札、炮山甲、干蟾皮、香附、枸杞子、红藤、龙葵、夏枯草、蒲公英、石见穿、丹参、郁金、川楝子、广木香)治疗胰腺癌。雷永仲教授在活血消癥法基础上,倡导配伍软坚散结、利水化痰的药味,立有铁树牡蛎汤(煅牡蛎、夏枯草、海藻、海带、漏芦、白花蛇舌草、铁树叶、当归、赤芍、丹参、党参、白术、茯苓、川楝子、郁金)治疗胰腺癌。刘鲁明教授倡导湿、热、毒邪是胰腺癌发生发展关键环节,尤其胰腺癌晚期湿热毒聚是其核心病机,倡导运用清宣郁热、清热利湿、清热解毒、清热和胃治法,立有清热散结为主的清胰化积方(半枝莲、白花蛇舌草、蛇六谷、豆蔻、绞股蓝、生薏苡仁、灵芝)治疗胰腺癌,临证灵活化裁,常佐以健脾、疏肝、通腑、益气生津等法。

(4) 中药注射剂对于癌症治疗的选择。中药注射液联合化疗治疗胰腺癌在一定程度上可以提高患者治疗有效率和临床受益率,提高患者体力,降低骨髓抑制,减轻患者疼痛症状。按治疗有效率高低选择,可选中药注射液依次为鸦胆子乳油注射液、华蟾素注射液、康艾注射液、艾迪注射液、康莱特注射液、参芪注射液、复方苦参注射液;按临床受益率高低选择,依次为鸦胆子乳油注射液、华蟾素注射液、艾迪注射液、康莱特注射液、复方苦参注射液、康艾注射液、参芪注射液;按缓解骨髓抑制有效程度选择,依次为鸦胆子乳油注射液、艾迪注射液、康莱特注射液、康艾注射液、参芪注射液。而在疼痛改善方面,复方苦参注射液的疗效好于康莱特注射液;按改善体力方面选择,依次为复方苦参注射液、华蟾素注射液、康莱特注射液、康艾注射液。

（马诗瑜　卞晓岚　黄瑾　瞿东霞）

参考文献

［1］Schwartzberg LS，Arena FP，Bienvenu BJ，et al. A Randomized，Open-Label，Safety and Exploratory Efficacy Study of Kanglaite Injection（KLTi）plus Gemcitabine versus Gemcitabine in Patients with Advanced Pancreatic Cancer［J］，J Cancer，2017，8（10）：1872-1883.

［2］胰腺癌诊疗指南（2022 年版）［J］.临床肝胆病杂志，2022，38（05）：1006-1030.

［3］鲁天麒，孙备.2021.V2 NCCN 临床实践指南：胰腺癌更新解读［J］.临床外科杂志，2022，30（01）：7-9.

［4］李阔，敖亮，陈方姗.肿瘤相关性贫血的中医药治疗进展［J］.湖南中医杂志，2018，34（09）：197-198.

［5］肿瘤化疗所致血小板减少症诊疗中国专家共识（2018 版）［J］.中华肿瘤杂志，2018，40（09）：714-720.

［6］VON HOFF D D，ERVIN T，ARENA F P，et al. Increased survival in pancreatic cancer with nab-paclitaxel plus gemcitabine［J］. New Engl J Med，2013，369（18）：1691-1703.

［7］Vogel A，Römmler-Zehrer J，Li JS，et al. Efficacy and safety profile of nab-paclitaxel plus gemcitabine in patients with metastatic pancreatic cancer treated to disease progression：a subanalysis from a phase 3 trial（MPACT）［J］. BMC Cancer，2016，16（1）：817.

［8］王雪振，张小雨，牟悦，等.当归补血汤在恶性肿瘤中作用的研究进展［J］.中国实验方剂学杂志，2022，28（09）：214-220

第十五章

乳腺癌

第一节　疾　病　概　述

一、定义及诊断

（一）西医

1. 定义[1-2]

乳腺癌是乳腺上皮细胞在多种致癌因子的作用下，发生增殖失控的现象。需结合患者的临床表现、体格检查、影像学检查、组织病理学等对原发肿瘤、区域淋巴结和远处病灶进行评估。早期乳腺癌可无任何症状，中晚期大多数乳腺癌触诊时可以触到肿块，查体时应重视乳腺局部腺体增厚变硬、乳头糜烂、乳头溢液，以及乳头轻度回缩、乳房皮肤轻度凹陷、乳晕轻度水肿、绝经后出现乳房疼痛等。乳腺的影像学检查主要包括乳腺 X 线检查、乳腺 MRI、乳腺超声，远处病灶评估还可进行腹部 ± 盆腔影像学检查、骨放射性核素扫描、PET-CT。

2. 病理学诊断

病理学诊断是乳腺癌确诊和治疗的依据，乳腺影像报告和数据系统≥4 类或部分 3 类病灶，推荐影像引导的微创活检或钢丝定位手术活检。对所有乳腺浸润性癌病灶进行 ER、PR、HER-2、Ki-67 的检测。导管原位癌的病理诊断报告核级别、有无坏死及手术切缘情况。对原位癌进行 ER、PR 的检测。

表 15-1　乳腺癌的分子分型

	指标			
	HER-2	ER	PR	Ki-67
HER-2 阳性（HR 阴性）	+	−	−	任何

续表

	指标			
	HER-2	ER	PR	Ki-67
HER-2 阳性（HR 阳性）	+	+	任何	任何
三阴型	−	−	−	任何
Luminal A 型	−	+	+且高表达	低表达
Luminal B 型（HER-2 阴性）	−	+	低表达或 −	高表达

3. 鉴别诊断

乳腺癌需与乳腺增生、纤维腺瘤、囊肿、导管内乳头状瘤、乳腺导管扩张症（浆细胞性乳腺炎）、乳腺结核等良性疾病，与乳房恶性淋巴瘤、间叶源性肉瘤以及其他部位原发肿瘤转移到乳腺的继发性乳腺恶性肿瘤进行鉴别诊断。鉴别诊断时需要详细地询问病史和仔细地体格检查，并结合影像学检查（乳腺超声、乳腺 X 线摄影及乳腺磁共振等），最后还需要细胞学和/或病理组织学检查明确诊断。

（二）中医

1. 定义[3-4]

乳腺癌中医称为"乳岩"或"乳癌"，多为情志内郁所伤，其发生与肝、脾、冲、任关系最为密切，是女性最常见的恶性肿瘤之一。

2. 证候诊断

本病结合中西医临床循证提出分型施治（急病期辅助治疗、早期巩固康复阶段、晚期维持阶段等），根据不同阶段临床常见证候具体分述如下。

（1）急病期辅助治疗

急病期主要以手术、化疗、放疗等治疗为主的阶段，中医药治疗在于扶助正气，减轻不良反应。

Ⅰ　围手术期

① 乳腺癌术后上肢淋巴水肿主要病机为水瘀互结：水肿；气虚；疼痛灼热；上肢肿胀。

② 皮下积液病机为脉络损伤：血瘀；口干；皮肤灼热色暗。

③ 皮瓣坏死病机为气血不足，脉络损伤，瘀血内停：血瘀；创面脓腐。

④ 术后焦虑病机主要为肝郁痰凝：焦虑抑郁；忧思恼怒，烦躁不安；口苦咽

干;大便秘结。

⑤ 术后感染主要病机为六淫邪毒或正气虚弱:热毒、火毒;便秘;发热。

⑥ 术后恶心呕吐主要病机为外邪侵扰、胃气逆:恶心、呕吐。

Ⅱ 乳腺癌化疗

中医药治疗能减轻某些化疗相关不良反应,常见证型包括:饮食停滞、气血两虚、脾肾亏虚、气虚血瘀、肝肾阴虚等 5 个证候。

① 饮食停滞:呕吐酸腐量多;嗳气厌食,脘腹胀满;得食则甚;吐后反快;大便秘结或溏泄。

② 气血两虚:心悸气短;头晕目眩;失眠健忘;乏力;纳呆食少;面色无华;汗出肢冷,胸闷;四肢麻木;骨髓抑制。

③ 脾肾亏虚:饮食稍多即欲呕吐,时发时止,食入难化;胸脘痞闷,不思饮食;四肢不温;脱发;面色皓白,倦怠乏力;脘腹痛,腹胀腹鸣,纳呆恶食;腰膝酸软,水肿,肢体麻木等。

④ 气虚血瘀:乏力;心悸不安,胸闷不舒,胸部刺痛;四肢麻木;头痛;干呕呃逆;入暮潮热。

⑤ 肝肾阴虚:头晕耳鸣;口干目干,视力下降;急躁易怒;肢体麻木,两足萎软;乏力,胁部隐痛,颧红,脱发,失眠。

Ⅲ 放疗相关不良反应管理

最常见的放疗相关不良反应为放射性皮肤损伤和放射性肺损伤。

放射性肺损伤急性期

① 热毒犯肺:主症:咳嗽,痰黏或黄,气短,便秘,咽痛,口渴;次症:咯血,胸痛,发热。

② 痰热郁肺:主症:发热,咳嗽痰多,痰黏厚或稠黄,胸痛;次症:口干欲饮,气急或气喘,咳痰带血。

③ 肺燥阴亏:主症:干咳痰少,咽干口燥,潮热盗汗,乏力,短气;次症:咳嗽无力,胸隐痛,咳血。

④ 气阴两虚:主症:干咳少痰,气急,口干欲饮,神疲乏力;次症:胸闷胸痛,自汗盗汗,纳差。

放射性肺损伤纤维化形成期

① 气虚血瘀:主症:面色晦暗或口唇发暗,干咳少痰,胸闷,胸痛,甚至动则气促,呼吸困难,倦怠无力;次症:气短自汗,咯血丝痰。

② 血瘀气滞:主症:面色晦暗或口唇发暗,干咳少痰,胸闷,胸痛;次症:心悸

怔忡,失眠,潮热。

③ 肺肾两虚:主症:咳嗽无力,咳痰不爽,气短喘促,动则尤甚。

(2)早期巩固康复阶段

初次诊断的乳腺癌经系统治疗达到临床完全缓解后,中医通过改善"土壤"微环境,扶助正气,增强免疫力,预防转移,常见证型包括:肝气郁结、气滞血瘀、脾虚痰湿、冲任失调、肝肾阴虚等5个证候。

① 肝气郁结:主症:精神抑郁或急躁易怒,口苦或干,乳房或胁肋胀痛;次症:纳差,善太息,食少纳呆,失眠或多梦。

② 气滞血瘀:主症:胸胁胀满走窜疼痛,乳房包块、刺痛固定,胸闷,情志抑郁或易怒,善太息,脘腹胀满,面色晦暗;次症:纳呆食少,脘闷嗳气或呃逆,口唇紫暗或爪甲紫暗,形体消瘦,阴道出血色暗或夹血块。

③ 脾虚痰湿:主症:胸脘痞闷,恶心纳呆,呕吐痰涎,神疲乏力,食后腹胀,便溏;次症:口渴少饮,头身困重,上肢浮肿沉胀,乳房可扪及结节。

④ 冲任失调:主症:乳房刺痛固定,腰膝酸痛,潮热盗汗,月经失调;次症:面色晦暗,黄褐斑,大龄未育(>30岁),多次流产史(>3次)。

⑤ 肝肾阴虚:主症:头晕目眩,急躁易怒,乳房胀痛,腰膝酸软,五心烦热或低热,潮热盗汗,口干咽燥;次症:形体消瘦,耳鸣,健忘,失眠多梦,月经失调。

(3)晚期维持阶段

乳腺癌经根治性手术治疗,术后出现复发转移或初治即为Ⅳ期。本阶段注重扶正气、辨局部,以达到改善症状、延长生存、提高生活质量的目的,常见证型包括:气血两虚、脾肾亏虚、瘀毒互结等3个证候。

① 气血两虚:主症:形体消瘦,面色无华,唇甲色淡,气短乏力,动辄尤甚,伴头昏心悸,目眩眼花,动则多汗;次症:口干舌燥,纳呆食少。

② 脾肾亏虚:主症:腰膝酸软,腹中冷痛,形寒肢冷,面色白,久泻久痢,下利清谷或便秘,小便不利或频数;次症:肢体浮肿,关节酸痛,神疲乏力,健忘,眠浅易醒。

③ 瘀毒互结:主症:乳房红肿疼痛,肤色紫暗,或溃破不收,乳头溢液,糜烂溃疡,甚至发热,胁肋胸部疼痛;次症:口干渴,大便干结,小便短赤。

二、药物治疗

(一)西医治疗

新辅助治疗、术后辅助治疗以及术后转移治疗,可用化疗、内分泌治疗、分子靶向治疗和免疫治疗。

1. 化疗常用方案

①以蒽环类药物为主的方案,如 AC(多柔比星/环磷酰胺)、EC(表柔比星/环磷酰胺),吡柔比星可替代多柔比星。②蒽环类与紫杉类药物联合方案,如 TAC(T:多西他赛)。③蒽环类与紫杉类药物序贯方案,如 AC→紫杉醇/多西他赛。④不含蒽环类药物的联合化疗方案:TC 方案(多西他赛/环磷酰胺),PC 方案(紫杉醇/卡铂)。⑤卡培他滨的强化(联合或序贯)。⑥奥拉帕利在致病/疑似致病 gBRCA 突变高危患者中的强化治疗。⑦白蛋白结合型紫杉醇可替代紫杉醇或多西他赛。

2. 内分泌治疗

激素受体 ER 和(或)PR 阳性的乳腺癌患者,皆应接受术后辅助内分泌治疗。辅助内分泌治疗有 3 种选择:他莫昔芬、卵巢功能抑制(ovarian function suppression,OFS)加他莫昔芬、OFS 加第三代芳香化酶抑制剂。OFS 方式有药物去势、手术切除卵巢、卵巢放射线照射(推荐药物性卵巢去势作为首选)。

3. 靶向治疗

HER2 阳性是指免疫组织化学法检测结果 3+,或 2+ 且原位杂交法(in situ hybridization,ISH)检测结果阳性。对于 HER2 蛋白过表达或有基因扩增(判定为 HER2 阳性)的乳腺癌患者,采用为期 1 年的曲妥珠单抗±帕妥珠单抗、辅助治疗可以降低乳腺癌的复发率。

4. 免疫治疗

PD-1/PD-L1 抑制剂对三阴性乳腺癌患者新辅助治疗中,加用可提高患者的 pCR 率,PD-L1 抑制剂联合白蛋白紫杉醇一线治疗转移性或不可切除局部晚期三阴性乳腺癌,可显著提高 PFS,取得 OS 的获益。

(二) 中医治疗[3-4]

1. 急病期辅助治疗

(1) 围手术期

① 乳腺癌术后上肢淋巴水肿。

治法:益气活血,利水消肿。

推荐方药:四妙勇安汤加减(《验方新编》)。金银花,玄参,当归,黄芪,泽兰,泽泻,甘草。气虚明显者黄芪可用至 60 g(舌苔厚腻者慎用);上肢肿胀难耐加桃仁、红花、车前子;疼痛灼热者加连翘、蒲公英、丹皮。

② 皮下积液。

治法:通阳益气,活血利水。

推荐方药:防己黄芪汤(《金匮要略》)。防己,黄芪,甘草,白术。血瘀明显加泽兰、泽泻、路路通、石见穿活血利水;口干加天花粉清热滋阴解毒;皮肤灼热色暗加败酱草、仙鹤草、丹皮。

③ 皮瓣坏死

治法:补气生血,去腐生肌。

推荐方药:八珍汤加减(《正体类要》)。人参,白术,白茯苓,当归,川芎,白芍,熟地,甘草。创面脓腐未净时,先用红油膏或九一丹祛腐,待脓腐已净,再用生肌膏或白玉膏,创面应一直保持滋润。

④ 术后焦虑

治法:疏肝解郁,养血健脾。

推荐方药:柴胡疏肝散加减(《景岳全书》)。陈皮(醋炒),柴胡,川芎,香附,枳壳,芍药,甘草。伴失眠、口苦加炒枣仁、知母;若胁痛甚、大便干加丝瓜络、生地、川楝子、瓜蒌。

⑤ 术后感染

治法:清热解毒,扶正祛邪。

推荐方药:黄连解毒汤(《外台秘要》)。黄连,黄芩,黄柏,栀子。若便秘者加大黄、厚朴等;发热加人工牛黄、柴胡等。

⑥ 术后恶心呕吐

治法:健脾和胃,降逆止呕。

推荐方药:旋覆代赭汤加减(《伤寒论》)。旋覆花,半夏,甘草(炙),人参,代赭石,生姜,大枣。

(2) 乳腺癌化疗

① 饮食停滞

治法:消食化滞,和胃降逆。

推荐方药:保和丸加减(《丹溪心法》)。山楂,神曲,半夏,茯苓,陈皮,连翘,莱菔子。口苦、口臭、大便秘结加藿香、大黄、黄连;肝功能异常者加酌加柴胡、茵陈、五味子、田基黄、鸡骨草。

② 气血两虚

治法:益气补血,健脾养心。

推荐方药:归脾汤加减(《济生方》)。白术,黄芪,党参,陈皮,熟地,川芎,酸枣仁,木香,大枣,生姜。兼阳虚汗出肢冷,加炮附子、鹿角胶、煅牡蛎;兼自汗盗汗、胸闷心烦,加麦冬、五味子、丹参;肝功能异常者加酌加茵陈、五味子、田基黄、鸡骨草;四肢麻木加鸡血藤、桑枝、桂枝。

③ 脾肾亏虚

治法:温阳驱寒,益气健脾。

推荐方药:附子理中汤(《阎氏小儿方论》)。附子,党参,白术,干姜,甘草。若呕吐甚者加砂仁、半夏,大便溏泄者,加山药、莲子肉、炒扁豆;大便干,阳虚便秘者,加肉苁蓉、益智仁、菟丝子;小便频数,夜间尤甚者,加枸杞子、桑椹、乌药、益智仁;四肢麻木加鸡血藤、桑枝、桂枝。

④ 气虚血瘀

治法:补气健脾,活血祛瘀。

推荐方药:四君子汤合血府逐瘀汤加减(《太平惠民和剂局方》《医林改错》)。黄芪,党参,白术,茯苓,桃仁,红花,赤芍,枳壳,柴胡,川芎,桔梗,牛膝,延胡索。兼血虚者加枸杞子、熟地;兼阴虚者加麦冬、女贞子;兼阳虚者加炮附子、桂枝;兼痰浊加瓜蒌、薤白、半夏;胸痛甚者加三七、没药。

⑤ 肝肾阴虚

治法:滋阴,疏肝,益肾。

推荐方药:一贯煎合左归饮加减(《柳州医话》《景岳全书》)。生地,沙参,枸杞子,麦冬,龟甲胶,菟丝子。若心烦不寐加酸枣仁、五味子、炒栀子、合欢皮;神疲乏力明显者加太子参;阴虚火旺明显者加知母、黄柏、地骨皮;脱发加桑椹、桑叶、旱莲草、黑芝麻;口舌生疮加黄柏、砂仁、生石膏。

(3) 放疗

放射性肺损伤急性期

① 热毒犯肺

治法:清热化痰活血。

推荐方药:千金苇茎汤(《备急千金要方》)或麻杏石甘汤加减。苇茎,桃仁,薏苡仁,冬瓜仁;或炙麻黄,生石膏,杏仁,甘草。热甚者加黄芩、鱼腥草、败酱草;胸痛加延胡索、田七末;气短脉虚,加党参或西洋参;气促脉实,加代赭石、龙骨、牡蛎;咳血加白及、三七、仙鹤草;喘咳加杏仁、枇杷叶、紫菀、款冬花。

② 痰热郁肺

治法:清热解毒,清肺化痰。

推荐方药:清金化痰汤加减(《杂病广要》)。黄芩,栀子,桔梗,麦冬,贝母,橘红,茯苓,桑皮,知母,瓜蒌仁,甘草。

③ 肺燥阴亏

治法:养阴清肺。

推荐方药:养阴清肺汤(《重楼玉钥》)或百合地黄汤(《金匮要略》)或沙参麦冬汤(《温病条辨》)。玄参,麦冬,生地,炙甘草,白芍,薄荷,贝母,丹皮;或生地,百合;或桑叶,石膏,甘草,胡麻仁,真阿胶,枇杷叶,人参,麦冬,杏仁。

④ 气阴两虚

治法:益气养阴。

推荐方药:生脉散加减(《内外伤辨惑论》)或百合固金汤加减。人参,麦冬,五味子;或百合,生地,熟地,当归,阿胶(烊),紫菀,川贝母,知母,麦冬,玄参,制大黄,桃仁,䗪虫,僵蚕,生甘草。咳嗽吐黄痰者,加败酱草、胆南星;痰中夹血者加茜草根、花蕊石;低热者加地骨皮、鳖甲;胸闷气急反复发作,X 线胸片提示肺叶间有积液或包裹性胸腔积液者,加赤茯苓、桑白皮、麻黄;腹胀纳差者加枳壳、鸡内金、焦三仙。

放射性肺损伤纤维化形成期

① 气虚血瘀

治法:益气活血化瘀。

推荐方药:生脉散(《内外伤辨惑论》)合桃红四物汤(《医宗金鉴》)加减。生黄芪,赤芍,当归,川芎,地龙,桃仁,红花;或党参,麦冬,五味子,桃仁,红花,熟地,白芍,当归,川芎。

② 血瘀气滞

治法:理气活血。

推荐方药:血府逐瘀汤加减(《医林改错》)。生地,桃仁,红花,炙甘草,枳壳,赤芍,柴胡,川芎,桔梗,牛膝。

③ 肺肾两虚

治法:补益肺肾,扶正固本。

推荐方药:生脉散、补肺汤(《永类钤方》)加减者重在治肺,选用左归丸、右归丸者重在治肾。党参、麦冬、五味子、熟地、黄芪、款冬花、桑白皮等重在治肺;熟地、山药、枸杞、山萸肉、川牛膝、菟丝子、鹿角胶、龟甲胶、附子、肉桂、杜仲、当归等重在治肾。

2. 早期巩固康复阶段

① 肝气郁结

治法:疏肝解郁,行气散结。

推荐方药:逍遥蒌贝散加减(《中医外科学》)。柴胡,白术,皂角刺,夏枯草,山慈菇,浙贝母,紫草,白花蛇舌草,半枝莲,桑寄生,瓜蒌,南星,半夏。气滞不舒,胁痛剧者加青皮、枳壳、八月扎、香附;气郁化火者加牡丹皮、炒山栀。

② 气滞血瘀

治法:疏肝理气,化瘀散结。

推荐方药:柴胡疏肝散合桃红四物汤加减(《景岳全书》《医宗金鉴》)。柴胡,川芎,香附,枳壳,白芍,陈皮,桃仁,红花,生地,山慈菇,浙贝母,紫草,白花蛇舌草,龙葵,半枝莲。胁痛明显者可在加强疏肝理气基础上,应用延胡索、乳香、没药、白屈菜止痛;瘀血明显者可加三棱、莪术、鸡血藤。

③ 脾虚痰湿

治法:健脾利湿,化痰散结。

推荐方药:六君子汤加减(《妇人大全良方》)。党参,茯苓,白术,炙甘草,法半夏,陈皮,薏苡仁,浙贝母,瓜蒌,夏枯草,山慈菇,白花蛇舌草,半枝莲,龙葵。上肢浮肿沉胀者加路路通、车前子、羌活、泽兰。

④ 冲任失调

治法:调理冲任,补益肝肾。

推荐方药:理冲汤加减(《医学衷中参西录》)。黄芪,白术,海藻,三棱,莪术,白花蛇舌草,龙葵,鼠妇,青皮,山慈菇,皂刺。体弱者三棱、莪术减量;怕冷可加肉桂、附子;潮热甚者加生地、天冬。

⑤ 肝肾阴虚

治法:滋补肝肾。

推荐方药:一贯煎合六味地黄丸加减(《柳州医话》《小儿要证直诀》)。沙参,天花粉,枸杞子,泽泻,川楝子,桑椹,黄芪,白术,紫草,海藻,白花蛇舌草,龟甲,鳖甲,蛇莓,炒枣仁。乳房结块坚硬者加全瓜蒌、夏枯草、山慈菇;气血虚衰者加熟地、鸡血藤、党参、黄芪;腰酸膝软、失眠、盗汗、潮热者加地骨皮等药物。

3. 晚期维持阶段

① 气血两虚

治法:补益气血。

推荐方药:香贝养荣汤加减(《医宗金鉴》)。白术,人参,茯苓,陈皮,熟地,川芎,当归,白芍,贝母,香附,桔梗,甘草,连翘,白花蛇舌草,枳壳。

② 脾肾亏虚

治法:温阳补血,散寒通滞。

推荐方药:阳和汤加减(《外科全生集》)。鹿角胶,炙麻黄,白芥子,山慈菇,皂角刺,黄芪,白术,白花蛇舌草。虚寒盛加附子、肉桂。

③ 瘀毒互结

治法:化瘀解毒

推荐方药:西黄胶囊(丸)(《外科全生集》)合龙蛇羊泉汤。乳香,没药,黄芪,丹皮,青皮,山慈菇,皂角刺,龙葵,白花蛇舌草,白英。骨转移加透骨草、鹿衔草、骨碎补、桑寄生、黄芩;肝转移加鳖甲、八月扎、凌霄花、鼠妇、枸杞子;肺转移加桔梗、麦冬、五味子、黄芩、僵蚕;脑转移加全蝎、蜈蚣、南星、枸杞子、菊花;皮下转移破溃加金银花、蒲公英;淋巴转移者常用浙贝母、生龙骨、生牡蛎、海藻、夏枯草、猫爪草等。

第二节 常用治疗药物

一、西医治疗方案[2]

表 15 - 2 乳腺癌治疗方案用药

分类	用药指征	首选药物	备选药物
化疗	辅助、新辅助、转移复发化疗	蒽环类、紫杉类、铂类	其他微管类抑制剂
靶向	HER-2 阳性	曲妥珠单抗、帕妥珠单抗	奈拉替尼、吡咯替尼、马吉妥昔单抗、T-Dxd
内分泌治疗	激素阳性	OFS[①]、AI[②]、TAM[③]	CDK4/6 抑制剂[④]
骨转移治疗	骨转移	唑来膦酸	地诺单抗
其他	其他分子靶点阳性	奥拉帕利	TKI[⑤]
免疫治疗	PD-1 阳性	阿替利珠单抗、帕博利珠单抗	无

① OFS:卵巢功能抑制药物,如戈舍瑞林。
② AI:来曲唑、阿那曲唑、依西美坦。
③ TAM:他莫昔芬。
④ CDK4/6 抑制剂:哌柏西利、阿贝西利和瑞波西利。
⑤ TKI(酪氨酸激酶抑制剂):吡咯替尼、拉帕替尼、奈拉替尼、图卡替尼。

二、中医治疗方案

表 15-3　乳腺癌中医治疗方案

时期	症候	治法	方剂	中成药
围手术期	水瘀互结	益气活血,利水消肿	四妙勇安汤	五苓散
	脉络损伤	通阳益气,活血利水	防己黄芪汤	大活络丹
	气血不足	补气生血,去腐生肌	八珍汤	生血丸、槐耳颗粒、复方阿胶浆
	肝郁痰凝	疏肝解郁,养血健脾	柴胡疏肝散	加味逍遥丸
	外邪侵扰	清热解毒,扶正祛邪	旋覆代赭汤	参芪扶正注射液
化疗期	饮食停滞	消食化滞,和胃降逆	保和丸	香砂养胃丸
	气血两虚	益气补血,健脾养心	归脾汤	艾愈胶囊
	脾肾亏虚	温阳驱寒,益气健脾	附子理中汤	健脾益肾颗粒、正元胶囊
	气虚血瘀	补气健脾,活血祛瘀	四君子汤合血府逐瘀汤	复方皂矾丸
	肝肾阴虚	滋阴,疏肝,益肾	一贯煎合左归饮	生血宝颗粒
放疗性肺损伤	热毒犯肺	清热化痰活血	千金苇茎汤、麻杏石甘汤	百令胶囊
	痰热郁肺	清热解毒,清肺化痰	清金化痰汤	痰热清注射液
	肺燥阴亏	养阴清肺	养阴清肺汤、百合地黄汤	生脉注射液
	气阴两虚	益气养阴	生脉散、百合固金汤	安多霖胶囊
	气虚血瘀	益气活血化瘀	生脉散合桃红四物汤	槐耳颗粒
	血瘀气滞	理气活血	血府逐瘀汤	大活络丹
	肺肾两虚	补益肺肾,扶正固本	生脉散、补肺汤	生血宝颗粒
早期康复期	肝气郁结	疏肝解郁,行气散结	逍遥蒌贝散	加味逍遥丸
	气滞血瘀	疏肝理气,化瘀散结	柴胡疏肝散合桃红四物汤	大活络丹
	脾虚痰湿	健脾利湿,化痰散结	六君子汤	健胃消食片
	冲任失调	调理冲任,补益肝肾	理冲汤	坤宁颗粒
	肝肾阴虚	滋补肝肾	一贯煎合六味地黄丸	生血宝颗粒

续表

时期	症候	治法	方剂	中成药
晚期维持期	气血两虚	补益气血	香贝养荣汤	榄香烯注射液
	脾肾亏虚	温阳补血,散寒通滞	阳和汤	养正消积胶囊
	瘀毒互结	化瘀解毒	西黄胶囊合龙蛇羊泉汤	康莱特注射液,艾迪注射液

三、主要治疗药物

(一) 环磷酰胺[5]

1. 适应证:乳腺癌的新辅助/辅助治疗(HER2 阳性患者可在序贯紫杉醇时联合曲妥珠单抗)

2. 用法用量:600 mg/m^2,d1,14 d 为一周期。输注时间>1 h。

3. 注意事项:本品的代谢产物对尿路有刺激性,应用时应鼓励患者多饮水,大剂量应用时应水化、利尿,同时给予尿路保护剂美司钠。当大剂量用药时,除应密切观察骨髓功能外,尤其要注意非血液学毒性如心肌炎、中毒性肝炎及肺纤维化等。环磷酰胺水溶液仅能稳定 2~3 小时,最好现配现用。

(二) 多柔比星/表柔比星

1. 适应证:乳腺癌的新辅助/辅助治疗(HER2 阳性患者可在序贯紫杉醇时联合曲妥珠单抗)

2. 用法用量:多柔比星 60 mg/m^2(或表柔比星 90~100 mg/m^2),d1,21 d 为一周期;剂量密集型 14 d 为一周期需联用 G-CSF。

3. 注意事项:禁用:存在相应药物过敏史;合并明显的肝功能损害、严重的骨髓功能受损、严重心律失常或心功能不全、近期或既往心脏受损病史的患者;既往心肌梗死、膀胱炎、尿路感染、严重全身感染;妊娠、哺乳期患者;既往蒽环类药物已达最大累积剂量(多柔比星为 550 mg/m^2,表柔比星为 900 mg/m^2)。

(三) 曲妥珠单抗

1. 适应证:HER2 阳性的早期和转移性乳腺癌。

2. 用法用量:首剂 4 mg·kg^{-1},后续 2 mg·kg^{-1} 每周 1 次;或首剂 8 mg·kg^{-1},之后 6 mg·kg^{-1} 每 21 d1 次,共 1 年。

3. 注意事项:禁用:严重器质性心脏病和心功能异常;妊娠、哺乳期患者。患者治疗前应进行心功能评估,心功能不全发生的高危因素有:老年(>50 岁)、

LVEF 基线水平低和 LVEF 水平下降(<55%)、紫杉醇、曲妥珠单抗治疗前或治疗后 LVEF 水平低和既往用过或正在使用抗高血压药物治疗。

(四) 多西他赛

1. 适应证:多西他赛适用于先期化疗失败的晚期或转移性乳腺癌的治疗。除非属于临床禁忌,先期治疗应包括蒽环类抗癌药。

2. 用法用量:$35\sim100\ mg/m^2$。联合用药时:多西他赛 $75\ mg/m^2$,d1,21 d 为 1 个周期。单药方案:多西他赛 $60\sim100\ mg/m^2$,d1,21 d 为 1 个周期;或者 $35\ mg/m^2$,每周 1 次,用 6 周休 2 周为 1 个周期。

3. 注意事项:禁用:妊娠、哺乳期;ANC$<15\times10^9\cdot L^{-1}$;肝功能有严重损害的患者。患者合并使用能诱导、抑制或被细胞色素 P450-3A 代谢的药物,如环孢素,特非那定,酮康唑,红霉素及醋竹桃霉素,应注意与多西他赛潜在的显著作用;同时给予患者酮康唑、蛋白酶抑制剂时,要小心谨慎使用多西他赛。

(五) 紫杉醇

1. 适应证:淋巴结阳性的乳腺癌患者在含阿霉素标准方案联合化疗后的辅助治疗。转移性乳腺癌联合化疗失败或者辅助化疗 6 个月内复发的乳腺癌患者。

2. 用法用量:剂量 1:普通剂型和脂质体剂型 $175\ mg/m^2$(3 周方案)或 $80\ mg/m^2$(单周方案 d1, 8, 15, 28 d 为一周期)。剂量 2:白蛋白结合型紫杉醇 $260\ mg/m^2$(3 周方案)或 $100\sim125\ mg/m^2$(单周方案 d1, 8, 15, 28 d 为一周期)

3. 注意事项:禁用:对紫杉醇、聚氧乙基-35-蓖麻油或用聚氧乙基-35-蓖麻油配制的药物(如环孢霉素浓缩注射液和替尼泊苷浓缩注射液)有过敏史的患者;严重中性粒细胞减少($<15\times10^9$/L)的患者。

(六) 长春瑞滨

1. 适应证:晚期或转移性乳腺癌患者

2. 用法用量:$25\sim30\ mg/m^2$。方案 1:$25\ mg/m^2$ d1,每周 1 次;方案 2:$20\sim35\ mg/m^2$ d1, d8,21 d 为 1 周期;方案 3:$25\sim30\ mg/m^2$ d1, d8, d15,28 d 为 1 周期

3. 注意事项:禁用:对长春瑞滨或其他长春花生物碱或药品中的任何成分过敏的患者,嗜中性粒细胞计数$<15\times10^9\cdot L^{-1}$或近期发生严重感染的患者,血小板计数$<100\times10^9\cdot L^{-1}$的患者,与黄热病疫苗合用的患者,妊娠及哺乳的患者;如果放射治疗照射区域包括肝脏,本品不得与放疗同时应用。慎用:有缺血性心脏病史患者;本品与细胞色素 CYP3A4 强抑制剂或诱导剂合用时应慎

重;重度肝功能损伤患者剂量减少至 20 mg/m² 并密切监测血液学参数。

(七) 来曲唑

1. 适应证:绝经后,雌激素或孕激素受体阳性乳腺癌。

2. 用法用量:25 mg, po, qd

3. 注意事项:禁用:绝经前、妊娠、哺乳期妇女慎用:运动员,肌酐清除率＜10 ml·min⁻¹ 的女性,重度肝功能受损(Child-Pugh 评分 C)的患者,驾驶车辆或操作机器的患者。避免与他莫昔芬、其他抗雌激素药物或含雌激素的药物、CYP3A4、CYP2A6 强抑制剂、CYP3A4 强诱导剂,主要依靠 CYP2C19 消除并且治疗窗较窄的药物(如苯妥英、氯吡格雷)同时使用。

(八) 平消胶囊

1. 适应证:具有活血化瘀,散结消肿,解毒止痛的功效。用于毒瘀内结所致的肿瘤患者,以缓解症状,缩小瘤体,提高机体免疫力,延长生存时间。

2. 用法用量:口服。一次 4～8 粒,一日 3 次。

3. 注意事项:运动员慎用。本药不可过量服用,亦不宜久服。本药可与手术治疗、放疗、化疗同时进行。用药期间忌辛辣、刺激食物。本品含有郁金、五灵脂等中药,不宜与人参、丁香等中药及含有人参、丁香的成药联合使用。

(九) 加味逍遥丸

1. 适应证:具有舒肝清热,健脾养血的功效。用于肝郁血虚,肝脾不和,两胁胀痛,头晕目眩,倦怠食少,月经不调,脐腹胀痛。

2. 用法用量:口服,一日 2 次。

3. 注意事项:过敏体质者、妊娠期妇女慎用。服药期间忌食生冷、油腻、辛辣、难消化食物。

(十) 复方斑蝥胶囊

1. 适应证:具有破血消瘀,攻毒蚀疮的功效。用于原发性肝癌、肺癌、直肠癌、恶性淋巴瘤、妇科恶性肿瘤等。

2. 用法用量:口服。一次 3 粒,一日 2 次。

3. 注意事项:过敏体质者慎用。糖代谢紊乱患者慎用。肝、肾功能异常者慎用。本药含斑蝥,妊娠期妇女、哺乳期妇女禁用。

(十一) 西黄丸

1. 适应证:清热解毒,和营消肿。用于痈疽疔毒,瘰疬,流注,癌肿等。

2. 用法用量:口服。一次 3 g,一日 2 次。

3. 注意事项:孕妇忌服、运动员慎用。脾胃虚寒者慎用。

第三节　中西医结合规范化药学监护要点

在乳腺癌药物治疗方案确定过程中,药学监护主要的工作包括:适应证和禁忌证的审核、药物的选择以及剂量和给药途径的确定、化疗药导致不良反应的预防和应对、传统中药汤剂的监护、有毒及可能影响肝肾功能中药的药学监护、中西药相互作用的监护(西药和中药、西药和中成药、西药和西药、中药和中成药)。通过医生与药师的沟通协调,制订合理的个体化的治疗方案。

一、治疗监护

(一) 疗效监护评估

1. 西医疗效监护评估

1) 考虑肿瘤的临床病理学特征、患者生理条件和基础疾患、患者意愿、化疗的可能获益、不良反应、基因测序结果,遴选化疗靶向药并计算用药剂量。

2) 根据化疗药性质,确定化疗预处理如水化、止吐。

3) 对用镇痛药患者密切观察其疼痛的缓解程度。

4) 化疗 2 周期后进行治疗效果评估,选择后续化疗方案。

5) 根据肿瘤的临床病理学特征、患者生理条件、不良反应,遴选化疗结束后接受的内分泌治疗。

6) 监测乳腺癌骨转移情况。

2. 中医疗效监护评估

1) 望诊:观察患者的神色、倦怠乏力、口唇色是否有改善;观察患者舌苔、舌色、舌质的变化。

2) 闻诊:服用中药类制剂后呃逆酸腐气、腹胀腹鸣等症状是否改善。

3) 问诊:询问患者的水瘀互结、肢体麻木、心悸气短、乳房或胁肋胀痛、饮食停滞的患者用药后是否有改善。

(二) 不良反应监护评估

监测患者用药后可能出现不良反应的体征和症状、实验室血常规检查、肝肾等生化检测结果,服用化疗药物、靶向药物、内分泌药物药物、止痛药物、中药后可能出现的过敏(皮疹)反应,以及循环系统(心电图、左室射血分数)、消化系统(恶心、呕吐、腹泻、胃部不适、腹胀、腹泻、便秘等)、血液系统(白细胞计数、红细胞计数、血小板计数、血红蛋白)、神经系统(麻木、头痛、头晕、癫痫、精神错乱、神志不清、嗜睡、焦虑、兴奋、抑郁、睡眠不佳等)、肝肾功能(血脂、尿素氮、血肌酐、胆红素、AST 及 ALT 水平升高)、生殖系统(子宫内膜厚度、月经频率)、眼(白内障、视力模糊)、皮肤及皮下组织(多汗、脱发、皮肤干燥)、肌肉及结缔组织(骨质疏松、关节痛、肌痛、骨痛)等不良反应。

二、预防复发和并发症

中医认为乳腺癌发生的内因和根本是正气不足,气血亏虚。气虚不能卫外致使外邪客于乳络而患本症[6]。同时,情志内伤,忧思郁怒又是本病发生发展的重要因素。手术治疗或放、化疗等可使患者机体内环境稳定性失调。因此,在西医治疗的基础上,辅以扶正祛邪、固本培元为原则的中医疗法,可有效提高患者免疫力,巩固和加强西医治疗的效果,对乳腺癌术后防止复发、转移,或减轻放化疗不良反应、延长生存期具有一定作用。日常患者应保持情志通畅,乐观开朗,尽量避免抑郁、焦虑等情况发生。

第四节　典型案例

一、案例1

(一) 病史摘要

1. **主诉**:左乳癌术后半年余,入院靶向治疗。

2. **现病史**:患者,女,63 岁,行双乳象限切除术 + 右乳任意皮瓣成形术 + 左乳癌改良根治术。术后病理诊断:(右乳钙化灶)乳腺病,导管上皮增生,导管内乳头状瘤形成,另见导管扩张、囊肿形成。左乳浸润性导管癌Ⅲ级(腺管形成 3 分,核多形性 3 分,核分裂象 2 分),占比 90%,另见 10% 高级别导管原位癌,累及乳腺脂肪组织,可疑脉管内癌栓,未见明确神经侵犯,未累及乳头及皮肤,底切缘未见癌。腋下淋巴结(0/26)未见癌转移。免疫组化结果:ER(3 + , 95%)、PR(3 + , 50%)、C-erbB-2(2 +)P53(3 +)、Ki-67(60% +)、E-cad(+)、P120(膜 +)、CD34(脉管 +)、Ckpan(+)Syn(-);CD10、P63 示肌上皮大部分缺失。

3. **既往史**:患者既往有高血压病史半年余,血压最高 160/90 mmHg,服用坎地沙坦酯片,目前血压控制可。患者既往有肺结节、颈动脉斑块、甲状腺结节、腔隙性脑梗塞、脂肪肝、胆囊结石病史,定期随访。否认糖尿病等内科慢性病史。否认肝炎、结核等传染病史。否认其他手术、外伤及输血史。

4. 社会史、家族史、过敏史:无。

5. 查体:T36.6℃、P76 次/分、R18 次/分、BP130/80 mmHg,神志清醒,营养中等,面色红润,左乳缺如,左胸壁见一长约 15 cm 手术瘢痕,无红肿无皮下结节。右乳皮肤无红肿及橘皮样改变,未及明显肿块。双腋下及锁骨上未触及明显肿大淋巴结。

6. 望闻切诊:望诊:患者有神,面色如常。身体外观均匀,左乳缺如,发育相称,五官端正,乏力,舌薄白少苔,质红。闻诊:发声自然,高调和畅,刚柔相济,气息平稳。切诊:细脉。

7. 实验室检查及其他辅助检查:2021.5.16 FISH(+)。

8. 诊断:中医诊断:乳癌病,气阴两虚证(患者主要临床特征为乏力,舌质红,脉细的一类病证)。西医诊断:①左乳浸润性导管癌(pT2N0M0 ⅡA 期 HER2＋HR＋);②高血压病Ⅱ级高危

(二) 用药方案

1. 辅助化疗治疗:EC×4-TH×4,注射用环磷酰胺 900 mg＋注射用表柔比星 120 mg—多西他赛 120 mg q3w ivgtt。

2. 靶向治疗:本次入院首次曲妥珠单抗 440 mg(初始负荷剂量),后续曲妥珠单抗 336 mg q3w ivgtt。

3. 内分泌治疗:来曲唑片 2.5 mg qd po。

4. 靶向治疗预处理:地塞米松注射液 5 mg＋0.9%氯化钠注射液 100 ml 静滴 st。

5. 中药方剂(生脉饮合增液汤加减方):麦冬 10 g,五味子 10 g,黄芪 30 g,太子参 15 g,玄参 15 g,地黄 15 g,炒白芍 10 g,茯苓 30 g,龙葵 30 g、半枝莲 30 g、白术 15 g。

(三) 监护记录

入院第 2 天:西医疗效评估:患者入院计划行靶向治疗,用药前监护血常规、肝肾功能、心电图、超声心电图,尤其是 LEVF 评估。辅检:血液检验报告:白细胞 5.97×10⁹/L,血红蛋白 127 g/L,血小板 391×10⁹/L,超敏 C 反应蛋白 1.48 mg/L。丙氨酸氨基转移酶 40.9 U/L,天冬氨酸氨基转移酶 36 U/L,葡萄糖 5.2 mmol/L,尿素氮 5.1 mmol/L,肌酐 57.6 umol/L。心脏超声检查报告:左心房饱

满。轻度二、三尖瓣反流。左室收缩功能未见明显异常。左室舒张功能欠佳。常规心电图检查报告：①窦性心律；②频发室性早搏。

中医疗效评估，望可见患者面色晄白舌薄白少苔，质红，问患者自述常怕冷乏力，切患者细脉。

入院第 3 天：Holter：主导心率为窦性心律。室性早搏共发生 578 次，占总心搏数的 0.5%，包括 578 次单发室早，共检测到 1 次二联律发生。间歇性 I 度房室传导阻滞。ST-T 未见明显异常。使用靶向药物治疗前半小时静滴地塞米松预处理，用于预防过敏和呕吐。西药不良反应评估：患者 3 周给药方案，监测输液反应，注意滴注时间，首次静脉滴注＞180 min，以后静脉滴注＞120 min[7]。用药后监测血常规、心功能、肺部反应。

入院第 4 天：患者靶向治疗后无胸闷心慌等不适，监测血压 130/90 mmHg。

入院第 5 天：患者口服中药后乏力改善。中医疗效评估，可见患者舌苔薄白。

入院第 6 天：患者病情稳定，靶向药物治疗后出现便秘予以便通胶囊，出院。

（四）案例分析

乳腺癌目前已成为严重威胁女性健康的第一大恶性肿瘤。西医治疗以化疗药缩小乳腺癌肿块，内分泌治疗抑制雌激素依赖的乳腺癌复发。乳腺癌患者中约 20%～30% 人表皮生长因子受体 2（HER2）阳性，该类型乳腺癌恶性程度高，侵袭性强，预后差。抗 HER2 靶向药物能有效降低这种类型乳腺癌患者复发和转移的风险，延长其生存率，改善预后。患者根据病理诊断 pT2N0M0 ⅡA 期 HER2＋ER＋PR＋，采用辅助治疗＋HER2 靶向治疗＋内分泌治疗的联合治疗方式。患者乏力为主要见证，舌薄白少苔，质红，脉细，属中医"乳癌病（气阴两虚证）"范畴，治法为益气扶正，滋阴解毒。

1. 辅助化疗治疗

患者诊断为左乳浸润性导管癌（pT2N0M0 ⅡA 期 HER2＋HR＋），肿块 3.2 cm×2.5 cm×2.5 cm（＜5 cm）、腋窝无淋巴结转移、未要求保乳，因此未行新辅助化疗。乳腺癌切除术后使用辅助化疗 EC×4-TH×4。计算患者体表面积为 1.5 m²，注射用环磷酰胺 900 mg＋注射用表柔比星 120 mg——多西他赛 120 mg q3w ivgtt。即表柔比星 60 mg/m² 第 1 天＋环磷酰胺 600 mg/m² 第 1 天 21d 为 1 个周期，共 4 个周期。序贯以多西他赛 100 mg/m² 第 1 天，曲妥珠单抗 8 mg/kg，3 周后序贯曲妥珠单抗 6 mg/kg，每 3 周 1 次，完成 1 年。

环磷酰胺主要不良反应为骨髓抑制、泌尿道反应、中毒性肝炎等，因此使用环磷酰胺增加输液量至 2 000 ml 并碱化尿液,患者无肝肾功能不全未调整环磷酰胺剂量。表柔比星等蒽环类抗肿瘤药主要不良反应为心脏毒性、骨髓抑制、脱发、胃肠功能紊乱等。患者化疗前心脏射血分数>55%,每 3 月监测一次且再次化疗前行心脏超声。考虑患者心律失常,可建议医师略降低蒽环类使用剂量,首次降低未超过需要剂量的 80%,并同时给予右雷佐生预防蒽环类药物诱导性心肌病。环磷酰胺联合蒽环类药物为高致吐性方案[8],抗肿瘤药物可以通过外周途径和中枢途径 2 条通路引起呕吐反射,激活多个受体致吐。高致吐性方案推荐化疗前采用三药联合方案,首选 5-HT3 受体拮抗剂、地塞米松和 NK-1 受体拮抗剂的联用方案。AC-T 方案化疗需先使用多柔比星/表柔比星,考虑蒽环类心脏不良反应可能增加,先使用刺激性较强的化疗药物。多西他赛主要不良反应有骨髓抑制、神经系统异常、脱发、恶性呕吐、口腔炎和乏力。多西他赛为低致吐药物,使用单一止吐药物即可,如 5-HT3 受体拮抗剂、地塞米松、多巴胺受体拮抗剂(如甲氧氯普胺)或氯丙嗪预防呕吐。

2. 靶向治疗

因蒽环类抗肿瘤药与曲妥珠单抗均有心脏毒性,不可合并使用。患者初次靶向治疗前,心电图示窦性心律,T 波变化(T：Ⅱ、avF、V4~V6 地平),提示心脏左心下壁心肌缺血表现。心超示:轻度三尖瓣反流,左室收缩功能未见明显异常。左室舒张功能未见明显异常,LVEF60.9%。患者使用曲妥珠单抗 440 mg(初始负荷剂量),曲妥珠单抗 336 mg q3w ivgtt。曲妥珠单抗不良反应主要心功能不全、输注反应、肺部反应、胚胎毒性、骨髓抑制和感染。曲妥珠单抗为轻微致吐药物,不必在化疗前常规给予止吐药物。患者蒽环类使用剂量>300 mg/m²,有高血压病史,年龄>50y,为曲妥珠单抗心脏毒性发生高危人群。评估心功能,本次 LVEF 降低至 55%,LVEF 未较基线下降≥15%或低于正常范围且下降≥10%,无需暂停抗 HER2 治疗。故本次继续靶向治疗,复查 Holter 并心电图监控。若暂停曲妥珠单抗,可于 3~4 周内复查 LVEF,再次评估是否能继续抗 HER2 治疗。考虑患者心律不齐,或改为单周方案曲妥珠单抗 2 mg/kg(初始负荷剂量 4 mg/kg)第 1、8、15 天 21 d 为 1 个周期,共 4 个周期。而后曲妥珠单抗 6 mg/kg,每 3 周 1 次,完成 1 年。

3. 内分泌治疗

患者已绝经且 ER+PR+,化疗后行来曲唑片 2.5 mg qd po,与曲妥珠单抗和放疗同时进行。患者Ⅱ期淋巴结阴性,初始采用 5 年芳香化酶抑制剂的患者,满 5 年的患者无需常规推荐延长内分泌治疗。也可选用他莫昔芬 5 年或他莫昔芬 2～3 年序贯芳香化酶抑制剂满 5 年。芳香化酶抑制剂不良反应均与雌激素剥夺有关,有高胆固醇血症、骨质疏松、子宫内膜增生、潮热等。患者总胆固醇 6.23 mmol/L,甘油三脂 2.82 mmol/L,根据 CTCAE5.0 不良反应分级[9],均为 I 级不良反应,无需停药,予血脂康胶囊一日 2 粒,晚饭后服用。血脂康胶囊含红曲,红曲有类他汀类成分,可降低血胆固醇、甘油三酯、低密度脂蛋白胆固醇。患者 1 周后总胆固醇和甘油三酯指标恢复正常。

4. 中药方剂

患者为乳癌病,乏力为主要见证,舌薄白少苔,质红,脉细,兼有口干、便秘等症状,属乳腺癌切除术后化疗导致的"气阴两虚证",临床以生脉散合增液汤加减对证治疗,有益气生津,敛阴止汗之功效。生脉散出自(《内外伤辨惑论》),方中太子参替换人参,甘温,益元气,补肺气,生津液,故为君药。麦门冬甘寒养阴清热,润肺生津,故为臣药。太子参、麦冬合用,则益气养阴之功益彰。五味子酸温,敛肺止汗,生津止渴,为佐药。三药合用,一补一润一敛,益气养阴,生津止渴,敛阴止汗,使气复津生,汗止阴存,气充脉复,故名"生脉",可改善患者乏力、口干症状。增液汤出自《温病条辨》卷二。为治燥剂。具有增水行舟之功效。主治阳明温病,无上焦证,数日不大便,当下之,若其人阴素虚,不可行承气者。症见便秘、口渴、舌干、脉细数或沉而无力。方中重用玄参,苦咸而凉,滋阴润燥,壮水制火,启肾水以滋肠燥,为君药。生地甘苦而寒,清热养阴,壮水生津,以增玄参滋阴润燥之力;又肺与大肠相表里,故用甘寒之麦冬,滋养肺胃阴津以润肠燥,共为臣药。三药合用,养阴增液,以补药之体为泻药之用,使肠燥得润、大便得下,故名之曰"增液汤",可改善患者口干、便秘症状。加减黄芪补气升阳,白术益气健脾,白芍养血调经,半枝莲、龙葵清热解毒。中药患者便秘需使用生白术,临床大量生白术可治疗脾胃虚弱或气虚引起的便秘。临床药师解读炒白术健脾之力更甚,适用于脘腹胀满、脾虚气弱、机体乏力等人群的防护。现代药理学证实白术挥发油可促进肠胃蠕动,麸炒后挥发油减少,胃肠道刺激性更小,同时多糖、内酯类成分含量增加,提高健脾和胃的作用,但治疗便秘效果降低[11]。乳腺癌化疗期间易饮食停滞,出现便秘,可能为曲妥珠单抗导致的常见不良反应,加用便通胶囊[10],方含炒白术、枳实、肉苁蓉、当归、桑椹、枳实、芦荟。白术、枳实,健脾补气,大量白术可润肠通便,枳实具有行气化痰通便之功,与白术相配,为经典古方枳实白术散的组方,其功效是治疗腹部涨闷,食欲不振,大便不通。既可健脾补气,又可行气通便。肉苁蓉,温补肾阳,滋补精血,润肠通便。当归,活血补血,温润大肠,兼能通便。桑椹补养肝肾精血。芦荟为清热解毒的缓泻剂。全方温中寓清,补中寓通,可健脾益肾,润肠通便。患者使用 1 周后,增强健脾行气、增液行舟的作用,便秘症状改善。

(五) 临床药师评述

(1) 患者 HER-2 阳性乳腺癌术后化疗期间,由于化疗、靶向药和内分泌治疗导致的乏力、便秘、高血脂等症,并见舌苔薄白,脉细,符合气阴两虚的诊断。治疗以益气生津、滋阴健脾为原则。患者生脉饮加减中成药血脂康胶囊、便通胶囊,治疗符合该患者辨证论治原则。

(2) 重视中药潜在的不良反应。芦荟含有诱变剂羟基蒽醌结构,WTO 认为芦荟蒽醌泻素对人类可能存在潜在致癌风险,孕妇与婴幼儿慎用。芦荟所致的中毒症状主要有恶心、呕吐、腹痛、腹泻、出血性肠炎、里急后重、血便、结肠黑变病、尿少、蛋白尿、血尿、流产等。临床药师建议服药 1 周症状缓解后停药。患者长期便秘,中药饮片与中成药叠加白术,治疗便秘可使用大剂量生白术,一般 15~30 g 甚至可用到 40 g~70 g 及以上[12]。

(3) 关注中药与西药合并使用时的相互作用。患者气阴两虚证常用的生脉饮,具有富含苷类的太子参、党参等药物的中成药,不宜与酸性的西药如补充营养常用的维生素 C、谷氨酸等合用。因为在酸性条件下,可使苷类分解为苷元和糖,使中药疗效减低。丹参和环磷酰胺等化疗药不宜联用,因前者从不同的途径给药,与后者合用时,均可促进肿瘤的转移[13]。肝脏药物代谢酶能影响该酶代谢底物的代谢水平和药效作用。生脉饮中五味子多种生物活性成分,包括五味子甲素、五味子乙素等木脂素类物质,该类成分对 CYP 酶系具有诱导或抑制的双重作用,具体起到何种作用受到给药剂量、周期等条件影响,可增强化疗药物的敏感性[15-16]。妇科活血常用药当归具有 CYP 酶抑制作用,合并 CYP3A4 代谢酶多西他赛、CYP2C8 和 CYP3A4 代谢酶紫杉醇,药代动力学可能发生改变,谨慎联用,注意监测其不良反应[13]。

(4) 该患者化疗前有心律失常、心肌缺血的症状,故密切监控心脏毒性药物蒽环类和曲妥珠单抗。若蒽环类药物不能耐受,可以更换不含蒽环类的 TC(多西他赛/环磷酰胺 4 或 6 疗程)、PC(每周紫杉醇/卡铂)方案备选。若曲妥珠单抗不能耐受,可替换奈拉替尼备选。

(5) 临床分期Ⅰ~ⅡB 乳腺癌的诊断及检查期患者如出现骨痛,发生病理骨折,碱性磷酸酶升高或高钙血症等可疑骨转移时应进行骨密度、ECT 检查。通过内分泌治疗或联合 CDK4/6 抑制剂(哌柏西利、瑞波西利、阿贝西利)可推迟乳腺癌骨转移进展。患者预期生存时间大于 3 个月且血肌酐低于 30 mg/L,

应及时给予双膦酸盐治疗或地诺单抗注射液。

二、案例 2

（一）病史摘要

1. **主诉**：右乳癌术后 2 年余

2. **现病史**：患者女，54 岁，行右乳 + 右腋下肿块空心针穿刺，病理提示：（右腋下淋巴结穿刺）转移性癌。（右乳）浸润性导管癌。免疫组化结果：ER（3 +，90%）、PR（3 +，80%）、C-erbB-2（2 +）Ki67（30% +）。FISH 检测：HER-2 基因无扩增。行新辅助化疗（环磷酰胺 1 000 mg + 多西环素 150 mg + 表阿霉素 150 mg）。3 周期化疗后评估疗效为 SD，化疗不敏感。更改原方案为 NX 方案行第四、五周期新辅助化疗（长春瑞滨 40 mg ivgtt d1、d8 + 卡培他滨早 1 500 mg 晚 2 000 mg po d2~d15），两个周期后评估疗效为 SD。改 OFS + AI 新辅助内分泌治疗 3 次。患者因肿块表面自行外涂牙膏后出现红肿欲破，入院在全麻下行右乳癌改良根治术 + TRAM 皮瓣修复术 + 双侧附件切除术。术后半月行"来曲唑"内分泌治疗。术后 3 个月后放疗共 25 次。来曲唑服药 4 个月后因双手关节疼痛，将来曲唑更换依西美坦。依西美坦治疗 8 个月后因骨转移，更换氟维司群治疗。本次入院行内分泌治疗和骨转移治疗。

3. **社会史、家族史、过敏史**：无。

4. **查体**：T37℃、P85 次/分、R18 次/分、BP135/80 mmHg，神志清醒，营养中等，面色红润，左乳缺如，左胸壁横型手术疤痕，无红肿无皮下结节。右乳皮肤无红肿及橘皮样改变，未及明显肿块。双腋下及锁骨上未触及明显肿大淋巴结。

5. **望闻切诊**：望诊：患者有神，面色如常。身体外观均匀，左乳缺如，发育相称，五官端正，乏力，舌薄白少苔，质红。闻诊：发声自然，高调和畅，刚柔相济，气息平稳。切诊：细脉。

6. **实验室检查及其他辅助检查**：入院后病理检查报告：瘤体 5 cm×4 cm×3.5 cm，部分呈囊性。右乳外侧象限浸润性导管癌，1 级（腺管形成 3 分，核异型 1 分，核分裂计数 1 分），浸润周围脂肪组织，未见明确的脉管癌栓及神经累犯，乳头乳晕、上、下、内、外切缘及基底切缘未见癌累及，腋下淋巴结（1/37）枚见癌转移，双侧附件未见肿瘤性病变。免疫组化结果示浸润性癌：ER（+，约 20%）、PR（-）、C-erbB-2（0）、Ki67（+，约 5%）。糖类抗原 CA153：46.40 IU/ml。碱性磷酸酶 141 U/L。PCT-CT：左侧股骨上段局部骨质破坏伴糖代谢不均匀增高，考虑肿瘤转移。MR：骨弥漫性信号增高，考虑骨髓转换异常。

7. 诊断:中医诊断:乳癌病、气阴两虚证。西医诊断:右乳浸润性导管癌(ypT3N1M0 ⅢA 期 HR + HER-2 -),骨转移

(二) 用药方案

1. 新辅助治疗:新辅助化疗 TAC 方案(环磷酰胺 + 多西环素 + 表阿霉素),评估 SD 后,改行 NX 方案(长春瑞滨 40 mg ivgtt d1、d8 + 卡培他滨早 1 500 mg 晚 2 000 mg po d2～d15)。

2. 新辅助内分泌治疗:行 OFS + AI 治疗(戈舍瑞林缓释植入剂 3.6 mg 皮下注射 q28 d + 来曲唑片 2.5 mg po qd)。

3. 术后辅助内分泌治疗:来曲唑片 2.5 mg po qd,关节疼改依西美坦 8 个月。后因骨转移,更换氟维司群治疗。

4. 骨转移治疗:入院第三天,唑来膦酸 4 mg 静滴 st。

5. 中药方剂:入院第二天,黄芪 30 g、党参 10 g、蜜麸炒白术 10 g、白茯苓 10 g、甘草 6 g、当归 10 g、枸杞子 10 g、山药 15 g、川芎 10 g、半枝莲 30 g、白扁豆(捣碎)10 g、陈皮 10 g、石见穿 30 g。

(三) 监护记录

入院第 1 天:患者乏力。用戈舍瑞林缓释植入剂后无不适。西医不良反应监护评估,监测患者精神、血管、皮肤、生殖系统反应。

中医疗效评估,望可见患者面色㿠白舌薄白少苔,质红,问患者自述常自汗口干,切患者细脉。

入院第 2 天:患者出现潮热,体温最高 37.2℃,方剂增加淫羊藿 10 g、仙茅 10 g、知母 10 g、黄柏 10 g。

入院第 3 天:患者潮热好转,体温 36.9℃,纳食一般,二便调。静滴唑来膦酸后需监测患者体温、消化系统、心血管系统反应、肌痛、肌酐值。

入院第 4 天:患者病情稳定,未诉明显不适,出院。中医疗效评估,望可见患者面色明润光泽,问患者自述口干好转,未再潮热汗出,切患者细脉。

(四) 案例分析

患者根据病理诊断右乳浸润性导管癌(ypT3N1M0 ⅢA 期 HR + HER-2 -),骨转移,采用辅助治疗 + 内分泌治疗 + 骨转移治疗方案。患者乏力为主要见证,舌薄白少苔,质红,脉细,属中医"乳癌病(气阴两虚证)"范畴,治法为益气扶正,滋阴解毒。

1. 新辅助治疗

患者为 Luminal A 型(Her-2 阴性,ER +,PR +),右乳低回声 8.6 mm ×

8.5 mm，且腋下淋巴结转移，故行新辅助化疗 TAC 方案（多西他赛 150 mg ＋ 表柔比星 150 mg ＋ 环磷酰胺 1 000 mg）。TAC 方案为高致吐性方案，用药监护可参考案例 1。患者曾出现白细胞计数 $1.67 \times 10^9/L$，中性粒细胞计数 $0.32 \times 10^9/L$，根据 CTCAE 5.0 评估白细胞数降低为 Ⅲ 级不良反应，中性粒细胞数降低为 Ⅳ 级不良反应，予重组人粒细胞刺激因子注射液皮下注射 10 d 后患者血象恢复正常。TAC 方案为中性粒细胞减少伴发热高危方案，为预防化疗后骨髓抑制，应首次化疗结束后 24 h～48 h 开始预防应用 G-CSF 或长效 PEG-rhG-CSF。用药过程中密切监测患者血常规，待白细胞逐渐上升＞$2.0 \times 10^9/L$ 可停药；同时监测发热、乏力、骨骼肌肉疼痛、流感样症状等 rhG-CSF 常见不良反应，患者均未出现。血象恢复至 WBC≥$3.5 \times 10^9/L$，NEU≥$2.0 \times 10^9/L$，PLT≥$100.0 \times 10^9/L$ 可再次化疗[17]。TAC 方案评估 SD 后，改 NX 方案（长春瑞滨 40 mg ivgtt d1、d8 ＋ 卡培他滨早 1 500 mg 晚 2 000 mg po d2～d15）。长春瑞滨的主要不良反应骨髓抑制（中性粒细胞减少、贫血）、神经疾病、胃肠道毒性（恶心、呕吐、口腔炎和便秘）、肝酶一过性升高、脱发和局部静脉炎。长春瑞滨为轻微致吐性方案。卡培他滨片主要不良反应为手足综合征，厌食、腹泻、呕吐、恶心、口腔炎、腹痛、疲劳、昏睡等。患者化疗出现轻度手足麻木，临床药师嘱口服甲钴胺片，注意勿进冷食、冷饮、勿接触冷水或冷的物品，早晚注意保暖，佩戴手套。

　　2. 内分泌治疗

　　患者绝经前 ER ＋ PR ＋，新辅助化疗失败后行新辅助治疗 OFS ＋ AI 内分泌治疗，监测潮热、肿瘤耀斑、骨质疏松等全身反应，深静脉血栓、肺栓塞、脑缺血发作等心血管系统。患者术后病理为 ER ＋，PR －，辅助内分泌治疗使用来曲唑双手关节偶感疼痛，改为依西美坦。来曲唑与依西美坦均为芳香化酶抑制剂，在疗效上无显著差异。依西美坦和来曲唑相比可降低骨痛、骨折发作的风险[18]。依西美坦常见不良反应为潮热、关节痛、疲劳、头痛、失眠和出汗增多。骨转移即非甾体类 AI 治疗失败后建议氟维司群 ＋ CDK4/6，患者因经济原因拒绝 CDK4/6。氟维司群常见不良反应是注射部位反应、无力、恶心和肝酶升高。

　　3. 骨转移治疗

　　患者出现骨痛且碱性磷酸酶升高，PET-CT 和 MR 均证实其发生骨转移，使用唑来膦酸治疗骨转移。唑来膦酸常见不良反应为发热、肌痛、流感样症状、关节痛、头痛等。为预防流感样症状可予正柴胡饮颗粒，可发散风寒，解热止痛。

　　4. 中药方剂

　　患者乳腺癌切除术前临床表现为口苦、乳房胀痛，口唇紫暗等症状，中医诊断为肝郁痰凝证。使用血府逐瘀汤合逍遥蒌贝散加减,治法:疏肝理气,化痰散结。术后经新辅助化疗,体型消瘦,面色无华,气短乏力,苔薄白,质淡红,脉细,诊断为气阴两虚证,方剂参苓白术散加减,治以益气养阴,补脾益气。方中以四君平补脾胃之气为君药。配以扁豆、山药之甘淡,辅助白术,既可健脾,又能渗湿而止泻。加半枝莲、石见穿散结消肿解毒。各药配伍,补其虚,除其湿,行其滞,调其气,两和脾胃,则诸症自解。入院第 2 天氟维司群治疗后出现潮热汗出的不良反应,增加淫羊藿 10 g、仙茅 10 g、知母 10 g、黄柏 10 g 四味药组成的二仙汤。二仙汤乃现代医家张伯讷博士所创,用于治疗类更年期综合症。仙茅、仙灵脾均属补阳药。二药合用可补肾阳、填肾精。知母、黄柏均为清热药,二药合用可虽清热但不过于苦寒,且质润滋阴,可在泄肾中虚火的同时而不伤阳。知母、黄柏、仙茅、仙灵脾四药合用,既补肾精肾阳,滋肾阴兼清肾中虚火。可配伍其他滋补肝肾、疏肝解郁的药物灵活运用于因服用内分泌药物引起的不良反应的治疗中。

(五) 临床药师评述

(1)患者 HER-2 阴性乳腺癌术后化疗期间,由于化疗和内分泌治疗导致的乏力、潮热等症,并见舌苔薄白,质淡红,脉细,符合气阴两虚的诊断。治疗以益气生津、滋阴健脾为原则。患者参苓白术散加减二仙汤,治疗符合该患者辨证论治原则。

(2)重视中药潜在的不良反应。仙茅虽为补益类中药,却是药典中唯一记载有毒的补益中药。历代本草文献对仙茅的毒性都有较为详细的记载,仙茅自古以来都被归为有小毒类中药。仙茅乙醇提取物可引起动物静伏、少动、抽搐以及死亡,肝肾等重要脏器充血水肿,可能的毒性靶器官涉及到肝、肾以及生殖器官[19]。淫羊藿近年来屡有不良反应,其毒副作用以肝损伤最为常见。可能通过淫羊藿-女贞子配伍的药对减少其黄酮类成分而减轻肝损伤[20]。

(3)关注中药与西药合并使用时的相互作用。妇科活血常用药当归具有 CYP 酶抑制作用,合并通过 CYP3A4 代谢酶代谢药物多西他赛和依西美坦,药代动力学可能发生改变,谨慎联用,注意监测其不良反应[13]。甘草有糖皮质激素样的作用,能增加肝糖元,升高血糖。

(4)化疗药预防骨髓抑制使用 G-CSF 的时机错误,经常为临床不合理用药。在化疗开始前或化疗过程中,应用 G-CSF 刺激,增加的中性粒细胞很快会被化疗药所破坏,非但不能减轻化疗药物对骨髓造血功能的抑制,还会加剧其对骨髓储备功能的损伤,增加重度骨髓抑制的风险,故应在化疗结束后使用。预防性使用 G-CSF 可降低乳腺癌化疗相关的中性粒细胞减少症的发生率、持续时间和严重程度。预防性使用 G-CSF 可用于首程化疗后、预期可能出现严重粒细胞下降的患者(一级预防),或者用于既往化疗后出现 FN 或虽无发热但出现严重的、持续时间较长的化疗相关粒细胞下降的患者再次接受相同方案的化疗后(二级预防)。一级预防为首次化疗 24 h 后用 G-CSF。二级预防为化疗后次日即开始使用或最长至化疗后 3~4 天内开始每天使用后使用 G-CSF,每日剂量为 5 μg/kg,1 次/天,持续使用至白细胞计数$>$2.0$\times$10^9/L 或接近正常。半衰期更长的聚乙二醇化重组人粒细胞刺激因子注射液(PEG-rhG-GSF)无需监测血常规使用,单次剂量:成人 6 mg,每周期化疗 24 h 后使用,推荐与下一周期化疗间隔时间至少为 12 天。G-CSF 主要不良反应有骨痛、过敏反应、脾脏破裂、肺毒性等[21]。

(曲虹　夏云　黄瑾　龚亚斌)

参考文献

[1] 中国抗癌协会乳腺癌专业委员会,中国抗癌协会乳腺癌诊治指南与规范(2021 年版)[J].中国癌症杂志,2021,31(10):954-1040.

[2] 中国临床肿瘤学会(CSCO),乳腺癌诊疗指南(2022)[M].北京:人民卫生出版社.

[3] 中国中西医结合学会肿瘤专业委员会,北京乳腺病防治学会中西医结合专业委员会,北京中西医慢病防治促进会乳腺癌整合防治全国专家委员会.乳腺癌中西医结合诊疗共识[J].中国医学前沿杂志(电子版),2021,13(7):44-64.

[4] 张瑾,吴咸中,李特.乳腺癌中西医结合辨证分型研究[J].中国中西医结合外科杂志,2001,7(1):13-15.

[5] 杨珺,于波,黄红兵,等.抗肿瘤药物处方审核专家共识——乳腺癌[J].中国药学杂志,2020,55(11):961-967.

[6] 贾立群.乳腺癌中西医综合治疗进展[J].中国中西医结合杂志,2005,25(10):942-943

[7] 中国医药教育协会乳腺癌个案管理师分会,乳腺癌靶向药物静脉输注规范专家共识[J].医学杂志,2021,101(16):1143-1148.

[8] 姜文奇,巴一,冯继锋,史艳侠,张俊,沈波,邢镨元.肿瘤药物治疗相关恶心呕吐防治中国专家共识(2019 年版)[J].中国医学前沿杂志(电子版),2019,11(11):16-26.

[9] U. S. DEPARTMENT OF HEALTH AND HUMAN SERVICES, Common Terminology Criteria for Adverse Events (CTCAE)5.0. Novermber 27,2017.

[10] 肖飞,翟莉,唐庆,赵厚育.便通胶囊治疗慢性便秘的作用机制分析[J].世界中医药,2016,11(12):2802-2803.

[11] 刘江亭,林永强,张学兰,崔伟亮,李惠芳,李慧芬,崔勇.白术炮制研究进展[J].山东中医杂志,2016,35(11):1005-1008.

[12] 郭佳旭,李培红,田佳鑫.基于数据挖掘的白术在不同剂量范围使用特点分析[J].中国医院用药评价与分析,2021,21(12):1524-1528 + 1532.

[13] 张济海.常用中成药与西药的相互作用[J].吉林中医药,2006(04):54-55.

[14] 朱建华.中西药相互作用(第2版)[M].北京:人民卫生出版社.2006:8-15.

[15] 杨燕,辛华雯.五味子与其他药物相互作用机制的研究进展[J].中国药师,2016,19(12):2339-2343.

[16] 李德东,杨陈祎,孙健,等.五味子乙素对胶质瘤大鼠新辅助化疗敏感性的影响[J].中华麻醉学杂志,2020,40(12):1447-1450.

[17] 中国临床肿瘤学会指南工作委员会,肿瘤放化疗相关中性粒细胞减少症规范化管理指南,2017

[18] De Placido S, Gallo C, De Laurentiis M, Perrone F, Adjuvant anastrozole versus exemestane versus letrozole, upfront or after 2 years of tamoxifen, in endocrine-sensitive breast cancer (FATA-GIM3): a randomised, phase 3 trial [J]. LANCET ONCOL. 2018-04-01;19(4):474-485.

[19] 鲍荟竹.补益中药仙茅的毒效学和靶器官毒作用规律研究[D].成都中医药大学,2011.

[20] 曹一佳.基于代谢组学和网络毒理学初步探究淫羊藿引发肝损伤的分子机制[D].北京中医药大学,2021.

[21] 中国抗癌协会肿瘤临床化疗专业委员会.肿瘤化疗导致的中性粒细胞减少诊治专家共识(2019年版)[J].中国肿瘤临床,2019,46(17):876-882.

第十六章

肺　癌

第一节　疾病概述

一、定义及诊断

(一) 西医[1]

1. 定义

肺癌(lung cancer),全称为原发性支气管肺癌,起源于支气管黏膜、腺体或肺泡上皮的肺部恶性肿瘤。肺癌大致可以分为非小细胞肺癌(nonsmallcell lung cancer,NSCLC)和小细胞肺癌(small cell lung cancer,SCLC)两大类,其中非小细胞肺癌约占80%~85%,其余为小细胞肺癌。我国的肺癌发病率和死亡率一直呈上升趋势肺癌在中国的发病率和死亡率均位于恶性肿瘤中的第1位。肺癌起源于主支气管、肺叶支气管的肺癌称为中央型肺癌。起源于肺段支气管远侧的肺癌,位于肺的周围部位者称为周围型肺癌。

2. 诊断要点

1) 症状:中央型肺癌可表现出相应的临床症状及体征,包括咳嗽、咳痰、咯血、喘鸣、胸闷、气急、胸痛、声音嘶哑、吞咽困难、上腔静脉综合征、膈肌麻痹、胸腔和心包积液、Pancoast 综合征等。周围型肺癌早期常无呼吸道症状,随着病情的发展,可出现相应的呼吸道症状或转移相关症状。

2) 肺癌的辅助影像学检查:肺癌的诊治过程中,建议根据不同的检查目的,合理、有效地选择一种或多种影像学检查方法。肺癌的医学影像学检查方法主要包括 X 线摄影、CT、磁共振成像(magnetic resonance imaging,MRI)、正电子发射计算机断层扫描(positron emissiontomography-computed tomography,PET-CT)、超声、核素显像等方法。影像学检查主要用于肺癌诊断、分期、疗效监测、再分期及预后评估等。

3)细胞学或组织学检查技术:获取病理学标本时,若条件允许,除细胞学取材外,建议尽可能获取组织标本,除用于诊断外,还可以进行基因检测。目前主要技术有:痰液细胞学检查、胸腔穿刺术、浅表淋巴结和皮下转移病灶活组织检查、经胸壁肺穿刺术、支气管镜检查、经支气管镜针吸活检术和超声支气管镜引导下经支气管针吸活检术、纵隔镜检查、胸腔镜等。

4)肺癌的血清学实验室检查:血清学检查有助于肺癌的辅助诊断、疗效判断和随访监测。目前推荐常用的原发性肺癌标志物有 CEA、NSE、SCCA 等。

5)肺癌的诊断通常需要结合影像学和病理学检查。虽然肺癌血清肿瘤标志物的灵敏度和特异度不高,但其升高有时可早于临床症状的出现。因此,检测肺癌相关的肿瘤标志物,有助于辅助诊断和早期鉴别诊断并预测肺癌病理类型。肿瘤标志物水平与肿瘤负荷和分期有一定关联,推荐在首次诊断及开始治疗前行肿瘤标志物检测了解其基线水平,监测治疗后动态变化可在肿瘤的疗效监测和预后判断中发挥一定作用。

(二)中医[2]

1. 定义:肺癌属于中医"肺积""息贲"等范畴,现中医病名统称为"肺癌病"。

2. 症候诊断:临床上肺癌虚实夹杂,可数型并见,常分为以下 5 个基本证型:肺郁痰瘀型、脾虚痰湿型、阴虚痰热型、气阴两虚型、肾阳亏虚型。

(1)肺郁痰瘀型:咳嗽不畅,痰中带血,胸胁痛或胸闷气急,唇紫,口干,便秘,舌暗红,有瘀斑或瘀点,苔白或黄,脉弦滑。

(2)脾虚痰湿型:咳嗽痰多,胸闷气短,疲乏懒言,纳呆消瘦,腹胀便溏,舌边有齿痕,舌苔白腻,脉濡、缓、滑。

(3)阴虚痰热型:咳嗽痰少,干咳无痰,或痰带血丝,咳血,胸闷气急,潮热盗汗,头晕耳鸣,心烦口干,尿赤便结,舌红绛,苔花剥或舌光无苔,脉细数无力。

(4)气阴两虚型:干咳少痰,咳声低微,或痰少带血,颜面萎黄、暗淡,神疲乏力,口干短气,纳呆消瘦,舌淡红或胖,苔白干或无苔,脉细如丝。

(5)肾阳亏虚型:气短,动则气喘,或见面色晦暗,面目浮肿,冷汗自出,腰膝酸软,咳嗽痰少,畏寒神怯,舌淡而嫩胖,脉沉细。

二、药物治疗

(一)西医治疗

治疗原则:①外科手术根治性切除是Ⅰ、Ⅱ期 NSCLC 的推荐优选局部治疗方式。②Ⅲ期 NSCLC 是一类异质性明显的肿瘤。根据国际肺癌研究学会第 8

版，Ⅲ期 NSCLC 分为ⅢA 期、ⅢB 期、ⅢC 期。ⅢC 期和绝大部分ⅢB 期归类为不可切除的Ⅲ期 NSCLC。治疗以根治性同步放化疗为主要治疗模式。ⅢA 期和少部分ⅢB 期 NSCLC 的治疗模式分为不可切除和可切除。对于不可切除者，治疗以根治性同步放化疗为主；对于可切除者，治疗模式为以外科为主的综合治疗。③Ⅳ期 NSCLC 患者的全身治疗建议在明确患者 NSCLC 病理类型（鳞状细胞癌或非鳞状细胞癌）和驱动基因突变状态并进行美国东部肿瘤协作组功能状态评分的基础上，选择适合患者的全身治疗方案。

1. 非小细胞肺癌（NSCLC）治疗

对于早期 NSCLC 患者，首选外科手术治疗，根据术后病理分期情况评估是否行术后辅助化疗或术后靶向治疗。对于可切除局部晚期 NSCLC 患者，多学科综合治疗（包括外科、肿瘤内科、放疗科等）是其最佳选择；对于不可切除的局部晚期 NSCLC 推荐根治性同步放化疗。晚期的 NSCLC 患者根据分子病理学特征、远处转移灶情况、PS 状态以及合并伴随疾病等来制订个体化的综合治疗。临床医生在选择治疗方案时需要对药物短期疗效（PFS、客观缓解率）、长期疗效（OS、全程管理后续治疗手段）、安全性、生存质量、医保覆盖、援助赠药及经济成本进行综合评估，以让患者获得较为理想的肿瘤治疗价值。

（1）早期 NSCLC 治疗　对于Ⅰ、Ⅱ期及部分Ⅲ期 NSCLC 患者，首选外科手术治疗，肺叶切除术加系统性肺门和纵隔淋巴结清除术为标准术式（1 类证据）。完全性切除的术后病理分期为Ⅱ～Ⅲ期 NSCLC 者推荐术后行含铂两药辅助化疗（1 类证据），EGFR 基因突变 N1 或 N2 患者可选择术后靶向治疗（1B 类证据）。对于因心肺功能差或高龄不能耐受手术切除患者，可行局部放疗或射频消融治疗。

（2）局部晚期 NSCLC 治疗　对于Ⅲ-N2 局部晚期 NSCLC 患者，其治疗策略最有争议。可分为可切除（原发病灶及转移淋巴结完全切除）和不可切除（原发病灶及转移淋巴结不完全切除）两大类，多学科综合治疗（包括外科、肿瘤内科、放疗科等）是其最佳选择。对于可切除的肺癌患者，推荐根治性手术切除联合术后含铂双药辅助化疗（1 类证据）或靶向治疗（1B 类证据），或术前行新辅助化疗或新辅助放化疗（2B 类证据）。对于不可切除的肺癌患者，推荐根治性同步放化疗（1 类证据），PD-L1 单抗如度伐利尤单抗（Durvalumab）可作为同步放化疗后巩固治疗（1A 类证据）；部分患者诱导治疗后如影像学重新评估后能完全切除者可以考虑手术。

（3）晚期 NSCLC 的治疗　晚期非小细胞肺癌患者治疗前必须明确病理分

型,推荐 NGS 检测一次性发现可靶向的驱动基因,获知其肿瘤突变丰度,同时采用免疫组化方法检测 PD-L1 的表达。初诊时需明确患者远处转移灶情况,尤其是否合并脑转移,评估患者临床症状,PS 状态以及合并伴随疾病等。对于肺癌合并主气道狭窄的患者,支气管介入治疗可明显缓解患者症状,为进一步的抗肿瘤综合治疗争取时间。主气道的介入治疗是肿瘤治疗的手段之一,包括支架植入、球囊扩张、电刀烧灼、冷冻、近距离放疗等。

（4）驱动基因阳性晚期 NSCLC 治疗

① EGFR 突变晚期 NSCLC 治疗

一线治疗:需要细分 EGFR 敏感突变的两个亚型(19 外显子缺失和 21 外显子 L858R 点突变)并分别给予不同治疗。对于单纯发生 19 外显子缺失的患者,优先推荐二代 TKI 阿法替尼或三代 TKI 奥希替尼(1A 类证据);对于 21 外显子 L858R 点突变,或 EGFR 敏感突变合并共存突变患者,优先推荐 TKI 联合抗血管生成药物(2B 类证据)或化疗等,同时需考虑患者 PS 状态和不良反应事件发生率;若伴有脑转移患者,优先推荐三代 TKI 奥希替尼治疗(1 类证据)。对于 EGFR 非经典突变(20 外显子插入除外),优先推荐二代 TKI 阿法替尼或三代 TKI 奥希替尼;对于 20 外显子插入,优先推荐参加临床研究。在选择一线治疗方案同时需考虑对后续耐药机制及治疗方案的影响,推荐在治疗过程中进行动态 NGS 检测,优化治疗顺序,达到最长生存期。

二线治疗:若一线治疗出现寡进展,继续原 TKI 治疗 + 局部治疗(1 类证据);若广泛进展,一代或二代 TKI 一线治疗失败后再次进行组织或液体活检;T790M 阳性患者,推荐三代 TKI 奥希替尼(1A 类证据)或阿美替尼(2 类证据);T790M 阴性者或三代 TKI 治疗失败,推荐含铂双药化疗联合贝伐珠单抗(肺鳞癌除外)(1A 类证据)。

三线治疗:PS 0～2 分,推荐单药化疗或安罗替尼治疗(2 类证据)。

② ALK 融合阳性晚期 NSCLC 治疗

一线治疗:推荐阿来替尼(1A 类证据)、塞瑞替尼(450 mg 随餐口服)(1A 类证据),而克唑替尼(1A 类证据)依然是可选的一线药物。

二线治疗:若一线治疗出现寡进展,继续原 TKI + 局部治疗(1 类证据),或阿来替尼或塞瑞替尼(1 类证据)(限一线克唑替尼);若有广泛进展,一线克唑替尼治疗者推荐阿来替尼或塞瑞替尼(450 mg 随餐口服)(1 类证据),否则建议再次活检行 NGS 检测明确耐药机制,再根据靶点选择后续靶向药物或含铂双药化疗(1 类证据)。

三线治疗:PS 0~2分,推荐单药化疗,也可考虑使用安罗替尼(3类证据)。

③ ROS1融合阳性晚期NSCLC治疗

一线治疗:推荐克唑替尼(1类证据)治疗。

二线治疗:若一线治疗出现寡进展,继续克唑替尼+局部治疗(1类证据);若有广泛进展,推荐塞瑞替尼(450 mg随餐口服)或含铂双药化疗(1类证据)。

三线治疗:PS 0~2分,推荐单药化疗(1类证据)。

(5)驱动基因阴性晚期NSCLC治疗

一线治疗:若肿瘤的 PD-L1 表达 ≥50% 或高肿瘤突变负荷(tumor mutation burden,TMB)晚期 NSCLC 者优先推荐单用帕博利珠单抗(Pembrolizumab)(1A 类证据)或纳武利尤单抗(Nivolumab)加伊匹木单抗(Ipilimumab)治疗或阿替利珠单抗(Atezolizumab),也可选择 PD-1 抗体联合化疗(1类证据);若肿瘤的 PD-L1 表达 1~49%且不能接受化疗者可选单用帕博利珠单抗

(Pembrolizumab)治疗(2A 类证据);肿瘤的 PD-L1 表达<50% 或低 TMB 的晚期 NSCLC 者推荐 PD-1 抗体联合化疗,优先推荐帕博利珠单抗(Pembrolizumab)联合化疗(1A 类证据)也可选择阿替利珠单抗(Atezolizumab)联合化疗(1A 类证据)。含铂双药化疗方案仍是驱动基因阴性晚期 NSCLC 者一线可选择治疗方案,如吉西他滨(1A 类证据)、培美曲塞(非鳞癌)(1A 类证据)、白蛋白

结合型紫杉醇(1A 类证据)、多西他赛(1A 类证据)、长春瑞滨联合铂类(1A 类证据);对于非鳞癌 NSCLC 可联合贝伐珠单抗治疗(1A 类证据)。

二线治疗:PS 0~2分,推荐单药化疗(1A 类证据),PS 3~4 分,最佳支持治疗。

三线治疗:推荐安罗替尼(1类证据)(肺鳞癌只限于外周型鳞癌)或参加临床研究。

2. 小细胞肺癌(SCLC)治疗

(1) T1~2N0 局限期 SCLC 治疗

适合手术的患者可行根治性手术治疗+辅助化疗(EP 方案或 EC 方案,4~6 个周期)(2A 类证据)。若术后 N1 的患者推荐辅助化疗±纵隔淋巴结放疗(2A 类证据);术后 N2 的患者推荐辅助化疗+纵隔淋巴结放疗(2A 类证据)。术后可行预防性脑照射(1类证据)。若不适宜手术或不愿意手术者,推荐立体定向放射治疗后化疗(2A 类证据),化疗联合同步或序贯放疗(1类证据)。若获

得 CR 患者,推荐预防性脑放疗(1 类证据)。

(2) 超出 T1~2N0 的局限期 SCLC 治疗

优先选择同步化放疗(1 类证据);如患者无法耐受同步放化疗,序贯化放疗也是可行的选择(1 类证据)。如果获得 CR 患者,推荐预防性脑放疗(1 类证据)。

(3) 广泛期 SCLC 治疗

一线治疗:推荐 EP 方案化疗联合阿替利珠单抗(Atezolizumab)(1A 类证据)或度伐利尤单抗(Durvalumab)(1A 类证据)或单用 EP 方案化疗(1 类证据);若治疗获得 CR 者,推荐预防性脑放疗(2A 类证据),对有脑转移患者,可行局部或全脑放疗(2A 类证据)。

二线治疗:对于一线化疗后复发或进展者,小于或等于 6 个月内复发或进展者推荐拓扑替康(1 类证据)、伊立替康(2A 类证据)、吉西他滨(2A 类证据)、紫杉醇单药化疗(2A 类证据)或纳武利尤单抗(Nivolumab)单药(2A 类证据)或联合伊匹木单抗(Ipilimumab)免疫治疗(2A 类证据)。大于 6 个月后疾病复发或进展者可选择初始治疗方案。但对于既往阿替利珠单抗或度伐利尤单抗维持治疗大于 6 个月后复发的患者,不推荐重新使用 PD-L1 抑制剂 + 化疗的联合方案,建议使用卡铂 + 依托泊苷或顺铂 + 依托泊苷方案。

三线及三线以上治疗:推荐安罗替尼(2A 类证据)、纳武利尤单抗(2A 类证据)、帕博利珠单抗(2A 类证据)或参加临床试验。

(二) 中医治疗

临床上肺癌虚实夹杂,可数型并见,常分为以下 5 个基本证型。

1. 肺郁痰瘀型

治法:宣肺理气,化瘀除痰。

方药:千金苇茎汤(《外台秘要》)加减。苇茎,桃仁,薏苡仁,冬瓜仁,生南星(先煎),生半夏(先煎),桔梗,鱼腥草,全瓜蒌,田七,浙贝母。加减:胸胁胀疼者加莪术、延胡索;咯血者重用白茅根、仙鹤草、旱莲草;发热并见痰中带血、舌暗者加牡丹皮、连翘、黄芩。

2. 脾虚痰湿型

治法:健脾燥湿,理气化痰。

方药:陈夏六君子汤(《医学正传》)加减。党参,茯苓,白术,陈皮,生半夏(先煎),生南星(先煎),薏苡仁,瓜蒌皮,桔梗,浙贝母,甘草。加减:痰涎壅盛者加白芥子、枳实;肢倦思睡者加人参、黄芪。

3. 阴虚痰热型

治法：滋肾清肺，化痰散结。

方药：百合固金汤（《慎斋遗书》）加减。生地，百合，玄参，当归，浙贝母，守宫，夏枯草，瓜蒌皮，猪苓，鳖甲（先煎），甘草。加减：痰黄如脓腥臭者，加鱼腥草、知母、桑白皮；五心烦热者加牡丹皮、黄柏；口干欲饮者加天花、天冬；大便干结者加火麻仁、厚朴。

4. 气阴两虚型

治法：益气养阴，扶正祛积。

方药：大补元煎（《景岳全书》）加减。人参，山药，熟地黄，当归，山萸肉，仙鹤草，西洋参，麦冬，五味子，猪苓，山海螺。加减：痰粘难咯者，加桑叶、僵蚕、海蛤壳；面肢浮肿者加葶苈子、茯苓、泽泻；神志昏蒙者加全蝎、蜈蚣、石菖蒲。

5. 肾阳亏虚型

治法：温阳补肾，纳气平喘。

方药：人参蛤蚧散（《医垒元戎》）加减。蛤蚧，人参，北杏仁，川贝母，桑白皮，茯苓，杜仲，肉桂，沉香，熟附片（先煎）。加减：呼多吸少，咳喘甚者，加葶苈子、大枣；痰多壅盛，动则喘促者，加苏子、前胡、橘红；形寒肢冷者，加干姜、当归、鹿角霜。

第二节　常用治疗药物

一、西医治疗方案

1. 化疗方案

（1）一线化疗方案

表 16-1　一线化疗方案

化疗方案	给药计划
GP 方案或 GC 方案	吉西他滨 $1\,250\,\mathrm{mg/m^2}$，d1、d8 顺铂 $75\,\mathrm{mg/m^2}$，d1（或总量分 3 天给予） 或卡铂 AUC = 5，d1
NP 方案	顺铂 $75\,\mathrm{mg/m^2}$，d1（或总量分 3 天给予） 长春瑞滨 $25\,\mathrm{mg/m^2}$，d1、d8

续表

化疗方案	给药计划
PT 方案或 PC 方案	紫杉醇 175 mg/m²，d1 顺铂 75 mg/m²，d1(或总量分 3 天给予) 或卡铂 AUC＝5，d1
PD 方案	多西他赛 75 mg/m²，d1(地塞米松预处理) 顺铂 75 mg/m²，d1(或总量分 3 天给予)

28 天为一个周期,适应证:病理学明确的初治患者

（2）二线治疗方案

表 16‐2　二线治疗方案

治疗方案	给药计划
多西他赛 75 mg/m²，d1(地塞米松预处理) 培美曲塞 500 mg/m²，d1(补充叶酸,维生素 B_{12} 肌肉注射及地塞米松预处理)	每 21 天重复 每 21 天重复

适用于使用以顺铂为主的化疗失败的晚期或转移性非小细胞肺癌的治疗

（3）辅助化疗方案

表 16‐3　辅助化疗方案

化疗方案	给药计划
顺铂 75 mg/m²，d1(或总量分 3 天给予) 长春瑞滨 25 mg/m²，d1、d8	每 28 天重复,4 周期
顺铂 75 mg/m²，d1 依托泊苷 100 mg/m²，d1～d3	每 28 天重复,4 周期
顺铂 75 mg/m²，d1 多西他赛 75 mg/m²	每 21 天重复
顺铂 75 mg/m²，d1 吉西他滨 1 250 mg/m²，d1、d8 顺铂 75 mg/m²，d1 培美曲塞 500 mg/m²，d1 紫杉醇 200 mg/m²，d1 卡铂 AUC 6，dl	每 21 天重复 每 21 天重复 每 21 天重复

适用于局部实施手术或放疗前应用的全身性化疗

（4）靶向治疗

表 16-4　靶向治疗

类型	代表药物
EGFR	吉非替尼，埃克替尼，阿法替尼，达可替尼，阿美替尼，厄洛替尼，奥希替尼
ALK	克唑替尼，塞瑞替尼、阿来替尼、布加替尼，劳拉替尼
ROS1	克唑替尼，恩曲替尼
BRAF V600E	曲美替尼，达拉非尼
NTRK	拉罗替尼，恩曲替尼
MET 14	赛沃替尼，卡马替尼，特普替尼

（5）常用免疫治疗方案

表 16-5　常用免疫治疗方案

序号	治疗方案	剂量	用药时间	周期
1	纳武利尤单抗单药	3 mg/kg	d1	14 d
2	帕博利珠单抗单药	200 mg	d1	21 d
3	阿替利珠单抗单药	1 200 mg	d1	21 d
4	帕博利珠单抗 + 化疗(非鳞)			
	帕博利珠单抗	200 mg	d1	21 d
	卡铂	AUC 5	d1	21 d
	培美曲塞	500 mg/m^2	d1	21 d
5	帕博利珠单抗 + 化疗(鳞癌)			
	帕博利珠单抗　D1 21 d	200 mg	d1	21 d
	卡铂	AUC 6	d1	21 d
	紫杉醇/白蛋白紫杉醇	200/100 mg/m^2	d1/d1, d8, d15	21 d
6	阿替利珠单抗四药联合方案			
	阿替利珠单抗	1 200 mg	d1	21 d
	贝伐珠单抗	15 mg/kg	d1	21 d
	卡铂	AUC 6	d1	21 d
	紫杉醇	175 mg/m^2	d1	21 d

二、中医治疗方案

表 16-6　肺癌病中医治疗方案

症候	治法	方剂
肺郁痰瘀型	宣肺理气,化瘀除痰	千金苇茎汤加减
脾虚痰湿型	健脾燥湿,理气化痰	陈夏六君子汤加减
阴虚痰热型	滋肾清肺,化痰散结	百合固金汤加减
气阴两虚型	益气养阴,扶正祛积	大补元煎加减
肾阳亏虚型	温阳补肾,纳气平喘	人参蛤蚧散加减

三、主要治疗药物

(一) 紫杉醇

1. 适应证:进展期卵巢癌的一线和后继治疗。

淋巴结阳性的乳腺癌患者在含阿霉素标准方案联合化疗后的辅助治疗。

转移性乳腺癌联合化疗失败或者辅助化疗 6 个月内复发的乳腺癌患者。

非小细胞肺癌患者的一线治疗。

艾滋病(AIDS)相关性卡波氏肉瘤(Kaposi's sarcoma)的二线治疗。

2. 用法用量:推荐治疗方案为:静脉滴注 $135\ mg/m^2$ 或者 $175\ mg/m^2$,每 3 周滴注 1 次。

3. 注意事项:预防用药:为了防止发生严重的过敏反应,接受本品治疗的所有患者应事先进行预防用药,通常在用本品治疗之前 12 及 6 小时左右给予地塞米松 20 mg 口服,或在用本品之前 30~60 分钟左右静脉滴注地塞米松 20 mg;苯海拉明(或其同类药)50 mg,在用紫杉醇之前 30~60 分钟静注或深部肌肉注射,以及在注射本品之前 30~60 分钟给予静脉滴注西咪替丁(300 mg)或雷尼替丁(50 mg)。

(二) 顺铂

1. 适应证:小细胞与非小细胞肺癌、睾丸癌、卵巢癌、宫颈癌、子宫内膜癌、前列腺癌、膀胱癌、黑色素瘤、肉瘤、头颈部肿瘤及各种鳞状上皮癌和恶性淋巴瘤的治疗。

2. 用法用量:成人:静脉滴注:一次按体表面积 $20\ mg/m^2$,一日 1 次,连用 5 日;或 $30\ mg/m^2$,一日 1 次,连用 3 日,间隔 3 周再重复,可重复 3~4 个疗程。

亦可 80～100 mg/m²，同时进行水化疗法和利尿，每 3～4 周用药 1 次。

动脉灌注：介入化疗联合用药时，每次 40～50 mg/m²，4 周 1 次，需给予水化、利尿。胸腹腔注射。每次 30～60 mg。

儿童：单药治疗，推荐以下两种剂量：50～120 mg/m² 每 3～4 周一次；15～20 mg/m²/d 连续 5 天，每 3～4 周重复；如果联合化疗，推荐用量为 20 mg/m² 或更高剂量，每 3～4 周一次，但不可超过顺铂单药剂量。根据儿童体重，本品需用适量氯化钠注射液稀释滴注。

3. 注意事项：下列患者用药应特别慎重：

既往有肾病史、造血系统功能不全、听神经功能障碍，用药前曾接受其他化疗或放射治疗、及非顺铂引起的外周神经炎等。

治疗前后、治疗期间和每一疗程之前，应作如下的检查：肝、肾功能、全血计数、血钙以及听神经功能、神经系统功能等检查。此外，在治疗期间，每周应检查全血计数，通常需待器官功能恢复正常后，才可重复下一疗程。

顺铂可能影响注意力集中，驾驶和机械操作能力。

本品应避免接触铝金属（如铝金属注射针器等）。

在化疗期间与化疗后，病人必需饮用足够的水份。

（三）多西他赛

1. 适应证：

（1）乳腺癌：适用于局部晚期或转移性乳腺癌的治疗。

多西他赛联合曲妥珠单抗用于 HER2 基因过度表达的转移性乳腺癌患者的治疗，此类患者先期未接受过转移性癌症的化疗；

多西他赛联合阿霉素及环磷酰胺用于淋巴结阳性的乳腺癌患者的术后辅助化疗。

（2）非小细胞肺癌：适用于局部晚期或转移性非小细胞肺癌的治疗，即使是在以顺铂为主的化疗失败后。

（3）前列腺癌：多西他赛联合强的松或强的松龙用于治疗激素难治性转移性前列腺癌。

（4）胃癌：多西他赛联合顺铂和 5-氟尿嘧啶（TCF 方案）用于治疗既往未接受过化疗的晚期胃腺癌，包括胃食管结合部腺癌。

2. 用法用量：多西他赛的推荐剂量为每 3 周 75 mg/m²，滴注 1 小时。为减轻体液潴留，除有禁忌外，所有病人在接受多西他赛治疗前均必须预服药物，此类药物只能包括口服糖皮质激素类，如地塞米松，在多西他赛滴注 1 天前服用，每天 16 mg(例如:每日 2 次,每次 8 mg),持续 3 天。

3. 注意事项:多西他赛必须在有癌症化疗药物应用经验的医生指导下使用。由于可能发生较严重的过敏反应,应具备相应的急救设施,注射期间建议密切监测主要功能指标。

(四) 吉西他滨

1. 适应证:局部晚期或已转移的非小细胞肺癌;局部晚期或已转移的胰腺癌。

吉西他滨与紫杉醇联合,可用于治疗经辅助/新辅助化疗后复发,不能切除的、局部复发或转移性乳腺癌。除非临床上有禁忌,否则既往化疗中应使用过蒽环类抗生素。

2. 用法用量:

非小细胞肺癌

单药化疗

吉西他滨的推荐剂量为 $1\,000\,mg/m^2$,静脉滴注 30 分钟。每周一次,连续三周,随后休息一周。每四周重复。在每次化疗前根据病人对吉西他滨的耐受性可考虑减少剂量或延迟给药。

联合治疗

吉西他滨与顺铂联合治疗有两种治疗方案:三周疗法和四周疗法。

① 三周疗法是最常用的治疗方案:吉西他滨的推荐剂量为 $1\,250\,mg/m^2$,静脉滴注 30 分钟。第 1、8 天给药,接下来的一周休息,即为 21 一天疗法。重复此三周疗法。根据病人对吉西他滨的耐受性在每次化疗前可考虑降低剂量或延迟给药。

② 四周疗法:吉西他滨的推荐剂量为 $1\,000\,mg/m^2$,静脉滴注 30 分钟。第 1、8、15 天给药,接下来的一周休息,即为 28 一天疗法。重复此四周疗法。根据病人对吉西他滨的耐受性在每次化疗前可考虑降低剂量或延迟给药。

3. 注意事项:接受吉西他滨治疗的病人需密切观察,包括实验室的监测并及时处理药物相关毒性。在出现药物毒性反应时,应能够及时处理。

(五) 奥希替尼

1. 适应证:用于 Ⅰ B—Ⅲ A 期存在表皮生长因子受体(EGFR)外显子 19 缺失或外显子 21(L858R)置换突变的非小细胞肺癌(NSCLC)患者的治疗,患者须既往接受过手术切除治疗,并由医生决定接受或不接受辅助化疗。

具有表皮生长因子受体(EGFR)外显子 19 缺失或外显子 21(L858R)置换

突变的局部晚期或转移性非小细胞肺癌(NSCLC)成人患者的一线治疗。

既往经 EGFR 酪氨酸激酶抑制剂(TKI)治疗时或治疗后出现疾病进展,并且经检测确认存在 EGFR T790M 突变阳性的局部晚期或转移性 NSCLC 成人患者的治疗。

2. 用法用量:本品的推荐剂量为每日 80 mg。

3. 注意事项:使用本品治疗前,应使用国家药品监督管理局批准的 EGFR 基因检测方法检测,确认存在 EGFR19 外显子缺失突变或 21 外显子 L858R 置换突变,或存在 EGFR—T790M 突变。如果患者出现急性发作和/或不明原因新的或加重的肺部症状(例如,呼吸困难、咳嗽、发热)或影像学异常(例如,磨玻璃样改变)怀疑间质性肺疾病,应暂停本品用药。

(六) 吉非替尼

1. 适应证:本品单药适用于具有表皮生长因子受体(EGFR)基因敏感突变的局部晚期或转移性非小细胞肺癌(NSCLC)患者的治疗。

2. 用法用量:本品的推荐剂量为 250 mg(1 片),一日 1 次,口服,空腹或与食物同服直到出现疾病进展或不能耐受的毒性。如果漏服本品一次,应在患者记起后尽快服用。如果距离下次服药时间不足 12 小时,则患者不应再服用漏服的药物。患者不可为了弥补漏服的剂量而服用加倍的剂量(一次服用两倍剂量)。

3. 注意事项:当考虑本品用于晚期或转移性 NSCLC 患者的治疗时,应对所有患者的肿瘤组织进行 EGFR 突变检测。使用过程中对靶向相关不良反应,间质性肺病、皮疹、腹泻和肝毒性进行监测。

(七) 克唑替尼

1. 适应证:克唑替尼胶囊可用于间变性淋巴瘤激酶(ALK)阳性的局部晚期或转移性非小细胞肺癌(NSCLC)患者的治疗。

克唑替尼胶囊可用于 ROS1 阳性的晚期非小细胞肺癌(NSCLC)患者的治疗。

2. 用法用量:50 mg 口服,每日两次,。

3. 注意事项:服用本品前,必须获得经充分验证的检测方法证实的 ALK 阳性或 ROS1 阳性评估结果。使用过程中注意肝毒性、间质性肺病、QT 间期延长等不良反应的监测。

(八) 厄洛替尼

1. 适应证:厄洛替尼单药适用于表皮生长因子受体(EGFR)基因具有敏感

突变的局部晚期或转移性非小细胞肺癌（NSCLC）患者的治疗，包括一线治疗、维持治疗，或既往接受过至少一次化疗进展后的二线及以上治疗。

2. 用法用量：口服，150 mg/d，至少在饭前 1 小时或饭后 2 小时服用。

3. 注意事项：服用本品前，必须获得经充分验证的检测方法证实的 EGFR 基因评估结果。使用过程中注意肝毒性、间质性肺病、QT 间期延长等不良反应的监测。

（九）阿来替尼

1. 适应证：本品单药适用于间变性淋巴瘤激酶（ALK）阳性的局部晚期或转移性非小细胞肺癌患者的治疗。

2. 用法用量：本品硬胶囊应随餐服用，整粒吞服，不应打开或溶解后服用。

本品的推荐剂量为 600 mg（4 粒 150 mg 胶囊），口服给药，每日两次（每日总剂量 1 200 mg）

3. 注意事项：服用本品前，必须获得经充分验证的检测方法证实的 ALK 基因阳性评估结果。使用过程中注意肝毒性、间质性肺病、QT 间期延长等不良反应的监测。

（十）卡瑞丽珠单抗

1. 适应证：本品联合培美曲塞和卡铂适用于表皮生长因子受体（EGFR）基因突变阴性和间变性淋巴瘤激酶（ALK）阴性的、不可手术切除的局部晚期或转移性非鳞状非小细胞肺癌（NSCLC）的一线治疗。

2. 用法用量：200 mg/次，静脉注射每 3 周 1 次，直至疾病进展或出现不可耐受的毒性。

3. 注意事项：接受本品治疗的患者可发生免疫相关不良反应，包括严重和致死病例。免疫相关不良反应可发生在本品治疗期间及停药以后，可能累及任何器官。对于疑似免疫相关不良反应，应就医并进行充分的评估以排除其他病因。大多数免疫相关不良反应是可逆的，并且可通过中断本品治疗、皮质类固醇治疗和/或支持治疗来处理。

（十一）帕博利珠单抗

1. 适应证：非小细胞肺癌

用于由国家药品监督管理局批准的检测评估为 PD-L1 肿瘤比例分数（TPS）≥1% 的表皮生长因子受体（EGFR）基因突变阴性和间变性淋巴瘤激酶（ALK）阴性的局部晚期或转移性非小细胞肺癌一线单药治疗。

帕博利珠单抗联合培美曲塞和铂类化疗适用于表皮生长因子受体（EGFR）

基因突变阴性和间变性淋巴瘤激酶(ALK)阴性的转移性非鳞状非小细胞肺癌(NSCLC)的一线治疗。

帕博利珠单抗联合卡铂和紫杉醇适用于转移性鳞状非小细胞肺癌(NSCLC)患者的一线治疗。

2. 用法用量:成人的推荐剂量为:200 mg 每 3 周一次,或 400 mg 每 6 周一次,博利珠单抗联合化疗给药时,应首先给予帕博利珠单抗。

3. 注意事项:接受本品治疗的患者可发生免疫相关不良反应,包括严重和致死病例。免疫相关不良反应可发生在本品治疗期间及停药以后,可能累及任何器官。对于疑似免疫相关不良反应,应就医并进行充分的评估以排除其他病因。大多数免疫相关不良反应是可逆的,并且可通过中断本品治疗、皮质类固醇治疗和/或支持治疗来处理。

第三节　中西医结合规范化药学监护要点

在肺癌药物治疗方案确定过程中,药学监护主要的工作包括:适应证和禁忌证的审核、药物的选择以及剂量和给药途径的确定、药物相互作用的监护(西药和中药、西药和中成药、西药和西药、中药和中成药)。通过医生与药师的沟通协调,制订合理的个体化的治疗方案。

一、治疗监护

(一) 疗效监护评估

西医疗效监护评估:①患者影像学评估疾病进展情况;②患者临床表现,PS评分,疼痛评分等;③患者肿瘤标志物情况;④实验室血常规检查、胸部 CT 等检查结果是否提示改善。

中医疗效监护评估:①闻诊:服用中药后患者体力状态,咳痰气喘等是否改善;②望诊:观察患者的神色形态乏力是否有改善;痰色、痰量、痰质地是否有改善;观察患者舌苔、舌色、舌质的变化;③问诊:询问患者的寒热、出汗情况、二便情况、有胃脘痞满的患者用药后是否有改善。

(二) 不良反应监护评估

监测患者用药后可能出现不良反应的体征和症状、实验室血常规检查、肝肾等生化检测结果,化疗后患者过敏、骨髓抑制情况的监护,针对不同的化疗方案制定具体的监护方案。靶向治疗患者可能出现的过敏(皮疹)反应,以及消化系统(恶心、呕吐、腹泻、胃部不适、腹胀、腹泻、便秘等)、血液系统(白细胞、红细胞、血小板减少)、神经系统(头痛、头晕、癫痫、精神错乱、神志不清、嗜睡、焦虑、兴奋、抑郁、睡眠不佳等)、肝肾功能(尿素氮、血肌酐、胆红素、AST 及 ALT 水平升高)等不良反应。接受免疫治疗的患者可发生免疫相关不良反应,免疫相关不良反应可发生在治疗期间及停药以后,可能累及任何器官。对于疑似免疫相关不良反应,应就医并进行充分的评估以排除其他病因。大多数免疫相关不良反应是可逆的,并且可通过中断治疗、皮质类固醇治疗和/或支持治疗来处理。

二、预防复发和并发症

中医认为,肺癌的发生是人体正气虚损和邪毒外侵相互作用的结果。一般来说,可能会伴有一些像饮食的失调,劳倦过度,情志不畅等一些因素,而导致患者出现正气的不足情况,之后可能会出现一些外邪的乘虚袭肺,进而导致肺气出现宣降失司,气机不利,血行受阻,津液内停,日久化痰、化瘀、生毒,从而进展为肺癌。而根据其相关的病因,病机以及患者的症状,体征,舌苔,脉象等,来辨证的给予处方用药,同时也要结合患者的具体病情和身体状态等来进行化疗,放疗,分子靶向药物治疗等等,从而期望得到更好的治疗的效果。癌症的复发转移源自"伏邪""余毒",认为"正不抑邪"是癌症复发转移的关键。通过"养正"则达到消除癌症复发转移的一些目的,通过"祛邪"也可以达到消除肿瘤的一些目的,所以对于提高治疗效果,防止肿瘤复发转移有非常积极的作用。

第四节　典 型 案 例

一、案例 1

(一) 病史摘要

1. **主诉**:发现肺恶性肿瘤 2 年余。

2. **现病史**:患者 2019 年 2 月 11 日因咳嗽半月伴呼吸困难于外院就诊,病理报告显示肺腺癌。2021 年胸科医院就诊,胸部 CT 示右肺上叶心缘旁软组织结节(20 mm)两肺散在炎症,右肺下叶肺大泡,诊断为肺恶性肿瘤(腺癌 ROS-1(＋)多发骨转移)现患者为求进一步中西医结合治疗。

3. 既往史：患者患有高血压病史 19 余年，2021 年 6 月 4 日行胸腔穿刺手术，2021 年 6 月 15 至 6 月 28 日行胸椎转移灶及左侧髂骨转移灶局部放疗，2021 年 7 月 3 日行胆囊切除术。

4. 社会史、家族史、过敏史：无。

5. 查体：T：36.2℃　P：70 次/分　R：15 次/分　BP：125/70 mmHg，神清，精神烦躁。

6. 望闻切诊：望诊：神清，精神可，舌红，苔薄，色白。

闻诊：未闻及异常语气、异常气息。

问诊：双髋、双下肢疼痛，行走困难，双下肢浮肿，胃纳一般，二便调，夜寐安。

切诊：脉细数。

7. 实验室检查及其他辅助检查

2021.1.12 PET/CT：1. 右上肺心缘旁软组织肿块，纵隔肿大淋巴结（气管分叉水平），T6 棘突、L1 椎体、左髂白，伴 FDG 代谢异常增高。2. 肝脏 FDG 代谢欠均匀，左叶局灶性 FDG 代谢增高。

2021.8.3 B 超：肝右前叶脏面及右前叶左内叶交界处等回声实质占位，考虑转移性 MT，免疫靶向治疗后改变。

胸部 CT：右肺上叶心缘旁软组织结节（20 mm），两肺散在炎症，右肺下叶肺大泡，纵隔及右肺门淋巴结，两侧胸膜增厚，右侧胸腔积液较前增多，心包积液。

血常规：WBC 5.1×10^9/L，HGB 87 g/L，PLT 128×10^9/L

8. 诊断：中医诊断：肺癌　气阴两虚证；西医诊断：肺恶性肿瘤（腺癌 ROS-1（＋）多发骨转移）

① 靶向治疗：劳拉替尼 100 mg 口服 qd

② 控制血压：苯磺酸氨氯地平片（络活喜）5 mg 口服 qd

③ 利尿消肿：呋塞米片（速尿）20 mg 口服 qd

　　　　　　螺内酯片（安体舒通）20 mg 口服 qd

④ 益气生血：益血生胶囊 0.75 g 口服 tid

⑤ 止痛：盐酸曲马多缓释片（舒敏）100 mg 口服 q12 h

　　　蟾乌凝胶膏 1 袋 外用

⑥ 扶正抑瘤：康艾注射液 40 ml + 0.9%氯化钠注射液 250 ml ivgtt qd

　　　　　　通关藤注射液 40 ml + 5%葡萄糖注射液 250 ml ivgtt qd

（二）用药方案

1. 中药方剂：患者舌淡红，苔薄白，脉细。参合四诊，患者证属"肺癌，气阴两虚证"，治以益气养阴，清热化痰热。

处方1：太子参15g　北沙参15g　黄芪30g　麦冬15g　石见穿15g　石上柏15g　蛇舌草15g　炙甘草6g　大枣15g，每日二煎，每煎200ml，温服。

处方2：北沙参30g　桑叶10g　桔梗6g　苦杏仁9g　枇杷叶24g　神曲炭15g　山楂炭15g　炒麦芽30g　炒稻芽30g　石斛27g　当归6g　黄芪30g　×3贴　每日二煎，每煎200ml，温服。

（三）监护记录

入院第2天，患者体温升高，双髋、双下肢疼痛，行走困难，双下肢浮肿，胃纳一般，二便调，夜寐安，检查提示：免疫指标升高、血红蛋白浓度、白蛋白偏低。怀疑消化道出血，予注射用奥美拉唑钠（奥克）护胃；使用正柴胡饮颗粒退热；停止使用劳拉替尼、通关藤注射液。

入院第3天，患者仍有低烧，有呕吐的症状，粪常规隐血，提示消化道出血。予维生素C注射液与维生素B6注射液营养支持；盐酸异丙嗪注射液（非那根）抗过敏；

入院第4天患者出现高烧，下肢疼痛严重、消化道出血，停用停用盐酸曲马多缓释片（舒敏）、呋塞米片（速尿）、螺内酯片（安体舒通）、益血生胶囊。改用肝素钠注射液抗血栓；注射用二丁酰环磷腺苷钙（力素）营养心肌；芬太尼透皮贴剂（多瑞吉）止痛。

入院第5天患者体温下降，仍有低烧，双髋、双下肢疼痛，双下肢凹陷性水肿，臀部皮肤破溃，胃纳一般。予莫匹罗星软膏（百多邦）外用。

入院第6天，患者乏力好转，低烧，血常规铁偏低，三次粪常规都有隐血。予蔗糖铁注射液补充造血原料；注射用矛头蝮蛇血凝酶（巴曲亭）止血；复方氨林巴比妥注射液退热。

入院第7天，乏力好转，双髋、双下肢疼痛较前减轻，复查血常规、肝肾功能、血钾钠氯明确患者一般情况。予注射用艾司奥美拉唑钠（艾速平）护胃。

入院第九天，患者检查结果中白蛋白偏低，予人血白蛋白（百特）需纠正低蛋白血症；HGB偏低，菟首健脾生血合剂益气生血；血钾偏低，氯化钾缓释片纠正低钾血症。患者症情平稳。

（四）案例分析

患者发现肺恶性肿瘤2年余，根据肺腺癌临床诊断标准：患者基因检测ROS1（＋）；肿瘤指标CEA 9.12，CA125 221.51；肝功能AST 47，ALP 511 γGT 625；LDH 273 白蛋白27g/L；肾功能尿素384。患者素体虚弱，正气不足，肺阴亏虚,加之饮食不节,外邪易侵,日久化积,积毒难化,积于肺部,而成肺癌。肺气亏虚,宣降失权,气逆而上,无咳喘乏力。肺阴不足,失于滋养,故口干咽燥。阴虚不能制阳,虚火内炽,故午后潮热,五心烦热。舌红苔少,脉细,亦为气阴两虚之佐证。

1. 抗肿瘤治疗

肺癌属于临床较为常见的恶性肿瘤疾病,从病理和治疗角度,肺癌大致可以分为非小细胞肺癌(non small cell lung cancer,NSCLC)和小细胞肺癌(small cell lung cancer,SCLC)两大类,其中非小细胞肺癌约占 80%～85%,其余为小细胞肺癌。肺腺癌是非小细胞肺癌的一类,多数起源于支气管黏膜上皮,少数起源于大支气管的黏液腺,主要来自小支气管的黏液腺体,3/4 以上患者病灶发生在外周,空洞形成罕见。该病进展较缓慢,初期症状一般不明显。目前其发病率和死亡率呈逐年上升趋势,我国男性发病数高于女性,男女患病之比约为 2∶1。

劳拉替尼是第三代 ALK 抑制剂,属于 ALK/ROS1 双靶点抑制剂,可有效对抗各类 ALK 继发的耐药基因突变,有较强的中枢神经系统渗透性,保持脑组织中较高的血药浓度。适用于一代、二代 ALK 抑制剂治疗后病情进展或耐药的 ALK + 晚期 NSCLC 患者,于 2018 年 9 月经日本医药品医疗器械综合机构审核后全球首次批准上市,适用于克唑替尼治疗后病情进展或阿来替尼及色瑞替尼一线治疗后病情进展的 ALK + 晚期 NSCLC 患者,11 月美国食品药品监督管理局(FDA)批准其上市。

根据 NCCN 肺癌指南:肺癌分子诊断的相关研究 ALK 基因重排与 ROS-1 是基因检测重要指标。克唑替尼、色瑞替尼和艾乐替尼均为口服 ALK 抑制剂,被 FDA 批准用于有 ALK 重排的转移性非小细胞肺癌患者的治疗。根据 NCCN 临床实践指南:转移癌的全身治疗—ROS1 重排阳性患者的一线治疗和后续治疗。ROS1 重排阳性在一线全身治疗前发现 ROS1 重排,一线治疗药物以克唑替尼、恩曲替尼、色瑞替尼首选,进展后续治疗选用劳拉替尼;在一线全身治疗期间发现 ROS1 重排,完成计划的全身治疗,包括维持治疗或中断,然后以克唑替尼(首选)或恩曲替尼(首选)或色瑞替尼,进展后续治疗劳拉替尼或见初始全身治疗选择腺癌或鳞状细胞癌。

劳拉替尼是第三代强效、高靶向性的双重抑制剂,与克唑替尼、阿来替尼等前两代 ALK 抑制剂相比,劳拉替尼对 ALK 阳性肿瘤细胞和多个基因突变点有较好的抑制作用。多项临床研究指出,劳拉替尼一线治疗 ALK + 晚期 NSCLC 患者的疗效优于克唑替尼;劳拉替尼二线治疗经第一代或第二代 ALK 抑制剂治疗后病情进展或耐药的 ALK＋转移性非小细胞肺癌(NSCLC)患者,具有良好的抗肿瘤活性、颅内治疗效果和安全性。根据患者的药物治疗史,2019 年因 ROS1(＋)予克唑替尼单药治疗;2021 年改为色瑞替尼联合安罗替尼靶向治疗,后因骨转移 2021.6.15～6.28 局部放疗,色瑞替尼耐药,因此选用劳拉替尼抗肿瘤治疗是合理的。

2. 低蛋白血症

低蛋白血症指血浆总蛋白,特别是血浆白蛋白的减少,具体指血清总蛋白低于 60 g/L 或者白蛋白低于 35 g/L。与蛋白吸收、合成、分布异常及丢失相关,老年、肿瘤、肝硬化、肾病综合征常见。

癌性低蛋白血症　是肿瘤本身所致负氮平衡、肿瘤产生的细胞因子、激素等作用于机体,引起代谢异常所致。肿瘤细胞代谢旺盛引起负氮平衡,减少肿瘤患者体内蛋白质的质量,导致蛋白质代谢特性的改变。肿瘤细胞产生的多种细胞因子,如 TNF-α、IL-1、IL-6、干扰素等,作用于肝细胞,抑制肝细胞合成蛋白质,在低蛋白血症的形成中起了积极的作用。

人血白蛋白是人体血浆的正常组分,与生理作用相似。它占健康人血浆蛋白总量的 52%～56%,其主要作用是使血浆维持正常的胶体渗透压(占血浆总胶体渗透压的 70%～80%),主要调节组织与血管之间水分的动态平衡。在血液循环中,可起到增加循环血容量和维持血浆胶体渗透压的作用。可直接静脉注射到人体内的一种血液制品,常用于治疗低蛋白血症。

患者 8 月 14 日肝功能指标:白蛋白:24.2 g/L;8 月 21 日肝功能指标:白蛋白:24.4 g/L,提示低于白蛋白正常值 35 g/L,需使用人血白蛋白。

患者使用时间:呋塞米(速尿)(8.13～8.16 10:00 am)、人血白蛋白(8.14 11:30 am)。经分析先使用呋塞米,有利于延长白蛋白在体内的存留时间,提高血浆胶体渗透压,增加血容量,使机体体液调节进入良性循环,同时减少蛋白质的滤出,以避免因尿中蛋白含量过高导致继发性肾小管间质损伤。

3. 中药治疗

患者为确诊为肺腺癌,属气阴两虚证,入院使用以益气养阴,清化痰热为主,方剂采用生脉散合沙参麦冬汤加减。生脉汤(《丹溪心法》卷一);人参、麦门冬及五味子组成,方中人参甘温,益元气,补肺气,生津液,是为君药。麦门冬甘寒养阴清热,润肺生津,用以为臣。人参、麦冬合用,则益气养阴之功益彰。五味子酸温,敛肺止汗,生津止渴,为佐药。三药合用,一补一润一敛,益气养阴,生津止渴,敛阴止汗,使气复津生,汗止阴存,气充脉复,故名"生脉"。《医方集解》说:

"人有将死脉绝者,服此能复生之,其功甚大。"至于久咳肺伤,气阴两虚证,取其益气养阴,敛肺止咳,令气阴两复,肺润津生,诸症可平。沙参麦冬汤出自《温病条辨》卷一。为润燥剂。由北沙参、玉竹、麦冬、天花粉、扁豆、桑叶、生甘草组成。具有甘寒生津,清养肺胃之功效。主治燥伤肺胃或肺胃阴津不足,咽干口渴,或热,或干咳少痰。临床上用于气管炎、肺结核、胸膜炎、慢性咽炎等属于肺胃阴伤者。本方中用太子参代替人参,人参是五加科的植物,而太子参是石竹科,所以补益作用不一样,人参是大补元气,太子参在补益的时候有滋阴的作用,所以不属于温补的药物。其次它们的功能主治有区别。在使用的人群上有区别,人参大补元气,对一些身体虚弱的患者经常服用,但是太子参属于不能耐受人参温补之力的患者可以使用。它有一个俗称叫孩儿参,一些儿科用药里面会常用到太子参。该患者属于气阴两虚且肿瘤晚期,宜取温而不燥之功,故用太子参代替方中人参。

患者该二方合用,前方益气养阴,后方清养肺胃,共同治疗气阴两虚。因患者有咳嗽阵发,气急、喘鸣,加石见穿,蛇舌草。后因患者咳嗽,发热。临床调整处方为北沙参30g 桑叶10g 桔梗6g 苦杏仁9g 枇杷叶24g 神曲炭15g 山楂炭15g 炒麦芽30g 炒稻芽30g 石斛27g 当归6g 黄芪30g。桑叶清热平肝,桔梗、苦杏仁和枇杷叶共同清表,化痰,止咳。主攻发散表邪。待患者表证解除后,再调整处方。

患者因肺癌骨转移伴疼痛,使用蟾乌凝胶膏止痛,蟾乌凝胶膏含有蟾酥、川乌、两面针、重楼、关白附、三棱、莪术、细辛、丁香、肉桂、乳香、冰片等组成。用于肺、肝、胃等多种癌症引起的疼痛。也可用于急慢性扭挫伤、跌打瘀痛。骨质增生、风湿及类风湿疼痛,亦用于落枕、肩周炎、腰肌劳损和伤痛等。外用,一次一贴,1~2天换药一次。

康艾注射液:康艾注射液,益气扶正,增强机体免疫功能。用于原发性肝癌、肺癌、直肠癌、恶性淋巴瘤、妇科恶性肿瘤;各种原因引起的白细胞低下及减少症。慢性乙型肝炎的治疗。由黄芪、人参、苦参素组成。缓慢静脉注射或滴注;一日1~2次,每日40~60ml,用5%葡萄糖或0.9%生理盐水250~500ml稀释后使用。30天为一疗程或遵医嘱。输液速度:滴速勿快,老人、儿童以20~40滴/分为宜,成年人以40~60滴/分为宜。加强用药监护。用药过程中,应密切观察用药反应,特别是开始30分钟,发现异常,立即停药,对患者采用积极救治措施。

通关藤注射液:清热解毒,化痰软坚。用于食道癌、胃癌、肺癌、肝癌,并可配合放疗、化疗的辅助治疗。个别患者在用药期间有低热,多汗,游走性肌肉、关节疼痛等不适,一般不须特殊处理。肌内注射:一次 2~4 ml(1~2 支),一日 1~2 次;或遵医嘱。静脉滴注:用 5% 或 10% 葡萄糖注射液稀释后滴注,一次 20~100 ml(1~5 支),一日一次;或遵医嘱。

(五)临床药师评述

(1)肺癌属中医"积聚"范畴,积聚多由虚证引起(现代医学称为免疫功能破坏),正虚是肺癌发生的主要内因,气滞、痰凝、热毒、瘀血为外因,外因通过内因相互作用,互为影响,这就是说:从整体上看肺癌是虚证,但从局部看它又是实证,本虚标实、虚实夹杂。因此在抗肺癌治疗的时候需要扶正祛邪、标本兼治,扶正祛邪是肺癌的主要治疗法则。初始治疗方案中给与了生脉散合沙参麦冬汤加减,符合该患者辨证论治,气阴两虚的原则。因患者有后期有咳嗽阵发,气急、发热,处方改变为发散表邪为主的药物。为改善患者纳差症状,加用了炒麦芽和炒稻芽。

(2)治疗中应监护病情变化,及时跟进症状评估,调整中药合理使用。治疗第 2 天,患者出现低热,咳嗽咳痰及喉间痰鸣音现象,调整方药,加桑叶、苦杏仁、枇杷叶。以宣肺平喘为主。桑叶清热平肝,桔梗、苦杏仁和枇杷叶共同清表,化痰,止咳。主攻发散表邪。待患者表证解除后,再调整处方。

(3)重视中药潜在的不良反应。甘草类具有激素样作用,导致假性醛固酮增多症,引起水钠出溜。进而引发血容量和心脏前负荷的进一步升高。患者使用甘草时同时使用了呋塞米,特别注意应加强血钾的监测。

(4)对于肺癌的治疗,目前靶向治疗占据重要的地位。对于患者的靶向药物使用,药师须严格审查相关禁忌症及基因检测结果是否符合要求。劳拉替尼(Lorlatinib)是一种第三代 ALK 抑制剂,属于 ALK/ROS1 双靶点抑制剂。患者 2019 年因 ROS1(+)予克唑替尼单药治疗;2021 年改为色瑞替尼联合安罗替尼靶向治疗,后因骨转移 2021.6.15~6.28 局部放疗,色瑞替尼耐药,因此选用劳拉替尼抗肿瘤治疗是合理的。

二、案例 2

(一)病史摘要

1. **主诉**:间断咳嗽、咳痰 3~4 月余,发现肺占位 2 月余

2. **现病史**:患者 2019 年 4 月无明显诱因出现咳嗽、咳大量痰,为白色黏痰,量多,夜间平卧位明显,伴咽痒,无畏寒、发热。分子病理检测报告:"EGFR 基

因、KRAS 基因、NRAS 基因、BRAF 基因、PIK3CA 基因、HER2 基因未检测到突变。患者分子病理检测无突变基因,于 2019-6-19 院外自服吉非替尼 1 周,患者自诉服药后咳嗽、咳痰症状稍好转,但服药后出现腹泻、口腔多发溃疡,故停药。2019-7-3 开始 PC 化疗方案第 1 周期治疗,具体化疗方案为:培美曲塞800 mg d1 + 卡铂 500 mg d1 + 重组人血管内皮抑制素注射液 30 mg d1～d7;q21d。联合止呕、护胃、保护心脏等对症治疗,化疗后出现Ⅲ°骨髓抑制,予升白针等对症治疗。2019-7-4 全身骨扫描示:"未见明显骨转移。"2019-7-30 行 PC 化疗方案第 2 周期,具体化疗方案为:培美曲塞(500 mg/m2)800 mg d1 + 卡铂(AUC 5)500 mg d1 + 重组人血管内皮抑制素注射液 30 mg d1～d7(q21 d)。现患者为求进一步化疗就诊。

3. 既往史:慢性浅表性胃炎史 20 余年。过敏性鼻炎史 10 余年。高血压病史 10 余年,病程中血压最高 150/90 mmHg,规律口服氯沙坦钾片降压,自诉血压控制可。否认糖尿病史,否认心脏病、脑血管疾病史,否认神经精神疾病史,否认肝炎史、结核史、疟疾史,预防接种史不详,否认手术史、外伤史、输血史。

4. 社会史、家族史、过敏史:无。

5. 查体:T:37.0℃   P:80 次/分   R:20 次/分   BP:120/80 mmHg。

6. 中医望、闻、切诊:舌质淡红,苔白腻,脉弦细。

7. 实验室检查及其他辅助检查

血常规:白细胞总数 1.9×10^9/L、中性粒细胞总数 1.6×10^9/L、红细胞 3.51×10^{12}/L、血红蛋白 111 g/L。生化:γ-谷氨酰转肽酶 67 IU/L、钾 3.2 mmol/L、钠 134 mmol/L、总钙 1.96 mmol/L

8. 诊断:中医诊断:肺癌(肺积)   肺癌(肺积)肺郁痰瘀型   西医诊断:①左肺腺癌 T2N3Mx Ⅲb 期 EGFR ALK ROS1 RET KRAS NRAS BRAF PIK3CA HER2(－),右锁骨上淋巴结继发恶性肿瘤,纵隔淋巴结继发恶性肿瘤;②化疗后骨髓抑制,粒细胞缺乏伴发热;③过敏性鼻炎(变应性鼻炎);④慢性胃炎;⑤高血压 2 级;⑥肝囊肿;⑦肾囊肿;⑧甲状腺低密度灶;⑨桥本甲状腺炎;⑩肺结节病。

（二）用药方案

肿瘤方案:注射用卡铂 400 mg + 5%葡萄糖注射液 ivgtt qd 500 ml。

贝伐珠单抗注射液 400 mg0.9%氯化钠注射液 ivgtt qd 100 ml。

紫杉醇(白蛋白结合型)400 mg + 0.9%氯化钠注射液 ivgtt qd 80 ml。

抗肿瘤:斑蝥酸钠维生素 B6 注射液 50 ml + 0.9%氯化钠注射液 ivgtt qd

250 ml。

康莱特注射液 ivgtt qd 200 ml。

盐酸氨溴索注射液 ivgtt bid 30 mg。

注射用重组人白介素-2 200 万 IU + 0.9%氯化钠注射液 ivgtt qd 250 ml。

盐酸昂丹司琼注射液 im 8 mg。

盐酸托烷司琼注射液 5 ml + 0.9%氯化钠注射液 100 ml ivgtt qd。

注射用泮托拉唑钠 80 mg + 0.9%氯化钠注射液 100 ml ivgtt qd。

止吐:地塞米松磷酸钠注射液 5 mg　静脉推注　30 min。

预防过敏:盐酸苯海拉明注射液 20 mg　肌肉注射　贝伐珠单抗前。

升中性粒细胞:聚乙二醇化重组人粒细胞刺激因子注射液 6 mg　皮下注射 qd。

清热化痰:痰热清注射液 10 ml + 0.9%氯化钠注射液 250 ml　静脉点滴 qd。

止血药:注射用矛头蝮蛇血凝酶 1 支　肌肉注射　qd。

中药治疗:

治疗原则:活血祛风通络、清热化痰、扶正。中药处方:化橘红 3 g　金银花 15 g　葛根 10 g　鸡血藤 15 g　海风藤 15 g　老鹳草 15 g　红景天 20 g　菟丝子 15 g　酒女贞子 15 g　枸杞子 15 g　竹茹 15 g　法半夏 10 g　陈皮 10 g　麸炒白术 15 g　茯苓 15 g　生黄芪 30 g　炙黄精 15 g　水煎服,日一剂,早晚温服。水煎煮,每袋 200 ml

(三) 监护记录

入院第 1 天:患者出现咳嗽、咳痰,为白色泡沫痰,无发热、恶寒,夜间及平卧时加重,伴咽痒,无胸闷、憋气。起病以来纳可,稍差,二便调。体力无明显变化,体重近 1、2 个月减轻约 8.5 kg。完善常规检查,血、尿、便常规,肝肾功能。

入院第 2 天:患者左肺腺癌 T2N3Mx Ⅲb 期,驱动基因阴性,2 周期培美曲塞 + 卡铂 + 重组人血管内皮抑制素注射液化疗后,复查胸 CT 纵隔淋巴结较前增大,评效 PD。调整治疗方案,于今日行白蛋白紫杉醇 + 卡铂 + 贝伐珠单抗方案第 1 周期化疗:患者身高 163 cm,体重 65.5 kg,体表面积 1.7 kg/m²,贝伐珠单抗(7 mg/kg)400 mg d1,白蛋白紫杉醇(260 mg/m²)400 mg d1,卡铂(AUC 5)400 mg d2,q21 d。密切监测血压等生命体征及有无不良反应,续观。

入院第 3 天:今日患者神志清,精神可,眠可,纳可,二便可。咳嗽咳痰加重,伴憋气,夜间睡时明显。听诊双肺呼吸音增强,无干湿啰音。患者于昨日行白蛋白紫杉醇＋卡铂＋贝伐珠单抗方案第 1 周期化疗,无明显不良反应。患者咳嗽咳痰加重,自述影响睡眠,宜对症治疗,予氨酚双氢可待因片(1 片)和止咳化痰中药治疗,续观。医嘱:氨酚双氢可待因片 1 片(8.24)聚乙二醇化重组人粒细胞刺激因子注射液 6 mg(8.24)。

入院第 5 天:今日患者,神志清,精神可,纳可,眠可,咳嗽症状减轻,大便干燥,小便可。血常规:白细胞总数 2.9×10^9/L、中性粒细胞总数 1.9×10^9/L、红细胞 3.51×10^{12}/L、血红蛋白 111 g/L。生化:γ-谷氨酰转肽酶 67 IU/L、钾 3.2 mmol/L、钠 134 mmol/L、总钙 1.96 mmol/L。患者予聚乙二醇化重组人粒细胞刺激因子注射液(6 mg)治疗,故白细胞升高明显。续观。

入院第 6 天:今日患者神志清,精神可,近日咳嗽加重,伴咳痰、咳血,咽部充血。患者咳嗽加重,伴咳痰、咳血,考虑肺部病变有关,予云南白药胶囊(0.25 g),桉柠蒎肠溶软胶囊(0.30 g),痰热清注射液(20 ml)对症治疗,于今日行 PET—CT 复查,待结果回报,再考虑下一步治疗方案。

入院第 7 天:今日患者神志清,精神可,咳嗽症状缓解,无咳血,二便可,睡眠可,纳可。患者今日咳嗽症状减轻,防止咳血再发,予患者注射用矛头蝮蛇血凝酶肌注,嘱患者口服云南白药胶囊(0.25 g),桉柠蒎肠溶软胶囊(0.30 g),建议患者饮用鲜藕汁,对咳血亦有疗效。患者于昨日复查 PET-CT,结果待回报,嘱关注结果,以确定下一步治疗方案。于今日请放疗科放疗定位,拟放化疗同步。

(四) 案例分析

1. 抗肿瘤治疗

该患者肺腺癌 T2N3Mx Ⅲb 期,右锁骨上淋巴结转移,纵膈淋巴结转移,患者分子病理检测无突变基因。根据《NCCN 非小细胞肺癌临床实践指南 2020.1 版(2)——ⅢB 期(T1～2,N3)、ⅢC 期(T3,N3)该患者于 2019-6-19 院外自服吉非替尼 1 周,患者自诉服药后咳嗽、咳痰症状稍好转,但服药后出现腹泻、口腔多发溃疡,故停药。2019-7-3、219-07-30 开始行 PC 化疗方案第 1、2 周期治疗,具体化疗方案为:培美曲塞 800 mg d1＋卡铂 500 mg d1＋重组人血管内皮抑制素注射液 30 mg d1～d7;q21 d。联合止呕、护胃、保护心脏等对症治疗,化疗后出现Ⅲ°骨髓抑制,予升白针等对症治疗。此次更换方案为紫杉醇(白蛋白结合型)＋卡铂＋贝伐珠单抗 21 天,方案选用合理。

2. 止吐方案

根据 NCCN 指南《高致吐风险肠外化疗-急性和延迟性呕吐的预防(AE-4)卡铂 AUC 5 属于高致吐风险药物故应选择高止吐方案:高致吐 A.NK-1 受体拮

抗剂(选择一种)5-HT3 受体拮抗剂(选择一种)地塞米松 12 mgpo/iv 一次;B.奥氮平 5～10 mgpo/iv 一次帕洛诺斯琼 0.25 mgiv 一次地塞米松 12 mgpo/iv 一次;C.奥氮平 5～10 mgpo/iv 一次,NK-1 受体拮抗剂(选择一种),5-HT3 受体拮抗剂(选择一种)地塞米松 12 mgpo/iv。

3. 中药治疗

患者症状:咳嗽、少量白痰,手指麻木屈伸不利、乏力,纳可,眠可,大小便正常。舌质淡红,苔薄白,脉细。采取活血祛风通络、清热化痰、扶正,预防放化疗副反应的治疗原则。处方如下:化橘红 3 g,金银花 15 g,葛根 10 g,鸡血藤 15 g,海风藤 15 g,老鹳草 15 g,红景天 20 g,菟丝子 15 g,酒女贞子 15 g,枸杞子 15 g,竹茹 15 g,法半夏 10 g,陈皮 10 g,麸炒白术 15 g,茯苓 15 g,生黄芪 30 g,炙黄精 15 g。黄芪、炙黄精、茯苓、麸炒白术合用,共奏补气健脾功效以达到扶正祛邪之目的,促进患者免疫力和体力恢复;菟丝子、酒女贞子和枸杞子协同滋补肝肾,促进肝藏血,肾生髓;化橘红、竹茹、法半夏、陈皮、金银花合用有清热燥湿、化痰、止呕之功效,减轻患者恶心呕吐、咳嗽少痰的症状;葛根、鸡血藤、海风藤、老鹳草和红景天合用以达活血通络之效,缓解患者化疗带来的手指麻木关节屈伸不利。法半夏温性较弱,功能燥湿化痰,适用于痰多咳嗽,痰饮眩悸,风痰眩晕,痰厥头痛。姜半夏温中化痰,长于降逆止呕,适用于痰饮呕吐,胃脘痞满。

痰热清注射液:清热、解毒、化痰。用于风温肺热病属痰热阻肺症,症见:发热、咳嗽、咳痰不爽、口渴、舌红、苔黄等;可用于急性支气管炎,急性肺炎(早期)出现的上述症状。成人一般一次 20 ml,重症患者一次可用 40 ml,加入 5%葡萄糖注射液或 0.9%氯化钠注射液 250～500 ml,静脉滴注,控制滴数每分钟不超过 60 滴/次,1 次/日。监护:不良反应:截至 2010 年 10 月已知的有:皮疹、高热、喉头水肿、胸闷气促等。如出现不良反应,应立即停药,视情况作相应处理。不得和其他药物混合滴注(尤其不得与酸性成分的针剂混合)。如合并用药,在换药时需先冲洗输液管,以免药物相互作用产生不良反应。

(五)临床药师评述

(1)本次化疗方案紫杉醇(白蛋白结合型)+卡铂+贝伐珠单抗,21 天方案,在剂量上是根据患者体表面积计算的,化疗前检查患者的血常规、生化指标、肝肾功能。用药合理,方案合理。

(2)根据该化疗方案中卡铂 AUC 5 属于高致吐风险药物,该患者选用两种 5-HT3 受体拮抗剂,与指南不符。同时给予注射用泮托拉唑钠护胃治疗,用药合理。

（3）该化疗方案易发生骨髓抑制，因此从化疗当天开始注射用重组人白介素-2进行增强免疫治疗，用药合理。

（4）患者中年男性，肺癌（肺积）痰瘀互结证，康莱特注射液益气养阴，消癥散结，配合化疗有一定的增效作用。对中晚期肿瘤患者具有一定的抗恶病质和止痛作用。

（5）化疗的同时给予斑蝥酸钠维生素维生素 B6 注射液抗肿瘤治疗，用药合理。

（6）患者刻下症咳嗽，咳白痰，舌暗红，苔白腻，给予清热化痰痰热清注射液，用药合理。

（7）患者咳嗽、咳痰，为白色泡沫痰，无发热、恶寒，夜间及平卧时加重，伴咽痒，无胸闷、憋气。给予吸入用复方异丙托溴铵溶液、吸入用布地奈德混悬液、盐酸氨溴索注射液平喘化痰，氨酚双氢可待因片镇咳止痛，用药合理。

（8）地塞米松磷酸钠注射液：推荐用止吐疗法，静脉注射地塞米松 5～10 mg 及 5-HT3 受体拮抗剂，用药合理。

（9）患者高血压，规律服用氯沙坦钾片，血压控制良好，用药合理。

（10）患者上次化疗出现Ⅲ°骨髓抑制，此次化疗结束给予聚乙二醇化重组人粒细胞刺激因子注射液，预防再次骨髓抑制。

（11）中药监护方面主要观察，咳嗽、痰、食欲、大小便、体力、舌苔、食欲、大便等。处方中红景天益气活血，超药典用量，注意监测患者有无过敏反应、呼吸困难、寒战和发热等情况。

（刘静　黄瑾　王振伟）

参考文献

［1］中华医学会肺癌临床诊疗指南（2022 版）［J］.中华医学杂志，2022，102（23）：1706-1740.

［2］中国临床肿瘤学会（CSCO）非小细胞肺癌诊疗指南［J］.中国循证医学杂志，2021，21（12）：1365-1372.

［3］林丽珠，王思愚，黄学武，等.肺癌中西医结合诊疗专家共识［J］.中医肿瘤学杂志，2021，6（03）：1-17.

［4］中国中西医结合协会.《肺癌中西医结合诊疗专家共识》［J］. DOI：10.12209/issn 2708-3845. 20211105018

第十七章

胃　癌

第一节　疾病概述

一、定义及诊断

(一) 西医

1. 定义

胃癌是指原发于胃的上皮源性恶性肿瘤。根据 2020 年中国最新数据,胃癌发病率和死亡率在各种恶性肿瘤中均位居第三。全球每年新发胃癌病例约 120 万例,中国约占其中的 40%。

2. 诊断要点

(1) 临床表现:早期胃癌患者常无特异的症状,随着病情的进展可出现类似胃炎、溃疡病的症状,主要有:①上腹饱胀不适或隐痛,以饭后为重;②食欲减退、嗳气、反酸、恶心、呕吐、黑便等。进展期胃癌除上述症状外,常出现:①体重减轻、贫血、乏力。②胃部疼痛,如疼痛持续加重且向腰背放射,则提示可能存在胰腺和腹腔神经丛受侵。胃癌一旦穿孔,可出现剧烈腹痛的胃穿孔症状。③恶心、呕吐,常为肿瘤引起梗阻或胃功能紊乱所致。贲门部癌可出现进行性加重的吞咽困难及反流症状,胃窦部癌引起幽门梗阻时可呕吐宿食。④出血和黑便,肿瘤侵犯血管,可引起消化道出血。小量出血时仅有大便隐血阳性,当出血量较大时可表现为呕血及黑便。⑤其他症状如腹泻(患者因胃酸缺乏、胃排空加快)、转移灶的症状等。晚期患者可出现严重消瘦、贫血、水肿、发热、黄疸和恶病质。

(2) 体征:一般胃癌尤其是早期胃癌,常无明显的体征,进展期乃至晚期胃癌患者可出现下列体征:①上腹部深压痛,有时伴有轻度肌抵抗感,常是体检可获得的唯一体征;②上腹部肿块,位于幽门窦或胃体的进展期胃癌,有时可扪及上腹部肿块；女性患者于下腹部扪及可推动的肿块，应考虑 Krukenberg 瘤的可能；③胃肠梗阻的表现：幽门梗阻时可有胃型及震水音，小肠或系膜转移使肠腔狭窄可导致部分或完全性肠梗阻；④腹水征，有腹膜转移时可出现血性腹水；⑤锁骨上淋巴结肿大；其中，锁骨上窝淋巴结肿大、腹水征、下腹部盆腔包块、脐部肿物、直肠前窝种植结节、肠梗阻表现均为提示胃癌晚期的重要体征。因此，仔细检查这些体征，不但具有重要的诊断价值，同时也为诊治策略的制订提供了充分的临床依据。

（3）辅助检查：

内镜检查：①胃镜检查：确诊胃癌的必须检查手段，可确定肿瘤位置，获得组织标本以行病理检查。必要时可酌情选用色素内镜或放大内镜。②超声胃镜检查：有助于评价胃癌浸润深度、判断胃周淋巴结转移状况，用于胃癌的术前分期。③腹腔镜：对怀疑腹膜转移或腹腔内播散者，可考虑腹腔镜检查。

病理学诊断：组织病理学诊断是胃癌的确诊和治疗依据。

实验室检查：①血液检查：血常规、血液生化学、血清肿瘤标志物等检查。②尿液、粪便常规、粪隐血试验。

影像检查：①计算机断层扫描（CT）；②磁共振（MRI）检查；③上消化道造影；④胸部 X 线检查；⑤超声检查；⑥PET-CT；⑦骨扫描。

（二）中医[2]

1. 定义

胃癌之中医诊断病名规范为"胃癌"。众多研究表明，胃癌是以脾虚为主要病机之一，并可有热毒、湿阻、痰凝、气滞、血瘀等证为标的本虚标实之病，其发生、发展还可涉及肝、肾等多个脏腑功能失调。诊治中，在明确"胃癌"的疾病诊迷所前提下，辨析主要的病机以及疾病发展过程中证候的变化，准确辨证施治，是控制本病并取取得持久稳定疗效的关键。

2. 症候诊断

8 类基本证型的辨证标准（见下）；复合证型，以基本证型为组合，如脾虚痰湿、气血两虚、热毒阴虚等。

① 脾气虚证：以食少、腹胀、便溏与气虚症状共见，舌淡苔白，脉缓弱为辨证要点。

② 胃阴虚证：以胃脘嘈杂、灼痛，饥不欲食与虚热症状共见，舌红少苔乏津，脉细数为辨证要点。

③ 血虚证：以体表肌肤黏膜组织呈现淡白以及全身虚弱，舌质淡，脉细无力

为辨证要点。

④ 脾肾阳虚证:以久泄久痢、水肿、腰腹冷痛等与虚寒症状共见,舌淡胖,苔白滑,脉沉迟无力为辨证要点。

⑤ 热毒证:以胃脘灼痛、消谷善饥等与实火症状共见,舌红苔黄,脉滑数为辨证要点。

⑥ 痰湿证:以脾胃纳运功能障碍及痰湿内盛症状共见,苔腻为辨证要点。

⑦ 血瘀证:以固定疼痛、肿块、出血、瘀血色脉征,舌质紫暗,或见瘀斑瘀点,脉多细涩,或结、代、无脉为辨证要点。

⑧ 肝胃不和证:以脘胁胀痛、嗳气、吞酸、情绪抑郁,舌淡红、苔薄白或薄黄,脉弦为辨证要点。

二、药物治疗

(一) 西医治疗

目前胃癌的西药治疗分为化疗,靶向治疗及免疫治疗三大类。

1. 化疗

分为姑息化疗、辅助化疗和新辅助化疗和转化治疗,应当严格掌握临床适应证,排除禁忌证,并在肿瘤内科医师的指导下施行。

2. 靶向治疗

目前主要有 HER-2 阳性的曲妥珠单抗及 VEGFR-2 抑制剂阿帕替尼。

3. 免疫治疗

随着免疫检查点抑制剂的广泛应用,晚期胃癌一线化疗联合 PD-1 单抗(Checkmate 649 研究),以及三线单药 PD-1 单抗治疗已获得随机Ⅲ期临床研究的阳性结果(Attraction2 研究),而且在二线治疗、围手术期治疗领域也开展了多项免疫检查点抑制剂相关研究。目前建议患者积极参加临床研究。

(二) 中医治疗

胃癌 8 类基本证型用药规范如下述:

1. 脾气虚证

治法:健脾益气。

推荐方药:四君子汤加减。党参、白术、茯苓、炙甘草等。

2. 胃阴虚证

治法:养阴生津。

推荐方药:益胃汤加减。沙参、麦冬、生地、玉竹、冰糖等。

3. 血虚证

治法：补血益气。

推荐方药：四物汤加减。当归、熟地、白芍、川芎等。

4. 脾肾阳虚证

治法：温补脾肾。

推荐方药：附子理中汤合右归丸加减。人参、干姜、附子、熟地、山药、山茱萸、枸杞、鹿角胶、菟丝子、杜仲、当归、肉桂、炙甘草等。

5. 热毒证

治法：清热解毒。

推荐方药：清胃散或泻心汤加减。红藤、藤梨根、龙葵、半枝莲、黄连、生地黄、牡丹皮、当归身等。

6. 痰湿证

治法：化痰利湿。

推荐方药：二陈汤加减。半夏、橘红、白茯苓、炙甘草等。

7. 血瘀证

治法：活血化瘀。

推荐方药：膈下逐瘀汤加减。五灵脂、当归、川芎、桃仁、丹皮、赤芍、乌药、延胡索、甘草、香附、红花、枳壳等。

8. 肝胃不和证

治法：疏肝和胃。

推荐方药：柴胡疏肝散加减。柴胡、枳壳、芍药、陈皮、香附、川芎、炙甘草等。

9. 对症加减

呃逆、呕吐：酌选旋复花、代赭石、橘皮、姜竹茹、柿蒂、半夏、生姜等。

厌食（食欲减退）：酌选焦山楂、焦六曲、莱菔子、鸡内金等。

反酸：酌选吴茱萸、黄连、煅瓦楞子、乌贼骨、煅螺丝壳等。

腹泻：酌选石榴皮、秦皮、赤石脂、诃子等。

便秘：酌选火麻仁、郁李仁、瓜蒌子、肉苁蓉、大黄等。

贫血：酌选黄芪、当归、鸡血藤、大枣、阿胶等。

出血：酌选三七粉、白芨粉、乌贼骨粉、大黄粉、仙鹤草、血见愁、茜草等。

胃脘痛：酌选延胡索、川楝子、白芍、甘草、徐长卿、枳壳、香橼、八月札等。

黄疸：酌选茵陈、山栀、大黄、金钱草等。

腹水、肢肿、尿少：酌选猪苓、茯苓、泽泻、桂枝、车前子、冬瓜皮、防己等。

发热:酌选银柴胡、白薇、生石膏、板蓝根、紫地丁、蒲公英等。

第二节 常用治疗药物

一、西医治疗方案

（1）化疗方案

表 17 - 1 化疗方案

分类	分组	化疗方案
姑息化疗		奥沙利铂/顺铂＋氟尿嘧啶类(5-Fu/卡培他滨/替吉奥)(Ⅰ级推荐)一线
		紫杉醇/多西紫杉醇＋氟尿嘧啶类(5-Fu/卡培他滨/替吉奥)(Ⅰ级推荐)一线
		FOLFOX(Ⅰ级推荐)一线
		紫杉醇/多西他赛/伊立替康 单药化疗(Ⅰ级推荐)二线
辅助化疗		XELOX(Ⅱ期/Ⅲ期 Ⅰ级推荐)
		S-1单药(Ⅱ期 Ⅰ级推荐)
		SOX(Ⅲ期 Ⅰ级推荐)
		氟尿嘧啶(R0切除,未达到 D2;R1/R2切除 联合放疗 Ⅰ级推荐)
新辅助化疗		SOX(非食管胃结合部 Ⅰ级推荐)
		氟尿嘧啶、铂类或紫杉醇(非食管胃结合部 联合放疗 Ⅰ级推荐)

（2）靶向治疗方案

曲妥珠单抗：对 HER2 过表达（免疫组化染色呈＋＋＋，或免疫组化染色呈＋＋且 FISH 检测呈阳性）的晚期胃或胃食管结合部腺癌。

阿帕替尼：高度选择 VEGFR-2 抑制剂，其适应证是晚期胃或胃食管结合部腺癌患者的三线及以上治疗，且患者接受阿帕替尼治疗时一般状况良好。

（3）免疫治疗

晚期胃癌一线化疗联合 PD-1 单抗（Checkmate 649 研究），以及三线单药 PD-1 单抗治疗已获得随机Ⅲ期临床研究的阳性结果（Attraction 2 研究），而且在二线治疗、围手术期治疗领域也开展了多项免疫检查点抑制剂相关研究。目前建议患者积极参加临床研究

二、中医治疗方案

表 17 - 2　胃癌中医治疗方案

症候	治法	方剂
脾气虚证	健脾益气	四君子汤加减。党参、白术、茯苓、炙甘草
胃阴虚证	养阴生津	益胃汤加减。沙参、麦冬、生地、玉竹、冰糖
血虚证	补血益气	四物汤加减。当归、熟地、白芍、川芎
脾肾阳虚证	温补脾肾	附子理中汤合右归丸加减。人参、干姜、附子、熟地、山药、山茱萸、枸杞、鹿角胶、菟丝子、杜仲、当归、肉桂、炙甘草
热毒证	清热解毒	清胃散或泻心汤加减。红藤、藤梨根、龙葵、半枝莲、黄连、生地黄、牡丹皮、当归身
痰湿证	化痰利湿	二陈汤加减。半夏、橘红、白茯苓、炙甘草
血瘀证	活血化瘀	膈下逐瘀汤加减。五灵脂、当归、川芎、桃仁、丹皮、赤芍、乌药、延胡索、甘草、香附、红花、枳壳
肝胃不和证	疏肝和胃	柴胡疏肝散加减。柴胡、枳壳、芍药、陈皮、香附、川芎、炙甘草

三、主要治疗药物

(一) 奥沙利铂

1. 适应证:适用于经过氟尿嘧啶治疗失败之后的结、直肠癌转移的患者,可单独或联合氟尿嘧啶使用。

2. 用法用量:奥沙利铂的推荐剂量为 85 mg/m^2(静脉滴注)每 2 周重复一次。

3. 注意事项:不得用盐溶液配制或稀释本品。

不要与其他任何药物混合或经同一个输液通道同时使用,(特别是 5-氟尿嘧啶,碱性溶液,氨丁三醇,和含辅料氨丁三醇的亚叶酸类药品)。

输注奥沙利铂后,需冲洗输液管。

奥沙利铂应用时不需要预先水化。

(二) 卡培他滨

1. 适应证:①胃癌。治疗:卡培他滨适用于不能手术的晚期或者转移性胃癌的一线治疗。

②胃癌辅助治疗：卡培他滨与奥沙利铂联合（XELOX）用于Ⅱ期和Ⅲ期胃腺癌患者根治切除术后的辅助化疗。

2. 用法用量：卡培他滨片剂应在餐后 30 分钟内用水整片吞服。卡培他滨片剂不得压碎或切割。卡培他滨的推荐剂量为 $1250\,mg/m^2$，每日 2 次口服（早晚各 1 次；等于每日总剂量 $2500\,mg/m^2$），治疗 2 周后停药 1 周，3 周为一个疗程。

3. 注意事项：

腹泻：卡培他滨可引起腹泻，有时比较严重。对于出现严重腹泻的患者应给予密切监护，若患者开始出现脱水，应马上补充液体和电解质。在适当的情况下，应及早开始使用标准止泻治疗药物（如洛哌丁胺）。必要时需降低给药剂量。

脱水：必须预防脱水，并且在脱水出现时及时纠正。

卡培他滨可引起手足综合征（手掌-足底红肿疼痛或化疗引起肢端红斑），一种皮肤毒性。

卡培他滨可引起高胆红素血症。如果药物相关的胆红素升高＞$3.0 \times ULN$ 或肝转氨酶（ALT，AST）升高＞$2.5 \times ULN$，应立即暂停使用卡培他滨。当胆红素降低至≤$3.0 \times ULN$ 或者肝转氨酶≤$2.5 \times ULN$，可恢复使用卡培他滨。

（三）替吉奥

1. 适应证：不能切除的局部晚期或转移性胃癌

2. 用法用量：一般情况下，根据体表面积按照表 17-3 决定成人的第一次剂量。用法为每日 2 次、早晚餐后口服，连续给药 14 天，休息 7 天，为一个治疗周期。给药直至患者病情恶化或无法耐受为止。可根据患者情况增减给药量。每次给药量按 40 mg、50 mg、60 mg、75 mg 四个剂量等级顺序递增或递减。连续口服 14 天、休息 7 天。

表 17-3　体表面积与用药量

体表面积（m^2）	首次剂量（按替加氟计）
＜1.25	每次 40 mg
＞1.25～＜1.5	每次 50 mg
＞1.5	每次 60 mg

3. 注意事项：

本药有可能导致重度肝功能异常，如暴发性肝炎，须定期检查肝功能严密观察。

本品为复方制剂含替加氟 25 mg,吉美嘧啶 7.25 mg,奥替拉西钾 24.5 mg。

(四)甲磺酸阿帕替尼片

1. 适应证:本品单药适用于既往至少接受过 2 种系统化疗后进展或复发的晚期胃腺癌或胃-食管结合部腺癌患者。患者接受治疗时应一般状况良好。

2. 用法用量:晚期胃腺癌或胃-食管结合部腺癌:本品推荐剂量为 850 mg,每日 1 次。口服,餐后半小时服用。

3. 注意事项:

(1)注意监测血压:血压升高是血管内皮细胞生长因子受体(VEGFR)抑制剂类抗肿瘤药物最常见的不良反应之一。临床研究中观察到服用阿帕替尼可引起血压升高,一般为轻到中度,多在服药后 1 周左右出现,常规的降压药物一般可以控制。

(2)蛋白尿/肾功能损伤:蛋白尿是 VEGFR 抑制剂类抗肿瘤药物最常见的不良反应之一。临床研究中观察到服用阿帕替尼可引起蛋白尿。上市后监测到重度蛋白尿、肾病综合征、肾功能异常、急性肾损伤等不良事件报告,可能与本品使用、其他合并用药或患者基础疾病有关。

(3)皮肤毒性:手足综合征(手掌、足底红肿疼痛或指端红斑)是服用本品后最常见的皮肤不良反应,通常为轻中度(1~2 级)。

(4)出血:VEGFR 抑制剂类抗肿瘤药物有可能增加出血的风险。

(五)注射用曲妥珠单抗

1. 适应证:本品联合卡培他滨或 5-氟尿嘧啶和顺铂适用于既往未接受过针对转移性疾病治疗的 HER2 阳性的转移性胃腺癌或胃食管交界腺癌患者。

曲妥珠单抗只能用于 HER2 阳性的转移性胃癌患者,HER2 阳性的定义为使用已验证的检测方法得到的 IHC3 + 或 IHC2 + /FISH + 结果。

2. 用法用量:建议采用每三周一次的给药方案,初始负荷剂量为 8 mg/kg,随后 6 mg/kg 每三周给药一次。首次输注时间约为 90 分钟。如果患者在首次输注时耐受性良好,后续输注可改为 30 分钟。维持治疗直至疾病进展。

3. 注意事项:曲妥珠单抗可引起左心室功能不全、心律失常、高血压、有症状的心力衰竭、心肌病、和心源性死亡,也可引起有症状的左心室射血分数(LVEF)降低。

第三节　中西医结合规范化药学监护要点

在胃癌治疗方案确定过程中,药学监护主要的工作包括:适应证和禁忌证的审核、药物的选择以及剂量和给药途径的确定、药物相互作用的监护(西药和中药、西药和中成药、西药和西药、中药和中成药)。通过医生与药师的沟通协调,制订合理的个体化的治疗方案。

一、治疗监护

(一) 疗效监护评估

1. 西医疗效监护评估

1) 患者影像学评估疾病进展情况。

2) 患者临床表现,PS 评分,疼痛评分等。

3) 患者肿瘤标志物情况。

4) 实验室血常规检查、胸部 CT 等检查结果是否提示改善。

2. 中医疗效监护评估

1) 闻诊:服用中药后患者体力状态,咳痰气喘等是否改善。

2) 望诊:观察患者的神色形态乏力是否有改善;痰色、痰量、痰质地是否有改善;观察患者舌苔、舌色、舌质的变化。

3) 问诊:询问患者的寒热、出汗情况、二便情况、有胃脘痞满的患者用药后是否有改善。

(二) 不良反应监护评估

监测患者用药后可能出现不良反应的体征和症状、实验室血常规检查、肝肾等生化检测结果,化疗后患者过敏、骨髓抑制情况的监护,针对不同的化疗方案制定具体的监护方案。靶向治疗患者可能出现的过敏(皮疹)反应,以及消化系统(恶心、明吐、腹泻、胃部不适、腹胀、腹泻、便秘等)、血液系统(白细胞、红细胞、血小板减少)、神经系统(头痛、头晕、癫痫、精神错乱、神志不清、嗜睡、焦虑、兴奋、抑郁、睡眠不佳等)、肝肾功能(尿素氮、血肌酐、胆红素、AST 及 ALT 水平升高)等不良反应。接受免疫治疗的患者可发生免疫相关不良反应,免疫相关不良反应可发生在治疗期间及停药以后,可能累及任何器官。对于疑似免疫相关不良反应,应就医并进行充分的评估以排除其他病因。大多数免疫相关不良反应是可逆的,并且可通过中断治疗、皮质类固醇治疗和/或支持治疗来处理。

二、预防复发和并发症

中医认为,胃癌是我国常见的恶性肿瘤之一,在我国其发病率居各类肿瘤的首位。在胃的恶性肿瘤中,腺癌占 95% 这也是最常见的消化道恶性肿瘤,乃至名列人类所有恶性肿瘤之前茅。早期胃癌多无症状或仅有轻微症状。当临床症状明显时,病变已属晚期。要十分警惕胃癌的早期症状,以免延误诊治。胃癌的发病原因甚为复杂,一般认为与饮食不节,情志不遂,脾胃受损或先天禀赋不足,后天失于调养,邪毒乘虚而人等有关。癌症的复发转移源自"伏邪","余毒",认为"正不抑邪"是癌症复发转移的关键。通过"养正"则达到消除癌症复发转移的一些目的,通过"祛邪"也可以达到消除肿瘤的一些目的,所以对于提高治疗效果,防止肿瘤复发转移有非常积极的作用。

第四节　典型案例

一、案例1

(一) 病史摘要

1. **主诉**:发现胃壁增厚 1 年余,恶心呕吐 5 月。

2. **现病史**:患者男,48 岁,2018 年在病理示:"(胃体)腺癌,部分为印戒细胞"。2018 年 7 第 1 周期奥沙利铂 + 替吉奥方案化疗,具体用药:奥沙利铂 150 mg iv d1 + 替吉奥 60 mg po bid d1~d14。患者化疗后诉不适,未继续联合化疗,口服替吉奥化疗 3 周期(60 mg po bid d1~d14, q21 d),自 2018-8 月一直在外院口服中药治疗。患者 2019-3 开始出现恶心呕吐,每日 2~3 次,2019 年 5—2019-9 行 5 周期紫杉醇 + 奥沙利铂 + 氟尿嘧啶方案化疗,具体用量如下:奥沙利铂 140 mg d1 + 亚叶酸钙 600 mg d1 + 氟尿嘧啶 + 625 mg d1 + 氟尿嘧啶 4 000 mg d1 + 紫杉醇 240 mg d2;q21 d,化疗过程顺利。今来院进一步治疗。

3. **既往史**:否认高血压病、糖尿病史,否认心脏病、脑血管疾病史,否认神经精神疾病史,否认肝炎史、结核史、疟疾史,预防接种史不详,否认外伤史、输血史,无食物或药物过敏史。

4. **社会史、家族史、过敏史**:无。

5. 查体:T:37.0℃　P:80 次/分　R:20 次/分　BP:120/80 mmHg。

发育正常,营养良好,表情自如,自主体位,神志清楚,查体合作。

6. 望闻切诊:望诊:患者精神烦躁,身热,恶寒恶寒,舌苔薄白。闻诊:未闻及异常语气、异常气息。切诊:浮脉。

7. 实验室检查及其他辅助检查:血常规示:血红蛋白 125 g/L;生化示:血淀粉酶 135 IU/L;凝血示:D-二聚体定量 0.55 mg/L、纤维蛋白原定量测定 5.02 g/L;肿标示:血清 CA72-4 测定 16.74 U/ml、血清 CA125 测定 50.72 U/ml、血清 CA-199 测定 85.08 U/ml。

8. 诊断:中医诊断:胃癌(症瘕)气阴两虚、瘀毒内蕴证。

西医诊断:①胃腺癌复发 Borrmann Ⅳ型 rT4aNxM1 Ⅳ期 多发腹膜转移;②化疗后骨髓抑制,轻度贫血,粒细胞缺乏伴发热;③腹腔积液;④盆腔积液;⑤肝囊肿;⑥右肾囊肿;⑦脊椎退行性病变。

(二) 用药方案

化疗 + 免疫治疗方案:

紫杉醇脂质体:240 mg　　d1　　化疗静脉滴注;

卡瑞利珠单抗:200 mg　　d2　　静脉滴注;

每 21 天重复。

预防用药:

盐酸苯海拉明注射液 20 mg　肌肉注射　qd;

地塞米松磷酸钠注射液 5 mg　静脉推注　qd。

止吐:盐酸昂丹司琼注射液 8 mg + 葡萄糖注射液 100 ml　静脉推注　qd;

盐酸托烷司琼注射液 5 ml + 0.9%氯化钠注射液 100 ml　静脉点滴　qd。

护胃:注射用泮托拉唑钠 80 mg + 0.9%氯化钠注射液 100 ml　qd。

提高免疫力:注射用胸腺五肽 20 mg + 灭菌注射用水 2 ml　qd。

辅助治疗:康莱特注射液 200 ml　静脉点滴　qd。

中药治疗:

原则:健脾益气、降逆止呕。

黄芪 30 g,党参 15 g,白术 12 g,柴胡 12 g,青皮 12 g,清半夏 12 g,竹茹 15 g,枳壳 12 g,陈皮 12 g,厚朴 15 g,枸杞子 12 g,山药 15 g,砂仁 6 g,生甘草 3 g。

(三) 监护记录

入院第一天查体:T 37.0℃, P 80 次/分,R 20 次/分,Bp 120/80 mmHg。神志清,精神可;全身表浅淋巴结未触及肿大;双肺叩诊清音,呼吸音粗,未闻及明显干湿啰音,无胸膜摩擦音;心前区未见异常隆起,心尖搏动位置正常,心音可,心律齐,各瓣膜区未闻及病理性杂音;腹部平坦,未见腹壁静脉曲张,未触及包块,肝脾未触及;触压痛阴性;肠鸣音活跃,4～5次/分;余查体未见明显异常。

完善血尿便常规,肝肾功,肿瘤标志物五项,心电图等常规检查。

医嘱:注射用胸腺五肽20 mg iv、康莱特注射液200 ml iv 营养液3升

化疗期间予以抑酸、止呕、抗过敏等对症治疗预防化疗副作用。中药予以健脾益气、降逆止呕为主,拟服方药如下:

黄芪30 g,党参15 g,白术12 g,柴胡12 g,青皮12 g,清半夏12 g,竹茹15 g,枳壳12 g,陈皮12 g,厚朴15 g,枸杞子12 g,山药15 g,砂仁6 g,生甘草3 g。

入院第2天。今日查房,患者诉仍有乏力、困倦,饮食尚可,食后无腹胀及恶心呕吐,小便可,大便仍未行。查体:神志清,精神可;全身表浅淋巴结未触及肿大;双肺叩诊清音,呼吸音粗,未闻及明显干湿啰音;患者胃腺癌诊断明确,既往应用紫杉醇＋奥沙利铂＋氟尿嘧啶方案化疗。患者及家属对治疗效果不满意,要求联合免疫治疗。向患者及家属交代病情及免疫治疗风险,患者及家属表示知情并同意应用。调整化疗方案为紫杉醇脂质体＋卡瑞利珠单抗,具体方案如下:紫杉醇脂质体240 mg d1,卡瑞利珠单抗200 mg d2, q21 d。化疗期间注意密切监测生命体征。继观。

入院第三天查房,患者诉食欲明显减退,轻微恶心,无呕吐。查体:神志清,精神可,全身表浅淋巴结未触及肿大;心脏及腹部查体未见明显异常。立位腹平片示:"腹腔肠管积气"。腹盆增强CT示:"胃体、胃角、胃窦恶性肿瘤,较2019-9-4片无明显变化。肝门区及腹膜后淋巴结增大。大网膜多发转移灶。肝右叶小囊肿;右肾囊肿。腹盆腔少量积液。"患者今日本周期化疗第2天,过程顺利,化疗相关不良反应患者尚可耐受,继续予常规抑酸、止吐、护胃、保肝等对症治疗,予静脉营养液支持治疗。患者一般状况可,要求化疗后出院。

(四) 案例分析

1. 化疗方案

患者诊断为胃腺癌复发 Borrmann Ⅳ型 rT4aNxM1 Ⅳ期,根据胃癌NCCN指南,该患者一线方案选择奥沙利铂＋替吉奥,二线方案选择紫杉醇脂质体＋奥沙利铂＋氟尿嘧啶治疗5周期评效SD,更换治疗方案为免疫＋化疗,卡瑞利珠单抗＋紫杉醇脂质体。

(1)紫杉醇脂质体主要不良反应:常见过敏反应表现为潮红、皮疹、呼吸困难、低血压及心动过速;骨髓抑制为主要剂量限制性毒性,表现为中性粒细胞减

少,血小板降低少见,一般发生在用药后 8～10 日。严重中性粒细胞减少发生率为 47%,严重的血小板降低发生率为 5%,贫血较常见;周围神经病变发生率为 62%,最常见的表现为轻度麻木和感觉异常,严重的神经毒性发生率为 6%;可有低血压和无症状的短时间心动过缓,肌肉关节疼痛,发生率为 55%,发生于四肢关节,发生率和严重程度呈剂量依赖性;恶心,呕吐,腹泻和黏膜炎发生率分别为 59%,43% 和 39%,一般为轻和中度;ALT,AST 和 AKP 升高;脱发发生率为 80%。注意事项:①紫杉醇类药物过敏者禁用;②中性粒细胞低于 1 500 个/mm3 者禁用。③用药期间应定期检查外周血象和肝功能。④本品只能用 5% 葡萄糖注射液溶解和稀释,不可用生理盐水或其他溶液溶解、稀释,以免发生脂质体聚集。本品溶于 5% 葡萄糖注射液后,在室温(25℃)和室内灯光下 24 小时内稳定。⑤肝功能不全者慎用。⑥本品在运输期间允许 -10～8℃累计时间不大于 72 小时,8～15℃累计时间不大于 24 小时。

(2) 卡瑞利珠单抗主要不良反应:反应性毛细血管增生症(RCEP),发生率较高,有 60% 多,但是都是 1/2 级,没有出现 3/4 级的。

2. 止吐方案

根据《NCCN 临床实践指南:止吐(2019.V1)》,氨磷汀 800 mg(>300 mg/m2)属于中致吐级别药物,紫杉醇属于低致吐级别药物,卡瑞利珠单抗属于极地止吐级别药物,应该选用中致吐风险方案。对于中致吐风险化疗方案,推荐的预防方案有:①5-HT3 + 地塞米松;②奥氮平 + 地塞米松 + 帕洛诺司琼③5-HT3 + 地塞米松 + 阿瑞匹坦/福沙匹坦。该患者选择昂丹司琼和托烷司琼,两药均属于 5-HT3。不符合中致吐风险化疗方案。

3. 中药方案

中药处方中砂仁、柴胡、青皮、厚朴、甘草均对血压有影响,应每 3 日观察患者的血压。黄芪、白术、山药均对血糖有影响,使用过程中应监测患者血糖。该处方的正确煎药方式为:将除砂仁以外的诸药放入水中浸泡 40 分钟,然后用武火煎开后转文火煎 30 分钟,然后倒入砂仁药包再煎 2 分钟,煎好后倒出煎液。往药渣中加少量水继续煎煮 20 分钟,然后倒入砂仁药包再煎 2 分钟,煎好后倒出煎液。合并 2 次滤液,分早晚 2 次,每次 200 ml,于餐后半小时温服。

(五) 临床药师评述

(1) 本次化疗采用卡瑞利珠单抗 + 注射用紫杉醇脂质体的方案,在剂量上是根据患者体表面积计算的,化疗前检查患者的血常规、生化指标、肝肾功能及肿瘤标志物无明显用药禁忌。

（2）该方案为中致吐风险化疗方案，化疗前使用盐酸托烷司琼注射液、地塞米松注射液、化疗后给予昂丹司琼注射液静脉推注，同时给予注射用泮托拉唑钠护胃治疗。

（3）该化疗方案易发生骨髓抑制，因此从化疗当天开始用脱注射用胸腺五肽进行升白护肝、增强免疫治疗，用药合理。

（4）患者中年男性，气阴两虚，脾胃虚弱，康莱特注射液益气养阴，消癥散结，配合化疗有一定的增效作用。对中晚期肿瘤患者具有一定的抗恶病质和止痛作用。用药合理。

（5）化疗的同时给予营养液输注，以防患者营养不良。

（6）中医胃癌根据临床表现和古代医籍的描述，胃癌归属于"噎膈"、"反胃"、"积聚"的范畴。患者中年男性，平素饮食不节，饮食失调，伤及脾胃。脾主运化、胃主受纳，脾胃受纳、运化失常，痰浊内蕴，阻滞气机，气血运行不畅，痰瘀湿热内聚，日久形成积块，发为胃积。胆为清净之府，性喜宁谧而恶烦扰。若胆胃不和，胃失和降，则呕吐痰涎或呃逆、心悸。术后正气进一步受损，诸脏虚弱，邪气仍然留滞体内，余毒未清，正气虚弱，抗邪无力，瘀毒阻于中焦，气血运行不畅，机体失于濡养。因此需要补气养阴、健脾益气、降逆止呕，增强患者体内正气，减轻患者恶心呕吐不良反应。该方采用了补中益气汤和温胆汤加减。方中黄芪味甘微温，入脾肺经，补中益气，升阳固表，配伍党参、白术补气健脾，配伍陈皮、青皮理气和胃，配伍半夏与竹茹，一温一凉，化痰和胃，止呕除烦之功备，以甘草调和诸药。本方案用中药补中益气汤＋温胆汤结合卡瑞利珠单抗＋紫杉醇脂质体治疗患者，目的为提高疗效，降低药物的不良反应，改善患者的生活质量。

二、案例 2

（一）病史摘要

1. **主诉**：上腹部不适伴左髋部疼痛 5 月余。

2. **现病史**：患者，女 53 岁，2019.5 无明显诱因出现上腹部不适，伴有上腹部隐痛，进食减少，自觉症状进行性加重，并伴有左髋部活动后加重，NRS 评分 4 分，轻度影响日常生活。

3. **既往史**：①2012—2017 年，口服枸橼酸他莫昔芬片 10 mg，bid；②2011 年至今，口服厄贝沙坦片 0.15 g，qd；③2014 年至今，口服阿卡波糖 50 mg；④2019 年 1 月至今，口服酒石酸美托洛尔缓释 23.75 g；④2019 年 6 月，口服桉柠蒎肠溶胶囊。7.9～9.20 完成 5 周期化疗：奥沙利铂 150 mg ＋替吉奥（7 月 16 日开始）

40 mg，bid，d1～d14，q21 d。

4. 社会史、家族史、过敏史：无。

5. 查体：T：37.0℃　P：80 次/分　R：20 次/分　BP：120/80 mmHg

发育正常，营养良好，表情自如，自主体位，神志清楚，查体合作。

6. 望闻切诊：望诊：患者精神烦躁，身热，恶寒恶寒，舌苔薄白。闻诊：未闻及异常语气、异常气息。切诊：浮脉。

7. 实验室检查及其他辅助检查：血常规示 WBC 12.35×109/L、NEUT 10.19×109/L，L% 13.1%，RBC 3.62×1 012/L，HCT 33.4%，PLT 83×109/L。NMCH 365 g/L。肿瘤标志物：癌胚抗原 5.7 ng/ml，CA-19 947.2 u/ml。

8. 诊断：中医诊断：胃癌(胃积)气滞血瘀证。

西医诊断：①胃中-低分化腺癌(TxN2M1 Ⅳ期) 胃周 + 腹膜后淋巴结转移，骨多发转移，腹腔积液，盆腔积液，癌性疼痛；②乳腺癌术后，右乳全切术后；③上消化道出血；④高血压 3 级(很高危)；⑤2 型糖尿病；⑥心律失常；⑦支气管扩张；⑧支气管哮喘；⑨缺铁性贫血；⑩反流性食管炎；⑪高脂血症；⑫甲状腺结节。

(二) 用药方案

1. 化疗方案：

注射用盐酸伊立替康 280 mg + 0.9%NS/250 ml；

氟尿嘧啶注射液 0.75 g + 0.9%NS/250 ml；

亚叶酸钙注射液 0.3 g + 0.9%NS/100 ml。

预防不良反应

甲磺酸多拉司琼注射液 100 mg，ivgtt，st；

盐酸甲氧氯普胺注射液 1 ml，ivgtt，st；

重组人粒细胞刺激因子注射液 200 μg，皮下注射，st。

2. 辅助抗肿瘤：

康莱特注射液 200 ml，qd，ivgtt。

3. 中药治疗：

原则：健脾和胃，降逆止呕，止咳化痰。

生黄芪 30 g、炒薏苡仁 30 g、党参 20 g、炒山药 20 g、陈皮 10 g、茯苓 15 g、清半夏 9 g、煅瓦楞子 20 g、九香虫 6 g、鸡内金 30 g、龙葵果 20 g、仙鹤草 10 g、竹茹 10 g、盐补骨脂 10 g、铁线透骨草 10 g、烫骨碎补 10 g、砂仁 3 g、甘草 3 g。

（三）监护记录

入院第一天查体：T 37.0℃，P 80 次/分，R 20 次/分，Bp 120/80 mmHg。神志清，精神可；全身表浅淋巴结未触及肿大；双肺叩诊清音，呼吸音粗，未闻及明显干湿啰音，无胸膜摩擦音；心前区未见异常隆起，心尖搏动位置正常，心音可，心律齐，各瓣膜区未闻及病理性杂音；腹部平坦，未见腹壁静脉曲张，未触及包块，肝脾未触及；触压痛阴性；肠鸣音活跃，4～5 次/分；余查体未见明显异常。

完善血尿便常规，肝肾功，肿瘤标志物五项，心电图等常规检查。

入院第七天。今日查房，患者诉仍有乏力、困倦，饮食尚可，食后无腹胀及恶心呕吐，小便可。查体：神志清，精神可；全身表浅淋巴结未触及肿大；双肺叩诊清音，呼吸音粗，未闻及明显干湿啰音；患者胃腺癌诊断明确，具体方案如下：盐酸伊立替康 280 mg + 尿嘧啶注射液 q14 d。化疗期间注意密切监测生命体征。继观。

入院第八天查房，患者诉食欲明显减退，轻微恶心，无呕吐。查体：神志清，精神可，全身表浅淋巴结未触及肿大；心脏及腹部查体未见明显异常。患者今日本周期化疗第 2 天，过程顺利，化疗相关不良反应患者尚可耐受，继续予常规抑酸、止吐、护胃、保肝等对症治疗，予静脉营养液支持治疗。患者一般状况可，要求化疗后出院。

（四）案例分析

1. 化疗方案

患者诊断为胃低分化腺癌，根据胃癌 NCCN 指南，该患者一线方案选择注射用盐酸伊立替康 280 mg + 尿嘧啶注射液。符合患者基本情况，适应证、用法用量适宜。伊立替康：可能引起腹泻、骨髓抑制等。亚叶酸钙：ADR 少见，偶见皮疹、荨麻疹或哮喘等。重组人粒细胞刺激因子注射液：可能发生休克、间质性肺炎、急性呼吸窘迫综合征、幼稚细胞增加、红斑、皮疹、骨痛、腰痛氨基转移酶升高、血清肌酐、CRP 升高等。甲氧氯普胺：昏睡、烦躁不安、疲怠无力；少见恶心、便秘、皮疹、腹泻、睡眠障碍、眩晕、严重口渴、头痛、容易激动等。

2. 中药方案

患者辨证脾胃阴虚症，主要存在腹胀、呃逆、大便多、便血、咳嗽咳痰、髋骨疼痛等。治则以健脾和胃，降逆止呕，止咳化痰。疗效观察：食欲、大小便、呃逆、体力情况等。不良反应：皮疹、胃肠道反应等。其他监测：炮制品选择，配伍、服用等。

该处方由参苓白术散加减而成，原方药物组成：莲子肉、薏苡仁、缩砂仁、桔梗、白扁豆、茯苓、人参、甘草、白术、山药。方解：本方证是脾虚湿盛所致。脾胃虚弱,纳运乏力,故饮食不化;水谷不化,清浊不分,故见肠鸣泄泻;湿滞中焦,气机被阻,而见胸脘痞闷;脾失健运,则气血生化不足,肢体肌肤失于濡养,故四肢无力、形体消瘦、面色萎黄;舌淡苔白腻,脉虚缓皆为脾虚湿盛之象。治宜补益脾胃,兼以渗湿止泻。

该病例使用炒山药、甘草、砂仁、炒薏苡仁、茯苓均属于参苓白术散方中药物,患者多发骨转移,且有疼痛现象,给予补骨脂、骨碎补、透骨草、九香虫温补肾阳,祛风止痛;患者咳嗽咳白黏痰给予清半夏、陈皮、竹茹健脾、化痰、止咳;患者曾有腹泻、便血、咯血,给予仙鹤草收敛止血,止痢;龙葵果用于抗肿瘤。

(五) 临床药师评述

(1) 本次化疗采用盐酸伊立替康 280 mg + 尿嘧啶注射液的方案,在剂量上是根据患者体表面积计算的,化疗前检查患者的血常规、生化指标、肝肾功能及肿瘤标志物无明显用药禁忌。

(2) 伊立替康易引起急性腹泻、迟发性腹泻,用药前可行 UG-T1 相关检查,用药时监测患者大便情况。

(3) 鸡内金、煅瓦楞子,超药典用量,煅瓦楞子有降血糖、降血脂的作用,鸡内金可以提高胃液酸度提高,注意监测相关指标;注意观察舌质变化、脉象、食欲、大便情况等;监测肝肾功能,凝血功能,监测血糖、血压、心率情况。

(4) 化疗的同时给予营养液输注,以防患者营养不良。

(5) 中医胃癌根据临床表现和古代医籍的描述,胃癌归属于"噎膈""反胃""积聚"的范畴。患者患胃癌,胃溃疡,胸腔积液病情,多以选用生黄芪适宜。属于脾胃虚证,选用土炒山药适宜。该患者脾胃虚弱、乏力、舌偏紫暗,所以建议选用蜜炙甘草。该患者脾胃虚证,偶有腹泻,选用炒薏苡仁适宜。该病例使用中药汤剂治疗,符合辨证论治的治疗原则。炮制品选用合理。

(刘静　黄瑾　郭晓冬)

参考文献

[1] 中国临床肿瘤学会指南工作委员会,胃癌诊疗指南,中国临床肿瘤学会(CSCO),2022

[2] 张李琛,张进萍,邹云莲. 胃癌免疫治疗的研究进展[J]. 癌症进展,2019,17(16):1875-1878.

[3] 张惠,时建明,朱凡.紫杉醇脂质体治疗晚期胃癌的疗效及对患者血清肿瘤标志物的影响[J].癌症进展,2018,16(10):1261-1263 + 1271.

[4] 中国幽门螺旋杆菌根除与胃癌防控的专家共识意见(2019 年,上海)

[5] 关晓辉.胃癌的诊治进展[J].北华大学学报(自然科学版),2019,05:670-674.

第十八章

原发性肝癌

第一节　疾病概述

一、定义及诊断

(一) 西医

1. 定义：原发性肝癌（primary liver cancer，PLC）是指起源于肝脏上皮组织的肿瘤，为全球第六大常见高发癌症，也是癌症相关死亡的第三大原因，仅次于肺癌和结直肠癌。原发性肝癌包括肝细胞癌（hepatocellular carcinoma，HCC）、肝内胆管癌（intrahepatic cholangiocarcinoma，ICC）ICC)和混合型肝细胞癌-胆管癌（combined hepatocellular-cholangiocarci-noma，cHCC-CCA）3种不同病理学类型以及其他罕见类型，其中 HCC 占 75%～85%。在我国，肝癌高危人群主要包括：具有乙型肝炎病毒（hepatitis B virus，HBV）和（或）丙型肝炎病毒（hepatitis C virus，HCV）感染、过度饮酒、非乙醇性脂肪性肝炎、其他原因引起的肝硬化以及有肝癌家族史等人群，尤其是年龄＞40 岁的男性。

原发性肝癌起病隐匿，早期症状没有明显临床症状，发现时常处于中晚期，其恶性程度大、复发率高、治疗效果欠佳、预后差。典型症状包括：①肝区疼痛，多为肝癌首发症状，表现为持续性钝痛或胀痛，疼痛部位与肿瘤位置相关。如癌结节破裂出血可致剧烈腹痛和腹膜刺激征，出血量大者可导致休克。②消化道症状：表现为食欲减退、腹胀、恶心、呕吐、腹泻等。与肿瘤压迫、腹水、胃肠道瘀血及肝功能损害有关。③全身表现：主要表现为进行性乏力、消瘦、发热、营养不良和肿瘤恶病质等。④副癌综合征：包括自发性低血糖、红细胞增多症、高钙血症、高脂血症、血小板增多、高纤维蛋白原血症等。⑤伴随症状：主要为肝癌转移后的临床表现，包括肝内转移引起的门静脉高压和顽固性腹水，肝外转移引起的局部疼痛、神经受压迫症状、血性腹水等。

2. 诊断要点：原发性肝癌的诊断应结合高危因素、症状体征、影像学特征及血清分子标志物等诊断标准。其中病理检查为诊断原发性肝癌的金标准。

（1）临床表现：①有乙肝或丙肝病史；②肝痛，常放射至右肩；③胃肠道症状：纳差、腹胀、恶心、腹泻等；④全身症状：消瘦、乏力、发热、黄疸、腹水、出血倾向等；⑤个别患者可有低血糖、红细胞增多症等副癌综合征。

（2）体征：主要为肝硬化相关体征，如肝区肿块、皮肤巩膜黄染、腹水、脾大、腹壁静脉曲张等。

（3）实验室检查指标：①血清甲胎蛋白（alpha fetoprotein、AFP）：近70%～90% HCC患者AFP升高，为肝癌早期诊断及较特异性肿瘤标志物。AFP对流法阳性或放射免疫法≥400 μg/L，持续4周以上，或AFP≥200 μg/L，持续8周一上，在排除妊娠、慢性或活动性肝病、生殖腺胚胎源性肿瘤以及消化道肿瘤后，高度提示肝癌。血清AFP轻度升高者，应结合影像学检查或进行动态观察，并与肝功能变化对比分析。②其他肿瘤标志物检测：异常凝血酶原（protein induced byvitamin K absence/antagonist-Ⅱ，PIVKA Ⅱ；Des-gammacarboxyprot-hrombin，DCP）、血浆游离微RNA（microRNA，miRNA）和血清甲胎蛋白异质体（Lens culinaris agglutinin-reactive fraction of AFP，AFP-L3）也可以作为肝癌早期诊断标记物，特别是对于血清AFP阴性人群。③肝功能及乙肝、丙肝等病毒感染指标检测。

（4）影像学检查：①B超：可检测出直径1 cm的病灶，是肝癌的定位诊断及定性诊断的首选方法。②PET-CT或MRI：用于确定肿块范围与数目，血管解剖，脉管内癌栓和肝外疾病。因PET-CT功能影像不受解剖结构的影响，可以准确显示解剖结构发生变化后或者解剖结构复杂部位的复发转移灶，因此可对肿瘤进行分期，通过1次检查能够全面评价有无淋巴结转移及远处器官的转移。MRI检查可以同时获得疾病解剖与功能信息，提高肝癌诊断的灵敏度。

（5）穿刺活检：对于缺乏典型肝癌影像学特征的肝脏占位性病变，在B超或CT引导下行细针穿刺活检可获得明确的病理诊断。穿刺活检可以明确病灶性质及肝癌分子分型，为明确肝病病因、指导治疗、判断预后和进行研究提供有价值的信息。

3. 原发性肝癌的分期

参考中国临床肿瘤学会（CSCO）肝癌诊疗指南，根据肝脏肿瘤的数量、大小、血管侵犯、肝外转移、Child-Pugh分级以及体力情况作为评判因素，具体分期如下。

表 18‐1　原发性肝癌的临床分期

分期	肿瘤	血管侵犯	肝外转移	Child-Pugh 分级	体力情况
Ⅰa	单个最大直径≤5 cm	无	无	A~B	0~2
Ⅰb	① 单个最大直径>5 cm　② 肿瘤个数 2~3 个，单个最大直径≤3 cm	无	无	A~B	0~2
Ⅱa	肿瘤个数 2~3 个，单个最大直径>3 cm	无	无	A~B	0~2
Ⅱb	肿瘤个数≥4 个，大小不论	无	无	A~B	0~2
Ⅲa	任何	有	无	A~B	0~2
Ⅲb	任何	任何	有	A~B	0~2
Ⅳ	任何	任何	任何	C	0~2
	任何	任何	任何	任何	3~4

(二) 中医

1. 定义

中医学将肝癌归属于"癥瘕、积聚、臌胀、肥气、积证、疟癖"等病范畴。中医学认为原发性肝癌是由于阴阳失调、七情郁结、脏腑受损等原因导致脏腑功能失调，气血津液运行失常，产生气滞、痰凝、湿浊、热毒等病理变化，蕴结于脏腑，相互搏结，日久积渐而成的一类恶性疾病。

2. 症候诊断

(1) 肝郁脾虚证。主症：上腹肿块胀闷不适、消瘦乏力、倦怠短气、腹胀纳少、进食后胀甚，口干不喜饮，大便溏数、小便黄短、甚则出现腹水、黄疸、下肢浮肿。舌脉：舌质胖、舌苔白；脉弦细。

(2) 肝胆湿热证。主症：头重身困，身目黄染，心烦易怒，发热口渴，口干而苦，胸脘痞闷，胁肋胀痛灼热，腹部胀满，胁下痞块，纳呆呕恶，小便短少黄赤，大便秘结或不爽。舌脉：舌质红、舌苔黄腻；脉弦数或弦滑。

(3) 肝热血瘀证。主症：上腹肿块石硬，胀顶疼痛拒按，或胸胁疼痛拒按，或胸胁炽痛不适，烦热，口干唇燥，大便干结，小便黄或短赤，甚则肌肤甲错。舌脉：舌质红或暗红，舌苔白厚，脉弦数或弦滑有力。

(4) 脾虚湿困证。主症：腹大胀满，神疲乏力，身重纳呆，肢重足肿，尿少，口黏不欲饮，时觉恶心，大便溏烂。舌脉：舌淡，舌边有齿痕，苔厚腻；脉细弦或滑或濡。

(5)肝肾阴虚证。主症:臌胀肢肿,蛙腹青筋,四肢柴瘦,短气喘促,唇红口干,纳呆畏食,烦躁不眠,溺短便数,甚或循衣摸床,上下血溢。舌脉:舌质红绛、舌光无苔;脉细数无力,或脉如雀啄。

二、药物治疗

(一)西医治疗

原发性肝癌的治疗分为局部治疗和全身性治疗,局部治疗以病灶切除、肝移植等手术治疗、微创消融和放射治疗为主。全身性治疗也称系统性治疗,主要指抗肿瘤治疗,包括分子靶向药物治疗、免疫治疗、化学治疗等;另外还包括了针对肝癌基础疾病的治疗,如抗病毒治疗、保肝利胆和支持对症治疗等。系统抗肿瘤治疗可以控制疾病的进展,延长病人的生存时间。

1. 一线抗肿瘤治疗

(1)索拉非尼(ⅠA类证据)。索拉非尼是最早用于肝癌系统抗肿瘤,可用于肝功能 Child-Pugh A 或 B 级的病人,但是相对于肝功能 Child-Pugh B 级,Child-Pugh A 级的病人生存获益比较明显。治疗过程中应定期评估疗效和监测毒性。常见的不良反应为腹泻、手足综合征、皮疹、高血压、纳差以及乏力等,一般发生在治疗开始后的2~6周内。治疗过程中需要密切监测血压,定期检查肝肾功能、HBV-DNA、血常规、凝血功能以及尿蛋白等。在治疗过程中,还需要注意心肌缺血风险,特别高龄病人应给予必要的监测和相关检查。治疗的分子靶向药物。

(2)以奥沙利铂为主的系统化疗(ⅠA类证据)。FOLFOX 4 方案在我国被批准用于一线治疗不适合手术切除或局部治疗的局部晚期和转移性肝癌。此外三氧化二砷对中晚期肝癌具有一定的姑息治疗作用,在临床应用时应注意监测和防治肝肾毒性。

(3)仑伐替尼(ⅠA类证据)。仑伐替尼适用于不可切除的肝功能 Child-Pugh A 级的晚期肝癌病人。仑伐替尼的中位 PFS 显著优于索拉非尼,疾病进展风险下降34%。常见不良反应为高血压、蛋白尿、腹泻、食欲下降、疲劳以及手足综合征等。

(4)多纳非尼(ⅠA类证据)。多纳非尼在我国已被批准用于既往未接受过全身系统性抗肿瘤治疗的不可切除肝癌病人。与索拉非尼相比,多纳非尼能够明显延长晚期肝癌的中位生存时间,死亡风险下降17%;多纳非尼和索拉非尼的中位 PFS 相似,但多纳非尼具有良好的安全性和耐受性。最常发生的不良反应为手足皮肤反应、天冬氨酸转移酶升高、总胆红素升高、血小板降低和腹泻等。

(5) 阿替利珠单克隆抗体联合贝伐珠单克隆抗体(仅 Child-Pugh A)(ⅠA 类证据)。阿替利珠单克隆抗体联合贝伐珠单克隆抗体被批准用于既往未接受过全身系统性治疗的不可切除肝癌病人。阿替利珠单克隆抗体联合贝伐珠单克隆抗体组的中位生存时间和无进展生存期(progression free survival,PFS)较索拉非尼组均有明显延长,死亡风险降低 34%,疾病进展风险降低 35%。且联合治疗延迟了病人报告的中位生活质量恶化时间。常见的不良反应有高血压、蛋白尿、肝功能异常、甲状腺功能减退、腹泻以及食欲下降等。

(6) 信迪利单克隆抗体联合贝伐珠单克隆抗体类似物(ⅠA 类证据)。信迪利单克隆抗体联合贝伐珠单克隆抗体类似物已在我国被批准用于既往未接受过系统抗肿瘤治疗的不可切除或转移性肝癌的一线治疗。与索拉非尼相比死亡风险下降 43%,疾病进展风险下降 44%。联合方案安全性较好,最常见的不良反应为蛋白尿、血小板减少、天冬氨酸转移酶升高、高血压和甲状腺功能减退等。

(7) 免疫检查点抑制剂。免疫检查点抑制剂治疗广泛应用于各种实体瘤的治疗,单一的免疫检查点抑制剂有效率较低。临床研究证实抗血管生成治疗可以改善肿瘤的微环境,增强 PD-1/PD-L1 抑制剂抗肿瘤的敏感度,故抗血管生成药物(贝伐珠单克隆抗体或生物类似物)联合免疫治疗可以取得协同抗肿瘤效果。目前部分小分子抗血管生成药联合免疫检查点抑制剂联合治疗方案尚在临床研究中。如卡瑞利珠单克隆抗体联合阿帕替尼(ⅠA 类证据),仑伐替尼联合帕博利珠单克隆抗体(2B 类证据),仑伐替尼联合纳武利尤单克隆抗体(2B 类证据),特瑞普利单克隆抗体联合仑伐替尼等。除此之外,免疫检查点抑制剂与其他药物联合的临床研究也在开展中,如卡瑞利珠单克隆抗体联合奥沙利铂为主的系统化疗(2B 类证据),度伐利尤单克隆抗体联合曲美木单克隆抗体,信迪利单克隆抗体联合 IBI310(抗 CTLA-4 单克隆抗体)等。

2. 二线抗肿瘤治疗

(1) 瑞戈非尼(ⅠA 类证据)。瑞戈非尼被批准用于既往接受过索拉非尼治疗的肝癌病人常见不良反应为高血压、手足皮肤反应、乏力及腹泻等。其不良反应与索拉非尼类似,因此,不适合用于那些对索拉非尼不能耐受的病人。

(2) 阿帕替尼(ⅠA 类证据)。甲磺酸阿帕替尼已被批准单药用于既往接受过至少一线系统性抗肿瘤治疗后失败或不可耐受的晚期肝癌病人,阿帕替尼能显著延长二线或以上晚期肝癌病人的中位生存时间。常见不良反应是高血压、蛋白尿、白细胞减少症以及血小板减少症等。在使用过程中,应密切随访病人的不良反应,需要根据病人的耐受性给予必要的剂量调整。

（3）卡瑞利珠单克隆抗体（2A 类证据）。卡瑞利珠单克隆抗体已被批准用于既往接受过索拉非尼治疗和（或）含奥沙利铂系统化疗的晚期肝癌病人的治疗。常见的不良反应是反应性毛细血管增生症、丙氨酸转氨酶/d 冬氨酸转移酶升高、甲状腺功能减退和乏力等。有研究表明卡瑞利珠单克隆抗体和阿帕替尼联合应用后反应性毛细血管增生症的发生率明显下降。

（4）替雷利珠单克隆抗体（2A 类证据）。替雷利珠单克隆抗体被批准用于至少经过 1 次全身抗肿瘤治疗的肝癌病人的治疗。主要不良反应为天冬氨酸转移酶升高、丙氨酸转氨酶升高、无力和甲状腺功能减退等。

（5）免疫检查点抑制剂联合治疗。目前免疫检查点抑制剂治疗与靶向药物、化疗药物、局部治疗的联合方案用于肝癌的二线治疗的研究也在不断地探索之中。如美国食品药品监督管理局（FDA）曾附条件批准帕博利珠单克隆抗体和纳武利尤单克隆抗体联合伊匹木单克隆抗体（2A 类证据）用于既往索拉非尼治疗后进展或无法耐受索拉非尼的肝癌病人。卡博替尼（ⅠA 类证据）用于一线系统抗肿瘤治疗后进展的肝癌病人。雷莫芦单克隆抗体（ⅠA 类证据）用于血清 AFP 水平≥400 μg/L 肝癌病人的二线治疗。

3. 抗病毒治疗及其他保肝治疗

（1）抗病毒治疗。若乙肝表面抗原（HBsAg）阳性,均建议应用强效低耐药的恩替卡韦、替诺福韦酯或丙酚替诺福韦等。合并有 HBV 感染的肝癌病人,口服核苷（酸）类似物抗病毒治疗应贯穿治疗全过程。手术前如果 HBV-DNA 水平较高,且丙氨酸转氨酶水平＞2 倍正常值上限,可以先给予抗病毒及保肝治疗,待肝功能好转后再行手术切除,提高手术安全性;对于 HBV-DNA 水平较高,但肝功能未见明显异常者可以尽快手术同时给予有效的抗病毒治疗。对于 HCV 相关肝癌,HCV RNA 阳性均建议采用 DAAs 行抗病毒治疗。

（2）保肝治疗。肝癌病人在自然病程中或治疗过程中可能会伴随肝功能异常,应及时适当地使用具有抗炎、抗氧化、解毒、利胆和肝细胞膜修复保护作用的保肝药物,如异甘草酸镁注射液、甘草酸二铵、复方甘草酸苷、双环醇、水飞蓟素、还原型谷胱甘肽、腺苷蛋氨酸、熊去氧胆酸、多烯磷脂酰胆碱以及乌司他丁等。这些药物可以保护肝功能、提高治疗安全性,降低并发症和改善生活质量。

（3）对症支持治疗。肝癌病人往往合并有肝硬化、多系血细胞减少、脾脏肿大、营养不良等。对于晚期肝癌病人,应给予最佳支持治疗,包括积极镇痛、纠正低白蛋白血症、加强营养支持,控制合并糖尿病病人的血糖水平,处理腹腔积液、黄疸、肝性脑病、消化道出血及肝肾综合征等并发症。例如因抗肿瘤治疗等导致一系或多系血细胞减少,可考虑给予血制品输注或药物治疗。中性粒细胞减少病人可酌情给予粒细胞集落刺激因子(granulocyte colonystimulating factor,G-CSF),包括聚乙二醇化重组人 G-CSF 和重组人 G-CSF。血红蛋白<80 g/L 的病人可酌情使用铁剂、叶酸、维生素 B12 和促红细胞生成素。血小板减少病人为减少血小板输注,非紧急情况下可使用重组人血小板生成素或血小板生成素受体激动剂等提升血小板计数。针对有症状的骨转移病人,可以使用双膦酸盐类药物。

(二) 中医治疗

1. 肝癌辨证治疗

(1)肝郁脾虚证

治则:健脾益气,疏肝软坚。

方药:逍遥散合四君子汤加减。党参、白术、茯苓、桃仁、柴胡、当归、白芍、八月札、川朴、栀子、莪术、生甘草等。

(2)肝胆湿热证

治则:清热利湿,凉血解毒。

方药:茵陈蒿汤加味。绵茵陈、栀子、大黄、金钱草、猪苓、柴胡、白芍、郁金、川楝子、枳壳、半枝莲、七叶一枝花、车前草、泽泻等。

(3)肝热血瘀证

治则:清肝凉血,解毒祛瘀。

方药:龙胆泻肝汤合下瘀血汤加减。龙胆草、半枝莲、栀子、泽泻、木通、车前子、生地黄、柴胡、桃仁、莪术、大黄、茜根、丹皮、生甘草等。

(4)脾虚湿困证

治则:健脾益气,利湿解毒。

方药:四君子汤合五皮饮加减。黄芪、党参、白术、茯苓皮、香附、枳壳、陈皮、大腹皮、冬瓜皮、泽泻、薏苡仁、龙葵、桃仁、莪术、半枝莲、甘草等。

(5)肝肾阴虚证

治则:清热养阴,软坚散结。

方药:一贯煎加味。生地、沙参、麦冬、当归、枸杞子、桑椹子、川楝子、赤芍、鳖甲(先煎)、女贞子、旱莲草、丹皮等。

2. 肝癌治疗相关病症辨证治疗

（1）围手术期气血不足。部分患者因先天不足，或因病致虚、术中失血等原因，可表现为神疲乏力、少气懒言、头晕目眩、唇甲色淡。辨证治则如下

① 气血亏虚证

治则：气血双补。

方药：八珍汤加减。人参、白术、茯苓、当归、三七、白芍、熟地黄、甘草等。

② 脾胃虚弱证

治则：补中益气、健脾益胃。

方药：补中益气汤加减。黄芪、白术、陈皮、升麻、柴胡、当归、生姜、大枣等。

（2）肝功能异常。患者因自然病程或手术、药物治疗，常伴发肝功能异常，临床多表现为食欲减退、厌食油腻、恶心、乏力、嗜睡等。辨证多属脾虚肝旺证。

治则：宜健脾平肝。

方药：柴芍六君子汤加减。柴胡、白芍、党参、白术、茯苓、法半夏、陈皮、甘草等。

（3）化疗后消化道反应。化疗药物的细胞毒性容易导致消化道不良反应发生。主要表现为脘腹胀满疼痛、呕吐痞闷、不思饮食等。辨证治则如下

① 脾胃不和证

治则：健脾和胃。

方药：香砂六君子汤加减。木香、砂仁、党参、白术、茯苓、法半夏、陈皮、姜竹茹、炒山楂、炒麦芽、甘草等。

② 脾胃虚寒证

治则：温中散寒、补气健脾。

方药：理中汤加减。人参、白术、干姜、甘草等。

（4）化疗后骨髓抑制。肝癌术后由于化疗引起患者骨髓抑制，出现白细胞、血小板等血细胞下降，属于中医学"血虚""虚劳"范畴。辨证多属脾肾亏虚、气血不足。

治则：宜健脾益肾，补气养血。

方药：脾肾方加减。人参、黄芪、白术、茯苓、女贞子、墨旱莲、枸杞子、菟丝子、淫羊藿、灵芝、鸡血藤、甘草等。

（5）介入术后发热。发热是介入术后的常见不良反应。辨证治则如下

① 肝脾不和，郁热内生证

治则：疏肝清热、健脾和营。

方药：丹栀逍遥散加减。牡丹皮、栀子、白芍、茯苓、当归、柴胡、黄芩、金银花、青蒿、白术、甘草等。

② 湿热蕴结证

治则：清热解毒、利湿化浊。

方药：甘露消毒饮加减。滑石、黄芩、茵陈、石菖蒲、川贝母、木通、藿香、连翘、白豆蔻、薄荷、射干等。

（6）靶向药相关性皮疹。靶向治疗药物大多具有皮肤毒性，易引起药物相关性皮疹。辨证治则如下

① 风热血燥证

治则：清热凉血、养血润燥。

方药：四物消风散加减。防风、蝉蜕、苦参、黄芩、野菊花、牡丹皮、生地黄、当归等。

② 湿热蕴肤证

治则：清热渗湿解毒。

方药：萆薢渗湿汤加减。萆薢、薏苡仁、赤茯苓、黄柏、牡丹皮、泽泻、滑石、通草等。

（7）靶向药相关性腹泻。靶向药相关性腹泻属于中医"泄泻"范畴。辨证治则如下

① 脾虚湿盛证

治则：渗湿止泻、健脾益气。

方药：参苓白术散加减。白扁豆、白术、茯苓、甘草、桔梗、莲子、人参、砂仁、山药、薏苡仁等。

② 肝郁脾虚证

治则：疏肝行气、健脾止泻。

方药：痛泻要方加减。陈皮、白术、白芍、防风、香附、柴胡、茯苓、甘草等。

3. 肝癌常见并发症的辨证治疗

（1）腹水。腹水属中医"鼓胀"范畴，为肝癌最常见的并发症。中医辨证多属脾虚湿困证。

治则：宜健脾利水。

方药：四君子汤合四苓散加减。人参、茯苓、白术、泽泻、猪苓、甘草等。若辨证属气滞者可加柴胡疏肝散理气；属寒湿者可加实脾饮温中行气；属湿热者可加茵陈蒿汤清热利湿；属血瘀者可加调营饮活血化瘀；属脾肾阳虚者可加附子理中

汤温补脾肾;属肝肾阴虚者可加一贯煎滋养肝肾。

（2）黄疸。

① 肝癌患者黄疸初起时常表现为亮橘黄色,辨证属肝胆湿热证。

治则:宜清热利湿。

方药:茵陈蒿汤合五苓散加减。基础药物:茵陈、栀子、大黄、猪苓、茯苓、白术、泽泻、桂枝。

② 黄疸日久可表现为黄色晦暗如烟熏,此时辨证多属脾虚湿郁。

治则:健脾益气、祛湿利胆。

方药:六君子汤加减。基础药物:陈皮、法半夏、人参、茯苓、白术、甘草等。

（3）消化道出血。

① 肝癌患者后期常见呕血,如呕血来势凶猛,辨证多属胃热壅盛。

治则:宜清胃泻火、化瘀止血。

方药:泻心汤合十灰散加减。

② 如呕血缠绵不止,时轻时重,则多属气虚血溢。

治则:宜健脾养心、益气摄血。

方药:归脾汤加减。

③ 如呕血伴有躁动易怒,则属肝火犯胃。

治则:宜泻肝清胃、凉血止血。

方药:龙胆泻肝汤加减。如兼有寒象表现,则属脾阳不足,治则宜温阳健脾、养血止血。方药:黄土汤加减。

4）癌性疼痛。肝癌患者的癌性疼痛表现为持续性胀痛和阵发性刺痛,夜间尤甚。中医辨证属气滞血瘀。

治则:宜活血化瘀、行气止痛。

方药:膈下逐瘀汤加减。基础药物:五灵脂、当归、川芎、桃仁、牡丹皮、赤芍、乌药、延胡索、香附、红花、枳壳、甘草等。除汤药外亦可采用外治法,如用三王止痛膏(大黄、马钱子、全蝎、蟾酥、虿休、山慈菇、姜黄、麝香等)外敷于肝区疼痛部位或穴位,可起到止痛作用。

4. 常用中成药

（1）肝复乐片:具有健脾理气、清热解毒、化瘀软坚之功。用于肝癌术后防复发转移或中晚期肝癌。

（2）槐耳颗粒:具有扶正固本、活血消癥之功。用于肝癌术后防复发转移或中晚期肝癌。

（3）复方斑蝥胶囊：具有益气养阴、化瘀解毒之功。用于肝癌术后防复发转移或中晚期肝癌。

（4）鸦胆子油口服乳：具有清热燥湿、解毒消癥之功。用于中晚期肝癌。

（5）西黄胶囊：具有解毒散结、消肿止痛之功。用于中晚期肝癌。

（6）八宝丹胶囊：具有清利湿热、活血解毒去黄止痛之功。用于中晚期肝癌。

（7）化癥回生口服液：具有消癥化瘀之功。用于中晚期肝癌。

（8）金龙胶囊：具有破瘀散结、解郁通络之功。用于原发性肝癌。

（9）华蟾素注射液：具有解毒、消肿止痛之功。用于中晚期肝癌。

（10）复方苦参注射液：具有清热利湿、凉血解毒、散结止痛之功。用于中晚期肝癌。

（11）康艾注射液：具有益气扶正之功。用于中晚期肝癌。

（12）艾迪注射液：具有清热解毒、消瘀散结之功。用于中晚期肝癌。

（13）通关藤注射液：具有清热解毒、化痰软坚之功。用于中晚期肝癌。

（14）榄香烯注射液：具有逐瘀利水之功。用于中晚期肝癌。

（15）康莱特注射液：具有益气养阴、健脾化湿之功。用于中晚期肝癌。

第二节　常用治疗药物

一、西医治疗方案

表 18 - 2　原发性肝癌西医治疗方案药物

分类	用药指征	首选药物	备选药物
一线抗肿瘤药	抑制肿瘤生长和血管生成	索拉非尼、仑伐替尼、多纳非尼、阿替利珠单克隆抗体联合贝伐珠单克隆抗体、信迪利单克隆抗体联合贝伐珠单克隆抗体类似物、免疫检查点抑制剂、FOLFOX4 等含铂类药物系统化疗方案	瑞戈非尼、阿帕替尼、卡瑞利珠单克隆抗体、替雷利珠单克隆抗体
抗病毒药	乙肝病毒阳性	恩替卡韦、替诺福韦酯	替比夫定、阿德福韦酯、拉米夫定

续表

分类	用药指征	首选药物	备选药物
	丙肝病毒阳性	索磷布韦/维帕他韦、聚乙二醇干扰素联合利巴韦林	直接抗病毒类药物(DAAs)
保肝药	肝功能异常	异甘草酸镁注射液、甘草酸二铵、还原型谷胱甘肽、腺苷蛋氨酸、熊去氧胆酸、多烯磷脂酰胆碱、乌司他丁	双环醇、复方甘草酸苷、水飞蓟素
其他对症治疗药物	多系血细胞减少、脾脏肿大	聚乙二醇化重组人粒细胞集落刺激因子、重组人粒细胞集落刺激因子	无

二、中医治疗方案

表 18-3 原发性肝癌中医治疗方案

症候	治法	方剂	中成药
肝郁脾虚证	健脾益气,疏肝软坚	逍遥散合四君子汤加减	肝复乐片
肝胆湿热证	清热利湿,凉血解毒	茵陈蒿汤加味	茵栀黄颗粒
肝热血瘀证	清肝凉血,解毒祛瘀	龙胆泻肝汤合下瘀血汤加减	八宝丹胶囊、金龙胶囊、艾迪注射液、消癌平注射液、榄香烯注射液
脾虚湿困证	健脾益气,利湿解毒	四君子汤合五皮饮加减	鸦胆子油口服乳、复方苦参注射液、康艾注射液、康莱特注射液
肝肾阴虚证	清热养阴,软坚散结	一贯煎加味	槐耳颗粒、复方斑蝥胶囊

三、主要治疗药物

(一)甲苯磺酸索拉非尼片

1. 适应证:无法手术或远处转移的肝细胞癌。

2. 用法用量:400 mg,口服,每日两次。应持续治疗直至患者不能临床受益或出现不可耐受的毒性反应。

3. 注意事项:①常见不良反应有:手足皮肤反应和皮疹、高血压、出血倾向、

Q-T间期延长、低钙血症等；②与伊立替康、多西他赛联用需谨慎。3)妊娠期、哺乳期妇女避免使用。

（二）甲磺酸仑伐替尼胶囊

1. 适应证：用于既往未接受过全身系统治疗的不可切除的肝细胞癌患者。

2. 用法用量：对于体重<60 kg的患者，本品推荐日剂量为8 mg，每日一次；对于体重≥60 kg的患者，本品推荐日剂量为12 mg，每日一次。应持续治疗至疾病进展或出现不可耐受的毒性反应。

3. 注意事项：①不良反应可有恶心、呕吐、腹泻等胃肠道反应；急性肾损伤、蛋白尿、肾病综合征等肾毒性反应；肝衰竭、肝性脑病等肝毒性反应；②索拉非尼或其他抗癌治疗后使用仑伐替尼治疗之间应有不短于4周的洗脱期，否则可能存在累加毒性的潜在风险；③妊娠期、哺乳期妇女避免使用；④仑伐替尼对驾驶和操作机器能力有轻微影响（疲乏和头晕）。出现上述症状的患者在驾驶或操作机器时应谨慎。

（三）甲磺酸阿帕替尼片

1. 适应证：用于既往接受过至少一线系统性治疗后失败或不可耐受的晚期肝细胞癌患者。

2. 用法用量：推荐剂量为750 mg，每日1次，口服，餐后半小时服用（每日服药的时间应尽可能相同），以温开水送服。连续服用直至疾病进展或出现不可耐受的不良反应。

3. 注意事项：①常见不良反应：高血压、蛋白尿、白细胞减少症以及血小板减少症等；②有活动性出血、溃疡、肠穿孔、肠梗阻、大手术后30天内、药物不可控制的高血压、Ⅲ～Ⅳ级心功能不全（NYHA标准）、重度肝肾功能不全（4级）患者应禁用。

（四）甲苯磺酸多纳非尼片

1. 适应证：用于既往未接受过全身系统性治疗的不可切除肝细胞癌患者。

2. 用法用量：推荐剂量为每次0.2 g，每日两次，空腹口服，以温开水送服。建议每日同一时段服药。应持续服用直至患者不能获得临床受益或出现不可耐受的毒性反应。

3. 注意事项：①常见不良反应：皮肤瘙痒、全身皮疹药疹、湿疹皮肤剥脱等手足皮肤反应；转氨酶、胆红素升高等肝功能异常；以及蛋白尿、高血压等；②有活动性出血、溃疡、药物不可控制的高血压、重度肝肾功能不全（4级）患者、哺乳期妇女禁用。

（五）瑞戈非尼片

1. 适应证：用于既往接受过索拉非尼治疗的肝细胞癌（HCC）患者。

2. 用法用量：推荐剂量为 160 mg（4 片，每片含 40 mg 瑞戈非尼），每日一次，于每一疗程的前 21 天口服，28 天为一疗程。应在每天同一时间，在低脂早餐（脂肪含量 30%）后随水整片吞服。应持续治疗直至患者不能临床受益或出现不可耐受的毒性反应。

3. 注意事项：①瑞戈非尼的不良反应与索拉非尼类似，主要有肝功能障碍、感染、出血、动脉高血压、心肌缺血或梗死、皮肤毒性等。故瑞戈非尼不适用于索拉非尼不耐受者；②建议在开始瑞戈非尼治疗之前进行肝功能检查（ALT、AST 及胆红素），并在治疗开始的 2 月内严密监测（至少两周一次）。此后，应至少每月定期监测或有临床指征时监测。

（六）阿替利珠单抗注射液

1. 适应证：联合贝伐珠单抗治疗既往未接受过全身系统性治疗的不可切除肝细胞癌患者。

2. 用法用量：与贝伐珠单抗联合用药：首先静脉输注阿替利珠单抗，推荐剂量为 1200 mg，继之以静脉输注贝伐珠单抗 15 mg/kg。该方案每 3 周给药一次。

3. 注意事项：①本品服用期间可出现免疫相关的肺炎、肝炎、结肠炎、胰腺炎、内分泌及神经系统症状；②治疗前及治疗期间应对天冬氨酸氨基转移酶（AST）、丙氨酸氨基转移酶（ALT）和胆红素进行监测。如果 ALT 或 AST 升高至＞10 倍 ULN 或总胆红素升高至＞3 倍 ULN，必须永久停用阿替利珠单抗。3)肾功能受损患者、轻度或中度肝功能损伤患者无需调整剂量，重度肝功能受损患者不推荐使用。

（七）贝伐珠单抗注射液

1. 适应证：联合阿替利珠单抗治疗既往未接受过全身系统性治疗的不可切除肝细胞癌患者。

2. 用法用量：与阿替利珠单抗联合用药：推荐剂量为 15 mg/kg 静脉注射，在同一天静脉注射阿替利珠单抗 1200 mg 给药后进行，每 3 周一次，直至出现疾病进展或不可接受的毒性。

3. 注意事项：①用药期间可能出现胃肠道穿孔和胆囊穿孔、出血、高血压、动静脉血栓栓塞、中性粒细胞减少、蛋白尿等不良反应；②妊娠期、哺乳期妇女避免使用。

（八）信迪利单抗注射液

1. 适应证：联合贝伐珠单抗用于既往未接受过系统治疗的不可切除或转移性肝细胞癌的一线治疗。

2. 用法用量：静脉滴注，推荐剂量为 200 mg，每 3 周给药 1 次，直至出现疾病进展或产生不可耐受的毒性。

3. 注意事项：①用药期间可发生贫血、发热、甲状腺功能检查异常、肝功能异常、蛋白尿、皮疹、低白蛋白血症、食欲下降、高血糖、血胆红素升高、肺部感染、低钾血症、中性粒细胞减少症、免疫相关性皮炎等不良反应；②妊娠期、哺乳期妇女避免使用；老年人慎用。

（九）注射用卡瑞利珠单抗

1. 适应证：用于既往接受过索拉非尼治疗和/或含奥沙利铂系统化疗的晚期肝细胞癌患者的治疗。

2. 用法用量：3 mg/kg，静脉注射每 3 周 1 次，直至疾病进展或出现不可耐受的毒性。

3. 注意事项：①常见不良反应有：反应性毛细血管增生症、天门冬氨酸氨基转移酶（AST）升高（20.3%）、丙氨酸氨基转移酶（ALT）升高、甲状腺功能减退、乏力、贫血、蛋白尿、发热和白细胞减少症；②轻度肾功能受损患者、轻度或中度肝功能损伤患者无需调整剂量，中重度肾功能受损患者、重度肝功能受损患者不推荐使用；③妊娠期、哺乳期妇女避免使用；老年人慎用。

（十）注射用奥沙利铂

1. 适应证：不适合手术切除或局部治疗的局部晚期和转移的肝细胞癌（HCC）的治疗。

2. 用法用量：

1）FOLFOX 4 方案：（每两周 1 次）

表 18-4   FOLFOX 方案

用法用量
奥沙利铂：85 mg/m²，静脉滴注 2 小时，d1
亚叶酸钙：200 mg/m²，静脉滴注 2 小时，d1、d2
5-氟尿嘧啶：400 mg/m²，静脉推注，然后 600 mg/m²，持续静脉滴注 22 小时，d1、d2
均为 q2w

2) XELOX 方案:(每三周 1 次)

表 18-5　XELOX 方案

用法用量
奥沙利铂:130 mg/m²,静脉滴注 2 小时,d1 卡培他滨:每日总量 625～1 000 mg/m²,分二次口服,d1～d14,休息 7 d, q3w

3. 注意事项:①常见不良反应有:胃肠道(腹泻、恶心、呕吐以及黏膜炎)、血液系统(中性粒细胞减少、血小板减少)以及神经系统反应(急性、剂量累积性、外周感觉神经病变);②奥沙利铂使用时无需水化,联合用药时奥沙利铂必须在 5-氟尿嘧啶前滴注;③奥沙利铂与亚叶酸可通过在注射部位前使用 Y 型输液管连接器同时给予,但是两种药物不能混入同一个输液袋中。

(十一) 肝复乐片

1. 适应证:健脾理气,化瘀软坚,清热解毒。用于以肝瘀脾虚为主证的原发性肝癌,症见上腹肿块,胁肋疼痛,神疲乏力,食少纳呆,脘腹胀满,心烦易怒,口苦咽干等。对于上述证候的乙型肝炎肝硬化患者的肝功能及肝纤维化血清学指标有改善作用。

2. 用法用量:口服。一次 6 片,一日 3 次。Ⅱ期原发性肝癌 2 个月为一疗程;Ⅲ期原发性肝癌 1 个月为一疗程。

3. 注意事项:①少数患者开始服药出现腹泻,一般不影响继续治疗,多可自行缓解;②孕妇忌服,有明显出血倾向者慎服。

(十二) 槐耳颗粒

1. 适应证:扶正固本,活血消癥。适用于正气虚弱,瘀血阻滞,原发性肝癌不宜手术和化疗者辅助治疗用药,有改善肝区疼痛,腹胀,乏力等症状的作用。

2. 用法用量:口服。一次 20 g,一日 3 次。肝癌的辅助治疗一个月为一个疗程。

3. 注意事项:个别患者出现恶心,呕吐。

(十三) 复方斑蝥胶囊

1. 适应证:破血消瘀,攻毒蚀疮。用于原发性肝癌,肺癌,直肠癌,恶性淋巴瘤,妇科恶性肿瘤等。

2. 用法用量:口服,一次 3 粒,一日 2 次。

3. 注意事项:糖尿病患者及糖代谢紊乱者慎用。

(十四)鸦胆子油口服乳

1. 适应证:用于肺癌,肺癌脑转移,消化道肿瘤及肝癌的辅助治疗剂。

2. 用法用量:口服,一次 20 ml,一日 2 次～3 次,30 天为一个疗程。

3. 注意事项:少数患者偶有油腻感,恶心,厌食等消化道不适的反应。

(十五)八宝丹胶囊

1. 适应证:清利湿热,活血解毒,去黄止痛。适用于湿热蕴结所致发热、黄疸,小便黄赤、恶心呕吐,纳呆,胁痛腹胀,舌苔黄腻或厚腻干白,或湿热下注所致尿道灼热刺痛、小腹胀痛,以及传染性病毒性肝炎、急性胆囊炎、急性泌尿系感染等见有上述证候者。

2. 用法用量:口服。1～8 岁,一次 0.15 g～0.3 g;8 岁以上一次 0.6 g,一日 2～3 次,温开水送服。

3. 注意事项:孕妇忌服,运动员慎用。

(十六)西黄胶囊

1. 适应证:解毒散结,消肿止痛。用于毒瘀互结,痈疽疮疡,阴疽肿痛,多发性脓肿,淋巴结炎,寒性脓疡属上述证候者。

2. 用法用量:口服,一次 4～8 粒,一日 2 次。

3. 注意事项:孕妇忌服,服药期间忌烟、酒及辛辣、生冷、油腻食物。运动员慎用。

(十七)复方苦参注射液

1. 适应证:清热利湿,凉血解毒,散结止痛。用于癌肿疼痛、出血。

2. 用法用量:肌肉注射,一次 2～4 ml,一日 2 次;或静脉滴注,一次 20 ml,用氯化钠注射液 200 ml 稀释后应用,一日 1 次,儿童酌减,全身用药总量 200 ml 为一个疗程,一般可连续使用 2～3 个疗程。

3. 注意事项:孕妇忌用,对本品或含有苦参、白土苓制剂及成分中所列辅料过敏或有严重不良反应病史者禁用。

(十八)华蟾素注射液

1. 适应证:解毒,消肿,止痛。用于中、晚期肿瘤,慢性乙型肝炎等症。

2. 用法用量:肌内注射,一次 2～4 ml,一日 2 次;静脉滴注,一日 1 次,一次 10～20 ml,用 5% 的葡萄糖注射液 500 ml 稀释后缓缓滴注,用药 7 天,休息 1 天～2 天,四周为 1 个疗程。

3. 注意事项:①少数患者静脉滴注后出现静脉炎、血管刺激,用药部位出现疼痛、皮疹、瘙痒、局部红肿；②避免与兴奋心脏药物配伍；③儿童、孕妇禁用。

（十九）榄香烯注射液

1. 适应证：与放、化疗常规方案联合使用，对肺癌、肝癌、食道癌、鼻咽癌、脑瘤、骨转移癌等恶性肿瘤可以增强疗效，降低放、化疗的毒副作用。并可用于介入、腔内化疗及癌性胸腹水的治疗。

2. 用法用量：静脉滴注：一次 4～6 支，一日 1 次，2 周～3 周为 1 个疗程。

3. 注意事项：①部分患者用药后可有静脉炎、发热、局部疼痛、过敏反应、轻度消化道反应；②高热病人、胸腹水合并感染、血小板减少症、有进行性出血倾向者慎用。

第三节　中西医结合规范化药学监护要点

原发性肝癌治疗的药学监护主要的工作包括治疗用药监护、药物相互作用监护、不良反应监护和并发症的预防。

一、治疗监护

（一）疗效监护评估

西医疗效监护评估包括：①患者生命体征是否平稳、精神状态是否改善；②肿瘤病灶有无进展；③患者肝功能、胆红素、血氨、肝纤维化相关指标是否好转；④有腹水或水肿的患者，腹水和外周水肿情况是否改善；⑤肝脏影像学形态是否改善。

中医疗效监护评估：①望诊：观察患者黄疸、腹部鼓胀等症状是否有改善；观察患者舌苔、舌色、舌质的变化。②问诊：询问患者的寒热、二便情况、疼痛症状、呕吐泄泻等症状用药后是否有改善。

（二）不良反应监护评估

监测患者使用化疗药、靶向治疗药物后可能出现的消化道、皮肤毒性、骨髓抑制等不良反应相关的症状、体征和实验室检查指标。

二、预防和治疗并发症

治疗原发性肝癌过程中因使用细胞毒性化疗药物、靶向治疗药物，可引发消化道症状、严重皮疹、肝功能受损和骨髓抑制等。西医对于肿瘤治疗过程中产生的并发症强调及时对症治疗,中医治疗以疏肝、健脾、理气、化瘀和扶正固本为主,同时嘱患者应保持良好心态。

第四节 典型案例

一、案例1

(一)病史摘要

1. **主诉**:腹胀、肝区不适6月余,加重1周。

2. **现病史**:患者女,52岁,28年前外院行脾脏切除术,住院期间查知乙肝,未行抗病毒治疗。17个月前因进食后呕血就诊,行套扎治疗后出院。14个月前因胸闷气短至外院就诊,查上腹部MRI提示:①肝右叶结节,HCC可能;②肝硬化,食管胃底静脉曲张;③腹腔积液;④脾脏术后;⑤胆囊结石;⑥肝囊肿。诊断为肝肿瘤后行介入治疗。口服索拉非尼后症状好转,用药21天后因不良反应较严重停药。

3. **既往史**:慢性乙肝病史。有手术外伤史,20年前行脾脏切除术,具体不详。

4. **社会史、家族史、过敏史**:无。

5. **查体**:T 36.6℃、P 78次/分、R 17次/分、BP 110/70 mmHg,神清,精神可,身目黄染,无出血点,无肝掌,无蜘蛛痣。腹部略胀,腹壁柔软,右上腹陈旧性手术疤痕,无压痛,无反跳痛,肝肋下未触及,肝区无叩击痛。

6. **望闻问切**:望诊:神志清晰,身目发黄,形体壮实,舌红,苔薄,色白。闻诊:言语清晰,无异常气味。切诊:脉弦滑。

7. **实验室辅助检查**:血常规:白细胞计数$4.9×10^9$/L、红细胞计数$3.36×10^{12}$/L、血小板计数$95×10^9$/L、嗜中性粒细胞% 37.2%。肝功能:丙氨酸氨基转移酶129 U/L、天门冬氨酸氨基转移酶149 U/L、γ-谷氨酰基转移酶63 U/L、总胆红素29.2 μmol/L、结合胆红素8.7 μmol/L、白蛋白26.5 g/L。上腹部彩超:肝内肿块,考虑部分介入治疗后改变,肝硬化,胆囊结石。

8. **诊断**:西医诊断:肝恶性肿瘤、慢性肝衰竭、肝性脑病、肝硬化伴食管胃底静脉曲张、慢性胆囊炎、胆囊结石、黄疸、脾术后。中医诊断:肝癌(肝胆湿热证)。

（二）用药方案

1. 保肝：注射用还原性谷胱甘肽 1.8 g，qd，ivgtt。

2. 降血氨：注射用门冬氨酸鸟氨酸 5 g，qd，ivgtt。

3. 升白细胞：利可君片 40 mg，bid，po。

4. 利尿消肿：呋塞米片 20 mg，qd，po；螺内酯片 40 mg，bid，po。

5. 抑酸护胃：注射用奥美拉唑钠 40 mg，qd，iv。

6. 抗病毒：恩替卡韦片 0.5 mg，qd，po。

7. 中药：①舒肝宁注射液 10 ml，qd，ivgtt；②茵陈蒿汤合五苓散加减：茵陈蒿 15 g、炒栀子 6 g、大黄 6 g、猪苓 10 g、泽泻 15 g、茯苓 10 g、桂枝 6 g、炒白术 10 g、红参 5 g、炙甘草 15 g、干姜 10 g、陈皮 6 g。

（三）监护记录

入院第 2 天：患者体温 36.4℃，日尿量约 600 ml，大便溏薄。粪隐血阴性。用药过程中及用药后无不适。

入院第 5 天：患者诉腹胀感觉明显缓解，日尿量 1 150 ml，大便成型。体温 36.5℃，复查肝功能：丙氨酸氨基转移酶 104 U/L、天门冬氨酸氨基转移酶 121 U/L、总胆红素 27.5 μmol/L、结合胆红素 7.1 μmol/L。临床药师建议停用舒肝宁注射液，医师采纳。

入院第 10 天：患者无明显腹痛腹胀，无恶心呕吐，无发热，二便调。查腹部彩超提示腹腔未见积液。患者病情好转，准予出院。

（四）案例分析

本例患者为乙肝后肝硬化、肝癌介入术后。西医治疗主要为保肝、抗病毒、降血氨、利尿消肿。该患者以上腹胀满、身目黄染为主症，属中医"臌胀"范畴，治法为补气健脾、利胆退黄。

1. 保肝

肝脏具有生物合成、生物转化及解毒等作用，不仅参与蛋白质、脂类及糖类等营养物质的代谢，也参与药物、酒精及毒物等的体内代谢过程。同时，肝脏也是各种致病因子或疾病常侵袭的器官，如异常代谢、药物、微生物等均可造成肝脏损伤。因此临床治疗过程中经常会用到具有改善肝脏功能、促进肝细胞再生和增强肝脏解毒功能等作用的保肝药物。谷胱甘肽是一种含有巯基（SH）的三肽，可通过巯基与体内的自由基结合，促进易代谢的低毒化合物的形成。本例患者因感染乙肝病毒导致肝硬化，进而诱发肝癌。患者肝细胞受损、肝功能指标异常，故在院期间使用还原型谷胱甘肽保护肝细胞，增强肝脏解毒作用。

2. 降血氨

饮食中的蛋白质在肠道经细菌分解作用下产氨,肝硬化门静脉高压时,肝细胞功能障碍对氨等毒性物质的解毒功能降低。肝病患者因炎症导致肠壁通透性增加,可导致氨进入门静脉增多,肝功能不全导致血氨不能经鸟氨酸循环有效解毒;同时门体分流致含有血氨的门静脉血流直接进入体循环。血氨进入脑组织使星状胶质细胞合成谷氨酰胺增加,导致细胞变性、肿胀及退行性变,引发急性神经认知功能障碍,即肝性脑病。氨还可直接导致兴奋性和抑制性神经递质比例失调,产生临床症状。门冬氨酸鸟氨酸通过促进肝脏鸟氨酸循环和谷氨酰胺合成减少氨的水平,可明显降低患者空腹血氨和餐后血氨。该患者入院后使用门冬氨酸鸟氨酸降低血氨,在院期间未发生精神认知障碍。

3. 利尿消肿

腹水是肝硬化进入失代偿阶段后最突出的一种并发症。腹腔积液的存在使患者生活受到一定影响,积液长期蓄积还可能引发其他相关并发症如自发性细菌性腹膜炎、肝肾综合征等。腹腔积液的存在使患者生活受到一定影响,积液长期蓄积还可能引发其他相关并发症如自发性细菌性腹膜炎、肝肾综合征等。而肝功能减退和门静脉高压是导致肝硬化患者出现腹水的原因。故肝硬化或肝癌患者常使用利尿剂以减少循环血量,从而减少腹水的产生及蓄积。呋塞米为袢利尿剂,能增加水、钠、氯、钾、钙、镁、磷等的排泄,还能抑制前列腺素分解酶的活性,使前列腺素 E2 含量升高,从而具有扩张血管作用。扩张肾血管,降低肾血管阻力,使肾血流量尤其是肾皮质深部血流量增加,从而发挥利尿作用,螺内酯为醛固酮的竞争性抑制剂,可抑制因肾血流减少而激活的肾素-血管紧张素-醛固酮系统(rein-angiotensin-aldosterone-system,RAAS),增加肾小球滤过率。本例患者采用呋塞米联合螺内酯以利尿消肿,患者用药后腹水明显减少。

4. 中药治疗

本例患者上腹胀满、身目发黄,属肝胆湿热。临床使用五苓散合茵陈蒿汤加减治疗。方中茵陈苦泄下降,善能清热利湿,为治黄疸要药。栀子清热降火,通利三焦,助茵陈引湿热从小便而去。大黄逐瘀泻热,通利大便,导瘀热从大便而下。泽泻甘淡性寒,直达肾与膀胱,利水渗湿。茯苓、猪苓淡渗利水渗湿而辅之。白术健脾以运化水湿。桂枝,温通而助阳化气,增强膀胱气化功能,使小便通利。干姜大辛大热,温中祛寒,扶阳抑阴,振奋脾阳。人参益气健脾,以复运化。姜参相配,温养中焦脾胃阳气,以复运化、统摄、升降之能。白术,健脾燥湿,炙甘草,益气和中。陈皮,理气,调中,燥湿,可去甘草壅滞助湿之弊。诸味合用,寒热互用以调其阴阳,辛苦并进以顺其升降,补泻兼施以协其虚实,标本兼治,共奏补中健脾、温阳化气、利胆退黄之功。本例患者服用中药方后腹部胀满感明显缓解,日尿量明显增加。

(五) 临床药师评述

(1) 现代医学治疗原发性肝癌的原则为早期以外科手术或射频消融切除病灶为主;中期主张综合运用手术、血管介入、靶向治疗、免疫治疗、射频消融、放射治疗、化疗等方式进行多学科联合治疗,以控制疾病进展、延长生存时间;晚期以减轻患者痛苦为目的,可采用对症支持治疗、舒缓疗护等治疗方式。中医治疗原发性肝癌以"扶正"与"祛邪"相结合为治疗原则。扶正重在健脾益气、补益肝肾,祛邪重在活血化瘀、清热解毒、行气化湿等。本例患者为肝癌切除术后出现黄疸、肝硬化腹水,运用中医辨证施治后明显改善腹胀和二便,充分体现了中医药治疗肝癌在减少不良反应、改善临床症状、提高生活质量方面的优势。

(2) 治疗中应注意中成药与中药汤剂联合使用时可能出现的药味重复。本例患者中药方为五苓散合茵陈蒿汤加减,同时使用舒肝宁注射液扶正祛黄。舒肝宁注射液主要成分为茵陈提取物、栀子提取物、黄芩苷、板蓝根提取物、灵芝提取物。因此该患者服用中药汤剂的同时联用舒肝宁注射液,可导致茵陈、栀子的用量超过常规剂量标准,从而影响药效的发挥,故临床药师建议医生停用舒肝宁注射液。

二、案例 2

(一) 病史摘要

1. **主诉**:右上腹胀闷疼痛不适 1 周。

2. **现病史**:患者男,65 岁,9 年前外院查肝功能提示乙肝表面抗原阳性;乙肝 e 抗体阳性;乙肝核心抗体阳性。HBV-DNA:1.9×10^6 copies/L,予聚乙二醇 α-2a 注射液 180 μg, qw, ih 抗病毒治疗。4 年前外院查上腹部 MRI 提示肝右后叶上段占位性病变,考虑原发性肝癌可能性大、肝硬化、肝脏囊肿。于外院行右肝肿瘤切除术。术后病理示:肝细胞癌,Ⅱ～Ⅲ级;脉管可见癌栓。次年行经导管肝动脉栓塞术。2 年前查肝脏超声造影提示肝右叶实质占位超声造影呈快进快出——考虑 MT,建议超声引导下射频消融治疗。次月行肝肿瘤射频消融术。近 1 周来患者自诉右上腹胀痛,腰膝酸软,口干咽燥,盗汗,休息后不能缓解,遂由门诊拟"肝恶性肿瘤(右肝肿瘤切除术后、TACE 术后)"收治入院。

3. **既往史**:既往患者高血压史 12 年,最高血压 150/85 mmHg,曾服用降压药物 1 年余(具体不详),后自诉血压正常自行停药,目前未服降压药,自诉目前血压平稳。

4. 手术外伤史:4 年前行全麻下右肝肿瘤切除术,术顺。3 年前行经导管肝动脉栓塞术,术顺。

5. 社会史、家族史、过敏史:无。

6. 查体:T 36.5 ℃、P 75 次/分、R 17 次/分、BP 122/80 mmHg,神清,形体消瘦,全身皮肤黏膜无黄染,无瘀斑瘀点,全身浅表淋巴结未扪及肿大,无肝掌和蜘蛛痣。巩膜无黄染,结膜无充血水肿。腹平软,中上腹见一"L"型手术瘢痕,愈合可,右上腹胀痛。

7. 望闻问切:望诊:神清,精神可。舌红,苔薄黄,色薄黄。闻诊:未闻及异常语气及气息。切诊:脉细。

8. 实验室辅助检查:血常规:白细胞计数 3.4×10^9/L、红细胞计数 3.65×10^{12}/L、血小板计数 121×10^9/L、嗜中性粒细胞% 37.2%。C-反应蛋白 15.26 mg/L。肝功能:丙氨酸氨基转移酶 12 U/L、天门冬氨酸氨基转移酶 36 U/L、γ-谷氨酰基转移酶 42 U/L、结合胆红素 2.0 μmol/L、白蛋白 30.7 g/L。上腹部 MRI 增强:肝 MT 综合治疗后,肝内及腹膜后多发复发转移灶,肝右静脉、下腔静脉、右心房及门脉右支癌栓,右膈肌受累,胸腹腔积液。肝硬化、门脉高压、脾稍大;肝、肾双肾囊肿。两肺多发转移瘤。

9. 诊断:西医诊断:肝恶性肿瘤右肝肿瘤切除术后、TACE 术后、乙型肝炎肝硬化、肝性脑病、慢性肝衰竭。中医诊断:肝癌(肝肾阴虚证)。

(二) 用药方案

1. 保肝:异甘草酸镁注射液 40 ml, qd, ivgtt。

2. 降血氨:注射用门冬氨酸鸟氨酸 2.5 g, qd, ivgtt。

3. 利尿:呋塞米片 20 mg, qd, po;螺内酯片 40 mg, bid, po。

4. 抑酸护胃:注射用泮托拉唑钠 40 mg, qd, iv。

5. 抗病毒:恩替卡韦片 0.5 mg, qd, po。

6. 降血压:马来酸依那普利片 10 mg, qd, po。

7. 中药:一贯煎加减:生地黄 10 g,北沙参 30 g,麦冬 30 g,当归 10 g,枸杞子 10 g,炒川楝子 10 g,郁金 10 g,茵陈 30 g,金钱草 10 g,白花蛇舌草 15 g,半枝莲 15 g,炒白术 10 g,黄芪 20 g,甘草片 3 g。

(三) 监护记录

入院第 6 天:患者诉上腹部疼痛减轻,精神状态尚可,腰膝酸软、口干、烦热盗汗等症有所改善,体温 36.5℃,复查肝功能:丙氨酸氨基转移酶 15 U/L、天门冬氨酸氨基转移酶 34 U/L、γ-谷氨酰基转移酶 38 U/L、结合胆红素 2.2 μmol/L。BP 120/78 mmHg,临床药师建议停用依那普利,改用硝苯地平控释片 30 mg,qd,po。

入院第 12 天:患者诉血压升至 141/91 mmHg,临床药师认为与使用异甘草酸镁注射液有关,建议停用异甘草酸镁注射液,改用还原型谷胱甘肽保肝治疗。

入院第 16 天患者血压将至 121/78 mmHg,病情好转,准予出院、门诊随访。

(四) 案例分析

本例患者为肝癌术后复发转移,肝硬化诱发肝性脑病。西医治疗原则为保肝、降血氨、利尿消肿、降门脉血压、抗病毒为主。该患者以腹痛、腰膝酸软为主症,属肝肾阴虚表现,治法为滋肾养肝、软坚散结。

1. 降血压

本例患者既往高血压史,未规律用药。因患者门脉压力高,临床医生予依那普利降压,临床药师认为与依那普利相比,硝苯地平不仅降压效果更快,而且能降低全身血压引起交感神经反射使内脏动脉收缩,使门脉血流减少,另外硝苯地平能扩张门脉及肝窦,从而降低门脉阻力。故临床药师建议用硝苯地平替换依那普利降血压,以改善门脉高压,避免因门脉高压导致胃底静脉曲张出血引发消化道症状。入院 12 天患者血压不降反升,临床药师查阅文献后认为与患者使用异甘草酸镁注射液有关。药理学研究表明甘草酸类制剂具有肾上腺糖皮质激素样及盐皮质激素样药理作用,长期大剂量使用可能会引起假醛固酮症而致水钠潴留,使患者的血糖、血压升高。本例患者异甘草酸镁日剂量为 0.2 g(40 ml),用药将近二周(12 天),故临床药师认为患者血压升高与异甘草酸镁关系较大,故建议医生更换为还原型谷胱甘肽,医生予以采纳。换药后患者血压下降至正常范围。

2. 中药治疗

本例患者肝病日久,正气亏虚,肝脏癌毒乘虚内生而成肝积。肝病久羁,灼伤阴津,致肝阴亏虚,久而伤及肾阴,肝肾阴虚,脏腑失和,故形体消瘦、右上腹胀痛;肝肾阴虚致筋骨失于濡养,故见腰膝酸软;肝病失于调达,肝郁气滞,横逆犯脾,脾胃虚弱则纳少,阴虚内热则五心烦热,内迫营阴则盗汗,津液受损则口干咽燥;舌红苔少,脉细数为阴虚征象。故辨证为肝肾阴虚,治宜以滋养阴液为主,使肝阴足而能化刚燥为柔润。中药方选用一贯煎加减。方中重用生地黄滋阴养血以补益肝肾为君,北沙参、麦冬、当归、枸杞子配合君药滋阴养血生津以柔肝为臣;并佐少量川楝子、郁金以疏泄肝气;茵陈、金钱草健脾利湿退黄;白花蛇舌草、半枝莲清热解毒抗癌;加黄芪、白术以调养脾胃,甘草调合诸药。诸药合用,扶正不留邪,祛邪不伤正,共奏滋肾养肝、疏肝理气、健脾和胃、软坚散结消肿之功。

(五) 临床药师评述

(1) 门静脉高压是门静脉系统压力升高后引起的综合征,肝硬化是门静脉高压的最常见病因,门静脉高压主要表现为脾大、腹水、消化道出血、门脉高压性胃病等。故临床上治疗肝癌/肝硬化患者时须及时降低门静脉压力,以免并发贫血和消化道症状,加重病情。本例患者有高血压病史,且用药不规律,故及时用药控制血压,降低门静脉压力。

(2) 在治疗过程中如出现与疾病进展无关或相矛盾的症状或检验指标异常时,应考虑是否由患者用药引发的可能。本例患者使用降血压药后血压不降反升,在排除原发疾病进展和并发症的可能后,药师认为不能排除药物因素。查阅相关文献报道后发现与异甘草酸镁注射液中所含甘草酸类成分有关,故建议医生换药。停药后患者血压恢复正常。

(吴铁军 黄瑾 郭晓冬)

参考文献

[1] 中华人民共和国国家卫生健康委员会医政医管局.原发性肝癌诊疗指南(2022年版)[J].中国实用外科杂志,2022,42(3):241-273.

[2] 国家重大疑难疾病(原发性肝癌)中西医临床协作组.原发性肝癌中西医结合诊疗专家共识[J].中医药导报,2021,27(9):101-107.

[3] 中华医学会肝病学分会.肝硬化肝性脑病诊疗指南[J].临床肝胆病杂志,2018,34(10):2076-2089.

[4] 吴静,丁亮,武谦虎.2例肝硬化伴高血压患者临床用药的药学监护[J].抗感染药学,2019,16(6):1000-1002.

[5] 黄超颖,孙伟芬.孙伟芬教授治疗中晚期原发性肝癌临床经验[J].按摩与康复医学,2022,13(10):40-42.

[6] 初展.五苓散、茵陈蒿汤、理中丸合方加减治疗肝硬化失代偿期实录[J].内蒙古中医药,2017,36(15):43.